全国高职高专院校药学类与食品药品类专业"十三五"规划教材

天然药物学

（供药学、 药品经营与管理、 药品服务与管理、

主　　编　祖炬雄　李本俊
副主编　胡娟娟　赵　华　刘海红　詹爱萍
编　　者　（以姓氏笔画为序）
　　　　　王小庆（曲靖医学高等专科学校）
　　　　　王金凤（廊坊卫生职业学院）
　　　　　刘　杨（江苏省连云港中医药高等职业技术学校）
　　　　　刘海红（通辽职业学院）
　　　　　李本俊（辽宁医药职业学院）
　　　　　李顺源（雅安职业技术学院）
　　　　　武　佳（首都医科大学燕京医学院）
　　　　　赵　华（辽宁医药职业学院）
　　　　　胡娟娟（重庆医药高等专科学校）
　　　　　祖炬雄（湖南食品药品职业学院）
　　　　　蒋　桃（湖南食品药品职业学院）
　　　　　詹爱萍（广州卫生职业技术学院）

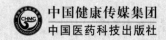
中国健康传媒集团
中国医药科技出版社

内容提要

本教材为全国高职高专院校药学类与食品药品类专业"十三五"规划教材之一，根据天然药物学教学大纲和课程特点编写而成。全书分为两大模块和实训指导，模块一介绍天然药物的基础知识；模块二为岗位实践技能，参照《中华人民共和国药典》（2015 年版）以及药学相关职业岗位标准设计教学内容，以药用部位为主线，介绍常用天然药物 292 种（含附药），其中，重点介绍天然药物 46 种。本教材突出职业能力培养，岗位针对性强，以项目、任务划分教学单元，教材中设有"学习目标""案例导入""拓展阅读""重点小结""目标检测"等栏目。附录收载了常用名词术语、天然药物鉴定常用化学试剂及配制等，此外，附有目标检测参考答案、部分天然药物彩图。配套的"爱慕课"在线学习平台（含电子教材、教学指南、题库、PPT 课件），使教材内容更加形象化、生动化、立体化，易教易学。

本教材可供全国高职高专院校药学、药品生产技术、药品经营与管理、药品服务与管理及其相关专业教学使用，也可供医药行业从业人员继续教育、培训和自学使用。

图书在版编目（CIP）数据

天然药物学／祖炬雄，李本俊主编 . —北京：中国医药科技出版社，2017.1
全国高职高专院校药学类与食品药品类专业"十三五"规划教材
ISBN 978 – 7 – 5067 – 8788 – 8

Ⅰ. ①天… Ⅱ. ①祖… ②李… Ⅲ. ①生药学—高等职业教育—教材 Ⅳ. ①R93

中国版本图书馆 CIP 数据核字（2016）第 305396 号

美术编辑 陈君杞
版式设计 锋尚设计

出版 **中国健康传媒集团** | 中国医药科技出版社
地址 北京市海淀区文慧园北路甲 22 号
邮编 100082
电话 发行：010 – 62227427 邮购：010 – 62236938
网址 www.cmstp.com
规格 787 × 1092mm ¹⁄₁₆
印张 24¾
字数 571 千字
版次 2017 年 1 月第 1 版
印次 2020 年 5 月第 3 次印刷
印刷 三河市双峰印刷装订有限公司
经销 全国各地新华书店
书号 ISBN 978 – 7 – 5067 – 8788 – 8
定价 **55.00 元**

获取新书信息、投稿、为图书纠错，请扫码联系我们。

全国高职高专院校药学类与食品药品类专业 "十三五"规划教材

出 版 说 明

全国高职高专院校药学类与食品药品类专业"十三五"规划教材（第三轮规划教材），是在教育部、国家食品药品监督管理总局领导下，在全国食品药品职业教育教学指导委员会和全国卫生职业教育教学指导委员会专家的指导下，在全国高职高专院校药学类与食品药品类专业"十三五"规划教材建设指导委员会的支持下，中国医药科技出版社在2013年修订出版"全国医药高等职业教育药学类规划教材"（第二轮规划教材）（共40门教材，其中24门为教育部"十二五"国家规划教材）的基础上，根据高等职业教育教改新精神和《普通高等学校高等职业教育（专科）专业目录（2015年）》（以下简称《专业目录（2015年）》）的新要求，于2016年4月组织全国70余所高职高专院校及相关单位和企业1000余名教学与实践经验丰富的专家、教师悉心编撰而成。

本套教材共计57种，其中19种教材配套"爱慕课"在线学习平台。主要供全国高职高专院校药学类、药品制造类、食品药品管理类、食品类有关专业〔即：药学专业、中药学专业、中药生产与加工专业、制药设备应用技术专业、药品生产技术专业（药物制剂、生物药物生产技术、化学药生产技术、中药生产技术方向）、药品质量与安全专业（药品质量检测、食品药品监督管理方向）、药品经营与管理专业（药品营销方向）、药品服务与管理专业（药品管理方向）、食品质量与安全专业、食品检测技术专业〕及其相关专业师生教学使用，也可供医药卫生行业从业人员继续教育和培训使用。

本套教材定位清晰，特点鲜明，主要体现在如下几个方面。

1.坚持职教改革精神，科学规划准确定位

编写教材，坚持现代职教改革方向，体现高职教育特色，根据新《专业目录》要求，以培养目标为依据，以岗位需求为导向，以学生就业创业能力培养为核心，以培养满足岗位需求、教学需求和社会需求的高素质技能型人才为根本。并做到衔接中职相应专业、接续本科相关专业。科学规划、准确定位教材。

2.体现行业准入要求，注重学生持续发展

紧密结合《中国药典》（2015年版）、国家执业药师资格考试、GSP（2016年）、《中华人民共和国职业分类大典》（2015年）等标准要求，按照行业用人要求，以职业资格准入为指导，做到教考、课证融合。同时注重职业素质教育和培养可持续发展能力，满足培养应用型、复合型、技能型人才的要求，为学生持续发展奠定扎实基础。

3.遵循教材编写规律，强化实践技能训练

遵循"三基、五性、三特定"的教材编写规律。准确把握教材理论知识的深浅度，做到理论知识"必需、够用"为度；坚持与时俱进，重视吸收新知识、新技术、新方法；注重实践技能训练，将实验实训类内容与主干教材贯穿一起。

4.注重教材科学架构，有机衔接前后内容

科学设计教材内容，既体现专业课程的培养目标与任务要求，又符合教学规律、循序渐进。使相关教材之间有机衔接，坚持上游课程教材为下游服务，专业课教材内容与学生就业岗位的知识和能力要求相对接。

5.工学结合产教对接，优化编者组建团队

专业技能课教材，吸纳具有丰富实践经验的医疗、食品药品监管与质量检测单位及食品药品生产与经营企业人员参与编写，保证教材内容与岗位实际密切衔接。

6.创新教材编写形式，设计模块便教易学

在保持教材主体内容基础上，设计了"案例导入""案例讨论""课堂互动""拓展阅读""岗位对接"等编写模块。通过"案例导入"或"案例讨论"模块，列举在专业岗位或现实生活中常见的问题，引导学生讨论与思考，提升教材的可读性，提高学生的学习兴趣和联系实际的能力。

7.纸质数字教材同步，多媒融合增值服务

在纸质教材建设的同时，本套教材的部分教材搭建了与纸质教材配套的"爱慕课"在线学习平台（如电子教材、课程PPT、试题、视频、动画等），使教材内容更加生动化、形象化。纸质教材与数字教材融合，提供师生多种形式的教学资源共享，以满足教学的需要。

8.教材大纲配套开发，方便教师开展教学

依据教改精神和行业要求，在科学、准确定位各门课程之后，研究起草了各门课程的《教学大纲》（《课程标准》），并以此为依据编写相应教材，使教材与《教学大纲》相配套。同时，有利于教师参考《教学大纲》开展教学。

编写出版本套高质量教材，得到了全国食品药品职业教育教学指导委员会和全国卫生职业教育教学指导委员会有关专家和全国各有关院校领导与编者的大力支持，在此一并表示衷心感谢。出版发行本套教材，希望受到广大师生欢迎，并在教学中积极使用本套教材和提出宝贵意见，以便修订完善，共同打造精品教材，为促进我国高职高专院校药学类与食品药品类相关专业教育教学改革和人才培养作出积极贡献。

中国医药科技出版社

2016年11月

教材目录

序号	书名	主编	适用专业
1	高等数学（第2版）	方媛璐　孙永霞	药学类、药品制造类、食品药品管理类、食品类专业
2	医药数理统计*（第3版）	高祖新　刘更新	药学类、药品制造类、食品药品管理类、食品类专业
3	计算机基础（第2版）	叶　青　刘中军	药学类、药品制造类、食品药品管理类、食品类专业
4	文献检索△	章新友	药学类、药品制造类、食品药品管理类、食品类专业
5	医药英语（第2版）	崔成红　李正亚	药学类、药品制造类、食品药品管理类、食品类专业
6	公共关系实务	李朝霞　李占文	药学类、药品制造类、食品药品管理类、食品类专业
7	医药应用文写作（第2版）	廖楚珍　梁建青	药学类、药品制造类、食品药品管理类、食品类专业
8	大学生就业创业指导△	贾　强　包有彧	药学类、药品制造类、食品药品管理类、食品类专业
9	大学生心理健康	徐贤淑	药学类、药品制造类、食品药品管理类、食品类专业
10	人体解剖生理学*△（第3版）	唐晓伟　唐省三	药学、中药学、医学检验技术以及其他食品药品类专业
11	无机化学△（第3版）	蔡自由　叶国华	药学类、药品制造类、食品药品管理类、食品类专业
12	有机化学△（第3版）	张雪昀　宋海南	药学类、药品制造类、食品药品管理类、食品类专业
13	分析化学*△（第3版）	冉启文　黄月君	药学类、药品制造类、食品药品管理类、食品类专业
14	生物化学*△（第3版）	毕见州　何文胜	药学类、药品制造类、食品药品管理类、食品类专业
15	药用微生物学基础（第3版）	陈明琪	药品制造类、药学类、食品药品管理类专业
16	病原生物与免疫学	甘晓玲　刘文辉	药学类、食品药品管理类专业
17	天然药物学△	祖炬雄　李本俊	药学、药品经营与管理、药品服务与管理、药品生产技术专业
18	药学服务实务	陈地龙　张　庆	药学类及药品经营与管理、药品服务与管理专业
19	天然药物化学△（第3版）	张雷红　杨　红	药学类及药品生产技术、药品质量与安全专业
20	药物化学*（第3版）	刘文娟　李群力	药学类、药品制造类专业
21	药理学*（第3版）	张　虹　秦红兵	药学类，食品药品管理类及药品服务与管理、药品质量与安全专业
22	临床药物治疗学	方士英　赵　文	药学类及药品经营与管理、药品服务与管理专业
23	药剂学	朱照静　张荷兰	药学、药品生产技术、药品质量与安全、药品经营与管理专业
24	仪器分析技术*△（第2版）	毛金银　杜学勤	药品质量与管理、药品生产技术、食品检测技术专业
25	药物分析*△（第3版）	欧阳卉　唐　倩	药学、药品质量与安全、药品生产技术专业
26	药品储存与养护技术（第3版）	秦泽平　张万隆	药学类与食品药品管理类专业
27	GMP实务教程*△（第3版）	何思煌　罗文华	药品制造类、生物技术类和食品药品管理类专业
28	GSP实用教程（第2版）	丛淑芹　丁　静	药学类与食品药品类专业

1

序号	书 名	主 编	适用专业
29	药事管理与法规*（第3版）	沈 力 吴美香	药学类、药品制造类、食品药品管理类专业
30	实用药物学基础	邱利芝 邓庆华	药品生产技术专业
31	药物制剂技术*（第3版）	胡 英 王晓娟	药品生产技术专业
32	药物检测技术	王文洁 张亚红	药品生产技术专业
33	药物制剂辅料与包装材料△	关志宇	药学、药品生产技术专业
34	药物制剂设备（第2版）	杨宗发 董天梅	药学、中药学、药品生产技术专业
35	化工制图技术	朱金艳	药学、中药学、药品生产技术专业
36	实用发酵工程技术	臧学丽 胡莉娟	药品生产技术、药品生物技术、药学专业
37	生物制药工艺技术	陈梁军	药品生产技术专业
38	生物药物检测技术	杨元娟	药品生产技术、药品生物技术专业
39	医药市场营销实务*△（第3版）	甘湘宁 周凤莲	药学类及药品经营与管理、药品服务与管理专业
40	实用医药商务礼仪（第3版）	张 丽 位汶军	药学类及药品经营与管理、药品服务与管理专业
41	药店经营与管理（第2版）	梁春贤 俞双燕	药学类及药品经营与管理、药品服务与管理专业
42	医药伦理学	周鸿艳 郝军燕	药学类、药品制造类、食品药品管理类、食品类专业
43	医药商品学*△（第2版）	王雁群	药品经营与管理、药学专业
44	制药过程原理与设备*（第2版）	姜爱霞 吴建明	药品生产技术、制药设备应用技术、药品质量与安全、药学专业
45	中医学基础△（第2版）	周少林 宋诚挚	中医药类专业
46	中药学（第3版）	陈信云 黄丽平	中药学专业
47	实用方剂与中成药△	赵宝林 陆鸿奎	药学、中药学、药品经营与管理、药品质量与安全、药品生产技术专业
48	中药调剂技术*（第2版）	黄欣碧 傅 红	中药学、药品生产技术及药品服务与管理专业
49	中药药剂学（第2版）	易东阳 刘 葵	中药学、药品生产技术、中药生产与加工专业
50	中药制剂检测技术*△（第2版）	卓 菊 宋金玉	药品制造类、药学类专业
51	中药鉴定技术*（第3版）	姚荣林 刘耀武	中药学专业
52	中药炮制技术（第3版）	陈秀瑗 吕桂凤	中药学、药品生产技术专业
53	中药药膳技术	梁 军 许慧艳	中药学、食品营养与卫生、康复治疗技术专业
54	化学基础与分析技术	林 珍 潘志斌	食品药品类专业用
55	食品化学	马丽杰	食品营养与卫生、食品质量与安全、食品检测技术专业
56	公共营养学	周建军 詹 杰	食品与营养相关专业用
57	食品理化分析技术△	胡雪琴	食品质量与安全、食品检测技术专业

*为"十二五"职业教育国家规划教材，△为配备"爱慕课"在线学习平台的教材。

全国高职高专院校药学类与食品药品类专业
"十三五"规划教材

曹庆旭（黔东南民族职业技术学院）

葛　虹（广东食品药品职业学院）

谭　工（重庆三峡医药高等专科学校）

潘树枫（辽宁医药职业学院）

委　　　员（以姓氏笔画为序）

王　宁（盐城卫生职业技术学院）

王广珠（山东药品食品职业学院）

王仙芝（山西药科职业学院）

王海东（马应龙药业集团研究院）

韦　超（广西卫生职业技术学院）

向　敏（苏州卫生职业技术学院）

邬瑞斌（中国药科大学）

刘书华（黔东南民族职业技术学院）

许建新（曲靖医学高等专科学校）

孙　莹（长春医学高等专科学校）

李群力（金华职业技术学院）

杨　鑫（长春医学高等专科学校）

杨元娟（重庆医药高等专科学校）

杨先振（楚雄医药高等专科学校）

肖　兰（长沙卫生职业学院）

吴　勇（黔东南民族职业技术学院）

吴海侠（广东食品药品职业学院）

邹隆琼（重庆三峡云海药业股份有限公司）

沈　力（重庆三峡医药高等专科学校）

宋海南（安徽医学高等专科学校）

张　海（四川联成迅康医药股份有限公司）

张　建（天津生物工程职业技术学院）

张春强（长沙卫生职业学院）

张炳盛（山东中医药高等专科学校）

张健泓（广东食品药品职业学院）

范继业（河北化工医药职业技术学院）

明广奇（中国药科大学高等职业技术学院）

罗兴洪（先声药业集团政策事务部）

罗跃娥（天津医学高等专科学校）

郝晶晶（北京卫生职业学院）

贾　平（益阳医学高等专科学校）

徐宣富（江苏恒瑞医药股份有限公司）

黄丽平（安徽中医药高等专科学校）

黄家利（中国药科大学高等职业技术学院）

崔山凤（浙江医药高等专科学校）

潘志斌（福建生物工程职业技术学院）

　　本教材为全国高职高专院校药学类与食品药品类专业"十三五"规划教材之一，系在教育部 2015 年 10 月新颁布的《普通高等学校高等职业教育（专科）专业目录（2015 年）》指导下，根据本套教材编写的总原则和要求，结合当前高职高专医药职业教育教学的特点和天然药物学教学大纲的要求编写而成。

　　天然药物学是将药用植物学和中药鉴定学两门课程内容进行优化整合形成的一门符合当前高等职业教育教学改革要求的综合性课程。作为高职高专院校药学及相关专业必开的一门专业课程，对药学类专业学生十分重要。通过本课程的学习，可以使学生掌握天然药物学鉴定的基础知识和基本技能，并在今后的工作中能够鉴别药材的真伪、优劣，从而保障制药生产、药品经营和临床用药的安全有效，也为后续课程天然药物化学、药剂学的学习奠定良好的基础。

　　本教材分为两大模块。模块一介绍了天然药物的基础知识，模块二为岗位实践技能，以药用部位为主线，将药用植物学的部分内容穿插进去，相互渗透，贯穿全书。共收载天然药物 292 种，其中，重点品种 46 种（标有△号），依据《中华人民共和国药典》（2015 年版，一部）介绍了【来源】【植物形态】【产地】【采收加工】【性状鉴别】【显微鉴别】【化学成分】【理化鉴别】【功能与主治】【用法与用量】等内容；熟悉品种 106 种，介绍了【来源】【产地】【采收加工】【性状鉴别】【化学成分】【功能与主治】【用法与用量】等内容；列表品种介绍了来源、功效及主要性状特征等。实训指导，介绍了实训目标、仪器与试剂、实训材料、实训内容、作业与思考等内容。附录收载了常用名词术语、天然药物鉴定常用化学试剂及配制、2016 年全国职业院校技能大赛中药鉴定技能赛项比赛试题。此外，书后附目标检测参考答案、部分天然药物彩图。本教材在编写过程中，编委们根据多年教学经验，精选了医药企业生产经营活动中的大量案例，与企业岗位对接，按照岗位能力需求，使教材贴近实际，激发学生学习兴趣，强化技能训练和职业素质培养。教材设有"学习目标""案例导入""拓展阅读""师生互动""目标检测"等栏目，使教材内容丰富多彩，更加具有趣味性、拓展性、可读性与实用性。配套的"爱慕课"在线学习平台（含电子教材、教学指南、题库、PPT 课件等），使教材内容形象化、生动化、立体化，易教易学。

　　本教材的编写分工是祖炬雄编写项目一、项目十一（任务一、二、三、任务四地黄以前）、项目十七、项目十八及附录和彩图；李本俊编写项目五、项目六；胡娟娟编写项目二和实训一；武佳编写项目三；詹爱萍编写项目四、项目十；赵华编写项目七、项目十五及项目二十；刘杨编写项目八、项目十一（任务四地黄以后）；蒋桃编写项目九、模块三（实训一除外）；刘海红编写了项目十一的部分内容；李顺源编写项目十二、项目十三和项目十四；王小庆编写项目十六；王金凤编写项目十九。全书文稿分别经各位主编、副主编审阅并提出修改意见，由祖炬雄负责全书审改和校对。

本教材在编写过程中，得到了各参编院校领导和老师的关心和支持。同时，主要参考了康廷国、姚振生、李萍、埋榜琴、艾继周等主编的相关教材。在此一并表示诚挚的谢意。

由于编写时间仓促和水平有限，书中疏漏和不足之处在所难免，敬请广大师生和读者在使用过程中批评指正，以便修订完善。

编者
2016 年 10 月

模块一　基础知识

模块二　岗位实践技能

项目十二

茎木类天然药物

实训指导

模块一　基 础 知 识

项目一

天然药物的基本知识

学习目标

知识要求　**1. 掌握**　天然药物的基本概念；天然药物资源概况。
　　　　　2. 熟悉　天然药物学的性质和任务。
　　　　　3. 了解　天然药物学的发展简史。
技能要求　1. 能说出天然药物的命名法和分类方法。
　　　　　2. 学会利用和保护天然药物资源；能说出我国的天然药物资源概况。

任务一　天然药物学的基本概念和任务

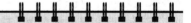

案例导入

案例： 2015 年 10 月 5 日，诺贝尔奖评选委员会给中国科学界一个巨大而值得回味的惊喜，药学家屠呦呦荣获 2015 年诺贝尔生理学或医学奖，以表彰她对治疗疟疾新药的发现。这是我国科学家在中国本土进行的科学研究首次获诺贝尔科学奖，是我国医学界迄今为止获得的世界最高奖，也是中医药成果获得的世界最高奖，是值得亿万中国人永远铭记的一件大事。

讨论： 1. 青蒿素是从哪里来的？
　　　　2. 青蒿素究竟是一种什么样的物质？
　　　　3. 青蒿是一种什么植物？
　　　　4. 青蒿素研发历史上发生过哪些轶事？

一、天然药物学的基本概念

　　凡是用于预防、治疗、诊断人的疾病，有目的地调节人的生理机能并规定有功能主治或适应证、用法和用量的物质，统称为药物，包括天然药物、人工合成药物与生物制品三大类。

1. 天然药物 是指来源于自然界中未经加工或经简单加工的植物、动物或矿物类药材。如采用植物全体（金钱草、车前草、蒲公英）、植物部分（三七、番泻叶）、植物分泌物或渗出物（乳香、没药），采用动物全体（蛤蚧、水蛭）、动物部分（哈蟆油、羚羊角）、动物分泌物（麝香、蟾酥），采用矿物（雄黄、自然铜）。种类最多的是植物药，一部分是动物药，少数为矿物药。

2. 中药 是指依据中医药理论并在临床经验指导下应用于预防、医疗和保健的药物，一般要经过炮制并以复方的形式使用，包括中药材、饮片和中成药。

3. 中药材 是指取自野生或人工栽培养殖的，经产地初步加工而未经炮制或制剂的原料药，又叫"药材"或"生药"。

中药材经过炮制后用于中医临床调剂时的加工品，称为"饮片"。以中药饮片为原料，按规定的处方和生产工艺制成一定剂型的药品称为中成药。

4. 草药 是指局部地区民间医生用以治病或地区性口碑相传的民间药。

5. 民族药 是指我国少数民族聚居的地方习惯使用的天然药物，如蒙药、维药等。

6. 中草药 是中药和草药的统称。

广义地说，天然药物包括一切来源于自然界中的中药、草药、民族药以及提制化学药物的原料药。随着现代医药学的发展，中药、生药、中草药、药材、天然药物的含义有时较难明确区分。在生产、经营、科研等实际工作中，上述名词常随习惯适当应用。

天然药物学是一门研究天然药物的科学。它是应用本草学、植物学、动物学、矿物学、化学、中医学等知识和现代科学技术来研究天然药物的名称、来源、采收加工、鉴定、化学成分、品质评价、功效应用和资源开发等内容的综合性学科，是确保天然药物安全、合理、有效应用的技术性学科。

二、天然药物学的任务

天然药物学是高职高专药学类专业的一门重要的专业课程。根据专业培养目标，本课程主要有以下学习任务。

1. 鉴定天然药物的真伪，确保用药安全 《中华人民共和国药品管理法》（以下简称《药品管理法》）第三十二条规定，药品必须符合国家药品标准。"真"即为真品或正品，凡是符合国家药品标准规定的品种均为真品；"伪"即为伪品或假药，凡是不符合国家药品标准规定的品种均为伪品。天然药物的真伪直接影响到临床用药的安全与有效。

当前中药材的真伪问题仍十分突出，不少常用中药出现了伪品，如大黄、半夏、栀子、菟丝子、杜仲等，究其原因有：①非专业人员误种、误采、误收、误售、误用，尤其是一些名称相近或外形相似或基原相近的品种之间产生混乱，如苋科植物柳叶牛膝 *Achyranthes longifolia* Mak. 根误作牛膝等；②地区习用药习惯不同，如金钱草，北方习用报春花科植物过路黄 *Lysimachia christinae* Hance 的干燥全草，广东习用的是豆科植物广金钱草 *Desmodium styracifolium* （Osb.） Merr. 的干燥地上部分，称为"广金钱草"，而福建、四川则用旋花科植物马蹄金 *Dichondra repens* Forst. 的全草，俗称"小金钱草"；③历代本草记述不详或误传等历史原因，如将菊科植物菊三七 *Gynura segetun* （Lour.） Merr 的根茎误作三七用；④存在"同名异物"和"同物异名"现象，"同名异物"是指同一种中药名有多种来源不同的药物，如贯众多达 50 多种植物来源；"同物异名"是指同一种中药有多个名称，如大黄，又叫将军、川军、锦纹等；⑤个别人有意掺伪作假，以假充真，如用天南星科植物鞭檐犁头尖 *Typhonium flagellforme* （Lodd.） Blnme 的块茎（即水半夏）伪充半夏，用薯蓣科植物参薯 *Dioscorea alata*L. 块茎的切片伪充山药，一些贵重药材如人参、川贝母、麝香、哈蟆油、西洋参、冬虫夏草等都曾发现过多种伪品。

《药品管理法》 对假药和劣药的规定

1. 假药　《药品管理法》第 48 条规定，药品所含成分与国家药品标准规定的成分不符的；以及以非药品冒充药品或以他种药品冒充此种药品的。

有下列情形之一的药品，按假药论处：①国务院药品监督管理部门规定禁止使用的；②依照本法必须批准而未经批准生产、进口，或者依照本法必须检验而未经检验即销售的；③变质的；④被污染的；⑤使用依照本法必须取得批准文号而未取得批准文号的原料药生产的；⑥所标明的适应症或者功能主治超出规定范围的。

2. 劣药　《药品管理法》第 49 条规定，"药品成分的含量不符合国家药品标准的为劣药"。

有下列情况之一的药品，按劣药论处：①未标明有效期或者更改有效期的；②不注明或者更改生产批号的；③超过有效期的；④直接接触药品的包装和容器未经批准的；⑤擅自添加着色剂、防腐剂、香料、矫味剂及辅料的；⑥其他不符合药品标准规定的。

2. 鉴定天然药物的优劣，确保中药质量　"优"是指质量符合国家药品标准质量规定的各项指标的中药。"劣"是指质量低劣，虽品种正确，但质量不符合国家药品标准质量规定的中药。中药的品种明确后，必须注意检查质量，如果药材品种使用正确，但质量不符合要求，同样不能入药。

影响中药质量的主要因素有很多，如：①品种、栽培技术、产地环境、采收时间、加工方法、运输等；②人为掺入异物或混入非药用部位，如海马中掺入铅粉、铁钉，西红花中掺入花丝、雄蕊等；③某些药材（如红花、人参等）经提取部分成分后再流入市场，虽外观性状与原药材相似，但内在质量却发生了变化。严重影响了天然药物的质量、安全和声誉。

科学地、客观地评价天然药物的质量是一项重要任务。长期以来主要以外观性状来判断其质量，目前，一般以天然药物中所含的有效成分的种类和含量、毒性等作为评价招标。近年来，对天然药物质量的评价进展很快，出现了药效学、生物鉴定法及化学模式识别等方法并得到应用。

3. 继承和发掘中药学遗产，学会利用和开发中药资源　中医药在我国有着悠久的历史，具有很高的实用价值和丰富的科学内容，是我国医药宝库中的重要组成部分，它不仅是我国的优秀文化遗产，也是世界的优秀文化遗产。开展天然药物的本草考证，考证不同历史时期天然药物的变迁，继承前人的医药学遗产，是天然药物学的历史任务，也是现代开发和研制新药的重要途径之一。

我国劳动人民数千年来在与疾病斗争中不断积累和丰富起来的药学知识，总结了每种天然药物在不同历史阶段的品种、栽培、采收、加工、鉴定、炮制、贮藏和应用等多方面的宝贵经验，汇集成众多的本草著作，是今天科学继承和发展天然药物学的基础。在这些本草著作中，有许多精华有待发掘、整理和提高，也有少数谬误和争议需要纠正和澄清。

我们应该充分利用这一宝贵的药学资源，以科学的态度、历史的观点和系统的方法，运用现代科学技术对历代本草进行多学科全面分析与综合考证，去粗取精，去伪存真，正本清源，为进一步开发利用天然药物提供科学依据。

4. 与企业对接，熟练开展药学服务 学习本课程后，能根据行业要求规范演练，根据课程特点注重实践，正确使用、评价天然药物，促进中药规范管理，熟练开展药学服务，向患者提供直接的、负责任的、与天然药物使用有关的服务，以期提高天然药物治疗的安全性、有效性和经济性，实现改善和提高人类生命质量的目标。

高职高专药学类专业毕业生就业的主要岗位包括医院药剂科、社会药店、企业生产与检验、新药研发辅助、医药公司销售等，主要从事药品调剂、临床用药咨询服务、药品配置、药品采购、药品验收、药库管理、药品销售、药品生产、药品质量检验等工作。天然药物学涉及大量和就业岗位联系密切、实践性强的知识和技能，因此，药学生需要掌握常用天然药物的来源、性状、显微鉴别、理化鉴别、主要成分、功效、临床应用、配伍禁忌、不良反应等知识，初步具有中药材分类、鉴别、保养与储存能力，中药调剂、中药临床用药咨询服务能力，为制药生产企业、药材流通领域和临床安全有效的合理用药起到保障作用。

📎 **拓展阅读**

天然药物学对接的职业岗位

《中华人民共和国职业分类大典》（2015 年版）中与天然药物相关的职业涉及 20 多个工种，这些工种均有对天然药物学能力的要求，在药品验收、药品调剂、药品质检等岗位还有对天然药物鉴定能力的特定要求。因此，天然药物学是中药行业岗位群的行业通用技能，是药品验收、药品调剂、药品质检等岗位的职业特定技能，在药学类学生的知识架构中占有重要地位，对其职业能力培养起着重要的支撑作用。

天然药物学是高职高专药学类专业的职业技能课程，是学生进行天然药物采购、中药调剂和中药质量检验、保管、养护等职业活动所必须具备的职业技能。天然药物学对接的职业岗位有：药品质量分析员、质量控制员、药品质量监管员、验收员、仓库管理员、药品保管员、养护员、中药调剂员、中药材鉴定技术员、栽培与养殖技术员农户指导员、中药材生产基地协调员等。

任务二 天然药物学的发展简史

天然药物的起源，可追溯到远古时代，人类为了生存，觅食充饥，通过反复尝试，逐渐认识到有些植物可以食用，有些味道不佳、有毒或有危险，导致呕吐、腹泻等，甚至引起死亡，但有时也发现一些树根、草、叶或动物等可以减轻或消除呕吐、腹泻等不适，于是引起注意，并不断记忆、流传、积累，逐渐产生了医药，故有"医食同源""药食同源"之说。

一、古代本草学著作简介

"本草"是我国古代记载药物的书籍，因为书中收载的药物，草本植物占大多数，故有"以草为本"的含义。

（1）《神农本草经》是我国已知的最早的药学专著，著者不详，托名于神农。据考证，可能是秦、汉时期（公元前约 200 年）的著作。原书早已失传，现传的《神农本草经》为后人辑佚本。全书共三卷，载药 365 种，每药项下载有性味、功能和主治。该书把药物分为三品，无毒的称为上品，毒性小的称为中品，毒性剧烈的称为下品。另有举例简要记述用药的基本理论，如有毒无毒、四气五味、配伍法度等知识。此书是汉代以前我国药学知识的总结。

（2）《本草经集注》由梁代的陶弘景在整理《神农本草经》和《名医别录》的基础上编撰而成。共七类，载药 730 种，首创以玉石、草木、果菜、虫兽等自然属性的分类方法，并增加了产地、采制、形态、鉴别等内容，对本草学的发展有较大的影响。原书已遗失，现存敦煌残卷。

（3）《新修本草》又名《唐本草》，由唐代李勣、苏敬等 23 人集体编撰，由政府颁行，为我国也是世界上第一部药典。全书分为 54 卷，载药 844 种，书中出现了图文鉴定，首次增绘药物图谱，并附以文字说明，为后世图文兼备的本草文献打下了基础。

（4）《经史证类备急本草》简称《证类本草》，由宋代唐慎微编著，载药 1746 种。该专著总结了宋代以前的药物成就，是我国现存最早、最完善的本草专著。

（5）《本草纲目》为明代医药学家李时珍所著，于 1596 年刊发。全书 52 卷，收载药物 1892 种，方剂共 11096 首，另附有 1109 幅药物形态图。该书内容极为丰富，是 16 世纪以前我国医药成就的全面总结，完善了药物的自然属性分类法，是我国本草史上最伟大的著作，也是我国科学史上的辉煌成就。它对植物分类贡献巨大，尤其是在分类方法的先进性、对植物描述的科学性、植物名称的准确性等方面。这部书 17 世纪初传到日本和欧洲，随后被选译或全译成日、朝、拉丁、法、英、俄等文字，成为国际上的重要科学文献，对世界药物学的发展作出了重大贡献，被英国生物学家达尔文赞誉为中国 16 世纪的百科全书。

（6）《本草纲目拾遗》由清代医药学家赵学敏著，全书载药 921 种，对《本草纲目》错误的地方进行了多处订正，略而不详的内容加以补充，其中新增药物 716 种，如浙贝母、银柴胡、西洋参、冬虫夏草等，总结了 16～18 世纪本草学发展的新成就，极大地丰富了药学内容，具有极高的实用价值和文献价值。

从以上可以看出，从古代到 18 世纪，人类的药物学知识就是对具有医疗保健作用的天然药物的逐渐认识和经验积累。本草学记载的内容以医疗用途为主，兼有药物的名称、产地、形态和感官鉴别等。

二、现代天然药物学发展概况

我国天然药物学的教学与研究工作起始于 20 世纪 20 年代。1927 年，曹炳章著《增订伪药条辨》；1933 年，丁福保著《中药浅说》；1934 年，生药学者赵橘黄和徐伯鋆合著《现代本草——生药学》上册，与叶三多合著下册。

新中国成立后，党和政府十分重视天然药物学的研究和人才培养，李承祜、徐国钧、楼之岑、赵守训等天然药物学家致力于将我国天然药物学推向世界，取得了以下几方面的成就。

1. 资源普查与资料整理　我国先后于 1960 年、1969 年、1983 年开展了 3 次全国中草药资源普查工作，其数据资料为我国中医药事业和中药产业发展提供了依据。例如，开发并利用新药资源：新疆的紫草、甘草、贝母，青海的枸杞、党参，西藏的胡黄连、大黄，云南的砂仁、诃子、马钱子等，抗血压药利血平，治疟药青蒿素等。2011 年启动的第四次全国中药资源普查，全面和系统地对特色中药资源的产量、分布、生产措施、社会经济环境等信息进行了调查，建立了中药资源动态监测服务站和网络共享数据库。

2. 建立研究机构，整理出版文献 各省（市）建立了相关院校与研究机构；出版了一大批天然药物学方面的专著，如《中药志》《中国药用植物志》《中药大辞典》《全国中草药汇编》《新华本草纲要》《原色中国本草图鉴》《常用中药材品种整理和质量研究》《中国民族药志》《中华人民共和国药典》等。创办了专门刊载天然药物学研究论文的期刊，如《中国中药杂志》《中草药》《中国天然药物》等学术期刊。

3. 系统研究并全面评价常用天然药物 "七五""八五"期间（1986～1995 年），国家科学技术委员会组织专家对 220 类（专题）常用天然药物进行了系统的品种整理和质量研究，内容包括本草考证、文献考查、药源清理、分类学鉴定、化学成分、采收加工、药理毒理、性状和显微鉴定、商品、理化分析等研究；从"九五"（1996～2000 年）开始，开展了"中药材质量标准的规范化研究"等，建立了常用中药材国家标准。

4. 建立天然药物引种栽培和驯化饲养基地 原国家药品监督管理局颁布的《中药材生产质量管理规范（试行）》（GAP）促进了中药种植与加工的规范化，目前已引种药用植物4000 多种，野生变家种 100 多种；建设珍稀濒危药用植（动）物园、种质保护基地；运用杂交、诱变、多倍体等生物技术，获取高产优质新品种；普及中药材绿色生产、无公害栽培技术。

5. 筛选高效天然药物 原国家科学技术委员会、国家中医药管理局曾经组织众多医药院校、相关科研机构、多学科专家，从 250 多种天然药物中系统整理和鉴定出 600 多种药理活性成分，并分离和筛选出治疗阿尔茨海默病、防治心血管疾病、抗肿瘤、抗艾滋病毒、抗过敏、降血糖、免疫调节等活性成分，并将制剂用于临床。

6. 从分子水平上研究 20 世纪 90 年代，随着生物技术的发展及其在天然药物学方面的应用，已将 DNA 分子遗传标记技术及中药指纹图谱质量控制技术应用于天然药物的定性、定量研究，在分子水平上研究天然药物，如对人参、西洋参及其伪品，地胆草及混淆品，甘草、白术、冬虫夏草等药材采用随机扩增多态技术进行了鉴定，对人参与西洋参、海马、鸡内金、贝母、当归、龟甲等的基因片段 PCR 扩增产物进行了 DNA 测序。此外，mRNA 差异分析技术、基因芯片技术均已得到应用，使天然药物的质量评价方法进一步迈向科学化和标准化。

三、天然药物学的发展趋势

随着科学技术的发展和人类健康的需要，传统医药在"回归大自然"的潮流中再次焕发出强大的生命力，并展示出广阔的发展前景。天然药物学发展趋势主要表现在以下几个方面。

1. 天然药物质量标准的研究 天然药物质量标准规范化研究是中药复方制剂及中成药标准化研究的基础和先决条件。在明确有效成分、指标成分的基础上，加强中药制剂和质量控制方面的化学指纹图谱研究，建立和完善天然药物质量标准，促进天然药物的质量研究与国际接轨，意义深远。

2. 天然药物规范化生产的研究 逐步建立规范化的天然药物生产基地，开展绿色天然药物的生产和开发，加强优良种质资源选育和推广应用，加强天然药物种子、种苗的规范化生产和种质资源库的建立。

3. 天然药物鉴定新技术、新方法的研究 将现代科技发展成果的新设备、新技术应用到天然药物鉴定领域，如：①采用 DNA 分子遗传标记技术鉴定天然药物；②控制天然药物成分的生物转化和生产合成的酶技术；③天然药物生物遗传、个体发育和环境因素对目标成分影响的技术；④天然药物的自动化分离检测技术与分子生物学活性测试技术等。

任务三 天然药物的分类与命名

一、天然药物的分类

关于天然药物的分类，不同的文献根据需要不同，其分类方法不同，常见的分类方法有以下几种。

1. 按首字笔画排列分类 按天然药物中文名首字的笔画顺序编排分类，如《中华人民共和国药典（一部）》《中药大辞典》《中药志》等。此种分类方法简单，便于查找，但各天然药物之间缺乏联系。

2. 按药用部位分类 即先把天然药物分为植物类、动物类和矿物类三类，然后再把植物类天然药物按照药用部位的异同分为根及根茎类、茎木类、皮类、叶类、花类、果实种子类、全草类、藻菌类及其他类。如中药鉴定学等教材即采用此种分类方法。此法有利于比较天然药物外部形态和内部构造，有利于研究和学习天然药物性状特征和显微特征，以及药材的收购、加工、储存、养护等。

3. 按化学成分分类 根据天然药物中所含的有效成分或活性成分的类别进行分类。如生药学即把天然药物分为苷类、木脂素类、挥发油类、生物碱类等。此种分类方法有利于研究和学习天然药物的有效成分、理化鉴别、质量评价等。

4. 按功效分类 一是按照传统的中药功效进行分类，如把中药分为解表药、清热药、祛风湿药、泻下药、利水渗湿药、温里药、理气药、化痰止咳药、活血祛瘀药、补益药、开窍药等，一般的中药学多采用此种分类方法。此种方法有利于学习和研究天然药物的功效，指导中医临床用药。

5. 按自然分类系统分类 按照原植物（动物）在分类学上的位置和亲缘关系，按门、纲、目、科、属和种分类排列，如毛茛科、五加科、伞形科、菊科、百合科等。此种分类方法的优点在于同科属的天然药物在植物形态、药材性状、组织构造、化学成分和功效方面常有相似之处，便于学习中药品种的基原鉴定，同时也有利于根据植物亲缘关系研究和开发新的天然药物资源。

二、天然药物的命名

（一）天然药物的中文名

天然药物种类繁多，使用历史悠久，天然药物的命名有一定的规律，归纳为以下方法。

1. 以原植物、原动物、原矿物命名 这类药材的名称与原植物、原动物、原矿物名称一致，如丁香是桃金娘科植物丁香的花蕾；蛤蚧是壁虎科动物蛤蚧除去内脏的干燥体；硼砂为单斜晶系矿物硼砂经精制而成的结晶等。

2. 以药用部位命名 植物、动物药材的药用部位丰富，以其命名的药材亦很多，如板蓝根、桑枝、枇杷叶、鸡血藤、菊花、金银花、牡丹皮、草果、莲子、金钱草、仙鹤草、羚羊角等。

3. 以药材产地命名 以产地命名的药材多为各地的道地药材，如四川产的川木香、川乌、川芎、川贝母、川牛膝、巴豆；广东产的广地龙、广藿香、广陈皮；浙江产的浙贝母、温郁金等。

4. 以药材性状命名　以药材形状命名，如人参、狗脊、钩藤等；以颜色命名的药材较多，如红花、紫草、黄芪、黄精、白芍、白附子、玄参、金银花等；药材的气味命名，如有特殊香气的麝香、木香、丁香、乳香等；有特殊味的甘草、苦杏仁、酸枣仁、咸秋石、细辛、五味子等。

5. 以药材生长习性命名　如冬天绽放的款冬花；夏至即枯的夏枯草、半夏等。

6. 以药材功能命名　如能解表祛风的防风；能泻热通便的番泻叶；能清热明目的决明子；能安神益智的远志；能强筋骨、续折伤的续断；能温肾壮阳的阳起石等。

7. 进口药材命名　进口药材常冠以胡、洋、番等前缀，如胡椒、胡黄连；西洋参、洋地黄叶；番红花、番泻叶、番木鳖等。

8. 其他命名　如以人名命名的徐长卿、使君子、杜仲；以传说命名的当归、车前子、牵牛子；以译音命名的曼陀罗、诃黎勒（诃子）等。

拓展阅读

诗意的中药名

中医药学是我国古代科学的瑰宝，融合了自然科学与人文科学，其理论基础更具有人文特点和浓厚的文化色彩，是我国古代的优秀文化遗产，也是打开中华文明宝库的钥匙。中药名称，异彩纷呈，奥秘奇特，每一种中药背后都有一个故事，凝聚着劳动人民智慧的结晶，一种中药名就是一个故事，是一首诗，是一幅画，文雅而美妙动听，神奇而源远流长，是中医药"天人合一"思想智慧的结晶，体现了中医药发展的灿烂历史，生动地说明了它是中医药学史上首先绽放的一朵奇葩。

（二）天然药物的拉丁名

为了进一步统一中药名称，防止混乱，有利于对外贸易和国际学术交流，需要对天然药物用拉丁语命名。天然药物的拉丁名是国际上通用的名称。天然药物的拉丁名来源于原植（动）物学名，由学名中的属名、种加词附加其根、茎、叶、花、果等药用部位组成。其中，药用部位名取名词单数主格形式，常用的有：根 Radix、根茎 Rhizoma、茎 Caulis、树皮 Cortex、叶 Folium、花 Flos、果实 Fructus、全草 Herba 等。植物类药材和动物类药材的命名规则基本相同。中药拉丁名的命名，有以下几种情况：

（1）以属名命名对于一属中只有一种植物作药用，或一属中有几种植物作同一种中药使用时，一般采用属名（第二格）命名；如银柴胡 Stellariae Radix（一属中只有一个植物种作药材用）；黄芪 Astragali Radix（一属中有几种植物种作同一药材用）。

（2）以种加词命名为习惯用法，如苏木 Sappan Lignum、石榴皮 Granati Pericarpium。

（3）以属、种名命名同属中有几种植物，分别作为不同药材使用时，则以属名＋种名（第二格）命名，如独活 Angelicae Pubescentis Radix、白芷 Angelicae Dahuricae Radix 等。

（4）药用部位如包括两个不同部位时，把主要的或多数地区用的列在前面，用 et（和）或 seu（或）相连接，如羌活 Notopterygii Rhizoma et Radix 等。

（5）一种中药材的来源为不同科、属的两种植（动）物或同一植（动）物的不同药用部位，需列为并列的两个拉丁名，如马兜铃 Aristolochiae Fructus 和青木香 Aristolochiae Radix。

（6）少数中药的拉丁名不加药用部位，直接以属名或俗名命名，这是遵循习惯用法，有些是国际通用名称，如茯苓 Poria、蛤蚧 Gecko、芦荟 Aloe、儿茶 Catechu、蜂蜜 Mel、全蝎 Scorpio。

（7）矿物类中药的拉丁名，一般采用原矿物拉丁名，如禹余粮 Limonitum。

天然药物拉丁名中名词和形容词的第一个字母必须大写，连词和前置词一般小写。药用动、植物名用名词单数属格形式置于前，药用部位的词排在后面。

任务四　天然药物的资源

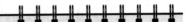

案例导入

案例：古今众多医家都喜欢使用道地药材，在中医处方笺中，许多药名前标有"广""川""云""浙"等产地，"广"即广东、广西，"川"即四川，"云"即云南，"浙"即浙江。这些地区出产很多道地药材。

讨论：1. 道地药材与普通药材相比有哪些优点？
　　　 2. 作为道地药材的"四大怀药""浙八味"分别是指哪些药材？

一、我国天然药物资源的概况

天然药物资源是指用作药物或保健品的一切天然资源，包括我国传统的药物资源，即中草药资源，也包括用于提取药用化学成分的天然资源，以及现代栽培和饲养的药用植物、动物及利用生物技术繁殖的生物个体和活性有效物质。我国领土幅员辽阔，东西南北地理环境气候、土壤各异，高山、丘陵、草原、湖泊等不同地形，寒带、温带、亚热带等不同气候带，分别蕴藏着各种不同的天然动、植物药资源，地下贮藏着丰富的矿物药资源。我国是世界生物多样性丰富的国家之一，也是天然药物最丰富的国家。据全国中药资源普查报告记载，我国现有天然药物资源已达 12807 种，其中植物药 11146 种，动物药 1581 种，矿物药 80 种。著名的药材如川贝母、麻黄、羌活、冬虫夏草、柴胡等采自野生的药用植物，羚羊角、蟾酥、金钱白花蛇等采自野生的药用动物，石膏、雄黄、自然铜采自天然矿物。

在我国中药产区中，四川省所产的常用中药最多，约 500 余种，居全国第一位，其次是浙江、河南等地。研究表明，不同产地的中药，其中所含的化学成分的种类和数量存在明显的差异。古人对此也早有认识，《千金要方》指出"用药必依土地"。《药品管理法》第十九条规定，药品经营企业销售中药材必须标明产地。道地药材也叫地道药材，它是指那些出自某原产地或主产地的质量优良的著名药材，一般具备以下条件：有最适宜的气候、土壤等生长环境；历史悠久，品种良好，生产及加工技术成熟。我国道地药材约有 200 多种，著名的有：产于河南的怀地黄、怀牛膝、怀山药、怀菊花，习称"四大怀药"；产于浙江的"浙八味"：浙贝母、玄参、菊花、白芍、麦冬、山茱萸、延胡索、白术；四大西北药材：当归、黄芪、党参、大黄；产于东北的"东北三宝"：人参、鹿茸、五味子；还有宁夏产的枸杞子；内蒙古产的甘草、赤芍、麻黄、黄芪；山东产的阿胶、北沙参、金银花；四川、重庆产的川贝母、川芎、川牛膝、川黄柏、附子、羌活、黄连、杜仲、厚朴、天麻、麝香；云南产的云木香、三七、肉桂、天麻；广东的广藿香、陈皮、砂仁、益智、草豆蔻；广西产的三七、蛤蚧、肉桂等，均属于道地药材。

二、天然药物资源的开发

临床应用的药物约有 45% 来自天然产物或其衍生物，天然药物的研究一直是国际新药研究的重要组成部分。我国的植物种类丰富，居世界第三位，与合成药物相比，我国在天然药物研究、开发、利用方面更具有优势。天然药物资源的开发利用，既要科学、充分、合理、有效地利用已有的药物资源，同时也要广泛深入地去发掘药物资源和新用途，使之在合理开发利用的前提下得到丰富、发展和可持续利用。天然药物资源开发利用主要是以开发药材和药物为主，并进行保健食品、饮料、化妆品、香料、色素等多方面的产品开发，开发的途径主要有以下几个方面。

1. 扩大药用部位，寻找新药源 目前使用的天然药物往往取自植物或动物体的某一部分，非药用部位常被作为废料而丢弃。研究表明，植物的每一部位常包含着整体或其他对应部位的生物学特性，某一部位存在的有效成分，在其他部位也具有类似的有效成分和相同的药理作用。例如，杜仲叶与杜仲树皮的成分相似，可以代用；人参的有效成分是人参皂苷，自古至今人们以根和根茎入药，而经研究表明，人参的花、果实、叶和茎也含有较高的人参皂苷，可开发各种人参制剂，"人参叶"已载入《中国药典》，药物资源得到充分利用，既能解决药材需求问题，又使珍贵资源得到保护。因此，在资源加工利用的过程中，扩大药用部位，是天然药物资源开发利用的有效途径之一。

2. 从民族药、民间药中开发新资源 我国拥有丰富的民族药资源，据统计，我国其他民族地区尚有藏药 2294 种、蒙药 1342 种、傣药 1200 种、苗药 1000 种、维药 600 种、彝药及羌药各百余种，这些民族药所使用药用植物的有效成分具有高含量、高活性、无污染等品质。近年来，从民族药、民间药中已开发出大量新药，如仙鹤草、龙血竭、鸡骨草、沙棘、毛诃子等，并已形成一定规模的产品。从草珊瑚 *Sarcandra glabra*（Thunb.）Nakai 中开发出"肿节风针剂"和"复方草珊瑚含片"。事实证明，了解民族药、民间药的应用，对于启发我们的思路和开发医药资源有着重要的意义。

3. 利用生物的亲缘关系寻找新药源 根据"亲缘关系相近的植物类群具有相似的化学成分"的理论，可以有方向、有目的地从同科属亲缘关系较近的植物中寻找新的资源。例如，从薯蓣属植物中寻找薯蓣皂苷资源。薯蓣属植物因含有合成甾体激素类药物的主要原料——薯蓣皂苷元而倍受关注，研究发现，薯蓣皂苷元主要集中在薯蓣属植物的根茎中，如三角叶薯蓣 *Discorea deltoidea* Wall. 含薯蓣皂苷元 1.8% ~ 5.4%；盾叶薯蓣 *D. zingiberensis* C. H. Wright 含薯蓣皂苷元 1.05% ~ 4.90%，现作为薯蓣皂苷元的优良资源植物被大面积推广栽培。

徐国钧等在麦冬的资源调查与鉴定中发现，同科（百合科）植物湖北麦冬 *Liriope spicata*（Thunb.）Lour. var. *prolifera* 和短葶山麦冬 *Liriope muscari*（Decne.）Baily 产量大，活性成分多糖和皂苷的含量与麦冬相近，抗缺氧和免疫功能与麦冬相同或更优，现已以山麦冬品名载入《中国药典》。

4. 从古代本草中发掘新药源 我国古代医书、本草著作是伟大的医药宝库，从中发掘新药是开发新药的重要源泉。明代李时珍编写的《本草纲目》共 52 卷，收载天然药物达 1892 种，处方 12 000 多条；清代赵学敏又补充了 1021 种。这些古代医学著作，记载了大量药物资源，是天然药物学研究的重要资料，我们可从中获得许多提示和参考，起到事半功倍的效果。如屠呦呦发现的青蒿素，就是根据晋代葛洪的《肘后备急方》中关于青蒿可以治疗疟疾的记载而研究开发成功的。

拓展阅读

青蒿素的发现

我国抗疟新药的研究源于 1967 年 5 月 23 日成立的"五二三项目"，其全称为中国疟疾研究协作项目。在极为艰苦的科研条件下，屠呦呦团队与全国多个系统的科研人员共同协作研究，经过艰苦卓绝的努力并从晋代医药学家葛洪《肘后备急方》等中医药古典文献中获得灵感，于 1971 年 10 月取得中药青蒿（原植物为菊科黄花蒿 *Artemisia annua* L.）筛选的成功。1972 年从中药青蒿中分离得到抗疟有效单体，命名为青蒿素，对鼠疟、猴疟的原虫抑制率达到 100%，开创了疟疾治疗新方法，不仅挽救了全球千百万人的生命，而且避免了很可能发生的大范围疟疾传染给全人类带来的巨大灾难，全球数亿人因这种"中国神药"而受益，被西方媒体誉为"20 世纪后半叶最伟大的医学创举"。

5. 从海洋生物中开发新药源　海洋是生命之源，人类物质资源的天然宝库。海洋占地球表面的 70%，生活着 40 多万种动、植物和上亿种微生物，丰富的海洋生物资源无疑是天然药物的重要来源。目前已从海洋动、植物及微生物中分离得到的新型化合物有 15000 多种。如从中国南海小棒短指软珊瑚中分离到的柳珊瑚甾醇具有明显的抗心律失常和抗心肌缺血作用，能舒张血管、降低血压、减慢心率及减少心肌耗氧量作用，有望开发成心血管疾病药物。我国还开发了系列头孢菌素、玉足海参素渗透剂等海洋抗菌药物，海参中提取的海参皂苷抗真菌有效率达 88.5%，是人类历史上从动物界找到的第一种抗真菌皂苷。

6. 利用新技术、新方法研究和开发新药源　现代科学技术为天然药物的开发利用带来了巨大的变化：首先，利用现代科学技术使许多天然药物的活性物质被提纯和鉴定，以有效单体为原料的制剂逐步取代了用药材经过初步加工制成的丸丹膏散。这样不仅克服了生药含量不稳的问题，使药效明显提高，还减小了不良反应。中药栝楼的有效成分天花粉蛋白在国内临床上一直用于引产，近年来在弄清天花粉引产的作用原理是细胞毒的基础上，已把它试用于艾滋病患者的治疗。如果常用的数千种中草药的作用原理都能得以阐明，相信会产生许多新型的特效药物，让中华民族具有数千年历史的瑰宝对全人类作出更大的贡献。

人工代用品和人工合成品是解决珍稀、濒危名贵药材的重要途径之一。在代用品研究方面，冰片（合成龙脑）代替天然冰片，水牛角代替犀牛角，以活体引流熊胆汁（熊胆粉）代替熊胆药材等；在人工合成品方面，人工麝香、采用发酵工程获得的虫草菌丝体等都相继开发成功并作为新药（药材）上市，广泛作为生产各种中成药的原材料，在很大程度上缓解了对野生资源的依赖和破坏。

三、天然药物资源的保护

天然药物资源是开发较早的自然资源之一，由于长时间的采集开发，资源消耗很大，一些优良种质正在逐渐解体和消失，不少药材濒临灭绝的危险。保护自然，保护种质，维护生态平衡，已成为全人类的重要任务。因此，国家对野生药材资源实行保护、采猎相结合的原则，并创造条件开展人工种养。

1987 年国务院颁发了《野生药材资源保护管理条例》，条例规定，国家重点保护的野生药材物种分为三级：一级，濒临灭绝状态的稀有珍贵野生药材物种；二级，分布区域缩小，资源处于衰竭状态的重要野生药材物种；三级，资源严重减少的主要常用野生药材物种。一级保护野生药材物种为禁止采猎；二级和三级保护野生药材物种，必须按照县以上医药管理部门会同同级野生动物、植物管理部门制订的计划，报上级医药管理部门批准后执行。根据条例规定，制定了第一批《国家重点保护野生药材名录》共 76 种，药材 42 种。此外，国家公布的《中国珍稀濒危保护植物名录》和《国家重点保护野生动物名录》也列入了许多药用动、植物。

拓展阅读

76 种国家重点保护的野生动、 植物药材物种

一级：虎骨、豹骨、羚羊角、梅花鹿共 4 种。

二级：马鹿、林麝、马麝、原麝、黑熊、棕熊、穿山甲、中华大蟾蜍、黑眶蟾蜍、中国林蛙、银环蛇、乌梢蛇、五步蛇、蛤蚧、甘草、胀果甘草、光果甘草、黄连、三角叶黄连、云连、人参、杜仲、厚朴、凹叶厚朴、黄皮树、黄檗、剑叶龙血树共 27 种。

三级：川贝母、暗紫贝母、甘肃贝母、梭砂贝母、新疆贝母、伊犁贝母、刺五加、黄芩、天冬、猪苓、条叶龙胆、龙胆、三花龙胆、坚龙胆、防风、远志、卵叶远志、胡黄连、肉苁蓉、秦艽、麻花秦艽、粗茎秦艽、小秦艽、细辛、北细辛、汉城细辛、新疆紫草、紫草、五味子、华中五味子、蔓荆、单叶蔓荆、诃子、绒毛诃子、山茱萸、环草石斛、马鞭石斛、铁皮石斛、金钗石斛、黄草石斛、新疆阿魏、阜康阿魏、连翘、羌活、宽叶羌活共 45 种。

保护天然药物资源是一项系统工程，既需要国家法律、政策的支持，加强宣传与教育，增强全民法制意识，对违反者依法严肃处理，也需要科技支持，建立珍稀濒危药材和道地药材保护区，发展野生动、植物药材人工栽培与养殖基地，寻找濒危动、植物药材替代品等大力推动药材产业基地建设，确保天然药物资源可持续利用和发展。

重点小结

本章介绍的基本概念有中药、草药、民族药、中药材、天然药物、正品与伪品、道地药材、四大怀药、浙八味等。学习天然药物学的主要任务是鉴定天然药物的真伪优劣，确保中药质量，学会利用和开发中药资源，与企业对接，熟练开展药学服务。历代重要本草的基本内容及参考价值，如《神农本草经》是我国已知的最早的药学专著，《新修本草》为我国也是世界上第一部药典，《本草纲目》被誉为我国 16 世纪的百科全书。对天然药物资源既要保护又要合理开发，开发途径可通过扩大药用部位，从民族药、民间药中开发新资源，利用生物的亲缘关系寻找新资药源，从古代本草中发掘新药源，从海洋生物中开发新的药用资源，还可以利用新技术、新方法研究和开发新药源。

目标检测

一、选择题

A 型题（单项选择题）

1. 我国现存最早、最完整的药学专著是（ ）。

　　A. 证类本草　　　　　B. 神农本草经　　　　C. 本草纲目　　　　D. 新修本草

2. 我国古代记载药物的书籍称为（ ）。

　　A. 草本　　　　　　　B. 本草　　　　　　　C. 本草经　　　　　D. 本草全书

3. 世界上最早的一部药典是（ ）。

　　A.《证类本草》　　　B.《中国药典》　　　　C.《本草纲目》　　　D.《新修本草》

4. "四大怀药"不包括产于河南的（ ）。

　　A. 菊花　　　　　　　B. 金银花　　　　　　C. 牛膝　　　　　　D. 地黄

5. 枸杞子的道地产区是（ ）。

　　A. 宁夏　　　　　　　B. 浙江　　　　　　　C. 安徽　　　　　　D. 广东

6. 属于劣药的是（ ）。

　　A. 试生产期的药品　　　　　　　　　　　　B. 被污染的药品

　　C. 变质的药品　　　　　　　　　　　　　　D. 擅自添加染色剂的药材

7. "浙八味"中不包括（ ）。

　　A. 赤芍　　　　　　　B. 白芍　　　　　　　C. 白术　　　　　　D. 菊花

二、简答题

1. 天然药物学的任务有哪些？

2. 影响天然药物质量的主要因素有哪些？

3. 举例说明什么是"道地药材"？

（祖炬雄）

植物器官

知识要求　**1. 掌握**　根、茎、叶的形态特征；花的组成；果实、种子的结构。
　　　　　　2. 熟悉　根、茎、叶、花、果实的类型；花冠、雄蕊、雌蕊、花序的类型。
　　　　　　3. 了解　子房着生位置；胎座、胚珠及种子的类型。
技能要求　1. 掌握识别植物器官及变态类型的技能。
　　　　　　2. 学会描述植物器官的形态特征。

　　植物的多种组织形成了具有一定的外部形态和内部结构，并执行一定生理功能的组成部分，称为器官。被子植物的器官由根、茎、叶、花、果实和种子六个部分组成。根据每种器官生理功能的差异，可分为两大类型：一类是营养器官，与植物的营养生长有关，包括根、茎、叶，它们起着吸收、制造和供给植物体所需要营养物质的作用；另一类是繁殖器官，与植物的繁殖有关，包括花、果实、种子，它们起着繁殖后代、延续种族的作用。

　　在植物的生命活动中，植物的六大器官相互依存，在生理功能和形态结构上都有着密切的联系。

任务一　根

案例导入

案例： 天麻来自于兰科植物天麻的块茎，是一种名贵的中药材，故人为作假的现象屡见报道。其中一种作假手段是将红薯块根蒸至透心后，用空心针刺成与天麻表面相似的点状横环纹。天麻和红薯均生于地面以下，外形相似，但天麻为块茎，红薯为块根。

讨论： 1. 何为块根、块茎？如何区分？
　　　　2. 根具有哪些形态特征？

　　根通常是植物体生长在地面下的营养器官，具有向地性、向湿性和背光性，起到吸收、输导、固着、合成和贮藏等作用。在形态上根一般呈圆柱形，没有节和节间之分，一般不着生叶、花和芽，不含叶绿体。土壤中的根往往向四周分枝，越向下越细，形成复杂的根系。部分植物的根是重要的中药材，如黄芩、人参、党参、甘草、麦冬等。

一、根和根系的类型

（一）根的类型

1. 主根、侧根和纤维根

（1）**主根**　由种子的胚根直接发育来的根称为主根。主根发达，常呈圆柱形或圆锥形。

（2）侧根　主根不断向下生长到一定长度后，会从侧面生出许多分枝，称为侧根。侧根和主根往往形成一定角度。

（3）纤维根　侧根达到一定长度时，又能生出细小的分枝，称为纤维根。

2. 定根和不定根　依据来源的不同，可将根分为定根和不定根两种类型。

（1）定根　主根、侧根和纤维根均是直接或间接由胚根发育形成，有固定的生长部位，故称为定根，如丹参、甘草、白芷等植物的根。

（2）不定根　有些植物的茎、叶、老根或胚轴也可以长出根，这些根一般没有固定生长部位，故称为不定根。如玉米、麦、稻、薏苡的种子萌发后，胚根发育成的主根不久即枯萎，而从茎的基部节上生长出许多大小、长短相似的须根来，这些根就是不定根。秋海棠、落地生根的叶掉在地上后可长出来不定根，柳、木芙蓉的枝条插入土中也可长出不定根。植物栽培中常利用枝条、叶、地下茎等能产生不定根的习性，进行扦插、嫁接、压条等营养繁殖。

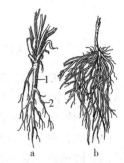

图2-1　直根系和须根系
a. 直根系　b. 须根系
1. 主根　2. 侧须根

（二）根系的类型

一株植物中地下部分所有根的总和称为根系。依据形态的不同，可将根系分为直根系和须根系两种类型（图2-1）。

1. 直根系　主根发达，有明显的主根和侧根的界限。根系中的主根通常较粗大，一般垂直向下生长，而侧根较细小。一般双子叶植物和裸子植物都有直根系，如桔梗、柴胡、蒲公英等的根系。

2. 须根系　主根不发达，或早期死亡，而从茎的基部节上生长出许多不定根，没有无明显的主根和侧根区分。根系中的不定根簇生呈胡须状，大小、长短相仿。一般单子叶植物具有须根系，如麦冬、百合、徐长卿等的根系。

拓展阅读

根系的作用

俗话说"树有多高，根有多深"，一棵大树的根系常常会比地上部分还要庞大，一方面可以帮助植株吸收水分和无机盐，另一方面还能更好地固定植物。

一株生长良好的黑麦的根约有1400万条，如果一根根连接起来，全长可达600km。这些根一共有150亿条根毛，根毛全长1000km。据统计，黑麦所有根的总面积可达茎和叶总面积的130倍。

而生长在干旱地区的植物沙棘，拥有非常发达的根系。沙棘的根能长到地下50m，向四周延伸三四百米，通过庞大的根系吸收了戈壁、沙漠、高原等地下深处的营养，使其能在高寒山区及砒砂岩等环境恶劣的地方生存下来。

二、根的变态

有些植物的根，由于长期适应生活环境的变化，其形态结构发生了特异性的改变，称为变态根。常见的变态根有以下几种类型。

（一）贮藏根

根的一部分或全部形成肉质肥大状，其内贮藏营养物质，这种根称为贮藏根。依据来源及形态的不同，贮藏根可分为以下两种。（图2-2）

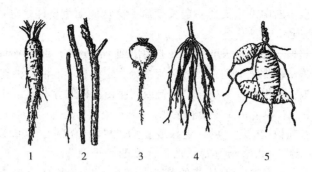

图 2-2　变态根类型（地下部分）

1. 圆锥根　2. 圆柱根　3. 圆球根　4. 块根（纺锤状）　5. 块根（块状）

1. 肉质直根　由主根发育而成，一株植物只有一个肉质直根，其上部是胚轴和节间极度缩短的茎。依据形态不同分为：

（1）圆锥根　主根肥大呈圆锥状，如白芷、桔梗等。

（2）圆柱根　主根肥大呈圆柱状，如菘蓝、黄芪等。

（3）圆球根　主根肥大呈圆球状，如圆白萝卜、芜青等。

2. 块根　由侧根或不定根肥大而成，一株植物可形成多个块根，在外形上往往不规则，并且其上部没有胚轴和茎的部分，如郁金、麦冬、何首乌等。

（二）支持根

有些植物会自茎上产生一些不定根伸入土中，帮助茎干起到支撑、固着作用，这样的根称为支持根，如玉米、高粱、木榄等。

（三）攀援根

攀援植物的茎上生出不定根，能攀附岩壁、树干、墙垣或其他物体上，这样的根称为攀援根，如爬山虎、常春藤、薜荔等。

（四）气生根

有些植物的茎上会产生不伸入土中而暴露于空气中的不定根，帮助植株吸收和贮藏空气中的水分，这样的根称为气生根，如吊兰、小叶榕、石斛等。

（五）水生根

水生植物的根一般纤细柔软呈须状飘浮于水中，这样的根称为水生根，如浮萍、菱、睡莲等。

（六）寄生根

寄生植物产生的不定根伸入寄主植物体内吸收水分和营养物质，以维持自身的生活，这样的根称为寄生根，如菟丝子、桑寄生、槲寄生等。（图 2-3）

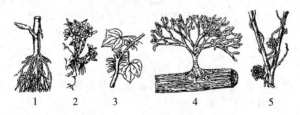

图 2-3　变态根的类型（地上部分）

1. 支持根（玉蜀黍）　2. 攀援根（常春藤）　3. 气生根（石斛）

4. 寄生根（槲寄生）　5. 寄生根（菟丝子）

任务二 茎

案例导入

案例：古人云："予独爱莲之出淤泥而不染，濯清涟而不妖。"睡莲科植物莲，除了其花有极佳的观赏性外，它的地下部分——"藕"，既是人们日常生活中常食用的蔬菜，还有着极高的药用价值。

讨论：1. 藕生于淤泥之中，是根还是茎？
       2. 茎具有哪些特征？

茎通常是植物体生长在地上的营养器官，其上端着生叶、花、果实和种子，下部连接根。也有生长于地面以下的茎，如贝母、黄精、藕等。茎有节和节间之分，顶端有顶芽，叶腋有腋芽。有些植物的茎极短，叶由茎生出呈莲座状，如蒲公英、车前。种子萌发后，胚轴和胚芽开始发育成主茎，经过顶芽和腋芽的背地生长，重复产生分枝，使得植物不断长高、长大，最终发展为植物的地上系统。

茎有输导、支持、贮藏和繁殖的功能。根部吸收的水分和无机盐以及叶光合作用产生的有机物质，通过茎输送到植物体各部分，以供给各部分器官生活的需要。有些植物的茎，有贮藏水分和营养物质的作用，如仙人掌茎贮存水分，甘蔗茎贮存蔗糖，半夏茎贮存淀粉。此外，有些植物能产生不定根和不定芽，如柳、川芎、半夏等，可用茎来进行繁殖。

许多植物的茎可供药用，如苏木、钩藤、黄连、木通等。

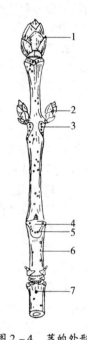

图 2-4　茎的外形
1. 顶芽　2. 侧芽
3. 节　4. 叶痕
5. 维管束痕
6. 节间　7. 皮孔

一、茎的外形特征

茎一般呈圆柱形，也有方柱形的茎，如泽兰、薄荷等唇形科植物的茎；有的呈三角形，如香附、莎草等莎草科植物的茎；有的呈扁平形，如仙人掌的茎。茎一般为实心，但也有空心的茎，如芹菜、连翘、南瓜等。禾本科植物，如水稻、小麦、竹等的茎有明显的节，节间中空，称为秆。（图 2-4）

1. 节和节间　节是茎上着生叶的部位，节与节之间的部分称为节间。多数植物的节并不明显，仅在着生叶的部位稍有膨大。但也有些植物有特别明显的节，如牛膝的节膨大如膝状，玉米、甘蔗的节膨大呈环状，还有些植物的茎节处比节间小，如藕的节呈环状缢缩。不同植物节间长短不一，如蒲公英的节间常在1mm以下，竹的节间可长到60cm以上。着生叶和芽的茎称为枝条。有些木本植物有两种枝条，一种节间较长，称为长枝，另一种节间较短，称为短枝，一般短枝能开花结果，故又称为果枝，如银杏、梨、苹果等。

2. 顶芽和腋芽　芽是尚未发育的枝、花或花序，即它们的原始体。一般将生长于茎枝顶端的芽称为顶芽，生长于叶腋的芽称为腋芽，腋芽因生在枝的侧面，又称为侧芽。

3. 叶痕、维管束痕　木本植物茎枝上的叶脱落后留下的痕迹称为叶痕；托叶脱落后留下的痕迹称为托叶痕；芽鳞痕是包被芽的鳞片脱落后留下的疤痕；叶痕中常常有点状小突起，称为维管束痕。这些痕迹的形态和分布方式因为植物不同而存在差异，可作为鉴别植物种类、植物生长年龄等的依据。

4. 皮孔 皮孔是茎枝表面隆起呈裂隙状的小孔，是茎与外界气体交换的通道，常呈圆形或椭圆形等多种形态，可作为鉴定植物的依据。

二、茎的类型

茎有多种类型，按不同方式分类如下。

（一）按茎的质地分类

1. 木质茎 茎质地坚硬，木质部发达。具木质茎的植物称为木本植物，可分为下列类型。

（1）乔木 植株茎高大，主干明显，下部分枝少，如黄檗、肉桂等。

（2）灌木 植株茎矮小，主干不明显，在近基部处数个丛生，如酸枣、珊瑚树。一般将1 m以下的植株称为小灌木等，如六月雪。介于木本和草本之间，基部木质、上部草质的植株称为亚灌木，如草麻黄、草珊瑚等。

（3）木质藤本 植株茎细长，木质坚硬，常缠绕或攀附他物生长，如紫藤、忍冬等。

2. 草质茎 茎质地柔软，木质部不发达。具草质茎的植物称为草本植物。依据生长周期的不同，可分为下列类型（图2-5）。

（1）一年生草本植物 一年内完成生命周期，如红花、紫苏、薄荷等。

（2）二年生草本植物 在第二年完成生命周期，如白菜、菘蓝、毛地黄等。

（3）多年生草本植物 生命周期超过两年。可分两种：一种为常绿草本，保持常绿若干年不凋，如麦冬、万年青等；另一种为宿根草本，地上部分枯萎，地下部分则保持生命活力，当年或第二年重新长出新苗，如此重复多年，如桔梗、黄连等。

3. 肉质茎 茎质地柔软，肉质肥厚多汁，如芦荟、仙人掌、马齿苋等。

（二）按茎的生长习性分类

1. 直立茎 茎直立生长于地面，不依附它物，如紫苏、杜仲、松、杉等木本植物的茎。

2. 缠绕茎 茎细长不能直立，依靠自身缠绕它物作螺旋状上升生长，如五味子、牵牛、马兜铃、何首乌等（图2-5）。

3. 攀援茎 茎细长不能直立，依靠卷须、不定根、吸盘或其他特有的攀援结构攀附它物向上生长，如葡萄、栝楼、豌豆等借助于茎或叶形成的卷须攀援它物；常春藤、络石等借助于不定根攀援它物；爬山虎借助短枝形成的吸盘攀援它物。

4. 匍匐茎 茎细长不能直立，平卧地面，沿地面方向蔓延生长，节上生不定根，如甘薯、连钱草等。

5. 平卧茎 茎细长不能直立，平卧地面，沿地面方向蔓延生长，节上无不定根，如蒺藜、马齿苋等。

三、茎的变态

植物的茎在长期适应环境变化中，也可发生形态变化，茎的变态类型较多，依据部位的不同，分为地下茎的变态和地上茎的变态两大类。

（一）地下茎的变态

生长于地面以下的茎称为地下茎。地下茎和根类似，但仍保留茎的一般特征，其上有节和节间，并具退化鳞叶及顶芽、侧芽等，可和根区分。变态地下茎往往贮藏大量的营养物质。常见的类型如下。

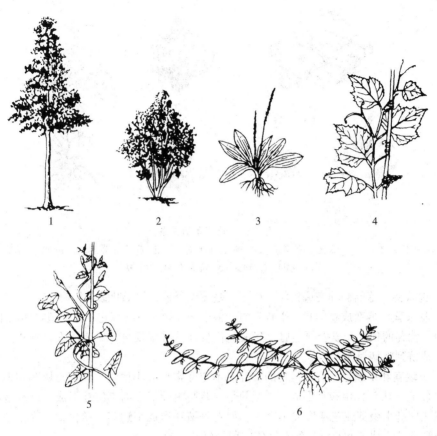

图2-5　茎的类型

1，2. 直立茎　3. 草质茎　4. 攀援茎　5. 缠绕茎　6. 匍匐茎

1. 根状茎（根茎）　地下茎外形似根状，有明显的节和节间，节上有退化的膜质鳞叶，顶端有顶芽，节上有腋芽，向下常生不定根，如藕、黄连、黄精、姜、苍术。

2. 块茎　地下茎似块根，短而膨大，呈不规则块状，但有很短或不明显的节间，节上具芽及细小的膜质鳞片或早期枯萎脱落，如马铃薯、天麻、半夏等。

3. 球茎　地下茎肉质肥大呈球形或扁球形，具明显的节和缩短的节间；节上有较大的膜质鳞片；顶芽发达；腋芽常生于茎的上半部，基部具不定根，如荸荠、泽泻等。

4. 鳞茎　地下茎极度缩短呈盘状，称为鳞茎盘。鳞茎盘上被肉质肥厚的鳞叶包围，顶端有顶芽，鳞叶内生有腋芽，鳞茎盘基部具不定根，一般呈球形或扁球形。鳞茎可分为无被鳞茎和有被鳞茎。百合、贝母鳞叶狭，呈覆瓦状排列外无被覆盖的称无被鳞茎；洋葱、大蒜鳞叶阔，内层被外层完全覆盖，称有被鳞茎。（图2-6）

（二）地上茎的变态

生长于地面以上的茎称为地上茎。地上茎变态常见的类型如下。

1. 叶状茎或叶状枝　茎或枝变成绿色扁平叶状，能代替叶行使叶的功能，而真正的叶则退化为鳞片状、线状或刺状，如竹节蓼、天门冬、仙人掌等。

2. 刺状茎（枝刺）　茎的侧枝变为刺状，常粗短坚硬，如山楂、贴梗海棠等。皂荚、枸橘等的枝刺常有分枝。枝刺生于叶腋，可由生长位置与叶刺相区别。月季、花椒茎上的刺由表皮细胞突起形成，无固定的生长位置，易脱落，称为皮刺，与枝刺不同。

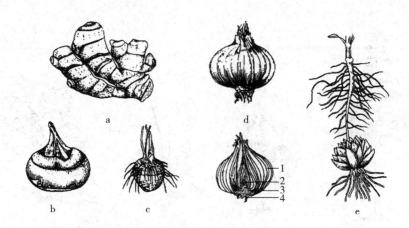

图 2 - 6　地下茎的变态

a. 根状茎（姜）　　b. 球茎（荸荠）　　c. 块茎（半夏）　　d. 鳞茎（洋葱）　　e. 鳞茎（百合）

1. 鳞叶　2. 顶芽　3. 鳞茎盘　4. 不定根

3. 钩状茎　茎的侧轴变成钩状，粗短、坚硬无分枝，位于叶腋，如钩藤。

4. 卷须茎　茎变成卷须状，柔软卷曲，多生于叶腋，可缠绕它物帮助植物体向上生长，如栝楼。葡萄的顶芽变成卷须茎后，其腋芽代替顶芽继续发育，使茎成为合轴式生长，而卷须茎被挤到叶柄对侧。

5. 小块茎和小鳞茎　有些植物的腋芽、不定芽常形成小块茎，形态与块茎相似，如山药的零余子（珠芽）由腋芽形成，半夏的小块茎则由叶柄上的不定芽形成。还有些植物在叶腋或花序处由腋芽或花芽形成小鳞茎，如卷丹腋芽形成小鳞茎，洋葱、大蒜花序中花芽形成小鳞茎。小块茎和小鳞茎均有繁殖作用。（图2 - 7）

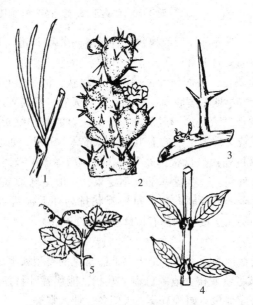

图 2 - 7　地上茎的变态

1. 叶状茎　2. 叶状茎　3. 刺状茎　4. 钩状茎　5. 卷须茎

任务三 叶

案例导入

案例：来自于天南星科的马蹄莲，有着白色苞片包裹形成的佛焰花序，是一种观赏性很强的植物。在这种天南星科植物特有的花序中，真正的肉穗花序被形似花冠的总苞片包裹，此苞片被称为"佛焰苞"。

讨论：1. 马蹄莲的佛焰苞是叶，还是花？
　　　2. 变态叶的类型有哪些？

叶着生于植物茎节上，是植物进行光合作用、制造有机物质的营养器官。叶中含有大量叶绿体，故常为绿色的扁平状，有向光性。叶具有光合作用、呼吸作用和蒸腾作用三种主要生理功能，少数植物叶有吸收、贮藏和繁殖的功能，如百合的肉质鳞叶中贮藏有大量的营养物质、秋海棠的叶在适当的环境中可长出不定根等。

许多植物的叶可供药用，如大青叶、枇杷叶、番泻叶等。

一、叶的组成

叶通常由叶片、叶柄和托叶三部分组成。三部分都具有的叶称为完全叶，如桃、桑、月季等（图2-8）；缺少其中一个或两个部分的叶称为不完全叶，如丁香、女贞等没有托叶，石竹、龙胆等没有托叶和叶柄，缺少叶片的叶则极为少见，如台湾相思树。

1. 叶片　叶片是叶的主要部分，一般为绿色、薄的扁平体，有上表面（腹面）和下表面（背面）之分。叶片的全形称叶形，顶端称叶端或叶尖，基部称叶基，周边称叶缘，叶片内分布有叶脉。同一种植物的叶片形状基本相同。

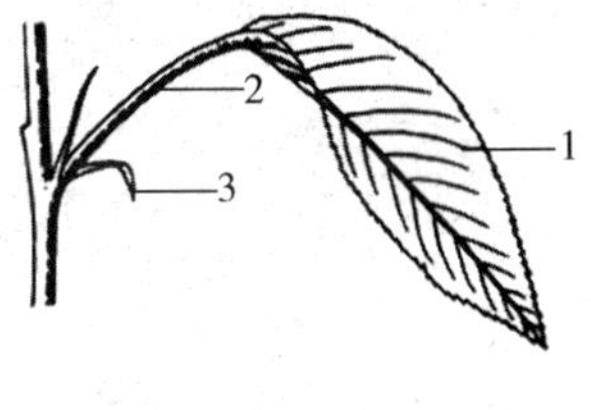

2. 叶柄　叶柄是叶片和茎枝相连接的部分，一般呈类圆柱形、半圆柱形或稍扁平，主要起支持作用。

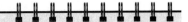

图2-8　叶的组成
1. 叶片　2. 叶柄　3. 托叶

有些植物的叶柄基部或叶柄全部扩大成鞘状，称为叶鞘，叶鞘常存在于伞形科、禾本科等植物中。有些植物的叶不具有叶柄，称为无柄叶。有些无柄叶的叶片基部包围在茎上，称抱茎叶，如苦荬菜；有的无柄叶的叶片基部彼此愈合，并被茎所贯穿，称贯穿叶，如元宝草。

3. 托叶　托叶是着生于叶柄基部两侧的附属物，一般成对存在。托叶具有线形、叶状、翅状等多种形状，如桑的托叶小而呈线状、蔷薇的托叶与叶柄愈合成翅状、肖菝葜的托叶变成卷须、刺槐的托叶呈刺状、贴梗海棠的托叶大而呈叶状。何首乌、虎杖等蓼科植物两片托叶边缘愈合成鞘状，包围茎节的基部，称托叶鞘。

二、叶的形态

叶的形态观察包括下列几个方面：

1. 叶片全形　又称为叶形，叶片的形状多样，植物种类不同而异。但一般同一种植物的叶形是比较稳定的。依据叶片的长度和宽度的比例以及最宽处的位置来可确定叶片的基本形状。（图2-9）

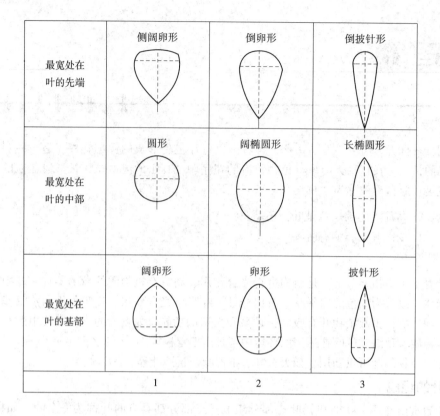

图 2-9 叶片的形状

除了以上叶片的基本形状外，有些植物的叶片还有一些较特殊的形状：针形、扇形、心形、肾形、箭形、戟形、匙形、菱形、镰形、提琴形、三角形等。(图 2-10)

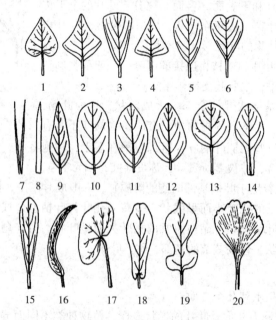

图 2-10 叶片的全形

1. 心形 2. 菱形 3. 楔形 4. 三角形 5. 倒卵形 6. 倒心形 7. 针形 8. 线形 9. 披针形 10. 矩圆形
11. 椭圆形 12. 卵形 13. 圆形 14. 匙形 15. 倒披针形 16. 镰形 17. 肾形 18, 19. 提琴形 20. 扇形

2. 叶端 叶片的顶端称叶端或叶尖。常见的叶端形状有钝形、卷须形、急尖、骤尖、渐尖、尾尖、芒尖、凸尖、微凸、微凹、微缺、倒心形等。(图2-11)

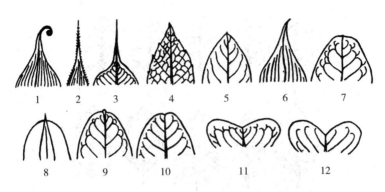

图2-11 叶端的各种形状

1. 卷须形　2. 芒尖　3. 尾尖　4. 渐尖　5. 急尖　6. 骤尖　7. 钝形　8. 凸尖　9. 微凸
10. 微凹　11. 微缺　12. 倒心形

3. 叶基 叶片的基部称叶基。常见的叶基形状有心形、耳形、箭形、楔形、戟形、盾形、歪形、穿茎、抱茎、合生穿茎、截形、渐狭等。(图2-12)

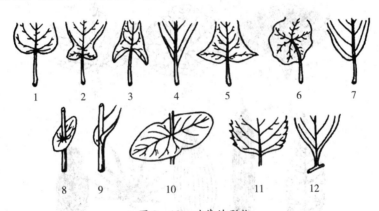

图2-12 叶基的形状

1. 心形　2. 耳形　3. 箭形　4. 楔形　5. 戟形　6. 盾形　7. 歪形　8. 穿茎
9. 抱茎　10. 合生穿茎　11. 截形　12. 渐狭

4. 叶缘 叶片的边缘称为叶缘。常见的叶缘形状有全缘、波状、圆齿状、锯齿状、细锯齿状、牙齿状、睫毛状、重锯齿状等。(图2-13)

5. 叶脉 叶脉是贯穿在叶肉内的维管束，是叶内起输导和支持作用的复合组织。叶脉中最粗大的称为主脉，一般由叶基发出；主脉的分枝称为侧脉；侧脉又分成较小的分枝称为细脉。叶脉在叶片上分布的形式称为脉序。常见的脉序有以下三种类型（图2-14）。

（1）分叉脉序 从叶基发出的每条叶脉均呈多级二叉状分枝，是比较原始的脉序，蕨类植物中普遍存在，裸子植物中的银杏具有这种脉序。

（2）平行脉序 叶脉近似于平行排列，各脉间以细脉联系，多数单子叶植物具有平行脉序。依据叶脉的发出位置不同，可分为四种形式：①直出平行脉，叶脉从叶基发出，各脉互相平行，直达叶端，如淡竹叶、麦冬等；②横出平行脉，中央主脉明显，侧脉垂直于主脉向两侧发出，各侧脉相互平行，直达叶缘，如芭蕉、美人蕉等；③射出平行脉，多条叶脉均从叶基呈辐射状发出，如棕榈、蒲葵等；④弧形脉，多条叶脉从叶基发出，中部弯曲形成弧形，直达叶端，如玉簪、黄精等。

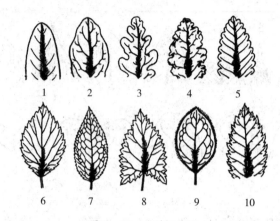

图 2 - 13　叶缘的形状

1. 全缘　2. 浅波状　3. 深波状　4. 皱波状　5. 圆齿状　6. 锯齿状　7. 细锯齿状
8. 牙齿状　9. 睫毛状　10. 重锯齿状

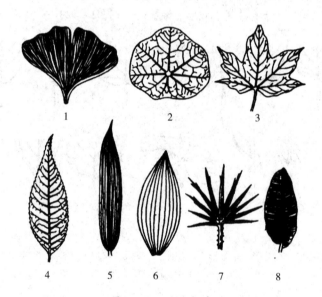

图 2 - 14　叶脉类型

1. 二叉分枝状脉　2，3. 掌状网脉　4. 羽状网脉　5. 直出平行脉　6. 弧形脉　7. 射出平行脉　8. 横出平行脉

（3）网状脉序　有明显的主脉，较粗大，经过多级分枝后，最小的细脉相互连接成网状，多数双子叶植物具有网状叶脉。依据主脉数目的不同，可分为两种形式：①羽状网脉，叶片上具有一条明显的主脉，其两侧分出许多侧脉呈羽状排列，如桂花、枇杷等。②掌状网脉，叶片上的主脉数条，由叶基处呈掌状发出伸向叶缘，如南瓜、木芙蓉等。

6. 叶片的分裂　有些植物的叶缘会存在裂开的缺口，称为叶片的分裂。依据分裂状态不同，分为羽状分裂、掌状分裂和三出分裂；依据分裂的深度不同，又可分为浅裂、深裂和全裂3种类型。（图 2 - 15）

（1）浅裂　叶裂深度不超过或接近叶片宽度的1/4。

（2）深裂　叶裂深度超过叶片宽度的1/4。

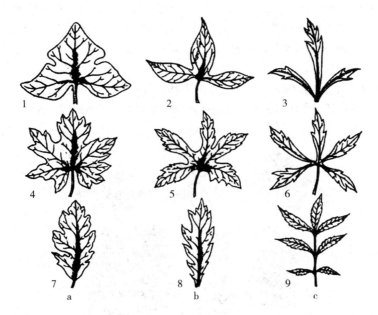

图2-15 叶片的分裂类型
a. 浅裂 b. 深裂 c. 全裂
1. 三出浅裂 2. 三出深裂 3. 三出全裂 4. 掌状浅裂 5. 掌状深裂 6. 掌状全裂
7. 羽状浅裂 8. 羽状深裂 9. 羽状全裂

（3）全裂 叶裂深度达到主脉或叶基部位。

7. 叶的质地

（1）膜质叶 叶片薄而半透明，如生姜、麻黄。

（2）草质叶 叶片薄而柔软，如薄荷、藿香。

（3）革质叶 叶片坚韧而较厚，略似皮革，上表面常有光泽，如厚朴、肉桂。

（4）肉质叶 叶片肥厚多汁，如芦荟、景天等。

三、叶的类型

植物的叶可分为单叶和复叶两类。

（一）单叶

一个叶柄上只着生一片叶片，称为单叶，如厚朴、女贞、枇杷等，单叶的叶腋处常有腋芽存在。

（二）复叶

一个叶柄上着生两个以上叶片的叶，称复叶，如南天竹、番泻叶、槐等。一般复叶上叶片称为小叶，复叶的叶柄称为总叶柄，总叶柄上着生小叶的部分称为叶轴，小叶具有小叶柄，小叶柄的叶腋处没有腋芽。

根据小叶的数目和在叶轴上排列的方式不同，复叶可分为以下几种（图2-16）。

1. 三出复叶 叶轴上着生有三片小叶的复叶。若顶生小叶具有柄的，称为羽状三出复叶，如象牙红、胡枝子叶等。若顶生小叶无柄的，称为掌状三出复叶，如草莓、酢浆草等。

2. 掌状复叶 叶轴顶端着生三片以上小叶，呈掌状展开，如人参、五叶木通等。

3. 羽状复叶 叶轴两侧着生三片以上小叶呈羽状排列。复叶的叶轴顶端只具一片小叶，称为单（奇）数羽状复叶，如苦参、甘草等。复叶的叶轴顶端具有两片小叶，称为双

（偶）数羽状复叶，如皂荚、蚕豆等。复叶的叶轴作一次羽状分枝，在分枝两侧又形成羽状复叶，称为二回羽状复叶，如合欢、含羞草等。复叶的叶轴作二次羽状分枝，在最后一次分枝上又形成羽状复叶，称为三回羽状复叶，如南天竹、苦楝等。叶轴做三次以上羽状分枝的称为多回羽状复叶。

4. 单身复叶 叶轴的顶端具有一片发达的小叶，两侧的小叶退化与叶轴合生成翼状，顶生小叶与翼叶连接处有一明显的关节，是一种特殊形态的复叶，如柑橘、柠檬等。

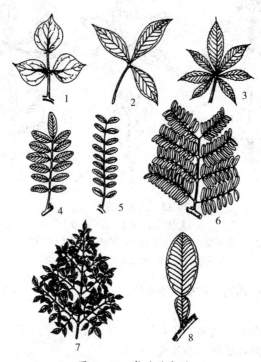

图 2-16　复叶的类型

1. 羽状三出复叶　2. 掌状三出复叶　3. 掌状复叶　4. 奇数羽状复叶　5. 偶数羽状复叶
6. 二回羽状复叶　7. 三回羽状复叶　8. 单身复叶

拓展阅读

区分单叶与复叶

1. 小枝与叶轴的区分　复叶易和生有单叶的小枝混淆，识别时首先要弄清小枝和叶轴的区别。

区分	顶芽	腋芽	平面性	落叶时脱落情况
叶轴（复叶）	先端无顶芽	小叶叶腋无腋芽，总叶柄腋内有腋芽	小叶与叶轴常成一平面	整个脱落或小叶先落，然后叶轴连同总叶柄一起脱落
小枝（单叶）	先端具顶芽	每一单叶叶腋均具腋芽	单叶与小枝常成一定角度	叶脱落，小枝不会脱落

2. 全裂叶与复叶的区分　两者在外形上亦很相近,区别如下。

区分	叶片形态	小叶柄
全裂叶	裂片往往大小不一,顶裂片较大,向下裂片渐小,裂片边缘不甚整齐	无,可见裂片的主脉与叶的中脉相连
复叶	小叶大小较一致,边缘整齐	有,明显

四、叶序

叶在茎枝上的排列方式称为叶序。常见的叶序有以下几种。(图2-17)

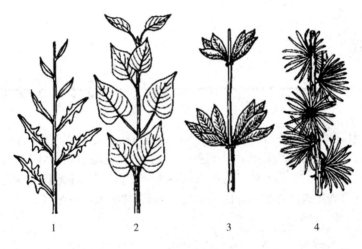

图2-17　叶序类型
1. 互生叶序　2. 对生叶序　3. 轮生叶序　4. 簇生叶序

1. 互生叶序　每个茎节上只着生一片叶,交互而生,在茎枝上呈螺旋状排列,如桃、柳、桑等。

2. 对生叶序　每个茎节上着生两片叶,相互对生。有的与相邻两叶成十字形排列为交互对生,如薄荷、龙胆等;有的对生叶排列于茎的两侧成二列状对生,如女贞、水杉等。

3. 轮生叶序　每个茎节上着生三片或三片以上的叶,在茎枝上呈轮状排列,如夹竹桃、益母草等。

4. 簇生叶序　两片或两片以上的叶着生在节间极度缩短的茎枝顶端,密集成簇,如银杏、落叶松等。此外,有些植物的茎极为短缩,节间不明显,其叶看似从根上生出而成莲座状,称为基生叶,如蒲公英、车前等。

同一种植物可以同时存在两种以上的叶序,如栀子的叶序有对生和三叶轮生两种类型。

五、叶的变态

叶易受环境条件的影响而出现各种变态,常见的变态叶类型有以下几种。

1. 苞片　生于花梗或花序轴下面的变态叶,称为苞片。花序基部外围的一到多层苞片称总苞片;花序中每朵小花花柄上或花萼下较小的苞片称小苞片。苞片常较小,绿色,形状多与普通叶不同,亦有形大而成其他颜色的。如菊花等菊科植物花序下的总苞是由多数绿色的总苞片组成;壳斗科植物的总苞长在形成果实时硬化成壳斗;半夏等天南星科植物的花序外面常有一片大型的总苞片,称为佛焰苞。

2. 鳞叶 叶特化或退化成鳞片状,称为鳞叶。肥厚多汁的是肉质鳞叶,能贮藏营养物质,如百合、洋葱等;薄而半透明的是膜质鳞叶,常干脆而不呈绿色,如大蒜肉质鳞叶外层包被、荸荠球茎上的鳞叶等。

3. 叶刺 叶片或托叶变态成坚硬的刺状,称为叶刺,如仙人掌的刺是叶片变态而成;刺槐的刺是托叶变态而成;枸骨上的刺是叶尖、叶缘变态成的。依据刺的来源和生长位置的不同,可区别叶刺和枝刺。叶刺在沙漠或耐干植物中常见,主要起保护和减少水分蒸腾作用,以帮助植株适应干旱环境。

4. 叶卷须 叶变成卷须状,可缠绕它物使植株向上生长。如豌豆的卷须是由羽状复叶上部的小叶变成;肖菝葜的卷须是由托叶变成。依据卷须的来源和生长位置也可与茎卷须区别。

任务四　花

案例导入

案例: 生活中,有人把红花与西红花当作同一种药材,也有不法商贩往西红花中掺入红花作假。尽管两种药材均具活血化瘀的作用,但是红花与西红花还是有着很大的区别。红花以菊科植物红花的不带子房的管状花入药,药材可见花冠筒和花冠裂片、聚药雄蕊。西红花以鸢尾科植物番红花的干燥柱头入药,柱头顶端三分叉,不可见花冠及雄蕊部分。

讨论: 1. 红花和西红花同为花类药材,该如何区分?
　　　　2. 花由哪几部分组成?

花是种子植物所特有的繁殖器官,种子植物通过开花、传粉、受精作用,产生果实和种子,繁衍后代。在种子植物中,裸子植物的花较原始和简单,以无被花、单性花为主;被子植物的花高度进化,结构复杂。通常所述的花,即是指被子植物的花。

花由花芽发育而来,是一种节间极度缩短的,并且没有顶芽和腋芽的变态短枝。花梗和花托是枝的部分,花萼、花冠、雄蕊群和雌蕊群则是着生在花托上的变态叶。由于花的形态结构变化较小,相对比较稳定,故对研究植物分类、药材的原植物鉴别和花类药材的鉴定等均具有重要意义。

一、花的组成

花一般由花梗、花托、花萼、花冠、雄蕊群和雌蕊群等部分组成。(图2-18)

(一)花梗

花梗又称花柄,是花与茎相连接的部分。花梗通常呈绿色圆柱形,其粗细长短因植物种类而异。

(二)花托

花托是花梗顶端稍膨大的部分,花各部着生其上。花托的形状多样,一般呈平坦或稍凸起的圆顶状,但也有呈其他形状的,如木兰的花托呈圆柱状;草莓的花托膨大呈圆锥状;金樱子的花托呈瓶状;莲的花托膨大呈倒圆锥状(莲蓬)。柑橘、枣等植物的花托顶部形成扁平状或垫状的盘状体,可分泌蜜汁,称花盘。

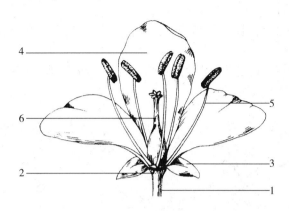

图 2 – 18　花的组成
1. 花梗　2. 花托　3. 花萼　4. 花冠　5. 雄蕊　6. 雌蕊

(三)花被

花被是花萼和花瓣的总称。在花萼和花冠形态相似而不易区分时,可统称为花被。

1. 花萼　一朵花中所有萼片的总称,位于花的最外层,由绿色叶片状的萼片组成。萼片彼此分离的称为离萼,如毛茛、油菜等;萼片相互连合的称为合萼,如洋金花、丁香,其中连合部分称为萼筒,分离部分称为萼齿或萼裂片。有的萼筒一侧向外呈管状或囊状突起称为距,如凤仙花、耧斗菜等。花萼大而鲜艳似花冠状的称为瓣状萼,如铁线莲、飞燕草等。花萼在开花前就脱落称为早落萼,如白屈菜、虞美人等;果期花萼随果实长大而增大称为宿存萼,如番茄、柿等;若在正常花萼之外还有一轮萼状物称为副萼,如草莓、木槿等。菊科植物的花萼变态呈毛状称为冠毛,如蒲公英等。还有些植物的花萼变成半透明膜质样,如青葙、牛膝等。

2. 花冠　一朵花中所有花瓣的总称,位于花萼的内侧,大多具有鲜艳的颜色。花瓣彼此分离的称为离瓣花,如梨、油菜等;花瓣全部或部分合生的称为合瓣花,如牵牛、杜鹃等,下部连合部分称为花冠筒,上部不连合部分称为花冠裂片。有的花瓣基部延长成管状或囊状也称距,如延胡索、淫羊藿等。花瓣成一轮排列称为单瓣花,二至数轮排列则称为重瓣花。

花冠的形态多样,一些特殊的花冠往往成为某类植物所独有的特征。常见的花冠类型有以下几种。(图 2 – 19)

(1)十字形花冠　花瓣四枚,分离,上部外展呈十字形,常见于油菜、菘蓝等十字花科植物。

(2)蝶形花冠　花瓣五枚,分离,上面一枚最大称旗瓣,侧面两枚较小称翼瓣,最下面两枚最小,顶端部分稍连合并向上弯曲呈龙骨状,称龙骨瓣。常见于扁豆、黄芪等豆科植物。

(3)唇形花冠　花冠合生成二唇形,下部筒状,上唇二裂,下唇三裂,常见于丹参、益母草等唇形科植物。

(4)管状花冠　花冠合生,花冠管细长,常见于大蓟、红花等菊科植物。

(5)舌状花冠　花冠基部合生成短筒状,上部向一侧延伸成扁平舌状,常见于向日葵、菊花等菊科植物。

(6)漏斗状花冠　花冠筒较长,自下向上逐渐扩大成漏斗状,旋花科和茄科植物中常,如牵牛、曼陀罗等。

（7）钟状花冠　花冠筒宽而较短,上部裂片外展似古代铁钟状,常见于桔梗、沙参等桔梗科植物。

（8）坛(壶)状花冠　花冠合生,下部膨大成圆形或椭圆形,上部收缩成一短颈,顶部裂片向外展,如君迁子、石楠等。

（9）辐(轮)状花冠　花冠筒甚短而广展,裂片由基部呈水平状展开,形似车轮,常见于枸杞、龙葵等茄科植物。

（10）高脚碟状花冠　花冠下部合生成细长管状,上部水平展开呈碟状,形似高脚碟子,如迎春花、丁香等。

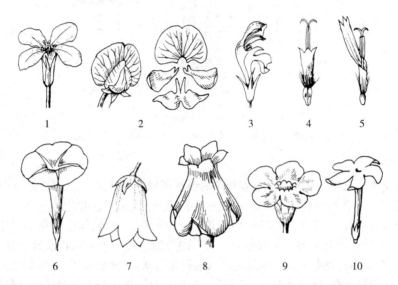

图 2 – 19　花冠的常见类型
1. 十字形花冠　2. 蝶形花冠　3. 唇形花冠　4. 管状花冠　5. 舌状花冠　6. 漏斗状花冠
7. 钟状花冠　8. 坛状花冠　9. 辐状花冠　10. 高脚碟状花冠

3. 花被卷叠式　指花被各片之间的排列形式及关系。其在花蕾即将绽开时尤为明显,常见的花被卷叠式有旋转状、重覆瓦状、覆瓦状、镊合状。(图 2 – 20)

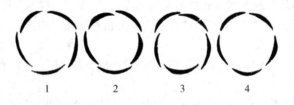

图 2 – 20　花被卷叠式
1. 旋转状　2. 重覆瓦状　3. 覆瓦状　4. 镊合状

（四）雄蕊群

雄蕊群是一朵花中所有雄蕊的总称。常生于花托或花冠筒上。雄蕊的数目一般与花瓣同数或为其倍数,数目超过十枚的称雄蕊多数,有些植物一朵花仅一枚雄蕊,如京大戟、白及等。

1. 雄蕊的组成　典型的雄蕊由花丝和花药两部分组成。

（1）花丝　细长的柄状部分,其粗细、长短因植物种类而异。

（2）花药　花丝顶端膨大的囊状物,由四个或两个花粉囊组成,分成左右两半,中间由药隔相连。雄蕊成熟后,花粉囊自行开裂,散出花粉粒。花粉囊开裂的方式各不相同,常见的有纵裂、横裂、瓣裂、孔裂等。

此外,花药在花丝上的着生方式也不相同,常见的有丁字着药、基着药、全着药、个字着药、广歧着药、背着药等。（图2－21）

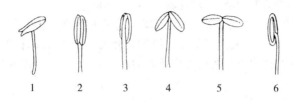

图2－21　花药的着生方式
1. 丁字着药　2. 基着药　3. 全着药　4. 个字着药　5. 广歧着药　6. 背着药

2. 雄蕊的类型　雄蕊的数目、长短、排列及离合情况随植物种类的不同而异,常见的有以下几种类型。（图2－22）

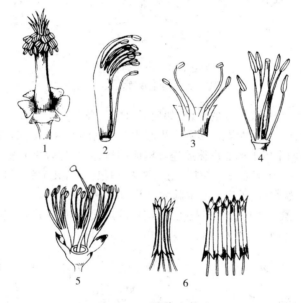

图2－22　雄蕊的类型
1. 单体雄蕊　2. 二体雄蕊　3. 二强雄蕊　4. 四强雄蕊　5. 多体雄蕊　6. 聚药雄蕊

（1）合丝雄蕊　雄蕊花丝连合,花药分离。有以下三种情况。①单体雄蕊:雄蕊的花丝连合成一束,花药完全分离,如锦葵、木槿、苦楝、远志等。②二体雄蕊:雄蕊的花丝连合成两束,如扁豆、象牙红等许多豆科植物,雄蕊十枚,其中九枚连合,一枚分离;延胡索等罂粟科植物,雄蕊六枚,每三枚连合,成为两束。③多体雄蕊:雄蕊多数,花丝连合成数束,如元宝草、酸橙等植物。

（2）离生雄蕊　雄蕊彼此分离,花丝近等长,大多数植物具有此种类型的雄蕊。较特殊的离生雄蕊的有以下两种情况。①二强雄蕊:雄蕊四枚,分离,两长两短,如一串红、金鱼草、地黄等。②四强雄蕊:雄蕊六枚,分离,四长两短,如芥菜、萝卜等。

（3）聚药雄蕊　雄蕊的花药连合成筒状,而花丝分离,如红花、向日葵等菊科植物。

（五）雌蕊群

雌蕊群位于花的中央，是一朵花中所有雌蕊的总称。

1. 雌蕊的组成 雌蕊由子房、花柱和柱头三部分组成。子房是雌蕊基部膨大的部分，内含胚珠；花柱是位于子房与柱头之间的细长部分，也是花粉进入子房的通道，花柱的粗细长短随不同植物而异；柱头是雌蕊的顶端，是接受花粉的地方，通常膨大或扩展成各种形状，其表面多不平滑，常有分泌黏液的功能，有利花粉的固着及萌发。

2. 雌蕊的类型 雌蕊是由心皮构成的，心皮是适应生殖的变态叶。心皮的边缘相当于叶缘部分，当心皮卷合成雌蕊时，其边缘的合缝线称腹缝线，心皮的背部相当于叶的中脉部分称背缝线，胚珠常着生在腹缝线上。依据组成雌蕊的心皮数目不同，雌蕊可分为两大类型。（图2-23）

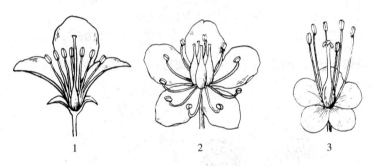

图2-23 雌蕊的类型
1. 单雌蕊 2. 离生心皮雌蕊 3. 复雌蕊

（1）单雌蕊 由一个心皮构成的雌蕊，如扁豆、黄芪、杏等。

（2）离生心皮雌蕊 由一朵花内多数离生心皮构成的雌蕊，如八角茴香、五味子等。

（3）复雌蕊 由两个以上的心皮彼此连合构成的雌蕊，又称合生心皮雌蕊，如连翘（二心皮）、石斛（三心皮）、卫矛（四心皮）、柑橘（五心皮）、枸杞（七心皮）等。组成复雌蕊的心皮数可由花柱或柱头的分裂数目、子房上的主脉数以及子房室数来判断。

3. 子房着生的位置 子房着生在花托上，花托的形式不同，子房在花托上着生的位置就不同。常见的有下列几种。（图2-24）

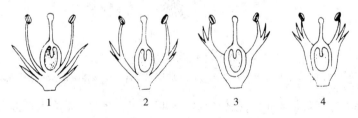

图2-24 子房的位置
1. 子房上位（下位花） 2. 子房上位（周位花） 3. 子房半下位（周位花） 4. 子房下位（上位花）

（1）子房上位 花托凸起或扁平，子房仅底部与花托相连，花萼、花冠和雄蕊均着生于子房下方的花托上，这种着生方式称为子房上位，花称为下位花，如毛茛、茄等。若花托下凹，略呈杯状，子房着生于杯状花托的中央，但不与花托愈合，花的其他部分着生于杯状花托边缘，这种花称周位花，如桃、杏等。

（2）子房下位 子房全部生于凹下的花托内，并与花托完全愈合，花的其他部分着生于子房的上方,这种着生方式称为子房下位,花称为上位花,如栀子、当归等。

(3)子房半下位 子房下半部与凹陷的花托愈合,上半部外露,花的其他部分着生于子房四周的花托边缘,这种着生方式称为半子房下位,花称为周位花,如桔梗、党参等。

4. 胎座的类型 胚珠在子房内着生的部位称胎座。常见的胎座有以下几种类型。

(1)边缘胎座 由单心皮雌蕊形成,子房一室,胚珠沿腹缝线的边缘着生,如豌豆、槐角等。

(2)侧膜胎座 由合生心皮雌蕊形成,子房一室,胚珠沿相邻两心皮的腹缝线着生,如南瓜、栝楼、紫花地丁等。

(3)中轴胎座 由合生心皮雌蕊形成,子房多室,胚珠着生于心皮边缘向子房中央愈合的中轴上,其子房数常与心皮数相等,如百合、柑橘、柚等。

(4)特立中央胎座 由合生心皮雌蕊形成,子房一室,子房室隔膜和中轴上部均消失,胚珠着生于残留的中轴周围,如石竹、点地梅、报春花等。

(5)基生胎座 由单心皮或合生心皮雌蕊形成,子房一室,胚珠一枚着生于子房室基部,如桃、大黄等。

(6)顶生胎座 由单心皮或合生心皮雌蕊形成,子房一室,胚珠一枚着生于子房室顶部,如樟、杜仲等。(图2-25)

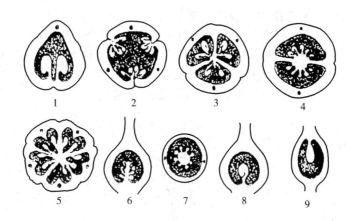

图 2-25 胎座的类型
1. 边缘胎座(横切) 2. 侧膜胎座 3,4,5. 中轴胎座 6,7. 特立中央胎座(纵切、横切)
8. 基生胎座 9. 顶生胎座

5. 胚珠 胚珠着生于子房的胎座上,其数目与植物种类有关,胚珠受精后发育成种子。胚珠由珠被、珠孔、珠柄、珠心组成。胚珠最外面由珠被包围,珠被的顶端留有一小孔称珠孔,胚珠基部连接胚珠和胎座的短柄称珠柄,珠被内为珠心,珠心由薄壁细胞组成,是胚珠的重要组成部分。珠心中央发育形成胚囊,成熟胚囊有8个细胞,靠近珠孔一个较大的卵细胞和2个助细胞;与另一端有3个反足细胞,胚囊的中央为2个极核细胞。珠被、珠心基部和珠柄会合处称合点,是维管束进入胚囊的通道。

由于胚珠各部分的生长速度不同,使珠孔、合点与珠柄的位置有所变化而形成胚珠的不同类型(图2-26)。

(1)直生胚珠 胚珠各部生长均匀,胚珠直立,珠孔、珠心、合点与珠柄在一条直线上,如大黄、核桃等。

(2)横生胚珠 胚珠一侧生长快,另一侧生长慢,胚珠横向弯曲,珠孔、珠心、合点成一直线并与珠柄相垂直,如玄参、锦葵等。

（3）弯生胚珠　胚珠一侧生长快,另一侧生长慢,胚珠弯曲成肾状,珠孔、珠心、合点与珠柄不在一条直线上,如大豆、石竹等。

（4）倒生胚珠　胚珠一侧生长迅速,另一侧生长缓慢,胚珠向生长慢的一侧弯转180°,使胚珠倒置,合点在上,珠孔靠近珠柄,珠柄很长与珠被愈合,形成一条明显的纵脊称珠脊,大多数被子植物为此种胚珠类型。

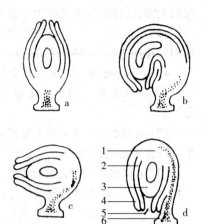

图2-26　胚珠的类型和构造
a. 直生胚珠　　b. 弯生胚珠
c. 横生胚珠　　d. 倒生胚珠
1. 合点　2. 内珠被　3. 珠心
4. 外珠被　5. 珠孔　6. 珠柄

二、花的类型

被子植物的花在进化演化过程中,花的各部发生不同程度的变化,常分为以下几种主要的类型。

（一）完全花和不完全花

1. 完全花　花萼、花冠、雄蕊、雌蕊四部分俱全的花,如桃、桔梗等。

2. 不完全花　缺少花萼、花冠、雄蕊和雌蕊一部分或几部分的花,如南瓜、桑等。

（二）重被花、单被花和无被花（图2-27）

1. 无被花　一朵花中不具花被的花,这种花常具苞片,如杨、杜仲等。

2. 单被花　一朵花中只具花萼而无花冠,或花萼与花冠不易区分的花,单被花的花萼应称花被,这种花被常具鲜艳的颜色而呈花瓣状,如玉兰、白头翁等。

3. 重被花　一朵花中同时具有花萼和花冠的花,如桃、杏等。

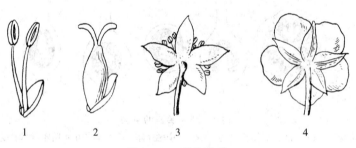

图2-27　花的类型
1,2. 无被花　3. 单被花　4. 重被花

（三）两性花、单性花和无性花

1. 两性花　一朵花中既有雄蕊群又有雌蕊群的花,如桃、牡丹等。

2. 单性花　一朵花中仅具雄蕊群或仅具雌蕊群的花。其中只有雄蕊群的称雄花,只有雌蕊群的称雌花;雄花和雌花在同一株植物上称单性同株或雌雄同株,如南瓜、蓖麻;雄花和雌花分别生于不同植株上称单性异株或雌雄异株,如柳、银杏等。

3. 无性花　一朵花中雄蕊群和雌蕊群均退化或发育不全的花,如小麦小穗顶端的花等。

（四）辐射对称花、两侧对称花和不对称花

1. 辐射对称花　通过花的中心可作两个以上对称面的花,如锦葵、桔梗等。

2. 两侧对称花　通过花的中心只能作一个对称面的花,如豌豆、益母草等。

3. 不对称花　通过花的中心无对称面的花,如败酱、美人蕉等。

拓展阅读

风媒花、虫媒花、鸟媒花和水媒花

当花粉粒成熟后，植物可以借助外界力量传播花粉。借风传粉的花称风媒花，一般具有花小、单性、无被或单被、素色、花粉量多而细小、柱头面大和有黏质等特征，如杨、玉米、稻等。借昆虫传粉的花称虫媒花，虫媒花一般为两性花，雌蕊和雄蕊不同期成熟，具有美丽鲜艳的花被及蜜腺和芳香气味，表面多具突起并有黏性，花的形态常和传粉昆虫的特点形成相适应的结构，如油菜、丹参、桔梗等。风媒花和虫媒花是自然界最普遍的适应传粉的花的类型。另外，有少数植物借助小鸟传粉称鸟媒花，如凌霄属植物。水生植物常借助水流传粉称水媒花，如金鱼藻等藻类植物。

三、花序

被子植物的花，有的是单朵花单生于枝的顶端或叶腋处，称单生花，如芍药、木兰等。但大多数植物的花会按一定方式有规律地着生在花轴上，这种花在花轴上排列的方式和开放次序称为花序。花序的总花梗或主轴称为花序轴或花轴。花序上的花称为小花，小花的梗称为小花梗。无叶的总花梗称为花葶。

根据花在花序轴上排列的方式和开放的顺序，花序一般分为无限花序和有限花序两大类。

（一）无限花序 （总状花序类）

花序轴在开花期内可继续伸长，产生新的花蕾，花的开放顺序是由花序轴下部依次向上开放，或花序轴缩短，花由边缘向中心开放，这种花序称无限花序。常见的无限花序有以下几种。

1. 总状花序 花序轴细长，其上着生许多花柄近等长的小花，如铃兰、荠菜、地黄等。

2. 复总状花序 又称圆锥花序。长的花轴上分生许多小枝，每个小枝又各成一个总状花序，如酸橙、女贞等。

3. 穗状花序 似总状花序，但小花具短柄或无柄，如牛膝、车前、知母等。

4. 复穗状花序 花序轴有分枝，每一分枝为一穗状花序，如小麦、香附等。

5. 葇荑花序 似穗状花序，但花序轴柔软下垂，其上着生许多无柄的单性小花，开花后整个花序脱落，如桑、榛子花等。

6. 肉穗花序 似穗状花序，但花序轴肉质粗大呈棒状，其上密生多数无柄的单性小花，花序外常具有一大型苞片，称为佛焰苞，又称佛焰花序，如半夏、马蹄莲等天南星科植物。

7. 伞房花序 似总状花序，但小花梗不等长，下部长，向上逐渐缩短，整个花序的小花几乎排在同一个平面上，如山楂、梨等。

8. 复伞房花序 花序轴上的分枝成伞房状排列，每一分枝又为伞房花序，如石楠等。

9. 伞形花序 花序轴缩短，在总花梗的顶端生有多数花柄近等长的小花，排列呈张开的伞，如葱、人参等。

10. 复伞形花序 花轴作伞状分枝，每分枝为一个伞形花序，称为复伞形花序，如胡萝卜、防风等。

11. 头状花序 花序轴极度短缩，形成头状或盘状的花序托，其上密生许多无梗的小花，下面有由苞片组成的总苞，如红花、金盏菊、蒲公英等菊科植物。

12. 复头状花序 由许多小头状花序组成的头状花序，如蓝刺头等。

13. 隐头花序 花序轴肉质膨大而下陷，凹陷的内壁上着生多数无柄的单性小花，如无花果、薜荔等。

（二）有限花序 （聚伞花序类）

与无限花序相反，有限花序的花序轴顶端先开放，限制了花序轴的继续生长，只能在顶花下面产生侧枝，开放的顺序是由内向外或由上向下开放。通常根据花序轴上端的分枝情况又分为以下几种类型。

1. 单歧聚伞花序 花序轴顶端生一朵花，先开放，而后在其下方形成一侧枝，在侧枝顶端生一朵花，如此连续分枝多次，称为单歧聚伞花序。若花序轴下分枝均向同一侧生出而呈螺旋状，称为螺旋状聚伞花序，如紫草、附地菜等。若分枝成左右交替生出，且分枝与花不在一个平面上，称为蝎尾状聚伞花序，如姜、唐菖蒲等。

2. 二歧聚伞花序 花序轴顶花先开，而后在其下两侧各生一个等长的分枝，每分枝以同样方式继续开花和分枝，称为二歧聚伞花序，如石竹、冬青等。

3. 多歧聚伞花序 花序轴顶花先开，而后在其下同时产生数个侧轴，侧轴比主轴长，各侧轴又形成小的聚伞花序，称为多歧聚伞花序。若花序轴下生有杯状总苞，则称为杯状聚伞花序（大戟花序），如京大戟、泽漆等大戟科大戟属植物。

4. 轮伞花序 聚伞花序生于对生叶的叶腋成轮状排列称轮伞花序，如丹参、益母草等唇形科植物。

此外，有的植物在花轴上同时生有无限花序和有限花序两种不同类型，称为混合花序，如玄参的花序轴成无限式，但产生的侧枝上的花序则多为有限花序。（图2-28）

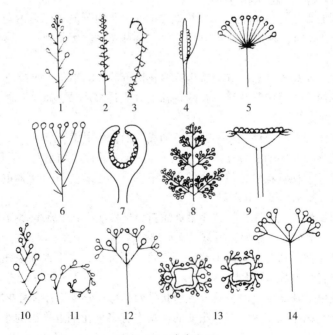

图2-28 花序类型

1. 总状花序 2. 穗状花序 3. 荑葨花序 4. 肉穗花序 5. 伞形花序 6. 伞房花序 7. 隐头花序 8. 圆锥花序
9. 头状花序 10. 蝎尾状聚伞花序 11. 螺旋状聚伞花序 12. 二歧聚伞花序 13. 轮伞花序 14. 多歧聚伞花序

拓展阅读

花程式

花程式是用字母、数字和符号来表示花各部分的组成、排列、位置和彼此关系的公式。主要是为了简化对花的文字描述或叙述。

1. 花的各部以字母表示，一般用花各部拉丁词的第一个字母大写表示，P 表示花被，K 表示花萼，C 表花冠，A 表示雄蕊群，G 表示雌蕊群。

2. 花各部的数目以数字表示，花各部的数目直接用数字1、2、3……写在代表字母的右下方，超过 10 个以上或数目不定用 "∞" 表示，如某部分缺少或退化以 "0" 表示，雌蕊群右下角有三个数字，分别表示心皮数、子房室数、每室胚珠数，数字间用 "：" 相连。

3. 花的情况以符号表示 "＊" 表示辐射对称花，"↑" 表示两侧对称花；"☿" "♂" 和 "♀" 分别表示两性花、雄花和雌花；括号 "（ ）" 表示合生，加号 "＋" 表示花部排列的轮数关系，短横线 "－" 表示子房的位置，G、G̲ 和 G̿ 分别表示子房上位、子房下位和子房半下位。

例如桑的花程式为：♂ P_4A_4；♀ $P_4G_{(2:1:1)}$

表示桑为单性花。雄花花被 4 枚，分离，雄蕊 4 枚，分离；雌花花被 4 枚，分离，雌蕊子房上位，2 心皮合生，子房1室，1 枚胚珠。

任务五 果实

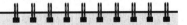

案例导入

案例：无花果来源于桑科植物榕属。味甜而芳香，还有健胃清肠，消肿解毒的药用价值，深受人们的喜爱。关于无花果一直有 "无花果有花，花在果心中" 的说法，无花果的花隐藏在肥大的囊状花托里，称为隐头花序，膨大的花序轴发育成为果实的可食用部分。

讨论：1. 果实是被子植物特有的器官，在果实形成过程中，花起到了什么样的作用？
　　　　2. 果实由几部分组成？

果实一般是由受精后的子房发育而成的繁殖器官。在果实发育过程中，花的各部分发生很大的变化，花萼、花冠、雄蕊群和雌蕊群的柱头、花柱先后脱落枯萎，这时胚珠发育成种子，子房逐渐增大发育成果实。

果实的形成，需要经过传粉和受精作用，但有些植物只经过传粉而未经受精作用，也能发育成果实，这种果实无籽，称为单性结实，如香蕉、无籽葡萄、无籽柑橘等。许多植物的果实可供药用，如砂仁、八角茴香、皂荚、枸杞等。

一、果实的组成

果实分为果皮和种子两部分。果皮包被着种子，具有保护和散布种子的作用。单纯由子房发育成的果实称为真果，如樱桃、桃、柚、葡萄等。真果的果皮由子房壁发育而成，分为外、中、内三层。三层果皮根据果实品种的差异而呈现不同的形态。外果皮一般较薄或坚韧；中果皮通常较厚，桃、李等呈肉质肥厚样，龙眼等呈膜质样；内果皮则以膜质居多，桃、李等呈木质，柑橘的内果皮上生有肉质多汁的囊状毛。

有些植物除子房外，花的其他部分如花被、花托、花柱及花序轴等也参与果实形成，这种果实称为假果，如苹果、山楂、栝楼等。

在果实的外面常被有角质层、蜡被、毛茸、刺、瘤突、翅等附属物。如桃被有毛茸、柿果皮上有蜡被、曼陀罗上有刺、荔枝的果实上有瘤突、榆树的果实有翅等。

二、果实的类型

果实类型较多，除了根据果实的发育部位分为真果和假果以外，还可根据果实的来源、结构和果皮性质的不同，分为单果、聚合果和聚花果三大类。

（一）单果

单果是由单雌蕊或合生心皮雌蕊发育形成的果实，即一朵花只结一个果实，根据单果成熟后果皮质地不同，可分为肉质果和干果。

1. 肉质果 果实肉质多汁，成熟后不开裂。

（1）浆果 由单雌蕊或合生心皮雌蕊发育而成。外果皮薄，中果皮、内果皮肉质多汁，内有一至多枚种子，如葡萄、番茄、柿等。

（2）柑果 由合生心皮雌蕊发育而成。外果皮厚、革质，内含油室；外果皮和中果皮无明显分界，或中果皮较疏松，具多分枝的维管束；内果皮形成若干室，内壁生有许多肉质多汁的囊状毛，为主要食用部分。是柑、柚等芸香科植物特有的果实。

（3）核果 由单雌蕊发育而成。外果皮薄膜质，中果皮肉质，内果皮木质形成坚硬的果核，每核内含一粒种子，如桃、杏、枣等。

（4）瓠果 为假果，由三个合生心皮、具侧膜胎座的下位子房与花托发育而成。花托与果皮愈合形成较坚韧的外层，中、内果皮和胎座肉质化成为果实可食用部分。是冬瓜、罗汉果等葫芦科植物特有的果实。

（5）梨果 为假果，由五个合生心皮、下位子房与花托发育而成。花托增大并肉质化与果皮愈合，成为果实可食用部分；外、中果皮无明显界线，内果皮坚韧常分隔成五室，每室含两粒种子，如梨、苹果、山楂等。（图2-29）

2. 干果 果皮干燥，成熟后开裂或不开裂。

（1）裂果 果实成熟后，果皮自行裂开。依据开裂方式不同分为以下四种。①蓇葖果：由单雌蕊发育而成，成熟时沿背缝线或腹缝线开裂，如梧桐、飞燕草、马利筋等。②荚果：由单雌蕊子房发育而成，成熟时果皮沿背缝线和腹缝线开裂成两片。荚果是豆科植物特有的果实。但是也有少数豆科植物的荚果是不开裂的，如皂荚、紫荆、刺槐等。③角果：由两个心皮组成的合生心皮雌蕊发育而成，由心皮边缘合生处向中央生出假隔膜，将子房分隔成两室，成熟时果皮沿两侧腹缝线开裂成两片脱落，假隔膜仍然留在果柄上。角果是十字花科植物特有的果实。根据果实长短不同，又可分为：长角果，如萝卜、油菜等；短角果，如荠菜、独行菜等。④蒴果：由合生心皮雌蕊子房发育而成，子房一室或多室，每室含多个种子，成熟时以多种方式开裂：若果实沿心皮纵轴开裂的称为纵裂，其中沿腹缝线开裂的称为室间开裂，如马兜铃、杜鹃等；沿背缝线开裂的称为室背开裂，如百合、紫花地丁等；沿背、腹二缝线开裂，但子房间隔壁仍与中轴相连称为室轴开裂，如曼陀罗、牵牛等。若果实顶端呈小孔状开裂，种子由小孔散出称为孔裂，如罂粟、桔梗等。若果实中部呈环状开裂，上部果皮呈帽状脱落称为盖裂，如莨菪、车前。有的果实顶端呈齿状开裂称为齿裂，如石竹、王不留行等。

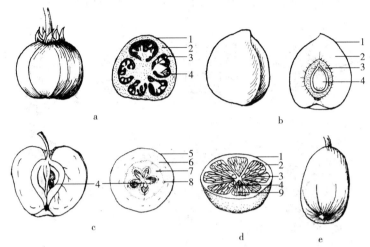

图 2-29　肉质果的类型

a. 浆果　b. 核果　c. 梨果　d. 柑果　e. 瓠果

1. 外果皮　2. 中果皮　3. 内果皮　4. 种子　5. 周皮　6. 花托的皮层　7. 花托的髓部　8. 花托的维管束　9. 毛囊

（2）不裂果　果实成熟后，果皮不裂开。①瘦果：由单雌蕊或两合生心皮雌蕊发育而成，内含一粒种子，果皮与种皮分离，如向日葵、荞麦等。②颖果：由二至三合生心皮雌蕊发育而成，内含一粒种子，成熟时果皮与种皮愈合，常将果实误认为种子，是竹类、玉米、薏苡等禾本科植物特有的果实。③坚果：果皮坚硬，内含一粒种子，果皮与种皮分离。如板栗、榛等壳斗科植物，果皮呈褐色硬壳，果实外面常有由花序的总苞发育程度壳斗附着于基部。益母草、紫草等唇形科植物坚果特小，无壳斗包围称为小坚果。④翅果：果皮沿一侧或四周向外延伸成翅状，以适应风力传播，果实内含一粒种子，如杜仲、马柳树和槭树科植物等。⑤双悬果：由二合生心皮雌蕊发育而成，果实成熟后心皮分离呈两个小分果，悬于心皮柄上端，心皮柄的基部与果柄相连，每个分果各含一粒种子，是小茴香、胡萝卜等伞形科植物特有的果实。（图 2-30）

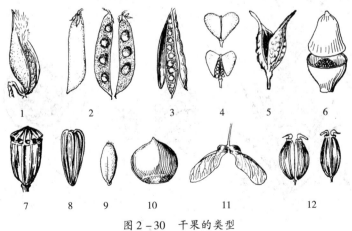

图 2-30　干果的类型

1. 蓇葖果　2. 荚果　3. 长角果　4. 短角果　5. 蒴果（瓣裂）　6. 蒴果（盖裂）　7. 蒴果（孔裂）
8. 瘦果　9. 颖果　10. 坚果　11. 翅果　12. 双悬果

（二）聚合果

由一朵花中许多离生心皮雌蕊发育成的果实，每一心皮形成一个独立的单果，聚生在膨大的花托上。根据单果类型不同可分为以下几种。（图2－31）

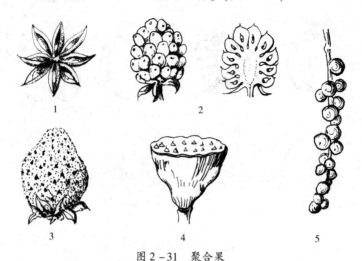

图2－31　聚合果
1. 聚合蓇葖果（八角茴香）　2. 聚合核果（悬钩子）　3. 聚合瘦果（草莓）
4. 聚合坚果（莲）　5. 聚合浆果（五味子）

1. **聚合蓇葖果**　许多蓇葖果聚生于同一花托上，如八角茴香、芍药等。
2. **聚合核果**　许多核果聚生于突起的花托上，如悬钩子、山莓等。
3. **聚合瘦果**　许多瘦果聚生于突起或凹陷的花托中，如草莓、金樱子等。
4. **聚合坚果**　许多坚果嵌生于膨大、海绵状的花托上，如莲蓬。
5. **聚合浆果**　许多浆果聚生于延长或不延长的花托上，如五味子等。

（三）聚花果

由整个花序发育形成的果实。花序轴参与果实的形成，花序上的每朵花形成一个小果，许多小果聚生于花序轴上，成熟后整个果序自母株上脱落。如桑葚开花后花被变成肥厚多汁，包被一个瘦果；凤梨（菠萝）的花序轴发育成肉质多汁的可食用部分；无花果则是由隐头花序而形成的复果。（图2－32）

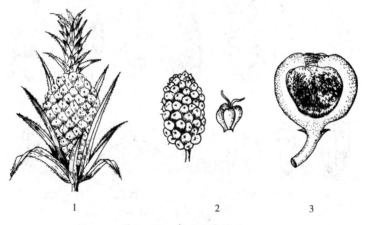

图2－32　常见的聚花果
1. 凤梨　2. 桑葚　3. 无花果

任务六　种子

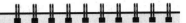

种子是由胚珠受精后发育而成，是种子植物所特有的繁殖器官。植物种子中贮藏有大量的营养物质，既是人类食物的重要来源，如大豆、小麦、玉米等，又可供药用，如槟榔、苦杏仁、薏苡仁、车前子、酸枣仁等。

一、种子的组成

种子由胚珠受精后发育而来，由种皮、胚和胚乳三部分组成。

1. 种皮　由胚珠的珠被发育而来，位于种子的最外层，起保护作用。通常分为外种皮（外珠被发育）和内种皮（内珠被发育）两层。在典型的种皮上可以观察到以下结构。

（1）种脐　是种子成熟后从种柄（珠柄发育）或胎座上脱落后留下的疤痕，常呈类圆形或椭圆形。

（2）合点　是种皮上维管束汇合之处。

（3）种脊　是种脐到合点之间隆起的脊棱线，内含维管束。倒生胚珠形成的种子，种脊呈一条狭长的突起，如杏仁；弯生胚珠或横生胚珠形成的种子，种脊短；而由直生胚珠发育成的种子，因种脐和合点位于同一位置，故无种脊。

（4）种孔　是由珠孔发育而成，是种子萌发时吸收水分和胚根伸出的部位。

（5）种阜　有些植物的外种皮，在珠孔处有由珠被发育形成的海绵状突起物，称为种阜，有吸收水分、帮助种子萌发的作用，如胡豆、远志。

有的种子在种皮外尚有假种皮，是由珠柄或胎座部位的组织延伸而成，有的为肉质，如龙眼、荔枝；有的呈菲薄的膜质，常呈棕色、黄色，如阳春砂、白豆蔻。

2. 胚　由卵细胞受精发育而成，是种子中尚未发育的幼小植物体。胚包括胚根、胚轴（胚茎）、胚芽和子叶四部分。胚根正对着种孔，将来发育成主根；胚轴向上伸长，成为根与茎的连接部分。胚芽发育成地上的茎和叶；子叶有贮藏养料的作用，或能从胚乳中吸收、转化营养物质供种子萌发和幼苗生长时使用，子叶露出土面后可变绿，通常在真叶长出后枯萎。双子叶植物有两枚子叶，如南瓜、花生等；单子叶植物有一枚子叶，如小麦、玉米等；裸子植物常有多枚子叶，如侧柏、金钱松等。

3. 胚乳　胚乳由极核细胞受精发育而成，位于胚的周围，呈白色，胚乳细胞内含有丰富的淀粉、蛋白质、脂肪等营养物质，当种子萌发时供给胚所需要的养料。有的种子中胚乳几乎消失或无，如大豆、花生等，这是因为胚乳中的营养物质全部转移到了子叶中；有的则始终保持胚和胚乳的结构，如茄、玉米等。

二、种子的形态

种子的形状、大小、色泽、表面纹理等随植物种类不同而异。种子常呈圆形、椭圆形、肾形、卵形、圆锥形、多角形等。大小差异悬殊，较大种子如椰子、桃等；较小的种子如菟丝子、车前子等；极小的种子如白及、天麻等兰科植物的种子。种子颜色亦各种各样，比如绿豆为绿色，扁豆为白色，赤小豆为红紫色，芡实为黑色，相思子的一端为红色，另一端为黑色。

三、种子的类型

根据胚乳的有无，被子植物的种子可分为有胚乳种子和无胚乳种子。

1. 有胚乳种子 种子成熟后有发达的胚乳，胚相对较小，子叶很薄，如蓖麻、番茄、小麦、玉米、大黄等。有少数种子的珠心发育成类似胚乳的组织包围在胚和胚乳外部，称为外胚乳，如槟榔、肉豆蔻、胡椒等。（图2-33）

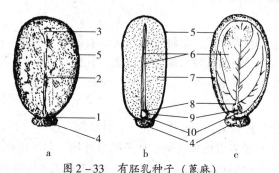

图2-33 有胚乳种子（蓖麻）

a. 种子外观 b. 与子叶垂直面纵切 c. 与子叶平行面纵切

1. 种脐 2. 种脊 3. 合点 4. 种阜 5. 种皮 6. 子叶 7. 胚乳 8. 胚芽 9. 胚轴 10. 胚根

2. 无胚乳种子 种子成熟后有发达的子叶，只有胚而没有胚乳。子叶肥厚，贮藏大量营养物质，代替了胚乳的功能，如菜豆、棉花、杏仁、慈姑等。（图2-34）

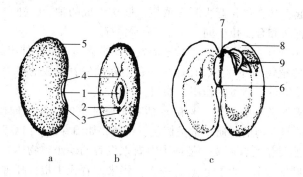

图2-34 无胚乳种子（菜豆）

a，b. 种子外观 c. 菜豆剖面

1. 种脐 2. 种脊 3. 合点 4. 种孔 5. 种皮 6. 胚根 7. 胚轴 8. 子叶 9. 胚芽

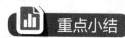 **重点小结**

植物的器官包括营养器官和繁殖器官两大类型，根、茎和叶为植物体的生长

提供所需的营养物质，花、果实和种子主要起到繁衍后代的作用。

学习植物器官的形态主要为鉴定植物类药材奠定基础，同学们在学习时需抓住植物器官形态特征主要观察要点。如根与地下茎在外形上有相似之处，两者的区分注意节与节间、芽等特征；叶的形态可以从叶形、叶缘、叶尖、叶基、叶脉等方面观察；雄蕊群、雌蕊群具有遗传特征，其形态结构较稳定；果实类型多样，根据来源、结构和果皮性质的不同可分为单果、聚合果和聚花果三种类型，不同类型果实在结构上会有差异；种子虽然在形状、大小、颜色等各方面存在着较大的差异，但基本结构都是一致的，均由种皮、胚和胚乳三部分组成，其中胚包括胚根、胚轴、胚芽和子叶四部分。

目标检测

选择题

A 型题（单项选择题）

1. 种子萌发时，胚根突破种皮，向下生长形成（　　）。
   A. 主根　　　　　B. 侧根　　　　　C. 纤维根　　　　　D. 不定根

2. 由侧根或不定根肥大而成的贮藏根是（　　）。
   A. 圆柱根　　　　B. 块根　　　　　C. 气生根　　　　　D. 圆球根

3. 茎平卧地上，节上生有不定根，是（　　）。
   A. 直立茎　　　　B. 平卧茎　　　　C. 攀援茎　　　　　D. 匍匐茎

4. 基本叶形的确定是根据（　　）。
   A. 长宽的比例　　　　　　　　B. 最宽处的位置
   C. 最窄处的位置　　　　　　　D. 长宽的比例和最宽处的位置

5. 叶脉自叶基发出，彼此平行，直达叶端，称为（　　）。
   A. 直出平行脉　　B. 横出平行脉　　C. 射出平行脉　　　D. 弧行脉

6. 每个茎节上着生三片或三片以上的叶，在茎枝上呈轮状排列的叶序是（　　）。
   A. 轮生叶序　　　B. 互生叶序　　　C. 对生叶序　　　　D. 簇生叶序

7. 一个叶柄上着生两个以上叶片的叶，称（　　）。
   A. 全裂叶　　　　B. 单叶　　　　　C. 复叶　　　　　　D. 浅裂叶

8. 花序轴缩短，花由边缘向中心开放，这种花序称（　　）。
   A. 有限花序　　　B. 无限花序　　　C. 螺旋状聚伞花序　D. 轮伞花序

9. 雄蕊的花丝连合成一束，花药分离，这样的雄蕊称为（　　）。
   A. 二体雄蕊　　　B. 单体雄蕊　　　C. 二强雄蕊　　　　D. 聚药雄蕊

10. 胚是种子中（　　）。
    A. 贮藏的营养物质　　　　　　B. 未发育的茎
    C. 未发育的根　　　　　　　　D. 未发育的植物幼体

（胡娟娟）

项目三

植物的显微结构

学习目标

知识要求　1. **掌握**　植物细胞的基本结构；细胞后含物的类型及显微特征；植物组织的类型及显微特征。

2. **熟悉**　细胞壁的结构及特化；维管束的类型。

3. **了解**　胞间连丝；各种组织在中药鉴定中的意义。

技能要求　1. 熟练掌握常见植物细胞后含物及各种植物组织的形态特征。

2. 学会光学显微镜的观察方法；表皮制片、粉末制片等显微制片技术。

任务一　植物的细胞

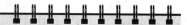

案例导入

案例：1958 年，Steward 等将高度分化的胡萝卜根的韧皮部组织细胞放在合适的培养基上培养，发现根细胞会失去分化细胞的结构特征，发生反复分裂，最终分化成具有根、茎、叶的完整的植株；1964 年，Cuba 和 Mabesbwari 利用毛花曼陀罗的花药培育出单倍体植株；1969 年 Nitch 将烟草的单个单倍体孢子培养成了完整的单倍体植株；1970 年 Steward 用悬浮培养的胡萝卜单个细胞培养成了可育的植株。

讨论：科学家们进行的这些实验证明了什么？

　　任何植物体都是由细胞构成的，细胞是构成植物体的结构和功能的基本单位。随着植物的不同，组成植物体细胞的数目、形态、功能等也是千差万别。单细胞植物只由一个细胞构成，一切生命活动，如生长、发育、繁殖等，都由这一个细胞来完成。高等植物以及其他大多数植物体是由多细胞构成的，这些细胞相互依存，紧密配合，共同完成植物体的一系列复杂的生命活动。

　　植物细胞形态各异，随着植物种类以及存在部位和功能的不同而有所变化。例如存在于植物体表、起保护作用的细胞一般排列紧密，呈扁长方形、方形、三角形等；存在于植物体内的薄壁细胞则排列疏松，多呈球形、类球形或椭圆形。执行支持作用的细胞，其细胞壁通常增厚，呈类圆形或纺锤形；执行输导作用的细胞多呈管状。

　　植物细胞一般较小，直径在 $10 \sim 100\mu m$，需要借助显微镜才能观察到。但也有极少数细胞特别大，肉眼可见，如苎麻茎的纤维细胞最长可达 500mm 以上。在光学显微镜下，观察到的细胞结构称为显微结构，其有效放大倍数一般小于 1600 倍。在电子显微镜下观察到的细胞结构，称为亚显微结构或超微结构，有效放大倍数已超过 100 万倍。

一、植物细胞的基本结构

各种植物细胞的形态和构造各异，即使是同一个细胞，在不同的发育时期，其构造也有很大变化，因此希望在一个细胞中看到细胞的一切结构通常是不可能的。尽管如此，为了方便学习和掌握细胞的构造，人们还是将植物细胞的各种主要构造都集中在一个细胞里加以说明，这个细胞称为典型植物细胞或模式植物细胞（图3-1）。

一个典型的植物细胞外面包围着坚韧的细胞壁。细胞壁内充斥着的各种生命物质，如细胞质、细胞核、质体、线粒体等，总称为原生质体。此外，细胞内还存在着多种非生命物质，它们是原生质体的代谢产物，称为后含物。当然，细胞壁内也会存在着其他一些生理活性物质。

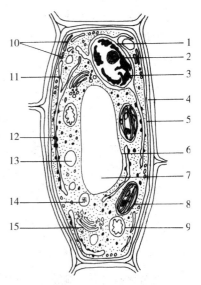

图3-1 植物细胞的超微结构
1. 核膜 2. 核仁 3. 染色体 4. 细胞壁
5. 细胞质膜 6. 液泡膜 7. 液泡
8. 叶绿体 9. 线粒体 10. 微管
11. 内质网 12. 核糖体 13. 圆球体
14. 微球体 15. 高尔基体

（一）原生质体

原生质体是细胞内有生命物质的总称，是构成细胞的主要部分，细胞的一切代谢活动都在这里进行。按照原生质体的形态及组成差异，又可分为细胞质、细胞核两大部分。

1. 细胞质 细胞质充满在细胞核和细胞壁之间，为半流动、半透明的基质。它的外面包被着质膜，细胞器存在于胞基质中。

案例导入

案例：在栽培植物时，土壤中的盐分过高或施肥过浓，都有可能造成植物脱水，严重时甚至导致植物死亡。

讨论：植物为什么会脱水？

（1）质膜 质膜是半透明、具黏滞性的胞基质，是细胞质表面的一层薄膜，通常紧贴于细胞壁，因此，在光学显微镜下不易观察。如果将植物细胞放在高渗溶液中处理，细胞因失水而收缩，与细胞壁发生质壁分离现象，从而可以观察到质膜的存在。质膜具有选择性和半渗透性，能阻止细胞内的有机物渗出，但能使水、无机盐类和其他营养物质进入。另外，质膜还具有抵御病菌侵害的作用，其上嵌合的蛋白质可以参与信号转导，调节细胞的生命活动。

（2）细胞器 是细胞中具有一定形态结构和特定功能的微器官。一般认为细胞器包括质体、线粒体、液泡、内质网、核糖体、高尔基体、圆球体、溶酶体等。其中前三者可在光学显微镜下观察到，其余的则只能在电子显微镜下看到。

①质体 是植物细胞特有的细胞器之一，它由蛋白质、类脂等成分组成，并含有色素。根据所含的色素种类和功能不同，质体分为叶绿体、有色体和白色体三种（图3-2）。

叶绿体多呈球形、卵圆形或扁球形，在光学显微镜下，叶绿体一般呈颗粒状，分布于绿色植物体能透光的部位，如叶、近成熟的果实或花萼等绿色部分的薄壁细胞中。叶绿体中含叶绿素、叶黄素和胡萝卜素，其中叶绿素的含量最多，所以呈现绿色。叶绿素是主要的光合色素，因此叶绿体是绿色植物进行光合作用和合成同化淀粉的场所。

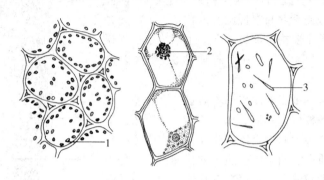

图 3 - 2　质体的种类
1. 叶绿体　2. 白色体　3. 有色体

白色体呈球形、椭球形或颗粒状，不含色素，多存在于不被曝光的组织中，如植物的块根、块茎中。白色体与贮藏和积累物质有关，它包括合成和贮藏淀粉的造粉体，合成和贮藏蛋白质的蛋白质体和合成脂肪和脂肪油的造油体。

有色体在细胞中通常呈针状、杆状、圆形、多角形或不规则形等。含有胡萝卜素和叶黄素，由于两者比例不同，常使植物呈黄色、红色或橙色，如在红辣椒、番茄的果实、胡萝卜根的薄壁细胞中都可以看到有色体。

②线粒体　多呈粒状、棒状或细丝状，比质体小，一般直径为 0.5 ~ 1.0μm，长 1.0 ~ 2.0μm。线粒体是细胞进行呼吸作用的主要场所，细胞生命活动所需的能量是由线粒体内发生的糖、脂肪和蛋白质氧化分解释放出来的能量提供的。

③液泡　液泡也是植物细胞特有的细胞器之一。具有一个大的中央液泡，是成熟的植物生活细胞的显著特征，幼小的细胞中无液泡或液泡不明显，小而分散，随着细胞长大成熟，液泡逐渐增大，并彼此合并成几个大液泡或一个中央液泡，而细胞质、细胞核、质体等被挤向细胞的周边。液泡外有液泡膜，把膜内的细胞液与基质隔开，液泡内的细胞液是细胞代谢过程中产生的多种物质的混合液，其主要成分除水以外，还有糖类、盐类、生物碱类、苷类、鞣质、有机酸、挥发油、色素、树脂、结晶等，其中的很多化学成分是中药的有效成分。

2. 细胞核　除蓝藻、细菌属于原核生物外，其他所有植物的生活细胞中都有细胞核。一般一个细胞中只具有一个细胞核，但一些低等植物如藻类、菌类以及种子植物的乳汁管细胞中也有双核或多核的。细胞核在细胞中所占的比例、位置及形状随着细胞的生长而变化，幼期细胞的细胞核在细胞质中占的比例较大，位于细胞质的中央，呈球形，随着细胞的长大和中央液泡的形成，细胞核被挤压到细胞的一侧，形状也随之变成半球形或圆饼状。细胞核具有一定的结构，可以分为核膜、核液、核仁和染色质四部分。

（1）核膜　是分隔细胞质与细胞核的界膜。在光学显微镜下观察核膜只是一层膜，在电子显微镜下观察可见其由内外两层膜组成，膜上还有许多小孔，称为核孔。核孔对控制细胞核与细胞质之间的物质交换、调节细胞代谢具有十分重要的作用。

（2）核液　是核膜内黏滞性较大的液状，核仁与染色质分布其中。核液的主要成分是蛋白质、RNA 和多种酶，这些物质保证了 DNA 的复制和 RNA 的转录。

（3）核仁　是细胞核中折光率较高的小球体，有一个或几个。主要由蛋白质和 RNA 组成，其大小随细胞生理状态不同而变化，是核内 RNA 和蛋白质合成的主要场所，与核糖体的形成密切相关。

（4）染色质　是容易被碱性染料染色的物质，散布于核液中。染色质由 DNA 和蛋白质组成，DNA 是遗传的物质基础，所以染色质与植物的遗传密切相关，不同种类植物的染色体数目、形状和大小各不相同，但对某一种植物来说则是相对稳定的，因此染色体的数目、形状和大小是植物分类鉴定的重要依据之一。

总之，细胞核的作用包括控制细胞的遗传特性、调控细胞内物质的代谢途径、决定蛋白质的合成等。失去细胞核的细胞将不能正常生长和分裂繁殖，从而导致死亡。同样，细胞核也不能脱离细胞质而孤立生存。

（二）细胞壁

一般认为，细胞壁是由原生质体分泌的非生命物质所构成，具有一定的坚韧性，可使细胞保持一定的形状，并具有保护细胞的作用。现已证实，在细胞壁中也含有少量具有生理活性的蛋白质，它们可能参与细胞壁的生长以及细胞分化时细胞壁的分解过程。

细胞壁是植物细胞所特有的结构，与液泡、质体一起构成了植物细胞与动物细胞区别的三大结构特征。

1. 细胞壁的结构　根据细胞壁形成的先后和化学成分的不同，分为三层：胞间层、初生壁和次生壁（图 3 - 3）。

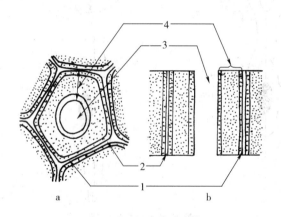

图 3 - 3　细胞壁的结构

a. 横切面　b. 纵切面

1. 初生壁　2. 胞间层　3. 细胞腔　4. 三层的次生壁

（1）胞间层　又称为中层，存在于细胞壁的最外面，它是由亲水性的果胶类物质所组成，依靠它使相邻细胞粘连在一起。果胶很容易被酸或酶等溶解，从而导致细胞的相互分离。组织解离法和农业上的沤麻工艺过程就是利用这个原理，前者是用硝酸和铬酸的混合液浸离，后者是利用细菌活动产生的果胶酶分离麻纤维细胞的胞间层使其相互分离的。

（2）初生壁　由原生质体分泌的纤维素、半纤维素和果胶质增加在胞间层的内侧，形成了初生壁。它一般薄而有弹性，能随细胞的生长而延展，许多植物细胞终生只具有初生壁。

（3）次生壁　细胞壁停止生长后，在初生壁的内侧逐渐积累一些纤维素、半纤维素、木质素等物质，使细胞壁增厚而形成次生壁。次生壁的形成大大增加了植物细胞的机械强度。在较厚的次生壁中一般又分为内、中、外三层。

2. 纹孔次生壁 在加厚过程中并不是均匀增厚，在很多地方留下没有增厚的凹陷，呈圆形或扁圆形的孔状结构，称为纹孔。纹孔的形成有利于细胞间的物质交换。相邻两细胞间的纹孔常成对存在，称纹孔对。纹孔对之间的薄膜称纹孔膜，由胞间层和初生壁构成。纹孔膜两侧围成的空腔称纹孔腔，由纹孔腔通往细胞壁的开口称为纹孔口。纹孔对有三种类型，即单纹孔、具缘纹孔和半缘纹孔（图3-4）。

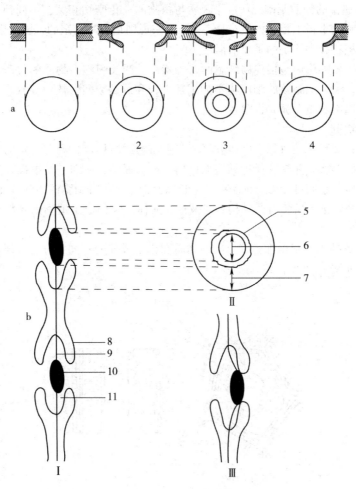

图3-4 纹孔的图解

a. 纹孔的类型　b. 具缘纹孔详图

Ⅰ. 两个具缘纹孔的侧面观　Ⅱ. 具缘纹孔对的表面观　Ⅲ. 闭塞的具缘纹孔

1. 单纹孔　2. 具缘纹孔（被子植物）　3. 具缘纹孔（裸子植物）　4. 半缘纹孔

5. 纹孔塞　6. 纹孔口　7. 塞缘　8. 纹孔缘　9. 纹孔膜　10. 纹孔塞　11. 纹孔腔

（1）单纹孔　细胞壁上未加厚的部分呈圆孔形或扁圆形，纹孔对的中间有纹孔膜。单纹孔多存在于薄壁组织、韧皮纤维和石细胞中。

（2）具缘纹孔　纹孔四周的次生壁向细胞腔内呈架拱状隆起，形成一个扁圆形的纹孔腔，腔内有一个圆形或扁圆形的纹孔口。在松柏类裸子植物的管胞中，纹孔所在初生壁的中央（纹孔膜）常加厚形成纹孔塞。因此，这种具缘纹孔在显微镜下从正面观察应该是三个同心圆，外圈为纹孔腔的边缘，中间一圈为纹孔塞的边缘，内圈是纹孔口的边缘。被子植物导管的具缘纹孔没有纹孔塞，显微镜下观察呈两个同心圆。

（3）半缘纹孔　常位于管胞或导管与薄壁细胞之间，半缘纹孔的一边有架拱状隆起的纹孔缘，而另一边形似单纹孔，没有纹孔塞。观察粉末时，半缘纹孔和不具纹孔塞的具缘纹孔难以区别。

3. 胞间连丝　指细胞间存在着许多彼此联系的、纤细的原生质丝。这些穿过细胞初生壁上微孔眼的胞间连丝是细胞间的细微通道，水分和小分子物质均可从此通过，使细胞相互之间保持着生理上的有机联系。胞间连丝一般不明显，有的细胞（如柿核和马钱子胚乳细胞）由于壁较厚，胞间连丝较明显，可经染色处理后在光学显微镜下观察到（图3-5）。

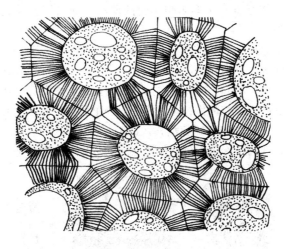

图3-5　胞间连丝（柿核）

4. 细胞壁的特化　细胞壁主要由纤维素构成，具有弹性和韧性。但是由于环境的影响和生理功能的不同，细胞壁也常常沉积其他物质，从而导致理化性质的变化，如木质化、木栓化、角质化等。

（1）木质化　细胞壁由于细胞产生的木质素的沉积而变得坚硬牢固，增加了植物的支持能力，当细胞壁增厚严重时，往往发生细胞死亡，如木纤维、石细胞、导管和管胞等。木质化的细胞壁加间苯三酚溶液，片刻后再加浓盐酸，显樱红色或红紫色。

（2）木栓化　当细胞壁内渗入了脂肪性的木栓质，细胞壁不透水不透气时，细胞内的原生质体与周围环境隔绝成为死细胞。但木栓化对植物体内部组织具有保护作用，如树干的褐色外皮就是木栓化细胞组成的木栓组织。木栓化细胞壁遇苏丹Ⅲ试液可被染成红色或橘红色。

（3）角质化　细胞产生的脂肪性角质除填充细胞壁本身外，常在茎、叶或果实的表皮外侧形成一层角质层。角质层的存在可防止水分过度蒸发和微生物的侵害。角质层或角质化细胞壁遇苏丹Ⅲ试液可被染成橘红色。

（4）黏液质化　细胞壁中的纤维素和果胶质等成分发生变化后可成为黏液。黏液质化所形成的黏液在细胞的表面常呈固体状态，吸水膨胀后则呈黏滞状态，如车前、亚麻的种子表皮细胞中都具有黏液质化细胞。黏液质化的细胞壁遇玫红酸钠醇溶液可被染成玫瑰红色，遇钌红试剂可被染成红色。

（5）矿质化　当细胞壁中含有硅质或钙质等矿物质时，细胞壁的硬度增加，增强了植物的机械支撑能力，如木贼茎和硅藻的细胞壁内含有大量硅质。硅质能溶于氟化氢，但不溶于醋酸或浓硫酸。

二、细胞后含物

植物细胞在新陈代谢过程中产生多种非生命物质，它们可以在细胞生活的不同时期产生或消失，一类是后含物，另一类是生理活性物质。在这里重点介绍细胞后含物。

细胞后含物种类很多，有些是可供药用的主要物质，有些是具有营养价值的贮藏物，有些是细胞代谢过程中的废物。它们的形态和性质往往随着植物种类的不同而有变化，是中药显微鉴定和理化鉴定的重要依据。

1. 淀粉　植物细胞中的淀粉以淀粉粒的形式贮存在植物根、块茎和种子等器官的薄壁细胞中。淀粉积累时，先形成淀粉的核心（脐点），然后环绕脐点由内向外，直链淀粉与支链淀粉相互交替层层沉积，由于两者在水中的溶胀度不一致，从而显示出折光上的差异，在显微镜下可观察到围绕脐点有许多明暗相间的层纹。如果用乙醇处理，促使淀粉脱水，这些层纹也就随之消失。

淀粉粒的形状有圆球形、卵圆球形、长圆球形或多面体形等；脐点的形状有颗粒状、裂隙状、分叉状、星状等，有的在中心，有的偏于一侧。淀粉粒可以分为单粒、复粒和半复粒三种类型（图3-6）。只有一个脐点的淀粉粒称为单粒淀粉；具有两个或多个脐点，每个脐点有各自层纹的称为复粒淀粉；具有两个或多个脐点，每个脐点除了各自的层纹外，同时在外面被有共同层纹的称为半复粒淀粉。淀粉粒的类型、形状、大小、层纹和脐点常随着植物的不同而异，因而可作为中药材显微鉴定的依据。淀粉粒加稀碘液显蓝紫色。

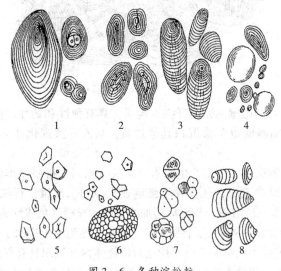

图3-6　各种淀粉粒

1. 马铃薯（左为单粒，右下为复粒，右上为半复粒）　2. 豌豆
3. 藕　4. 小麦　5. 玉米　6. 大米　7. 半夏　8. 姜

2. 菊糖　多存在于菊科、桔梗科植物根的细胞中。菊糖能溶于水，但不溶于乙醇，可将含有菊糖的植物材料浸渍于70%乙醇溶液中，一周后做成切片，置显微镜下观察时，可见细胞内球形或半球形的菊糖结晶（图3-7）。菊糖遇25% α-萘酚-乙醇溶液及浓硫酸显紫红色并溶解。

3. 蛋白质　细胞中贮藏的蛋白质是化学性质稳定的无生命物质，它与构成原生质体的活性蛋白质完全不同。它们以结晶体或无定形的小颗粒状态分布在细胞质、液泡、细胞核和质体中。结晶的蛋白质因具有晶体和胶体的二重性，称为拟晶体，从而与真正的晶体加以区别。拟晶体有不同的形状，但多呈方形，如马铃薯块茎的

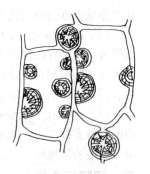

图3-7　菊糖结晶
（桔梗根）

近外围的薄壁细胞中的拟晶体。无定形的蛋白质常被一层膜包裹成圆球状的颗粒，称糊粉粒。糊粉粒较多地分布于种子的胚乳或子叶细胞中，有时它们集中分布在某些特殊的细胞层，例如小麦等谷类的胚乳最外层的一层或几层细胞中含有大量的糊粉粒。另外，在许多豆类种子，如大豆、落花生等子叶的薄壁细胞中普遍存在糊粉粒，这种糊粉粒以无定形蛋白质为基础，还包含一个或几个拟晶体，成为复杂的形式。蓖麻胚乳细胞中的糊粉粒比较大，其外有一层蛋白质膜，内部无定形的蛋白质基质中除了有蛋白质拟晶体外，还含有环己六醇磷酸酯的钙或镁盐的球形体。这些贮藏蛋白质遇碘显暗黄色；遇硫酸铜加氢氧化钠水溶液显紫红色。

4. 脂肪和脂肪油　脂肪是由脂肪酸和甘油结合而成的酯，也是植物贮藏的一种营养物质，存在于植物各器官中，特别是有些植物的种子中含量极其丰富。脂肪一般在常温下呈固态或半固态，如可可豆脂；脂肪油则一般呈液态，以小油滴状态分布于细胞质中，有些植物种子含丰富的脂肪油，如蓖麻、芝麻、油菜等。

脂肪和脂肪油不溶于水，易溶于有机溶剂，遇碱可以发生皂化反应，遇苏丹Ⅲ溶液显橙红色。有些脂肪油可作食用和工业用，有的供药用，如蓖麻油常用作泻下剂，大风子油可以用于治疗麻风病，月见草油治疗高脂血症等。

5. 晶体　一般认为晶体是由植物细胞生理代谢过程中产生的废物沉积而成。晶体有多种形式，大多数是钙盐晶体，主要积存在液泡中，常见的有草酸钙晶体和碳酸钙晶体两种类型。

（1）草酸钙晶体　植物体内草酸钙结晶的形成可以解除对植物的毒害作用。在植物器官中，随着组织的衰老，草酸钙结晶也逐渐增多。草酸钙结晶常为无色透明状或暗灰色，并以不同的形态分布在细胞液中，其形状主要有几下几种（图3-8）。

①方晶　又称为单晶，通常单独存在于细胞中，呈斜方形或正方形、棱形、长方形等，如甘草、黄柏等。有时方晶交叉而形成双晶，如莨菪。

②针晶　为两端尖锐的针状，在细胞中大多数成束存在，称为针晶束，常存在于黏液细胞中，如半夏、黄精等。有的针晶不规则散在地，排布在薄壁细胞中，如苍术、山药等。

③簇晶　由许多棱状晶集合而成，一般呈三角形星状，如大黄、人参等。

④砂晶　为细小的三角形、箭头状或不规则形，如颠茄、牛膝等。

⑤柱晶　呈长柱形，长度为直径的4倍以上，如淫羊藿、射干等鸢尾科植物。

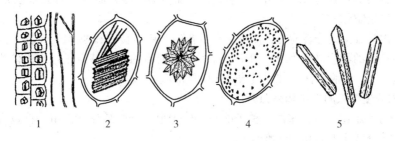

图3-8　各种草酸钙结晶

1. 方晶（甘草根）　2. 针晶（半夏块茎）　3. 簇晶（大黄根状茎）　4. 砂晶（牛膝根）
5. 柱晶（射干根状茎）

不是所有植物都含有草酸钙晶体，植物体中草酸钙晶体的形状、大小和存在位置又因植物种类不同有所差异，这些特征可作为鉴别中药的依据之一。草酸钙结晶不溶于醋酸，但遇20%硫酸时可溶解并形成硫酸钙针状结晶析出。

（2）碳酸钙晶体　多存在于植物叶的表皮细胞中，其一端与细胞壁相连，形状如一串悬垂的葡萄，称为钟乳体（图3-9）。钟乳体多存在于爵床科、桑科等植物中，如穿心莲、无花果等植物叶的表皮细胞中均有。碳酸钙结晶加醋酸溶解并释放出 CO_2 气体，使其可以与草酸钙结晶相区别。

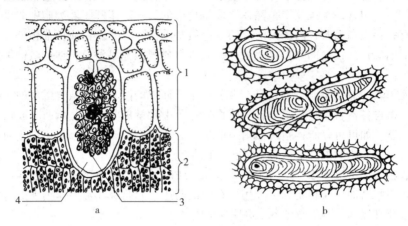

图3-9　碳酸钙结晶
a. 无花果叶内的钟乳体　b. 穿心莲细胞中的螺状钟乳体
1. 表皮和皮下层　2. 栅栏组织　3. 钟乳体　4. 细胞腔

任务二　植物的组织

一、植物组织的类型

植物在长期进化过程中，由于细胞分裂后执行着不同的生理功能，在体内就形成了不同形态和构造的细胞群。这些来源相同、形态结构相似、生理功能相同，彼此紧密联系的细胞群称为组织，由多种组织构成了植物的根、茎、叶、花、果实、种子等器官。

植物组织分为六大类组织，即分生组织、薄壁组织、保护组织、分泌组织、机械组织和输导组织，其中后五类组织是由分生组织的细胞分裂、分化而成，又统称为成熟组织。

（一）分生组织

植物体内具有持续分裂能力，能不断产生新的细胞，位于植物体生长最旺盛部位（如茎尖、根尖等）的细胞群称为分生组织。分生组织细胞的一般特点是：细胞体积小、排列紧密、细胞核大、细胞壁薄、细胞质浓、无明显液泡。

1. 根据分生组织的性质和来源分类

（1）原分生组织　直接来源于种子的胚，位于根、茎的最先端，由一群没有任何分化的、终生保持分裂能力的胚性细胞组成。

（2）初生分生组织　由原分生组织衍生出来的细胞所组成，细胞特点为即保持分裂能力，又开始进行细胞分化，可看作是原分生组织到分化成熟组织之间的过渡形式。如茎的初生分生组织的分生结果形成了茎的初生构造。

（3）次生分生组织　由已成熟的薄壁组织（如表皮、皮层、髓射线等）经过生理上和结构上的变化，重新恢复分生能力后形成的组织。这些组织在转变过程中，细胞的原生质变浓，液泡缩小，最后恢复分裂能力而成为次生分生组织，包括木栓形成层和维管形成层。

2. 根据分生组织所处的位置分类

（1）顶端分生组织　位于根、茎的顶端，即生长点（或称为生长锥），其细胞能长期保持旺盛的分生能力。由于顶端分生组织细胞的分裂、分化，使根和茎不断伸长（图3-10）。

（2）侧生分生组织　主要存在于裸子植物和双子叶植物根、茎的四周，环状，包括维管形成层和木栓形成层，使根和茎不断增粗。

（3）居间分生组织　顶端分生组织细胞遗留下来的或由已经分化的薄壁组织重新恢复分生能力而形成的分生组织，但其分生能力只保持一段时间，以后即转化为成熟组织。位于植物茎的节间基部、叶的基部、总花柄的顶端以及子房柄等处，属于初生分生组织。它们的活动与植物的居间

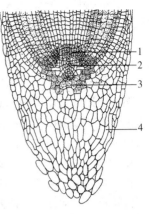

图3-10　根尖顶端分生组织
1. 根尖生长点　2. 静止中心
3. 根冠分生组织　4. 根冠

生长有关，如小麦、水稻的拔节和竹笋间的伸长；葱、韭菜、蒜等植物叶子的上部被割后下部能持续生长等，都是居间分生组织细胞分裂的结果。

（二）薄壁组织

薄壁组织又称为基本组织。在植物体内分布广泛，占有很大体积，是构成植物体的基础。薄壁组织细胞常呈圆球形、椭圆形、圆柱形、多面体形等，细胞壁薄，液泡大，细胞排列疏松，为生活细胞。薄壁组织细胞分化程度较低，具有潜在的分裂能力，在一定条件下可以转变为分生组织或进一步分化为其他组织。根据薄壁组织的细胞结构和生理功能不同，可分为下列几种类型（图3-11）。

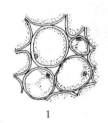 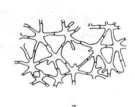 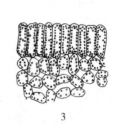 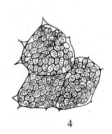

1　　　　　　2　　　　　　3　　　　　　4

图3-11　薄壁组织的类型
1. 基本薄壁组织　2. 通气薄壁组织　3. 同化薄壁组织　4. 贮藏薄壁组织

1. 基本薄壁组织　普遍存在于植物体内部各处，细胞形态多样，呈球形、圆柱形等，细胞体积大，细胞质稀，液泡大，有明显的细胞间隙，主要分布在根和茎的皮层、髓部及髓射线，起到联系和填充作用。

2. 通气薄壁组织　主要存在于沼泽植物和水生植物中，薄壁组织的细胞间隙发达，相互连接，形成较大空腔或畅通的管道，可以贮存大量空气，有利于空气流通，并对植物起着漂浮和支持作用，如莲的根茎中存在许多大的通气薄壁组织。

3. 同化薄壁组织　又称为绿色薄壁组织，细胞中有叶绿体，主要存在于叶肉、幼茎、幼果、绿色萼片等处，是绿色植物进行光合作用、制造有机营养物质的主要部分。

4. 贮藏薄壁组织　植物光合作用的产物一部分供植物生长，另一部分则积累在薄壁组织中，这种积累营养物质的薄壁组织称为贮藏薄壁组织。多分布于植物的果实、种子、根和根茎中。贮藏薄壁组织细胞中贮藏的营养物质有蛋白质、脂肪、淀粉、糖、半纤维素、

水分等营养物质，例如蓖麻种子的胚乳中贮存有蛋白质和脂肪油等，仙人掌茎的薄壁细胞中贮藏大量水。

5. 吸收薄壁组织 主要存在于根尖的根毛区，大量的根毛增加了植物与土壤的接触面积，能从土壤中吸收水分和无机盐，满足植物生长发育的需要。

（三）保护组织

保护组织覆盖在植物体表面，由一层或数层细胞组成，可以防止植物体内水分蒸发、病虫害侵害和植物损伤，从而起到对植物体保护的作用。根据其来源和结构的不同，可以分为初生保护组织和次生保护组织。

1. 表皮 为初生保护组织，多分布于幼嫩器官的表面，通常由一层生活细胞组成，少数植物的表皮由 2～3 层细胞组成，形成复表皮。表皮细胞一般不含叶绿体，排列紧密，无细胞间隙，多呈方形、长方形、多角形、波状或不规则形等，细胞质薄，有细胞核，液泡大。表皮细胞壁的外壁增厚，并常有角质层，有的在角质层外还有蜡被（图 3-12）。有的表皮细胞可以特化为气孔和毛茸，气孔和毛茸常作为叶类药材和全草类药材的鉴别依据。

（1）气孔 由两个保卫细胞对合而成。双子叶植物的保卫细胞呈肾形（图 3-13），单子叶植物的保卫细胞则呈哑铃形。保卫细胞来源于表皮细胞，比一般的表皮细胞小，细胞核明显，有叶绿体，是生活细胞。气孔常分布在叶片、幼茎等器官的表面，控制气体交换和调节水分蒸腾作用。保卫细胞的细胞壁增厚不均匀，靠近气孔一侧的细胞壁较厚，而与表皮细胞相连的细胞壁较薄。因此，当保卫细胞含水较多膨胀时，气孔张开；当保卫细胞失水萎缩时，气孔闭合。

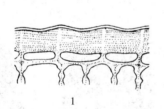
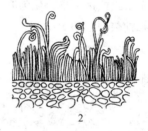

图 3-12 角质层与蜡被

1. 表皮及角质层　2. 表皮上的杆状蜡被

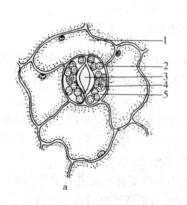
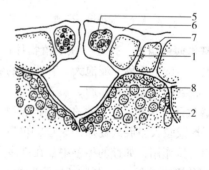

图 3-13 叶的表皮与气孔器

a. 表面观　b. 切面观

1. 副卫细胞　2. 叶绿体　3. 气孔室　4. 细胞核　5. 保卫细胞　6. 角质层　7. 表皮细胞　8. 孔下室

气孔在不同植物器官上的分布并不均匀，例如叶片上的气孔分布较多，茎皮上气孔较少，根上则没有气孔。此外，气孔在同一植物器官上的分布也是不均匀的，如叶的下表皮气孔较多，上表皮则较少。

紧邻保卫细胞的表皮细胞称为副卫细胞，保卫细胞与副卫细胞的排列关系，称为气孔轴式，也称为气孔类型。双子叶植物常见的气孔轴式有以下五种。

①平轴式气孔　有两个副卫细胞，保卫细胞与副卫细胞的长轴互相平行，如茜草叶、番泻叶上的气孔。

②直轴式气孔　有两个副卫细胞，保卫细胞与副卫细胞的长轴互相垂直，如薄荷叶、紫苏叶、石竹叶上的气孔。

③不等式气孔　副卫细胞通常有 3 ~ 4 个，大小不等，其中一个副卫细胞明显较小，如菘蓝叶、曼陀罗叶上的气孔。

④不定式气孔　副卫细胞个数 3 个以上，其大小基本相同，形态与表皮细胞相似，如艾叶、桑叶、洋地黄叶上的气孔。

⑤环式气孔　周围的副卫细胞数目不定，一般比表皮细胞小，形态比表皮细胞狭窄，并围绕保卫细胞呈环状排列，如茶叶、桉叶上的气孔。（图 3 - 14）

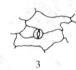

图 3 - 14　气孔的类型

1. 平轴式气孔　2. 直轴式气孔　3. 不等式气孔　4. 不定式气孔　5. 环式气孔

（2）毛茸　是表皮细胞特化向外形成的突出物，有保护和减少水分蒸发、分泌等作用，有分泌功能的毛茸称为腺毛，没有分泌功能的毛茸称为非腺毛。（图 3 - 15、图 3 - 16）

①腺毛　腺毛有腺毛头和腺毛柄之分，头部膨大，具有分泌功能，由一个或几个分泌细

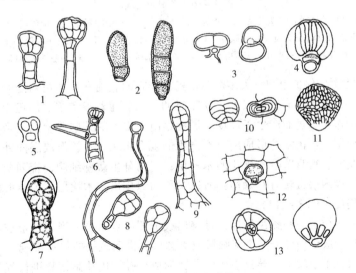

图 3 - 15　腺毛和腺鳞

1 ~ 11. 腺毛 [相关的植物（除7）　1. 忍冬（花）　2. 谷精草　3. 密蒙花　4. 凌霄（花）　5. 洋地黄（叶）
6. 白花泡桐（花）　7. 生活状态的腺毛　8. 白花曼陀罗（花）　9. 款冬（花）　10. 石胡荽（叶）
11. 啤酒花]　12. 广藿香茎间隙腺毛　13. 薄荷叶腺鳞

胞组成。腺毛柄没有分泌功能，由一个或多个细胞组成。益母草等唇形科植物叶的表皮上的腺毛，头部由6～8个细胞组成，略呈扁球形，腺毛柄短或无柄，特称为腺鳞。

②非腺毛 无头柄之分，由一至多细胞组成，顶端长尖斜，不具有分泌功能，只有保护作用。由于组成非腺毛的细胞数量及分枝情况不同而有多种类型，如分枝状毛、星状毛、丁字形毛、鳞毛、刺毛等。

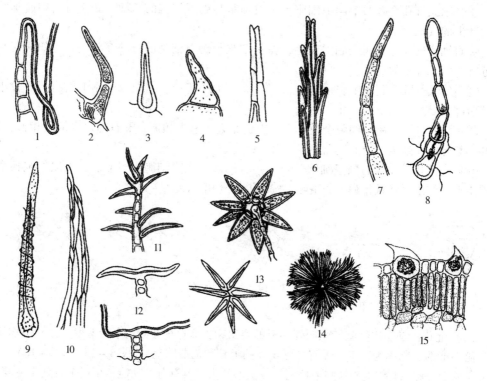

图3-16 各种非腺毛

1～10 线状毛（相关植物 1. 刺儿菜 2. 薄荷 3. 益母草 4. 白曼陀罗花 5. 旋覆花 6. 款冬花冠毛 7. 洋地黄叶 8. 蒲公英 9. 金银花 10. 蓼蓝叶）11. 分枝状毛）12. 丁字形毛（艾叶）13. 星状毛（石韦叶，芙蓉叶）14. 鳞毛（胡颓子叶）15. 刺毛（大麻叶）

2. 周皮 为次生保护组织。大多数草本植物器官的表面和木本植物的叶终生只具有表皮。但是木本植物根和茎的表皮仅见于幼年时期，以后随着根和茎的加粗生长，表皮组织已无法起到保护作用，进而产生了周皮。周皮是由表皮下的某些薄壁细胞恢复分生能力后产生了木栓形成层，再由木栓形成层分裂产生的复合组织。木栓形成层向外分生出细胞扁平、排列整齐紧密、细胞壁常木栓化的木栓层；向内分生薄壁细胞，排列疏松，构成栓内层。植物茎中的栓内层常含有叶绿体，所以又称为绿皮层。木栓层、木栓形成层和栓内层三部分合称为周皮（图3-17）。

皮孔是植物茎枝上一些颜色较浅，且突出或下凹的点状物。当周皮形成时，原来位于气孔下方的木栓形成层向外分生许多圆形或类圆形、排列疏松的保护细胞（称填充细胞），由于填充细胞数目不断增多，导致表皮脱落，形成皮孔，皮孔是植物进行气体交换和水分蒸腾的通道。

（四）分泌组织

分泌组织由分泌挥发油、树脂、蜜汁、黏液、乳汁等物质的细胞组成，分泌组织分泌的特殊物质能防止植物组织腐烂，促进创口愈合。分泌组织可以排出和贮存体内代谢废物，还可以引诱昆虫帮助传粉等。很多植物的分泌物具有药用价值，如乳香、没药、血竭、松香、樟脑等。根据分泌组织分布的位置，可分为外部分泌组织和内部分泌组织两大类。

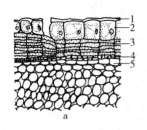 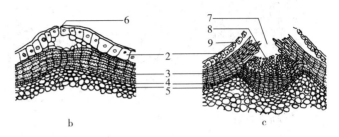

图 3 - 17 周皮及皮孔

a，b. 周皮 c. 皮孔

1. 角质层 2. 残留表皮 3. 木栓层 4. 木栓形成层 5. 栓内层 6. 气孔 7. 皮层 8. 补充组织

1. 外部分泌组织 位于植物的体表，其分泌物直接排出体外，如腺毛和蜜腺等。

（1）腺毛 是具有分泌作用的表皮细胞，腺毛头覆盖着角质层，分泌物积聚在头部的细胞壁和外侧的角质层之间，进而从角质层渗出或角质层破裂后排出。

（2）蜜腺 是能够分泌蜜液的腺体，由一层表皮细胞及其下面数层细胞分化而来。蜜腺的细胞壁比较薄，有很薄的角质层或无，细胞质较浓。蜜液通过角质层破裂扩散出来，或经腺体表皮上的气孔排出。蜜腺主要存在于虫媒花上，如槐花花托上的蜜腺称为花蜜腺；桃叶基部的蜜腺、大戟科植物花序上的杯状蜜腺等称为花外蜜腺。

2. 内部分泌组织 存在于植物体内，其分泌物贮存在细胞内或细胞间隙中。按照其组成、形态结构和分泌物的不同，可分为以下几种（图 3 - 18）。

（1）分泌细胞 单个散在存在于植物体内具有分泌功能的细胞，分泌物积聚于细胞中，细胞体积较大，当分泌物充满时成为死亡的贮存细胞。根据贮藏物质的不同，分泌细胞又可分为：①含有挥发油的油细胞，如肉桂、姜等；②含有黏液质的黏液细胞，如白及、半夏等；③含有鞣质的分泌细胞，如柿子的果肉；④含有酶的分泌细胞，如十字花科植物等。

（2）分泌腔 也称为油室，是由多数分泌细胞形成的腔室，分泌物大多是挥发油。根据形成和结构不同可分为溶生式分泌腔和离生式分泌腔。溶生式分泌腔是许多聚集的分泌细胞自身破碎溶解形成的腔室，腔室周围的细胞多破碎，分泌物充满于腔室内，如陈皮等；离生式分泌腔是许多分泌细胞彼此分离，胞间隙扩大形成的腔室，分泌细胞完整地围绕着腔室，分泌物填充于腔隙中，如当归等。

（3）分泌道 由分泌细胞彼此分离形成的一个长柱形胞间隙腔道，周围的分泌细胞称为上皮细胞，其产生的分泌物储存于腔道内。根据贮存的分泌物不同，可分为树脂道，如人参等；油管，如小茴香等；黏液道，如椴树等。

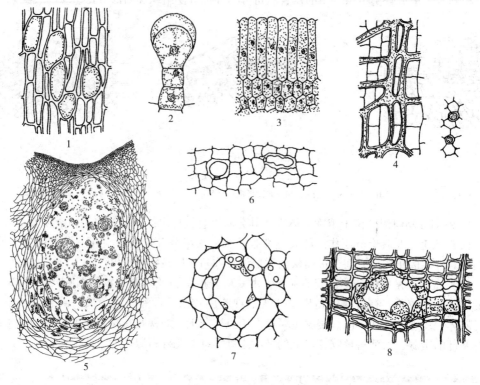

图 3 - 18　分泌组织

1. 油细胞　2. 腺毛　3. 蜜腺　4. 有节乳汁管　5. 溶生式分泌腔　6. 间隙腺毛　7. 油室　8. 树脂道

（4）乳汁管　由一个或多个能分泌乳汁的长管状细胞构成，具有贮藏和运输营养物质的功能。乳汁管细胞是活细胞，通常细胞核多数，细胞质稀薄，分泌的乳汁储存于细胞中。根据乳汁管的结构和发育可以分为有节乳汁管和无节乳汁管两类，有节乳汁管由许多管状细胞发育连接而成，如菊科、桔梗科、罂粟科等植物的乳汁管；无节乳汁管由一个细胞构成，又称为乳汁细胞，如夹竹桃科、桑科、大戟科等一些植物的乳汁管。

乳汁管分泌的乳汁一般为白色，也有黄色或橙色的。乳汁成分复杂，主要为糖类、蛋白质、橡胶、生物碱、苷类、酶、鞣质等物质，如番木瓜乳汁中含有蛋白酶；罂粟乳汁中含有止痛的生物碱等。

（五）机械组织

机械组织细胞一般为多角形、细长形或类圆形，细胞壁局部或全面增厚，有支持植物体或增加其巩固性及承受机械压力的作用。根据细胞壁增厚部位和程度不同，机械组织分为厚角组织和厚壁组织两类。

1. 厚角组织　常分布于幼嫩器官，如幼茎、花梗和叶柄中，在表皮下呈环状或束状分布，在许多茎的棱角处特别发达，如芹菜、益母草等植物。厚角组织的细胞是生活细胞，多含有叶绿体，能进行光合作用。在横切面上，细胞一般多角形，细胞壁呈不均匀增厚，常在角隅处增厚，故称厚角组织（图 3 - 19）。厚角组织可分为真厚角组织、板状厚角组织、腔隙厚角组织，但也有的在切向壁或靠近胞间隙处加厚的。细胞壁的主要成分是由纤维素和果胶质组成，不含木质素。厚角组织较柔韧，具有一定的坚韧性，同时又有一定的可塑性和延伸性，既可以支持器官直立，也可以适应器官的迅速生长。

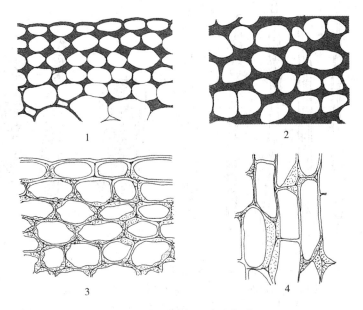

图 3 – 19　厚角组织的类型
1. 真厚角组织（大丽花茎）　2. 板状厚角组织（接骨木茎）
3. 腔隙厚角组织（横切面）　4. 腔隙厚角组织（纵切面）

2. 厚壁组织　细胞壁全面增厚，壁上常有层纹和纹孔，细胞腔较小，细胞壁不同程度木质化成为死细胞。根据细胞形态不同，厚壁组织可分为纤维和石细胞。

（1）纤维　一般为两端尖细的长梭形细胞，细胞壁为纤维素或木质化增厚，细胞腔小甚至没有，细胞质和细胞核消失，多为死细胞。纤维通常成束，每个纤维细胞的尖端彼此紧密嵌插，增强了坚固性。

根据纤维存在部位的不同，可分为韧皮纤维和木纤维。分布在韧皮部的纤维称为韧皮纤维，这种纤维一般纹孔及细胞腔较显著，细胞壁增厚的成分主要是纤维素，因此韧性大、拉力强，如亚麻、苎麻等植物的韧皮纤维很发达。分布于木质部的纤维称为木纤维，木纤维细胞壁极度木质化增厚，细胞腔较小，如一般树木的木部纤维。木纤维硬度大，有较强的支撑能力，但弹性小，易折断。

此外，有的纤维细胞腔内有横膈膜，称为分隔纤维；有的纤维聚集成束，纤维束外周包围着草酸钙方晶，称为晶鞘纤维或晶纤维，如甘草、黄柏等；有的纤维束外层密嵌细小的草酸钙方晶或砂晶，称为嵌晶纤维，如麻黄等（图 3 – 20）。

（2）石细胞　广泛分布于植物体内，其细胞壁明显增厚，木质化，细胞腔小，是死细胞，有较强的支撑作用。石细胞的形态多样，呈等径方形、椭圆形、类方形、不规则形、分枝状等形状，常见于茎、叶果实和种子中，可单独存在或成群分布于薄壁组织中，或断续成环。例如梨果肉中的石细胞、核桃内果皮的石细胞、五味子种皮的石细胞等（图 3 – 21）。

石细胞的形状变化较多，如厚朴中的分枝状石细胞、黄柏中不规则石细胞，杏仁中的贝壳状石细胞等。此外，还有一些特殊的石细胞，如虎杖根及根茎中的分隔石细胞，这种石细胞腔内有横膈膜；南五味子根皮中的嵌晶石细胞，这种细胞外壁嵌有非常小的草酸钙晶体；侧柏种子中有含晶石细胞，此种石细胞腔内有草酸钙方晶。

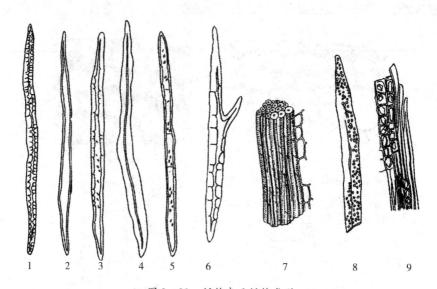

图 3 – 20　纤维束及纤维类型

1 ~ 6. 纤维　1. 五加皮　2. 苦木　3. 关木通　4. 肉桂　5. 分隔纤维（姜）

6. 分枝纤维（东北铁线莲）　7. 纤维素　8. 嵌晶纤维（南五味子根）　9. 晶纤维（甘草）

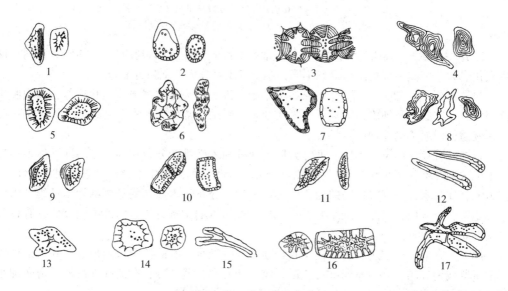

图 3 – 21　石细胞的类型

1. 土茯苓石细胞　2. 苦杏仁石细胞　3. 梨（果肉）石细胞　4. 黄柏石细胞　5. 五味子石细胞　6. 川楝石细胞

7. 川乌石细胞　8. 厚朴石细胞　9. 梅（果实）石细胞　10. 麦冬石细胞　11. 泰国大风子石细胞

12. 山桃（种子）石细胞　13. 嵌晶石细胞（南五味子）　14. 含晶石细胞（侧柏种子）

15. 分枝状石细胞（茶）　16. 栀子石细胞（种皮）　17. 分隔石细胞（虎杖）

（六）输导组织

输导组织是植物体内运输水分、无机盐和营养物质的细胞群，输导组织的细胞一般呈长管状，上下连接贯穿于整个植物体。根据内部构造和运输物质的不同，输导组织分为两类，一类是木质部中的导管与管胞，主要是自下而上输送水分和无机盐；另一类是韧皮部中的筛管、伴胞和筛胞，主要是自上而下输送有机营养物质。

1. 管胞和导管

（1）管胞　绝大多数蕨类植物和裸子植物的输导组织，兼有支持作用。有些被子植物或被子植物的某些器官，如叶柄、叶脉中也有管胞，但数量少，不是主要的输导组织。管胞狭长形，直径小，两端偏斜，壁端不穿孔，管胞次生增厚的细胞壁木质化，形成环纹、螺纹、梯纹、孔纹等类型的纹理（图3-22）。管胞的疏导能力是通过相邻管胞侧壁上的纹孔来实现的，因此疏导能力弱，是一类较原始的输导组织。

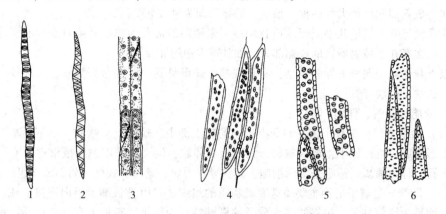

图3-22　管胞类型和药材粉末中的管胞
1. 环纹管胞　2. 螺纹管胞　3. 孔纹管胞　4. 关木通管胞　5. 白芍管胞　6. 麦冬管胞

（2）导管　被子植物最主要的输导组织，少数裸子植物（如麻黄）也有导管。由多数端壁具穿孔的管状死细胞纵向连接而成，每个管状细胞称为导管分子。导管分子的上下两端相连接的横壁溶解、消失、贯通，形成大的穿孔，因此输导能力强。导管分子也可通过侧壁未增厚的部分与相邻细胞进行横向输送水分和无机盐。导管在形成过程中，其木质化的次生壁不均匀增厚而形成各种各样的纹理，根据纹理或纹孔的不同可分为以下五种类型（图3-23）。

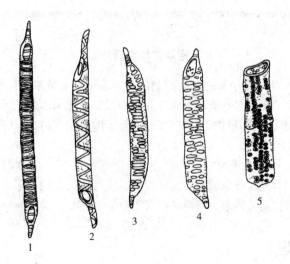

图3-23　导管类型
1. 环纹导管　2. 螺纹导管　3. 梯纹导管　4. 网纹导管　5. 孔纹导管

①环纹导管　木质化增厚的纹理呈环状，增厚的环纹之间仍有薄的初生壁，有利于导

管继续生长。环纹导管直径较小，常见于幼嫩器官，如南瓜、玉米等的幼茎中。

②螺纹导管　木质化增厚的纹孔呈一条或数条螺旋状带，导管直径也较小，同环纹导管一样，螺纹导管也不妨碍导管生长，常见于植物幼嫩器官中。

③梯纹导管　木质化增厚部分与未增厚部分间隔，略呈梯形，导管分化程度较高，多存在于成熟器官，如在葡萄茎、常山根中的梯纹导管。

④网纹导管　木质化增厚的纹理交织成网状，网孔为未增厚的细胞壁，导管直径较大，多存在于成熟器官，如大黄的根及根茎中的导管即为网纹导管。

⑤孔纹导管　管壁几乎全面木质化增厚，未增厚的部分为单纹孔或具缘纹孔，导管直径较大，多存在于植物器官的成熟部分，如甘草根中的导管。

以上只是其中典型的导管类型，实际观察中还可见到一些混合型导管，如环纹－螺纹导管、梯纹－网纹导管等。

2. 筛胞和筛管、伴胞

（1）筛胞　存在于裸子植物和蕨类植物的韧皮部中，输送有机物质。筛胞是单个存在的狭长形细胞，直径较小，壁端偏斜，无筛板和伴胞，但是在筛胞侧壁或端壁上有一些凹入的小孔，称为筛域。筛胞是生活细胞，其输导能力弱，是一种较为原始的输导组织。

（2）筛管　是被子植物主要输送有机物质的组织。它由管状细胞纵向连接而成，每个管状细胞称为筛管分子。相邻的筛管分子的横壁特化为筛板，筛板上有许多小孔，称为筛孔，筛孔集中分布的区域为筛域，筛管分子通过两端筛孔里的原生质丝相互联系。

筛管分子一般只能生活1～2年，所以老的筛管会不断被新的筛管取代，老的筛管成为颓废组织。但是多年生单子叶植物的筛管可以保持长期的输导能力。

（3）伴胞　和筛管是由同一母细胞纵裂而来。伴胞细长梭形，细胞质浓，细胞核大，常存在于被子植物筛管旁边。伴胞与筛管相邻的细胞壁上有许多纹孔，通过胞间连丝相互联系。伴胞是被子植物所特有，裸子植物和蕨类植物没有伴胞。伴胞与筛板一起成为识别筛管分子的特征。

拓展阅读

侵填体与胼胝体

1. 侵填体　与导管相邻的薄壁细胞通过导管壁上未增厚的部分（纹孔）连同其内含物如鞣质、树脂等物质侵入到导管腔内形成了侵填体。尽管侵填体的产生使导管内的液流降低，但对病菌侵害起到了一定的防护作用。具有侵填体的木材较耐水湿。

2. 胼胝体　一些温带树木在冬季来临时临时形成胼胝体，是在筛板部位形成了一些黏稠的碳水化合物（胼胝质）堵塞了筛管，使筛网失去运输能力。到第二年春天，堵塞筛板的物质被溶解，筛管又可恢复输导能力。

二、维管束及其类型

（一）维管束的组成

维管束是维管植物（蕨类植物、裸子植物和被子植物）内部的输导系统，呈束状贯穿于整个植物体内，同时还起着支持作用。维管束主要由韧皮部和木质部组成。蕨类植物和裸子植物的木质部主要由管胞和木纤维、木薄壁细胞组成，韧皮部主要由筛胞和韧皮薄壁细胞组成；被子植物的木质部主要由导管、管胞、木纤维、木薄壁细胞组成，韧皮部主要由筛管、伴胞、韧皮薄壁细胞和韧皮纤维组成。

裸子植物与双子叶植物的木质部和韧皮部之间有形成层存在，植物能不断地增粗生长，这种维管束称为无限维管束或开放性维管束；蕨类植物和单子叶植物无形成层存在，维管束被称为有限维管束或闭锁性维管束。

（二）维管束的类型

根据维管束韧皮部与木质部的排列方式不同，将维管束分为五种类型（图 3 - 24、图 3 - 25）。

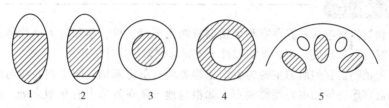

图 3 - 24　维管束类型图解
1. 外韧型维管束　2. 双韧型维管束　3. 周韧型维管束　4. 周木型维管束　5. 辐射型维管束

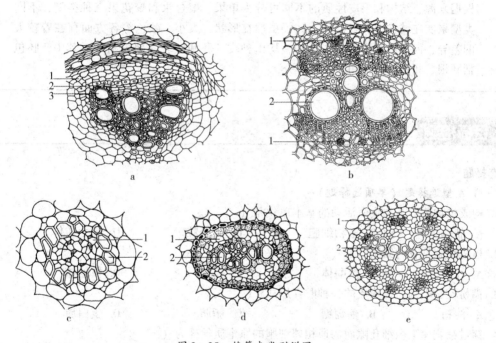

图 3 - 25　维管束类型详图
a. 外韧型维管束（马兜铃）　b. 双韧型维管束（南瓜茎）　c. 周木型维管束（菖蒲根茎）
d. 周韧型维管束（真蕨根茎）　e. 辐射型维管束（毛茛的根）
1. 韧皮部　2. 形成层　3. 木质部

1. 外韧型维管束　韧皮部位于外侧，木质部位于内侧的维管束。若中间有形成层，维管束可逐年增粗，称为无限外韧型维管束，如裸子植物和双子叶植物茎中的维管束；若木质部与韧皮部中间无形成层，植物不能增粗生长，称为有限外韧型维管束，如大多数单子叶植物茎的维管束。

2. 双韧型维管束　木质部的内外两侧都有韧皮部，外侧形成层明显。常见于夹竹桃科、葫芦科、旋花科、桃金娘科等植物茎中的维管束。

3. 周韧型维管束 木质部位于中央，韧皮部围绕在木质部周围。常见于禾本科、蓼科、百合科、棕榈科及蕨类某些植物的微管束。

4. 周木型维管束 韧皮部位于中央，木质部周围在韧皮部周围。常见于少数单子叶植物的根茎，如莎草科、鸢尾科、百合科、天南星科等植物的维管束。

5. 辐射型维管束 韧皮部与木质部相间排列呈辐射状，仅见于被子植物根的初生构造中。

📊 重点小结

植物的器官包括营养器官和繁殖器官两大类型，根、茎和叶为植物体的生长提供所需的营养物质，花、果实和种子主要起到繁衍后代的作用。

学习植物器官的形态主要为鉴定植物类药材奠定基础，同学们在学习时需抓住植物器官形态特征主要观察要点。如根与地下茎在外形上有相似之处，两者的区分注意节与节间、芽等特征；叶的形态可以从叶形、叶缘、叶尖、叶基、叶脉等方面观察；雄蕊群、雌蕊群具有遗传特征，其形态结构较稳定；果实类型多样，根据来源、结构和果皮性质的不同可分为单果、聚合果和聚花果三种类型，不同类型果实在结构上会有差异；种子虽然在形状、大小、颜色等各方面存在着较大的差异，但基本结构都是一致的，均由种皮、胚和胚乳三部分组成，其中，胚包括胚根、胚轴、胚芽和子叶四部分。

📋 目标检测

选择题

（一）A 型选择题（单项选择题）

1. 构成植物体形态和生命活动的基本单位是（   ）。
   A. 晶体　　　　　B. 植物细胞　　　　　C. 淀粉粒　　　　　D. 原生质体

2. 植物细胞特有的细胞器是（   ）。
   A. 线粒体　　　　B. 溶酶体　　　　　　C. 质体　　　　　　D. 核糖体

3. 糊粉粒是下列何种物质的一种贮存形式？（   ）
   A. 淀粉　　　　　B. 葡萄糖　　　　　　C. 脂肪　　　　　　D. 蛋白质

4. 穿过细胞壁上微细孔隙而沟通相邻细胞的原生质丝称为（   ）。
   A. 细胞质丝　　　B. 染色体丝　　　　　C. 纺锤丝　　　　　D. 胞间连丝

5. 细胞壁内填充和附加木质素，可使细胞壁的硬度及其机械力增加。这种细胞壁特化的类型称为（   ）。
   A. 木栓化　　　　B. 角质化　　　　　　C. 木质化　　　　　D. 矿质化

6. 可以转化为分生组织的是（   ）。
   A. 吸收薄壁组织　B. 同化薄壁组织　　　C. 贮藏薄壁组织　　D. 基本薄壁组织

7. 以下为保护组织的是（   ）。
   A. 腺毛　　　　　B. 导管　　　　　　　C. 蜜腺　　　　　　D. 管胞

8. 以下哪种不属于分泌组织？（   ）

A. 分泌细胞　　　　B. 分泌腔　　　　　C. 分泌道　　　　D. 纤维

9. 不等式气孔周围副卫细胞为 （　　）。

A. 2 个　　　　　B. 2 ~ 3 个　　　　　C. 3 ~ 4 个　　　　D. 3 ~ 5 个

10. 厚角组织细胞多直接位于植物体幼嫩器官的 （　　）。

A. 表皮下方　　　B. 周皮中　　　　　C. 皮层内　　　　D. 维管束内

（二）X 型选择题（多项选择题）

1. 属于细胞后含物的有 （　　）。

A. 淀粉　　　B. 蛋白质　　　C. 草酸钙晶体　　　D. 激素　　　　E. 菊糖

2. 植物细胞特有的结构是 （　　）。

A. 细胞核　　　B. 质体　　　C. 细胞壁　　　D. 液泡　　　E. 细胞后含物

3. 原生质体包括 （　　）。

A. 细胞壁　　　B. 后含物　　　C. 细胞质　　　D. 细胞核　　　E. 细胞器

4. 细胞壁特化后，遇苏丹 Ⅲ 试剂显红色或橘红色的有 （　　）。

A. 木质化　　　B. 木栓化　　　C. 黏液质化　　　D. 角质化　　　E. 矿质化

5. 周皮的组成包括 （　　）。

A. 表皮层　　　B. 皮层　　　C. 木栓层　　　D. 木栓形成层　　E. 栓内层

（武　佳）

项目四

药用植物分类

学习目标

知识要求　**1. 掌握**　植物分类等级、命名方法和分类系统。
　　　　　　　2. 熟悉　低等植物、高等植物的主要特征。
　　　　　　　3. 了解　被子植物分类检索表。

技能要求　1. 学会利用植物的形态特征对植物进行分类鉴别。
　　　　　　　2. 学会查阅被子植物分类检索表。

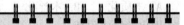

案例导入

案例：某高校因教学需要，向某药材批发公司购买了一批半夏。买回后发现此半夏实乃水半夏。虽然两者仅一字之差，原植物也都来自于天南星科，但来源品种并不相同，不能代替使用。

讨论：1. 半夏和水半夏的来源品种有何不同?
　　　　　2. 植物是如何进行分类的?

　　植物分类学是研究整个植物界不同类群的起源、亲缘关系、进化发展规律以及对植物进行具体分类的科学。掌握了植物分类的知识和方法，在准确鉴定天然药物的原植物，寻找天然药物的新资源，保证天然药物的研究、生产和用药安全等方面有着重要意义。

任务一　植物分类等级与命名法

一、植物分类等级

　　植物分类等级又称植物分类单位，是用来表示植物间类似的程度、亲缘关系远近的系统。植物分类等级由大到小主要有：界、门、纲、目、科、属、种。亲缘关系相近的种组合为一个属，亲缘关系相近的属组合为一个科，以此类推，分别组合为目、纲、门、界。在各等级单位之间，有时因范围过大包含种类过多，不能完全包括植物的特征或系统关系，可在各单位下增设亚级单位，如亚门、亚纲、亚属等。

　　种是植物分类的基本单位，是指具有一定形态特征和生理特性，并具有一定的自然分布区的植物类群。同种植物的各个个体，起源于共同的祖先，形态特征极相似，彼此能进行自然交配，产生能育的后代。不同植物种群间存在生殖隔离。种内可根据个体间的差异分为亚种、变种、变型等。种是分类上的最小单位。

　　现以黄连为例，表明它在植物界的分类等级。

界　植物界 Regnum　Vegetabile

门　被子植物门 Angiospermae

纲　双子叶植物 Dicotyledoneae

亚纲　离瓣花亚纲　Choripetalae

目　毛茛目 Ranales

科　毛茛科　Ranunculaceae

属　黄连属　*Coptis*

种　黄连　*Coptis chinensis* Franch

二、植物命名法

植物种类繁多，且由于各国各民族的语言和文字不同，同一种植物，在不同国家、不同地区或不同民族往往有不同的名称，造成了同物异名现象；与此相反，也有同名异物现象。这些现象常常给科学研究和交流带来障碍。因此，有必要给每一种植物赋予一个全世界植物学家们统一使用的科学名称，即学名。

学名是用拉丁文来命名的。国际通用的学名，基本采用瑞典植物学家林奈 1753 年所倡导的"双名法"，如果采用其他文字的语音，必须使之拉丁化。即每种植物的名称由两个拉丁词组成，第一个词为该植物所隶属的"属"名，第二个词是"种加词"，属名和种加词均为斜体。学名后还需附命名人的姓名或其缩写。例如：

(1) 荔枝 *Litchi*　　*chinensis*　　　　Sonn

　　　　（属名）　（中国的 种加词）　（命名人姓名缩写）

(2) 桑 *Morus*　　　*alba*　　　　　L.

　　　（桑属）　（白色的 种加词）　（林奈 命名人缩写）

属名是学名的主体，必须是名词，用单数第一格，第一个字母大写，如 *Panax*（人参属），*Lonicera*（忍冬属）。种加词通常使用形容词，其性、数、格应与它所形容的属名一致；有的是名词，用第二格。种加词有一定的含义，如 *chinensis*（中国的）、*alba*（白色的）、*grandiflorum*（大花的）、*centralis*（中心的）等。命名人姓名缩写第一个字母必须大写；命名人是两人时，则在两人名字之间加 et（意为"和"），如紫草 *Lithospermum erythro-rhizon* Sieb. et Zucc.；如果某植物是由一个人命名，而由其他人代发表，双方名字则用前置词 ex（意为"从"、"自"）连接，代发表人的名字放在后面，如竹叶柴胡 *Bupleurum marginatum* Wall. ex DC.。

种以下的分类单位，通常使用缩写，加在种的学名后，如亚种（subspecies）、变种（varietas）或变型（forma）分别缩写为 ssp.（subsp.）、var. 或 f.，其后再加上亚种加词、变种加词或变型加词及命名人。例如：

(1) 山里红 *Crataegus pinnatifida* Bge. var.　　　　*major*　　　N. E. Br.

　　　　　　　　　　　　　　　变种缩写　变种加词　变种命名人

(2) 紫花地丁 *Viola philippica* Cav. ssp.　　　*munda*　　　W. Beck.

　　　　　　　　　　　　　　亚种缩写　亚种加词　亚种命名人

(3) 重齿毛当归 *Angelica pubescens* Maxin. f.　　　　*biserrata*　　Shan et Yuan

　　　　　　　　　　　　　　　变型缩写　变型加词　变型命名人

任务二 植物分类系统

一、概述

现已知道,自然界的植物约有50万种。它们种类繁多,形态、结构、生活习性等方面各异。我们要认识、利用和改造它们,就必须对它们进行分类,并建立相应的分类系统。植物分类系统有人为分类系统和自然分类系统。

人为分类系统仅就形态、习性、用途上的不同进行分类,往往用一个或少数几个性状作为分类依据,而不考虑亲缘关系和演化关系。如明代李时珍(1518~1593)《本草纲目》中将植物分为草部、木部、谷菽部、果部、蔬菜部等;瑞典的林奈根据雄蕊的有无、数目及着生情况将植物分为24纲,其中1~23纲为显花植物(如一雄蕊纲,二雄蕊纲等)、第24纲为隐花植物。自然分类系统则力求客观地反映植物界的亲缘关系和演化的发展历程。19世纪以来,许多植物分类工作者为建立一个"自然"的分类系统做出了巨大的努力。但由于有关被子植物起源、演化的知识特别是化石证据不足,直到现在还没有一个比较完善的分类系统。目前世界上运用比较广泛的仍是恩格勒系统和哈钦松系统。本书被子植物分类部分采用修订的恩格勒系统,归纳如下:

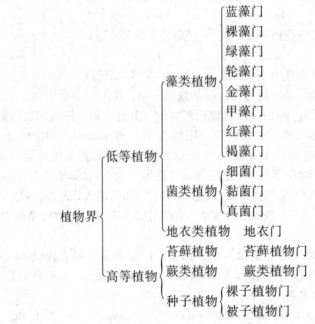

此外,藻类、菌类、地衣类、苔藓类和蕨类植物都用孢子进行繁殖,所以叫孢子植物;由于它们不开花、不结果,故又称隐花植物。而种子植物开花结果,用种子繁殖,所以叫种子植物,或显花植物。种子植物是植物界最高等的类群。所有的种子植物都有两个基本特征:①体内有维管组织——韧皮部和木质部;②能产生种子并用种子繁殖。种子植物可分为裸子植物门和被子植物门。

二、裸子植物门的形态特征

裸子植物门是一群介于蕨类植物和被子植物之间的高等植物,一般分为苏铁纲、银杏纲、松柏纲、买麻藤纲。它们既是最进化的颈卵器植物,又是较原始的种子植物。因其种子外面没有果皮包被，是裸露的，故称为裸子植物，其特征如下。

1. 孢子体（植物体）发达 多数种类为常绿乔木，有长枝和短枝之分；维管系统发达，无限外韧维管束环状排列，有形成层和次生结构。木质部中只有管胞而无导管和纤维（麻黄科、买麻藤科植物除外）。韧皮部中有筛胞而无筛管和伴胞。叶针形、条形、披针形、鳞形，极少数呈带状；叶表面有较厚的角质层，气孔呈带状分布。

2. 配子体退化 配子体寄生在孢子体上，不能独立生活。成熟的雄配子体（花粉粒）具有4个细胞，包括1个生殖细胞、1个管细胞和2个退化的原叶细胞。雌配子体是由胚囊及胚乳组成，多数种类仍有颈卵器结构，但简化成含1个卵的2~4个细胞。

3. 胚珠和种子裸露 裸子植物的雌、雄性生殖结构（大、小孢子叶）分别聚生成单性的大、小孢子叶球，同株或异株；大孢子叶平展而不包卷成子房，腹面着生裸露的倒生胚珠，形成裸露的种子。小孢子叶背部丛生小孢子囊，孢子囊中的小孢子或花粉粒单沟型、有气囊，可发育成雄配子体，产生花粉管，将精子送到卵，摆脱了水对受精作用的限制，更适应陆地生活。

4. 常具多胚现象 多胚现象的产生有两个途径：一是简单多胚现象，由一个雌配子体上的几个颈卵器同时受精，形成多胚；另一是裂生多胚现象，仅一个卵受精，但在发育过程中，原胚分裂成几个胚。

拓展阅读
最古老的裸子植物——银杏

银杏为第四纪冰川运动后遗留下来的孑遗稀有树种，系我国特产，仅浙江天目山有野生状态的树木，是裸子植物中最古老的孑遗植物。现存活在世的银杏稀少而分散，上百岁的老树已不多见，和它同纲的所有其他植物皆已灭绝，所以银杏又有活化石的美称。变种及品种有：黄叶银杏、塔状银杏、裂叶银杏、垂枝银杏、斑叶银杏等26种。

银杏树的果实俗称白果，因此银杏又名白果树。清代张璐璐的《本经逢源》中载白果有降痰、清毒、杀虫之功能，可治疗"疮疥疽瘤，乳痈溃烂，牙齿虫龋，小儿腹泻，赤白带下，慢性淋浊，遗精遗尿等症。"现代研究表明，银杏叶中以黄酮为主的有效成分，具有保护毛细血管通透性、扩张冠状动脉、恢复动脉血管弹性、营养脑细胞及其他器官的作用，而且还有使动脉、末梢血管、毛细血管中的血质与胆固醇维持正常水平的奇特功效。

银杏树生长较慢，寿命极长，自然条件下从栽种到结果要20多年，40年后才能大量结果。因此又有人把它称作"公孙树"，有"公种而孙得食"的含义，是树中的老寿星。具有观赏、经济、药用价值。

三、被子植物门的形态特征

被子植物是目前植物界最高级、最繁盛和分布最广的一个植物类群，在地球上占着绝对优势。现知被子植物共有1万多属，约25万种，占植物界种数一半以上。我国被子植物已知有2700多属，约3万种，其中特有属多达100个以上。被子植物能有如此多的种类，有极其广泛的适应性，这与它的结构复杂化和完善化、生殖方式高效化和多样化有关。与裸子植物相比较，被子植物主要具有以下五方面的进化特征。

1. 有真正的花　被子植物最显著的特征是具有真正的花。许多被子植物具有鲜艳的花朵和芬芳的气味，可吸引昆虫和鸟类，实现异花授粉。

2. 胚珠包藏在子房内　胚珠包藏在子房内，可以得到良好的保护。子房在受精后发育形成果实。果实有利于种子的发育、传播和保护其免遭伤害。

3. 有双受精现象　通过双受精作用，受精卵发育成胚（2n），融合了双亲的遗传特性；受精极核发育成胚乳（3n），更加丰富、稳定和增强了子代的遗传优势。这与裸子植物的胚乳直接由雌配子体（n）发育而来不同，被子植物的幼胚以3n染色体的胚乳为营养，使胚更富于生命力和更强的适应外界环境的能力，更利于种族的繁茂。

4. 孢子体高度发达和多样化　在形态、结构和生活方式等方面，被子植物比其他各类植物更完善和多样化；在解剖构造上，被子植物的输导组织更为完善，木质部中有导管和木纤维，韧皮部有筛管和韧皮纤维，使得体内物质运输更为畅通，机械支持和适应能力大为加强。

5. 配子体进一步简化　雌、雄配子体极简化，寄生在孢子体上，无独立生活能力，结构比裸子植物更简化。雄配子体为2个或3个细胞的成熟花粉粒；雌配子体为成熟的胚囊，颈卵器退化为卵器，仅由1个卵细胞和2个助细胞组成。

四、植物分类检索表

植物分类检索表是鉴别植物不可缺少的工具。它是根据二歧分类法的原理，以对比的方式编制而成的区分植物种类的表格。编制时抓住各种植物关键特征的相同点与不同点，将特征相同的归在一项下，特征不同的归在另一项下。在同一项下，又根据其不同点再次分开，如此下去，直到一定的分类等级。门、纲、目、科、属、种等分类等级都有检索表，其中最常用的是分科、分属、分种三种检索表，某些植物种类较多的科，在科以下还有分亚科和分族检索表，如菊科、兰科等。

检索表的编排形式有定距式、平行式和连续平行式三种。定距式检索表将每一对相互区别的特征分开编排在一定的距离处，标以相同的项号，每低一项号退后一字排列。平行式检索表将每一对相互区别的特征编以同样的项号，并紧紧并列，项号虽变化但不退格，项末注明应查的项号或查到的分类等级。连续平行式将一对互相区别的特征用两个不同的项号表示，其中后一项号加括号，以表示它们是相对应的项目。

应用检索表时，首先要全面观察标本，将所有要鉴定的植物各部形态特征，特别是对花的组成和结构进行认真仔细地观察，然后用分门、分纲、分目、分科、分属、分种依次顺序进行检索，查出所属的科、属、种。参考植物志、植物手册等工具书，进一步核对已查到的植物相关信息，达到正确鉴定的目的。若反复鉴定仍不能得到正确结论，其标本应送请有关专家鉴定。

师生互动

采集当地常见植物，组织学生查阅被子植物分科检索表，检索出植物所在分类等级。

重点小结

植物分类等级又称植物分类单位，由大到小主要有：界、门、纲、目、科、属、种。在各等级单位之间，可增设亚级单位。种是植物分类的基本单位，变型是分类上的最小单位。

植物的国际通用学名是用拉丁文来命名的，其命名方式采用"双名法"。即每种植物的名称由两个拉丁词组成，第一个词为"属"名，第二个词是"种加词"，属名和种加词均为斜体。学名后还须附命名人的姓名或其缩写。

植物的分类系统，目前运用比较广泛的是恩格勒系统和哈钦松系统。本书将植物分为 16 个门，其中藻类 8 个门、菌类 3 个门、地衣植物门为低等植物，苔藓植物门、蕨类植物门、裸子植物门和被子植物门为高等植物。低等植物繁殖不形成胚，又称无胚植物，高等植物繁殖形成胚，又称有胚植物。裸子植物门因其大孢子叶平展而不包卷成子房，腹面着生裸露的倒生胚珠，形成裸露的种子，故称为裸子植物。而被子植物门胚珠包藏在子房内，发育后形成果实，有真正的花等，因此是目前植物界最高级、最繁盛的类群。

目标检测

一、选择题

A 型题（单项选择题）

1. 掌叶大黄的拉丁学名为（　　）。

   A. *Rheum tanguticum*　　B. *Rheum officinale*　　C. *Rheum palmatum*　　D. *Rheum* species

2. 裸子植物常具有（　　）。

   A. 羽状网脉　　　　B. 掌状网脉　　　　C. 平行脉　　　　D. 叉状脉

3. 蕨类植物属于（　　）。

   A. 高等植物　　　　B. 低等植物　　　　C. 裸子植物　　　　D. 单子叶植物

4. 裸子植物的配子体（　　）在孢子体上。

   A. 腐生　　　　　　B. 寄生　　　　　　C. 共生　　　　　　D. 借生

5. 关于地衣类植物说法正确的是（　　）。

   A. 高等植物　　　　B. 显花植物　　　　C. 孢子植物　　　　D. 颈卵器植物

6. 关于裸子植物说法正确的是（　　）。

   A. 孢子体寄生在配子体上　　　　　　B. 雄蕊为萌发的花粉粒

   C. 胚珠裸露在大孢子叶边缘　　　　　D. 胚珠即大孢子叶

二、填空题

1. 植物的学名采用的是瑞典植物学家林奈所倡导的_____法，即每种植物的名称由两个_____组成，第一个词为该植物_____名，第二个词是_____，学名后还须附命名人的姓名或其缩写。

2. 孢子植物又称_____，包括_____、_____、_____、_____和_____植物；而种子植物开花结果，用种子繁殖，所以叫种子植物，或_____。

3. 植物分类检索表的编排形式有_____、_____和_____三种。_____
   将每一对相互区别的特征分开编排在一定的距离处，标以相同的项号，每低一项号退后
   一字排列。

三、简答题

1. 本书所采用的植物分类系统中，高等植物和低等植物分别是指哪些类群的植物？孢子植
   物和种子植物又分别指的是哪些类群的植物？
2. 裸子植物和被子植物主要有哪些区别？

（詹爱萍）

天然药物的采收、加工与贮藏

知识要求　**1. 掌握**　天然药物的采收原则、产地加工及贮藏保管方法。

　　　　　2. 熟悉　贮藏中的变异现象和造成变异的自然因素。

　　　　　3. 了解　天然药物的贮藏保管的注意事项。

技能要求　1. 根据药物的性质进行药材的产地加工。

　　　　　2. 学会根据药物的性质、自然因素等情况选用对应的贮藏保管方法；能对出现的变异现象找出原因并提出整改措施。

任务一　天然药物的采收与加工

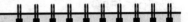

案例导入

案例：小周高中毕业后回乡种了 2000m² 金银花药材，转眼到了开花季节，小周让花开了后采下，在烈日下暴晒干后送到当地药材收购站，质检员看了后认为该金银花已全部开花，且呈黄色，不符合要求，拒收该批药材。

讨论：1. 金银花的药用部位是什么？应在什么时候采摘？

　　　2. 如何干燥金银花？

一、天然药物的采收

天然药物的质量与采收的时间和方法有着密切的关系，在兼顾产量的基础上，首先要确保药物的质量，其次注意保护药物的可持续性生产。药用动物、植物在生长发育的不同阶段，其药用部分的有效成分的含量各不相同，药物的疗效和毒副作用可能存在很大差异，所以药物采收的一般原则为：在药用部分的有效成分含量最高的季节采收。正如《千金翼方》中所说："不依时采取，与朽木无殊，虚费人工，卒无裨益。"，强调了适时采收药物的重要性。

（一）植物药的采收

1. 全草类　以全草入药的植物，多在枝叶茂盛、花开初期或花前期采收。此时植物最为旺盛，茎叶中的有效成分一般含量最高。不用根者，则从根以上割取地上部分，如益母草、荆芥、薄荷、紫苏等。如需连根入药的则连根拔起，如车前草、金钱草、地丁、小蓟等。个别品种需在幼苗时采收，如茵陈蒿。

2. 叶类　通常在花蕾将放或盛开的时候采收，此时植物生长至极盛，叶中有效成分含量高，药力雄厚，性味完全，应及时采收，如枇杷叶、艾叶、大青叶、荷叶等。个别特定的药材例外，如桑叶则需在深秋经霜后才能采收，称之为"霜桑叶"或"冬桑叶"。

3. 花类 花类药材，一般在植物形成花蕾或刚开放时采收，此时花朵香气浓郁，质量最佳，如菊花、金银花、玫瑰花等。个别药物如红花则要在花冠由黄转为橙红色时采收。对于蒲黄之类的花粉类中药则需在花朵完全开放后采收。

4. 果实、种子类 大多数果实类中药都在果实成熟后采收，如瓜蒌、女贞子、山楂等。若以幼果入药的，如青皮、枳实、乌梅等要在果实未成熟时采收果皮或果实。以种子入药的，通常采收完全成熟的果实经过适当的加工后取其种子，如银杏、沙苑子、菟丝子等。有些种子成熟后容易脱落或果皮裂开的，如豆蔻、牵牛子、小茴香等，应在果实刚成熟时采收。

5. 根、根茎类 根及根茎类的采收素有"以二、八月为佳"说法，所以一般在秋末或初春时采收。秋末到初春时期，植物一般进入停止生长时期，有效成分多贮存于根及根茎中，此时采收后药物的质量和产量都较高，如天麻、葛根、大黄、苍术等，但个别药物，如半夏、延胡索等要在夏天采收。

6. 树皮、根皮类 通常在春、夏时节进行采收。此时，植物生长最为旺盛，同时树皮中贮存的营养物质最为丰富，故药材质量较佳；而且枝干内浆液充沛，易于剥落，如黄柏、厚朴、牡丹皮、地骨皮等。

拓展阅读

植物不同生长阶段所含的有效成分例析

现代药物化学研究认为，植物在不同的生长阶段所含有效成分会有不同，如西洋参根中所含的人参皂苷，在前 1~4 年中，递增的幅度较大，故宜在第 4 年后采集；人参总皂苷的含量，8 月份为最高；槐花在花蕾时芦丁含量最高；黄连中小檗碱含量以 7 月份含量最高；麻黄中生物碱的含量以秋季为最高；再如曼陀罗中生物碱的含量，叶子在早上最高，而根则在傍晚为最高。

（二）动物药的采收

动物药的采收必须依照动物生长活动的规律进行采收，一般不具有明显的规律性。一般藏在地下的小虫如土鳖虫、全蝎、地龙等，一般在夏末秋初时捕捉；桑螵蛸则应在 3 月中旬采收；蟾酥为蟾蜍耳后腺分泌物干燥而成，应在春秋两季蟾蜍多活动的时节采收；鹿茸应在清明后 45~50 天锯取头茬茸，此时鹿角尚未骨化，质量最好；金钱白花蛇则应在夏、秋季节，捕捉孵出 1~3 周的幼蛇；石决明、瓦楞子等贝壳类药材则应在夏季采收，此时钙质充足，质量最佳。

（三）矿物药的采收

矿物类药材不拘时间，全年皆可采收。

总之，天然药物的采收在依据前人总结的宝贵经验的基础上，依据动、植物生长的特点和现代对药物有效成分的研究，采收方法各不相同，但也有一定的规律可循。

二、天然药物的加工

（一）产地加工

天然药物采收后，除少数如鲜石斛、鲜生地、鲜芦根等鲜用外，大多数需进行产地加工，以促使干燥，符合商品规格，保证质量，便于包装、运输与贮藏。常用的加工方法如下。

1. 挑选、洗刷　将采收的药材除去杂质或非药用部分，如牛膝去芦头、须根；牡丹皮去木心；白芍、桔梗、山药刮去外皮；花类药材去枝梗等。同时还需洗刷除去泥沙，具有芳香气味的药材一般不用水淘洗，如薄荷、细辛、木香等，生地、紫草等洗则变质，也不可水洗。

2. 切　较大的根及根茎类、坚硬的藤木类和肉质的果实类药材大多趁鲜切成块、片，以利干燥，如大黄、土茯苓、乌药、鸡血藤、木瓜等。近年来产地趁鲜切片干燥的药材日益增多，使药材体积缩小，便于运输和炮制。但是对于某些具挥发性成分或有效成分容易氧化的药材，则不宜切成薄片干燥，否则会降低药材质量，如当归、川芎、常山等。

3. 蒸、煮、烫　有些富含浆汁、淀粉或糖分的药材，如百部、白及、北沙参、天门冬、黄精、玉竹等，用一般方法不易干燥，经蒸、煮或烫的处理则易干燥。某些花类药材如杭菊花，经蒸后可不散瓣；桑螵蛸、五倍子经蒸煮后能杀死虫卵。

4. 发汗　有些药材如厚朴、杜仲等，常需用微火烘至半干或微蒸、煮后，堆置起来发热，使其内部水分往外溢、改变颜色、变软、增加香气、减少刺激性、利于干燥。这种方法习称"发汗"。

（二）干燥

干燥的目的是为了及时除去新鲜药材中的大量水分，避免发霉、虫蛀及有效成分的分解，保证药材质量，利于贮藏。常用的干燥方法如下。

1. 晒干　利用阳光直接晒干，是一种最经济、简便的方法，多数药材均可用本法干燥。但需注意：含挥发油的药材如薄荷、当归等；外表色泽或所含有效成分受日晒易变色、变质的药材如黄连、红花、金银花等；在烈日下晒后易开裂的药材如郁金、厚朴等均不宜用本法干燥。

2. 烘干　利用人工加温的方法使药材干燥。一般以温度50℃~60℃为宜，此温度对一般药材的成分没多大的破坏作用，同时抑制了酶的活性。对含维生素C的多汁果实类药材可用70℃~90℃的温度以利快速干燥。对含挥发油或须保留酶的活性的药材，如薄荷、芥子等，不宜用烘干法。

3. 阴干　将药材放置或悬挂在通风干燥的地方，避免阳光直射，使水分在空气中自然蒸发而干燥。主要适用于含挥发性成分的花类、叶类及全草类药材，如薄荷、荆芥、紫苏叶、玫瑰花等。

某些天然药物不适用上述方法干燥，可在装有石灰的干燥容器中进行干燥，如麝香等。

拓展阅读

天然药物干燥新技术

（1）远红外干燥和微波干燥　红外线是波长为0.76~1000μm范围的电磁波，一般将25~500（或1000）μm区域的红外线称为远红外线。远红外干燥的原理是将电能转变为远红外线辐射出去，被干燥物体的分子吸收后，产生共振，导致物体发热，经过热扩散、蒸发现象或化学变化，最终达到干燥目的。

微波是指频率为300MHz~300GHz、波长1m~1mm的高频电磁波。微波干燥实际上是一种感应加热和介质加热，药材中的水和脂肪等能不同程度地吸收微波能量，并把它转变成热能。

远红外和微波干燥技术的优点是干燥速度快，加热均匀，且能杀灭微生物和虫卵。

（2）低温冷冻干燥利用低温冷冻干燥设备，在低温下使药材内部水分冻结，而后在低温减压条件下除去其中的水分，达到干燥目的。此法可保持药材新鲜时的固有颜色和形状，有效成分基本无损失，如冻干人参。

任务二 天然药物的贮藏与保管

案例导入

案例：张师傅去年因身体不适，按医生处方抓了一些中药，服用后病情很快好转，于是将没吃完的中药包好收藏起来。今年又出现了类似去年的病证，便将所剩中药饮片拿出，准备再用，但她发现一些中药颜色变深、变暗了，药味似乎也变淡了，有些还出现了类似"走油"的现象，但张师傅觉得饮片没生霉、没长虫，继续吃应该可以，扔掉浪费了。

讨论：出现变色、走油等现象的中药饮片还能继续应用吗？

一、贮藏中的变异现象

若饮片贮藏保管不当，会发生多种变异现象，从而影响饮片的质量，进而关系到临床用药的安全与有效。明确贮藏保管过程中可能发生的变异现象及其原因，对探讨和制定科学合理的贮藏方法有着十分重要的意义。

1. 虫蛀 虫蛀是指药材及其饮片被仓虫蛀蚀的现象。是药材饮片贮藏过程中最严重的变异现象之一。含淀粉、糖类、脂肪、蛋白质等成分的饮片最易被虫蛀，一般易在饮片重叠空隙处或裂痕处以及碎屑中发生。被虫蛀的药物虽然残留有被蛀蚀的部分，但因已受虫体及其排泄物的污染，且内部组织遭到破坏，重量减轻；另一方面由于害虫在生活过程中能分泌出水和热量，促使药物发热、发霉、变色、变味，致使药物失去部分或大部分有效成分，严重影响饮片的质量。如山药、白芷、薏苡仁、苦杏仁、桃仁、柏子仁、党参、当归、瓜蒌及蛇类等，含辛辣成分的药材，一般不易虫蛀，如丁香、吴茱萸、花椒等。

2. 发霉 发霉是指药物受潮后，在适宜的温度条件下造成霉菌的滋生的繁殖，其表面或内部布满菌丝的现象。中药贮存的最大问题，一是霉变，二是虫蛀，其中以霉变危害更大。饮片霉变时先出现许多白色毛状、线状、网状物或斑点，继而萌发黄色或绿色的菌丝，这些菌逐渐分泌一种酶，溶蚀药材组织，使很多有机物分解，不仅使药材腐烂变质，而且有效成分也会遭到破坏，以致不能药用。

3. 变色 是指药材颜色发生变异的现象。每种药材都有相对固定的色泽，是药材品质的重要标志之一，如果贮藏不当，则会引起药材色泽变异，以致变质。引起药材变色的原因：有些药材所含成分的结构中具有酚羟基，在酶的作用下，经过氧化、聚合作用，形成大分子的有色化合物，如含黄酮类、羟基蒽醌类、鞣质类的药材；有些药材含有糖及糖酸类分解产生糠醛或其他类似物，这些化合物有活泼的羟基能与一些含氮化合物缩合成棕色色素；有些药材所含蛋白质中的氨基酸可能与还原糖作用而生成大分子棕色物质。此外，生虫发霉、温度、湿度、日光、氧气和杀虫剂等也与变色有关。因此防止药材变色，常须干燥、避光、冷藏。如白芷、泽泻、天花粉、山药等；或由深变浅，如黄芪、黄柏等；或由鲜艳变黯淡，如金银花、菊花、红花、腊梅花等花类药物以及大青叶、荷叶、人参叶等叶类药物。

4. 气味散失 气味散失是指饮片受外界因素的影响，或贮存日久导致其固有气味变淡薄或散失的现象。也是饮片质量受到严重影响的标志。气味散失多发生于含挥发油类成分的饮片，如薄荷、荆芥、细辛、香薷、白芷、冰片等。由于贮存环境差，库内闷热，或贮存日久，芳香性成分渐渐挥发散失，致使有效成分在不同程度上减少。

5. 泛油 "泛油" 又称 "走油"，是指某些含油药材的油质泛于药材表面，也指药材变质后表面泛出油样物质。前者如柏子仁、桃仁、苦杏仁、郁李仁 (含脂肪油多)；后者如牛膝、党参、天冬、麦冬、枸杞子 (含糖质、黏液质多)。药材的泛油，除表明油质成分的损失外，也常与药材的变质相联系，防止泛油的方法是干燥、密封、冷藏和避光保存。

6. 风化 风化是指某些含结晶水的矿物类药物与干燥空气接触日久，导致逐渐脱水而成为粉末状态的现象。风化了的药物由于失去结晶水，成分结构发生了改变，其质量和药性也随之改变。易风化的药物有芒硝、硼砂等。

7. 潮解融化 潮解融化是指固体药物吸收潮湿空气中的水分，并在湿热气候影响下，其外部慢慢溶化成液体状态的现象，如芒硝、咸秋石、硇砂、青盐等。

8. 粘连 粘连是指某些熔点比较低的固体树脂类药物及胶类药物，受热或受潮后粘结成块的现象，如乳香、没药、阿魏、芦荟、儿茶、阿胶、鹿角胶、黄明胶等。

9. 挥发 挥发是指某些含挥发油的药物，因受空气和温度的影响及贮存日久，使挥发油散失，失去油润，产生干枯或破裂的现象，如肉桂、沉香、厚朴等。

10. 腐烂 腐烂是指某些鲜活药物因受温度和空气中的微生物影响，引起发热，使微生物繁殖和活动加快，导致药物酸败、腐臭的现象，如鲜生地黄、鲜生姜、鲜芦根、鲜石斛、鲜白茅根、鲜菖蒲等。

11. 自燃 自燃又称冲烧，是指质地轻薄松散的植物类药材，如红花、艾叶、甘松等，由于本身干燥不适度，或在包装码垛前吸潮，在紧实状态中细胞代谢产生的热量不能散发，当温度积聚到67℃以上时，热量便能从中心一下冲出垛外，轻者起烟，重者起火。另外，柏子仁也容易产生自燃现象。

二、造成变异的自然因素

中药饮片在贮藏的过程中会发生多种变异现象，究其原因，总的说来有两方面的因素：一是饮片本身的性质；二是自然因素，其中主要是自然因素。造成饮片质量变异的自然因素，主要归纳为以下几个方面。

1. 空气 空气中的氧和臭氧是氧化剂，对药物的变异起着重要的作用，能使某些药物中的挥发油、脂肪油、糖类等成分氧化、酸败、分解，引起 "泛油"；使花类药物变色，气味散失；也能氧化矿物类药物，如使灵磁石变为呆磁石。

药物经炮制加工制成饮片，改变了原材料的形状，饮片与空气的接触面积较原药材大；更容易发生泛油、虫蛀、霉变、变色等变异现象。因此，饮片一般不宜久贮，贮存时应包装存放，避免与空气接触。

2. 温度 一般来说，药物的成分在常温 (15℃～20℃) 条件下是比较稳定的。但随着温度的升高，则物理、化学和生物的变化均可加速。若温度过高，能促使药材的水分蒸发，其含水量和重量下降，同时加速氧化、水解等化学反应，造成变色、气味散失、挥发、泛油、粘连、干枯等变异现象；若温度过低，某些新鲜的药物如鲜石斛、鲜芦根等，或某些含水量较多的药物，也会受到有害的影响。

3. 湿度 湿度是影响饮片变异的一个极重要因素。它不仅可引起药物的物理、化学变化，而且能导致微生物的繁殖及害虫的生长。一般饮片的绝对含水量应控制在 7% ~ 13%。贮藏时要求空气的相对湿度在 60% ~ 70%。若相对湿度超过 70%，饮片会吸收空气中的水分而使其含水量增加，导致发霉、潮解溶化、粘连、腐烂等现象的发生；若相对湿度低于60%，饮片的含水量又易逐渐下降，出现风化、干裂等现象。

4. 日光 日光的直接或间接照射，会导致饮片变色、气味散失、挥发、风化、泛油，从而影响饮片的质量。如红花等花类药物，常经日光照射，不仅色泽逐渐变暗，而且变脆，引起散瓣；薄荷等芳香挥发性成分的药物，常经日光照射，不仅使药物变色，而且使挥发油散失，降低质量。

5. 霉菌 霉菌的生长繁殖深受环境因素的影响，一般而言，室温在 20℃ ~ 35℃，相对湿度在 75% 以上，霉菌极易生长繁殖，从而溶蚀药物组织，使之发霉、腐烂变质而失效。含营养物质的饮片，尤其易受霉菌感染而腐烂变质，如淡豆豉、瓜蒌、肉苁蓉等。

6. 虫害 一般而论，温度在 18℃ ~ 35℃，饮片的含水量在 13% 以上，空气的相对湿度在 70% 以上，最适宜害虫的生长繁殖。若饮片的含水量超过 13%，尤其是含蛋白质、淀粉、油脂、糖类的中药饮片最易被虫蛀，如蕲蛇、泽泻、党参、芡实、莲子等。所以饮片入库贮藏，一定要充分干燥，且须密闭或密封保管。

另外，在贮藏保管过程中，仓鼠可盗食、污染药物，传播病毒和致病菌，破坏包装和建筑物，仓鼠历来是天然药物贮藏时防治的对象之一。

三、贮藏保管方法

天然药材及其饮片的贮藏保管是一门综合性科学，是一项比较复杂和技术性相当强的工作。在贮藏保管方面，我国药学工作者在长期的生产实践中积累了丰富的经验，现介绍如下。

1. 传统贮藏保管方法 传统贮藏保管技术具有经济、有效、简便易行等优点，因此迄今为止仍被广泛应用，是最基本的贮藏方法。

（1）清洁养护法 清洁卫生是一切防治工作的基础，也是贯彻"以防为主，防治并举"保管方针的重要措施之一。其主要内容包括对中药材及其饮片、仓库及其周围环境保持清洁以及库房的消毒工作。

（2）防湿养护法 是利用通风、吸湿、暴晒或烘烤等方法来改变库房的小气候，起到抑制霉菌和害虫活动的作用。

通风：是利用空气自然流动或机械产生的风，把库房内潮湿的空气置换出来，但又不使外部潮湿空气进入库房内，以此来控制和调节库内的温度和湿度。

吸湿：是利用自然吸湿物或空气去湿机，来降低库内空气的水分，以保持仓库凉爽而干燥的环境。传统常用的吸湿物有生石灰、木炭、草木灰等。现在发展到采用氯化钙、硅胶等以吸潮。

暴晒：即用日光晒，是利用太阳热能和紫外线杀灭害虫，在生产实践中应用甚广。

烘烤：即加热烘烤，是利用温度杀灭害虫。此方法尤其适用于入库前或雨季前后饮片的干燥。

（3）密封贮存法（包括密闭贮存法）：密封或密闭贮存是指将中药材及其饮片与外界（空气、湿度、湿气、光线、微生物、害虫等）隔离，尽量减少外界因素对药物影响的贮存方法。传统使用缸、坛、罐、瓶、箱、柜、铁桶等容器。密封或密闭与木炭、生石灰等吸湿剂相结合的贮存效果更好。现常利用密封性能更高的新材料，如聚乙烯塑料薄膜袋真空密封，或用密封库、密封小室等密封贮存。

师生互动

　　如果饮片含水量超过安全标准能否用密封养护法？哪些品种需要用密封养护法？药房和药店存货量少，是否需要密封贮藏？

　　密封贮存完全与外界环境隔离。密封的形式有整库密封、堆垛密封、小件密封、包装袋真空密封等。密封前必须严格检查中药、中药材及其饮片是否干燥，含水量不能超过安全标准，并检查确实无虫蛀、霉变迹象，否则达不到密封贮存的目的。

　　而密闭贮存并不能完全隔绝空气，适用于不易发霉和泛油的一般性药物。药房的货存量少，也常采用缸、坛、罐、瓶、柜、塑料箱、铁箱等容器密闭贮存。

　　（4）对抗同贮法　是采用两种以上的药物同贮，或采用一些有特殊气味的物品与药物同贮，通过相互克制而抑制虫蛀、霉变、泛油等变异现象的贮存方法。此法仅用于少数药物范围内。如花椒分别与蕲蛇、白花蛇、蛤蚧、全蝎、海马等同贮；丹皮分别与泽泻、山药、白术、天花粉、冬虫夏草等同贮；细辛分别与人参、全蝎、海马等同贮；大蒜分别与土鳖虫、蕲蛇、白花蛇等同贮；三七与樟脑同贮；柏子仁与滑石、明矾同贮；冰片与灯心草同贮；硼砂与绿豆同贮；胶类药物与滑石粉或米糠同贮；荜澄茄、丁香与人参、党参、三七等同贮，均能达到防止虫蛀、霉变或泛油的目的。

　　采用特殊气味的物品同贮，主要用的是白酒或药用乙醇，因两者是良好的杀菌剂。对于易虫蛀、霉变或泛油的药物或饮片，均可采用喷洒少量95%乙醇或50°左右的白酒，密封同贮，以达到防蛀、防霉、防止泛油的效果。该法的关键是密封不透气，否则达不到对抗同贮的目的。

　　2. 现代贮藏保管新技术　传统的贮藏方法虽然能解决一定的问题，但远不能适应现代中药事业发展的需要。近年来，随着科学技术的发展，一些物理的、化学的方法不断在中药材及其饮片贮藏保管中得到应用，使贮藏手段进一步科学化、合理化。现简要介绍如下：

　　（1）干燥技术　有远红外辐射干燥技术、微波干燥技术等。详见饮片干燥项下。

　　（2）气幕防潮技术　气幕又称气帘或气闸，是安装在库房门上，配合自动门以防止库内冷空气排出库外，库外热空气侵入库内的装置，从而达到防潮的目的。

　　（3）气调养护技术　是采用降氧、充氮气，或采用降氧、充二氧化碳的方法，人为地造成低氧或高浓度二氧化碳状态，达到杀虫防虫，防霉抑霉，防止泛油、变色、气味散失等目的。该法不仅能有效地杀灭药材的害虫，还能防止害虫及霉菌的生长，具有保持药材色泽、品质等作用，并且能减轻劳动强度，不污染环境，容易管理，费用低，是一种值得推广的较理想的贮藏保管技术。尤其在贮存极易遭受虫害的药材以及贵重、稀有的药材时，更具实际应用价值。

（4）气体灭菌技术 气体灭菌主要是指环氧乙烷防霉技术和混合气体防霉技术。

环氧乙烷防霉技术：环氧乙烷是一种气体灭菌杀虫剂，它能与细菌蛋白分子中氨基、羟基、酚基或巯基上的活泼氢原子起加成反应生成羟乙基衍生物，使细菌代谢受阻而产生不可逆的杀灭作用。其特点是：有较强的扩散性和穿透力，对各种细菌、霉菌及昆虫、虫卵均有十分理想的杀灭作用。已广泛用于医疗材料及某些药物的消毒灭菌。

混合气体防霉技术：环氧乙烷是一种低沸点（13℃～14℃）的有机溶剂，有易燃、易爆的危险，应用环氧乙烷混合气体可克服此缺点。它是由环氧乙烷与氟里昂按国际通用配方混合而成的。具有灭菌效果可靠、安全、操作简便等优点。

（5）低温冷藏技术 低温冷藏是利用机械制冷设备产生冷气，使药物在低温状态下贮藏，以抑制害虫、霉菌的生长繁殖，达到安全养护的目的。该法能防蛀、防霉，同时又不影响药物的质量，特别适用于一些贵重中药及受热、易变质的饮片，是一种理想的养护技术。但在低温冷藏前，须保证中药饮片包装严密，以防吸潮或失水干枯。

（6）蒸汽加热技术 是利用蒸汽杀灭中药材及饮片中所含的霉菌、杂菌及害虫的方法，是一种简单、价廉和可靠的灭菌方法。蒸汽灭菌按灭菌温度分低高温长时灭菌、亚高温短时灭菌和超高温瞬间灭菌三种。目前我国常用的是低高温长时灭菌的方法，但采用超高温瞬间灭菌，无论是从能源的节约上，还是中药成分的保护上，都要较前法优越得多。超高温瞬间灭菌是将需灭菌物迅速加热到150℃，经2～4秒瞬间完成灭菌。由于灭菌温度高，灭菌时间短，这样加热杀灭微生物的速度比药物成分发生反应的速度来得快，因此药效损失甚微。该法具有无残毒、成本低、成分损失少等优点。

（7）中药挥发油熏蒸防霉技术 是使某些中药挥发油挥发以熏蒸中药材或饮片，以达到抑菌和灭菌作用的方法。其特点是能迅速破坏霉菌的结构，使霉菌孢子脱落、分解，从而达到抑制或杀灭霉菌繁殖的目的，且对中药表面色泽、气味均无明显改变。多数中药的挥发油具有一定的抑菌和灭菌效果，其中以荜澄茄、丁香挥发油的效果最佳。

（8）无菌包装技术 先将中药材或饮片灭菌，然后把无菌的中药材或饮片放进一个霉菌无法生长的环境中，可避免其再次受到污染。在常温条件下，即使无任何防腐剂或冷冻设施，也可保证中药材或饮片在规定时间内不会发生霉变。

（9）$^{60}Co\gamma$ 射线辐射技术 放射线核素^{60}Co产生的γ射线有很强的穿透力和杀菌能力，可杀灭微生物和芽孢，灭菌效率高，是较理想的灭菌方法。但需专门设施，设备费用较高，且对操作人员存在一定的潜在危险性，在中药生产企业大范围推广应用的意义不大。

四、贮藏保管的注意事项

1. 饮片贮存方法要适宜 饮片的贮存方法，对保证饮片质量关系重大。因此，应根据不同饮片的特性，选用合适的方法贮存，并尽量应用现代贮存保管新技术。

2. 饮片贮存要勤检查 饮片贮存前，除验准品名、规格、数量外，还要对饮片的数量、片型、杂质及水分含量等进行检查，若不符合规定，必须进行处理，以确保饮片的质量。饮片贮存期间。需随时注意季节的变化，做到三勤：即勤检查，勤通风，勤倒垛。特别是在炎热、多雨季节更应注意。一旦发现有变异现象发生，应及时处理。

3. 严格控制饮片的保存期限 任何药物都不能长期贮存，否则会造成有效成分损失，从而降低疗效。尽管有的中药强调需长期贮存，强调陈皮、半夏、枳壳、麻黄、狼毒、吴茱萸等六味药材以陈久者良，但毕竟是少数。绝大多数饮片都会因长期贮存而导致泛油、变色、气味散失、风化、挥发等变异现象的发生，从而造成不必要的损失。为了保证药品的质量，必须遵循"先进先出"的原则。

重点小结

　　天然药物采收的一般原则是要在药用部分的有效成分含量最高的季节采收。其中植物药的采收分为地上和地下两个部分。地上部分入药的全草、叶、树皮、藤茎等要在生长发育旺盛、枝繁叶茂时采收；花在花蕾形成或将开放时采收；果实则是在成熟或近成熟时采收为佳。而地下部分入药则是在地上部分停止生长，根和根茎中有效成分贮存最多时采集则质量、产量最高。

　　为便于包装、运输、贮藏，防止浪费，一般多在产地进行天然药物的加工、干燥。

　　天然药物贮存保管中由于受空气、湿度、温度、日光、霉菌、虫害等自然因素的影响，极易发生变异现象。最常见的是两大问题，一是虫蛀；二是霉变。而以霉变危害更大。

　　对于传统和现代贮藏保管方法的内容，最好能到饮片厂仓库参观学习，通过了解饮片贮藏保管的全过程来掌握饮片贮藏保管的方法，并对这些方法归类，便于记忆。在实际工作当中，为节省人、财、物力，并能达到贮藏保管好药材饮片的目的，要掌握一个原则，即多采用传统方法，有条件的情况下适当开展现代贮藏保管新技术。

目标检测

一、选择题

（一）A 型题（单项选择题）

1. 桑叶的采收时间是（　　）。
   A. 初冬经霜后　　　　B. 十月　　　　　　C. 三月中旬　　　　D. 清明后

2. 肉桂的采收时间是（　　）。
   A. 初冬经霜后　　　　B. 十月　　　　　　C. 三月中旬　　　　D. 清明后

3. 下列药材容易风化的是（　　）。
   A. 冰片　　　　　　　B. 龙骨　　　　　　C. 芒硝　　　　　　D. 乳香

4. 下列药材易泛油的是（　　）。
   A. 苦杏仁　　　　　　B. 山药　　　　　　C. 芒硝　　　　　　D. 大黄

5. 下列中药具有升华性的是（　　）。
   A. 山药　　　　　　　B. 樟脑　　　　　　C. 芒硝　　　　　　D. 丹皮

6. 引起中药发生质量变异的内因之一是（　　）。
   A. 空气　　　　　　　B. 湿度　　　　　　C. 中药含水量　　　D. 高温

7. 乳香受热后易（　　）。
   A. 泛油　　　　　　　B. 风化　　　　　　C. 潮解　　　　　　D. 粘连

8. 常用中药饮片的养护技术中不包括（　　）。
   A. 气调养护法　　　　B. 密封养护法　　　C. 冷藏养护法　　　D. 高温养护法

9. 宜与泽泻同贮的是（　　）。
   A. 丹皮　　　　　　　B. 细辛　　　　　　C. 花椒　　　　　　D. 冰片

10. 下列除哪项外均属中药质量变异现象 （　　）。

    A. 发霉　　　　　　B. 破碎　　　　　　C. 虫蛀　　　　　　D. 泛油

（二）X 型题（多项选择题）

1. 东北的道地药材是 （　　）。

    A. 人参　　　B. 五味子　　　C. 砂仁　　　D. 肉桂　　　E. 附子

2. 根类药材的两个最佳采收时间是 （　　）。

    A. 早春萌芽前　　B. 幼苗期　　　C. 开花期　　　D. 结果期　　　E. 苗叶枯萎后

3. 下列属于中药材常见的质量变异现象 （　　）。

    A. 霉变　　　　　B. 虫蛀　　　　C. 泛油　　　　D. 粘连　　　　E. 变色

4. 影响中药质变的外界因素有 （　　）。

    A. 生物碱类　　　B. 空气　　　　C. 光线　　　　D. 油脂类　　　E. 温度

5. 下列属于贵细中药的是 （　　）。

    A. 山药　　　　　B. 西红花　　　C. 枸杞子　　　D. 牛黄　　　　E. 鹿茸

二、填空题

1. 药材常用的干燥方法有_____、_____、_____，若采用人工加温，一般以温度_____为宜？

2. 一般药材传统贮藏保管方法有_____、_____、_____、_____。

（李本俊）

项目六

中药的炮制

学习目标

知识要求　1. **掌握**　中药炮制的目的。
　　　　　2. **熟悉**　修制、水制、火制、水火共制法等常用炮制方法。
　　　　　3. **了解**　其他炮制方法。
技能要求　1. 熟练掌握并能举例说明中药炮制的目的。
　　　　　2. 学会修制、水制、火制、水火共制法等常用炮制方法的操作技术。

中药炮制是以中医药理论为指导，根据药物自身性质和临床用药需要，调剂应用前或制成各种剂型前必要的加工处理过程，包括对原药材进行一般修治、整理和部分药材的特殊处理，古代称为炮炙、修治、修事等。

中药炮制的文字记载始于战国时代，如《黄帝内经》中治疗"目不瞑"的"半夏秫米汤"中就有"治半夏"的记载。到汉代，炮制方法已非常多，逐渐创立了炮制理论。如《神农本草经》序例中曰"药……有毒无毒，阴干暴干，采造时月，生熟，土地所出，真伪陈新，并各有法……若有毒宜制，可用相畏相杀，不尔勿合用也。"南北朝刘宋时代我国第一部炮制专著《雷公炮炙论》的问世，对后世中药炮制的发展，产生了极大的影响。明代陈嘉谟编写的《本草蒙筌》则系统地论述了若干炮制辅料的作用原理，如"酒制升提；姜制发散；入盐走肾脏，仍使软坚；用醋注肝经，且资住痛；乌豆汤、甘草汤渍曝并解毒致令平和……"。缪希雍又在《雷公炮炙论》的基础上，增加了当时常用的炮制方法，著作《炮制大法》，提出了著名的"炮炙十七法"，从而使炮制方法系统化。

新中国成立以来，各地有关部门都对散在本地区的具有悠久历史的炮制经验进行了文字整理。全国大部分地区制订、出版了炮制规范。《中国药典》中已经收载了部分中药炮制内容，国家还将进一步规范中药的炮制标准，以保证药品质量可控。

不同时期中药炮制代表性著作，见表6－1。

表6－1　中药炮制代表性著作

时期	著作	作者	主要成就
汉代	《神农本草经》	托名神农	创立炮制理论
南北朝	《雷公炮炙论》	雷敩	第一部炮制专著
明代	《本草蒙筌》	陈嘉谟	系统论述若干炮制辅料的作用原理
明代	《炮制大法》	缪希雍	第二部炮制专著
清代	《修事指南》	张仲岩	第三部炮制专著
当代	《历代中药炮制法汇典》	王孝涛	完善中药炮制学科，传统炮制技术现代化
	《现代中药炮制手册》	冉懋雄	论述中药炮制古今演变和现代研究成果

任务一　中药炮制的目的

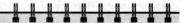

案例导入

案例：毛茛科药材乌头为临床疗效显著的祛风湿、散寒止痛药物，但由于毒性较大，临床中毒事故时有发生。例如《临床荟萃》2005 年第 10 期报道，因使用含乌头中药而导致死亡的典型案例。武汉一区医院 2007 年报道两年内收治因使用乌头中毒的病人达 12 例之多。乌头中毒常见的症状有口舌麻木、胸闷，严重者可见呼吸困难、心律失常、恶心、呕吐、腹泻等，如不及时治疗，易导致呼吸麻痹、休克甚至其他脏器损伤而死亡。

讨论：怎样才能防止中毒事件的发生，而不影响其临床疗效？

一、降低或消除药物的毒副作用，保证用药安全

有毒中药经炮制均可降低或消除其毒性或副作用，以保证临床用药的安全，常用的方法有以下几种。

1. 化学减毒　即药物经炮制其成分被破坏、分解或溶出，降低其含量或改变其化学结构而减毒。常见炮制方法如下。

（1）加热减毒　即采用炒、油炸、砂或滑石粉烫、烘焙等加热方法破坏或分解有毒成分。如砂烫、油炸马钱子；砂烫水蛭，加热破坏水蛭毒性；乳香、没药，加热速炒以去有毒的挥发油；苍耳子炒黄；川楝子炒减毒等。

（2）水解减毒　即利用某些毒性成分溶于水、遇水易水解的性质，采用水、矾水浸漂、水煮制、生姜、白矾水煮等各种水处理技术，使其毒性成分于水中水解或溶失而减毒。现代研究证明，乌头碱既是乌头治疗风湿麻痹痛或跌打损伤等病证时止痛的活性物质，又是毒性成分，特别是所含双酯型乌头碱是引起中毒的主要物质基础。因此，进行适当的炮制，如加水蒸或煮，甘草和黑豆汤浸漂等方法，可以使毒性强的双酯型生物碱水解转变成毒性较低的单酯型生物碱或毒性更低的醇胺型生物碱，故临床入药时，强调内服宜用炮制品，且入汤剂时要先煎。建立双酯型生物碱的含量指标检测标准，严格控制药材质量和使用剂量，注意用药方法，才能防止中毒事件的发生，并保证药物临床疗效。

再如半夏所含的尿黑素，天南星所含的双酯型乌头碱等毒性成分临床应用时均采用此类技术炮制。

（3）溶解减毒　是通过酒、乳汁等溶剂或水飞，使药物有毒成分分解或滤出。如蟾酥传统炮制采用酒炙或乳汁炙，加白酒浸软搅动，使其在加工炮制过程中蟾毒被分解为各种蟾毒配基及辛二酰精氨酸，后者可进一步分解为辛二酸和精氨酸，从而使毒性降低。

拓展阅读

半夏的毒性及炮制减毒研究

半夏的毒性主要表现为对口腔、咽喉、胃肠道等黏膜的刺激性，引起肿胀麻木、呕吐、腹泻等症状。半夏各炮制品的小鼠急性毒性试验表明，生半夏毒性明显，而姜汁煮半夏、姜矾半夏、矾半夏均未见明显毒性。说明半夏各炮制品均能降低其刺激症状。

目前成分研究表明，半夏中由蛋白质结合草酸钙形成的特殊针晶是半夏的主要刺激性毒性成分，其两头尖锐，可刺破黏膜，使结合在针晶上的蛋白质进入细胞产生化学刺激。在炮制辅料中，白矾和石灰具有破坏生半夏刺激性毒性成分的作用，8%的白矾水和 pH >12 的碱性溶液对生半夏中具有特殊针样晶型的草酸钙针晶具有腐蚀、溶解作用，使其锋利细长的针尖锈蚀、脱落、溶解、晶型结构破坏，含量下降，从而失去刺激性的作用。半夏用辅料浸泡时，若增加温度，可加速草酸钙含量的下降和针晶的腐蚀溶解。半夏炮制时辅料的应用可显著降低或消除其刺激性、毒性，达到炮制减毒的目的。

2. 物理化学结合法减毒（辅料减毒法）　如采用白矾、甘草、豆腐、米醋等辅料炮制毒药的减毒方法；再如麦麸或滑石粉煨肉豆蔻，吸附其致毒成分肉豆蔻醚；斑蝥米炒则是使毒性成分斑蝥素升华挥发而减毒；稀释减毒，则是将巴豆用淀粉来稀释减毒，稀释其脂肪油以减毒。

3. 物理减毒　也称机械减毒。即采用物理或机械方法去除毒性成分的方法。适用毒性成分易于清除及毒性成分存在部位比较明确的药物，常见方法如下。

（1）除油减毒（如制霜减毒法）　即热压去油制霜而减毒，如巴豆、千金子所含毒油均采用此法去除。

（2）去除毒物存在部位减毒　临床多见除去一些动物药或昆虫药的头尾、足翅及某些植物药的加工净制。如蕲蛇、金钱白花蛇的去头使用。斑蝥所含斑蝥毒素，其中一部分以镁盐形式存在于软组织中，由足的关节处分泌，故足的含毒成分最高，而翅为非药用部分，因此入药前要去足翅。

二、增强药物作用，提高临床疗效

在中药的炮制过程中，常常加入一些辅料。主要用于增强药物的作用，提高临床疗效。如蜜炙百部、紫菀，能增强润肺止咳作用；酒炒川芎、当归，能增强温经活血作用；醋炒延胡索、香附，能增强止痛作用；姜汁炙黄连、竹茹等可加强止呕作用；羊脂炙淫羊藿可增强其治疗阳痿的效果等。不加辅料炮制也能增强或改进药物的作用，如明矾煅为枯矾，可增强燥湿、收敛作用；槐花炒制，能增强止血作用。另外，通过炮制后改变药物质地，使其质地酥脆、易于粉碎、利于成分的煎出而提高疗效。如种子类药物炒黄；质地坚硬的矿物药、贝壳类煅制。

三、改变或缓和药物的性能，适应病情需要

中药常具有一定的"偏性"，而这些偏性常常制约药物的使用，如太寒则伤阳、太热则伤阴、太酸则损齿伤筋、太苦则伤胃耗液、太甘则生湿助满、太辛则损津耗气。经过炮制处理，则能在一定程度上缓和甚至改变药物的性能和功效，以适应不同的病情和体质的需

要。如生地黄甘苦寒，长于清热凉血，经入黄酒制熟后，其性微温而以补血见长；甘草蜜炙后，性味由"甘、平"转为"甘、温"，功效由"清热降火、解毒"为主转为以"温中补脾益气"为主；生姜煨熟，则能减缓其发散之力，而增强温中之效，尤宜于中寒腹痛之证；麻黄蜜制，其发汗解表之力受到制约，而止咳平喘之力增强，宜于咳喘之证。可见利于疗效的发挥和临床应用范围的扩大。

四、改变或增强药物的作用趋向

中药作用于机体的趋向是以升降浮沉来表示的，它与中药的性味有密切的关系。炮制时加入盐、酒等辅料，能使一些药物因药性的改变而引起其作用趋向的变化。李时珍在《本草纲目》中有"升者引之以咸寒，则沉而直达下焦；沉者引之以酒，则浮而上至巅顶。"如生黄柏作用于下焦，有清热燥湿、泻火除蒸的作用，酒炙后，能借助酒的升腾作用，引药上行，清上焦之火；盐炙后则能增强滋肾阴、泻相火、退虚热的作用。生莱菔子涌吐风痰，升多于降，炒后降气化痰，消食除胀，降多于升。

五、改变药物的作用部位或增强对某部位的作用

归经是中药对于机体某部位（脏腑经络）的选择性作用，表示该药对某些脏腑和经络有明显的治疗作用，而对其他脏腑和经络没有作用或作用不明显。很多中药能治疗几个脏腑经络疾病，这为中医临床用药带来了一定的困难。炮制时加入盐、醋等一些辅料，能使一些中药更准确地作用于患病的脏腑。

陈嘉谟在所著的《本草蒙筌》"制造资水火"中指出"……入盐走肾脏，仍使软坚，用醋注肝经，且资住痛……"；李梴在《医学入门》中提出"凡药入肺蜜炙"，说明了盐、醋、蜜等辅料对中药归经的影响。如知母性寒，归肺、胃、肾经，有清热泻火、生津润燥的作用；盐炙后主入肾经，增强滋阴降火作用。柴胡归肝、胆经，具有和解表里、疏肝、升阳的作用；醋炙后主入肝经，增强疏肝止痛作用。百合归心、肺经，有养阴润肺作用；蜜炙后主入肺经，增强润肺止咳作用，多用于肺虚久咳或肺痨咳血。前人从实践中总结出："盐制入肾""醋制入肝""蜜制入脾"等一些规律性的认识，具有一定的科学性。

六、便于调剂和制剂

药材或是由于个体较大或是由于质地坚硬等原因，给调剂和制剂带来不便。通过炮制能将个体较粗大的植物类药材如黄芪、厚朴、牛膝、葛根等软化后切制成一定规格的片、丝、段、块等饮片，便于进一步炮制、粉碎、煎煮和调配时剂量的分取。将质地坚硬的植物类、矿物类、甲壳类等药物通过加热炮制，达到质地酥脆，易于粉碎，便于煎出有效成分的目的，如砂烫马钱子、煅牡蛎、煅自然铜、砂烫醋淬鳖甲等。

七、洁净药物，便于贮存

中药在采收、运输、贮藏等过程中，常常由于混有杂质、残留的非药用部位，或因出现虫蛀、发霉、泛油等现象，需要通过挑拣、筛选、清洗等加工处理，使其达到规定的净度，以保证用药剂量的准确性和方便贮存。一些植物类药常含有淀粉、糖类、蛋白质类、油脂类等成分及一定量的水分，在适宜的外界条件下容易出现变异现象，通过干燥或加热炮制，降低其含水量，方便贮存。动物类和一些昆虫类药物加热炮制后，还能杀死虫卵和附着的微生物，避免霉变和虫卵孵化等现象的发生。果实、种子类药物经过炒、蒸或燀等加热处理，能终止种子发芽。黄芩、苦杏仁等含苷类成分的药物经加热炮制，能破坏与苷共存的酶的活性，以避免苷类成分被酶解而降低疗效。

八、矫臭矫味，便于服用

紫河车、五灵脂等一些动物类药及马兜铃、柏子仁、瓜蒌子等某些植物类药，往往因

气味恶劣或具有特殊不快气味，病人难以口服或服后出现恶心、呕吐、心烦等不良反应。将该类药物采用漂洗、炒制、酒制、醋制、蜜制等方法炮制后，能起到矫臭矫味、使病人乐于服用的效果。

　　总之，中药炮制的目的是多方面的，往往一种中药可以有多种炮制方法，一种炮制方法兼有几方面的目的，这些既有主次之分，又彼此密切联系。

任务二　中药炮制的方法

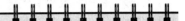

案例导入

案例：赵女士，今年61岁，近期体检发现血脂偏高，甚是担忧。前日观看电视健康讲座，了解到山楂具有良好的调节血脂功能，而且是药食两用的果实，便到药店购买山楂使用。

讨论：药店里山楂药材除生山楂外，还有炒山楂、焦山楂、山楂炭，该患者应该买哪种？

　　根据历代古人总结的炮制方法，结合现代炮制工艺的经验，炮制方法一般可分为以下五种方法。

一、修制法

　　1. 纯净处理　借助一定的工具或机器设备，采用拣、挑、簸、筛、刮、刷、挖、撞等方法，去掉泥土杂质和非药用部分，使药物纯净。如麻黄去根节和木质茎，肉桂去除其外皮，枇杷叶和石韦叶刷去其背面的绒毛，瓦楞子、石决明去肉留壳等。

　　2. 粉碎处理　以捣、碾、研、磨、锉、镑等方法，使药材粉碎，使药物有效成分容易析出，便于炮制、制剂或服用。如琥珀研磨吞服；贝母、砂仁、栀子捣碎利于内部物质的煎煮；犀角、水牛角、羚羊角等质地坚硬药材用镑刀镑成薄片或用锉刀锉成粉末，便于服用和制剂，人参、三七等名贵药材粉碎成粉，直接服用或加入其他丸散剂中。

　　3. 切制处理　用刀具将药材切成段、片、块、丝等一定规格的饮片，使药物的有效成分易于煎出，同时便于炮制和制剂，也有利于干燥、贮存和称量。一般根据药材的质地和临床需要将药材切制成不同的规格。如白茅根、柴胡、麻黄切小段，大黄切厚片，山药切圆片，槟榔切薄片，茯苓、葛根切块等。

二、水制法

　　水制法是用水或其他液体处理药材的多种方法的总称。其主要目的是清洁药物、去除杂质、软化药物，或降低药物所含的不良成分、不良气味及毒烈之性。常用的有淋、洗、泡、润、漂、水飞等方法。

　　1. 漂洗　将药物置宽水和长流水中，反复地换水，以除去杂质、盐味及腥味的方法。如昆布、海藻漂去盐分；紫河车漂去腥味；芦根、白茅根洗去泥土和杂质。

　　2. 润（闷）　用清水湿润药物，采用淋润、洗润、泡润、盖润、浸润、复润等多种方法使水分或其他液体辅料缓缓渗入内部，使药材软化，便于切制。

　　3. 水飞　是利用药物在水中沉降性质不同，分取药材极细粉末的一种方法。将不溶于水的药物粉碎后置乳钵、碾槽或球磨机内，加水共研，再加多量的水搅拌，粗粉随即下沉，细粉混悬于水中，随水倾而出，剩余的粗粉再研再飞。倾出的混悬液经过沉淀后，将水除净，干燥后即成极细粉末。此方法常用制备甲壳类、矿物类等不溶于水的药材的制粉，如水飞朱砂、炉甘石、滑石、蛤粉等。

三、火制法

火制法是将药物直接或加入少量液体或固体辅料，间接用火加热处理的方法。可分为炒、炙、烫、煅、炮、燎、烘等方法，目的是增强疗效，缓和或减轻峻烈之性，降低毒性和副作用，并使坚硬的药材干脆，易于粉碎和贮存。

1. 炒 将药物置锅中加热不断翻动，炒至一定程度取出。根据药物的不同或临床和治疗目的的不同，而分为清炒和辅料炒。根据"火候"大小可分为以下两种。

（1）清炒 包括炒黄、炒焦和炒炭。炒黄是将药物炒至表面微黄或能嗅到药物固有的气味为度。种子类多炒黄，目的是煎煮时易于有效成分溶出，如炒莲子、炒苏子等。炒焦是将药物炒至表面焦黄，内部淡黄为度，目的是缓和药性，降低毒性，药物易于粉碎加工，如焦山楂、焦神曲、焦麦芽等。炒炭是将药物炒至外部焦黑，内部焦黄为度。止血药多炒炭，目的是产生或增强止血作用，如艾叶炭、地榆炭、荆芥炭等。而山楂不同炮制品种功能各有所长，炒山楂长于消食化积，焦山楂长于消食止泻，山楂炭则能止血、止泻，而生山楂能够活血化瘀，常用于高血脂的防治，具有良好的效果。所以，前述"案例导入"患者较适合服用生山楂。

（2）固体辅料炒 将药物与固体辅料进行拌炒。固体辅料如麸、米、土、砂、蛤粉、滑石粉等。麸炒的目的是增强疗效、缓和药性、矫正臭味。如麸炒白术。米炒的目的是增强健脾止泻作用。如米炒党参。砂炒又称砂烫，目的是使药物松脆易于煎煮和粉碎，降低毒副作用，纯净药材，矫正臭味。如砂烫鳖甲。蛤粉炒的目的是降低药物的黏滞之性，矫正臭味，使药物增强润肺化痰的作用。如蛤粉炒阿胶。

2. 炙 将药物与液体辅料拌炒，使液体辅料深入药物组织内部，以改变药性，增强疗效，降低毒副作用的方法。常用的液体辅料有：醋、酒、蜜、盐水、姜汁、童便等。如醋可引药入肝，醋炙香附、延胡索可增强疏肝止痛作用；醋炙五灵脂可矫腥臭气；醋炙芫花、大戟可降低毒性；酒可活血止痛，炙川芎、当归可增强活血通络的作用；蜜可增强补益，缓和药性，蜜炙甘草、麻黄、枇杷叶可增强润肺止咳的作用；盐可引药入肾，炙杜仲可增强补肾作用；姜可温胃止呕，姜炙半夏可增强止呕作用。

师生互动

清炒法、固体辅料炒法、液体辅料炙法三者有什么异同点？ 明煅法与焖煅法有什么异同点？ 请相互比较。

3. 煅 将药物用武火高温（300℃～700℃）直接或间接煅烧，目的是使其质的松脆，易于粉碎，便于有效成分的煎出，包括直接煅和间接煅。直接煅适用于矿石、贝壳或甲骨类药物直接放于无烟炉上煅烧，以煅至红透为度，又称明煅，如龙骨、牡蛎。间接煅是将药物放于耐高温的密闭容器中煅烧，至容器底部红透为度，又称焖煅，如血余炭、棕榈炭。

4. 烫 先加热锅内中间体（如砂、滑石粉、蛤粉等），用以烫制药物，使其受热均匀，膨胀松脆，注意不能焦枯，烫制完毕，筛去中间体，出锅放置冷却即可。如蛤粉烫阿胶珠、滑石粉烫刺猬皮等。

5. 煨　将药物用湿草纸、湿面粉包裹，置于火灰中或将药物与吸油纸层层隔开加热炮制的方法。目的是除去药物中的部分刺激性及挥发性成分，缓和药性，降低毒副作用，如煨葛根、煨肉豆蔻、煨诃子、煨木香等。

四、水火共制法

1. 煮　用清水或液体辅料在锅中与药物共同加热的方法。目的是降低或消除药物的毒副作用，改善药性，增强疗效，如醋煮芫花、姜矾煮半夏等。

2. 蒸　药物加辅料或不加辅料装入蒸制容器中，利用水蒸气将药物蒸至一定程度的方法。其目的在于改变或增强药物的性能，降低药物的毒性，软化药物，利于贮存，便于切片。可分为清蒸和辅料蒸两种方法：清蒸，如清蒸玄参；辅料蒸，如黄酒蒸生地黄、酒蒸大黄等。

3. 焯　将药物快速放入沸水中，短暂潦过，迅速取出的方法。常用于种子类药物的去皮及肉质多汁类药物的干燥处理，其目的是除去非药用的种皮，并破坏相应的酶类而保存有效成分，便于干燥贮存。前者如焯杏仁、桃仁去皮，后者如焯马齿苋、天门冬等。

4. 淬　将某些矿物药直接煅烧至红后立即投入液体辅料中，使之受冷而松脆的方法称为淬。其目的是使药物易于粉碎并增强药效，如磁石醋淬。

5. 炖　由蒸法演变而来，其方法是将药物放置于钢罐中或搪瓷器皿中，同时加入一定的液体辅料，封严后，放入水锅中炖一定时间。其优点是在蒸法基础上使药效不走失、辅料不挥发，如炖制熟地黄、黄精等。

拓展阅读

中药饮片炮制品的验收

中药饮片炮制品应色泽均匀，虽经切制或炮制，但应具有原有的气和味，不应带异味或气味消失。

1. 炒制品　清炒或辅料炒均要求色泽均匀，略带焦斑。生片、糊片不得超过2%。
2. 烫制品　色泽均匀，质地酥脆。生片、糊片不得超过2%。
3. 煅制品　煅透、酥脆、易碎，研粉应颗粒均匀。未煅透者不得超过3%。
4. 蒸制品　蒸透、无生心。未蒸透者不得超过3%。
5. 煮制品　煮透、无生心。有毒饮片煮制后，应口尝无麻舌感。未煮透者不得超过3%。

五、其他制法

1. 制霜　中药制霜主要包括三种方法：一是将药物榨去油质的残渣，如巴豆霜；二是药液析出的细小结晶，如将皮硝纳入西瓜中渗出的结晶西瓜霜；最后是药物经煮提后剩下的残渣研细，如鹿角霜。

2. 发芽　将成熟的果实及种子在一定的温度和湿度条件下，使其萌发幼芽的方法，如麦芽、谷芽等。

3. 发酵　药物在一定的温度和湿度条件下，由于霉菌和酶的催化分解作用，使其发泡，生霉，从而改变药物的原有性能和功效，并且产生新的药物品种的方法，如神曲、淡豆豉等。

4. 药拌 将药物与其他辅料拌染而成的方法，如朱砂拌茯苓。

重点小结

中药炮制项目的内容主要有三，一是了解炮制的含义和历史沿革提到的三部古籍炮制专著；其次是炮制目的和炮制方法。中药炮制的目的是降低毒性和副作用，改变药物作用和部位、性能、作用趋向，提高净度，矫味矫臭，以便于调剂、制剂和服用，确保用药质量，增强药物疗效等八个方面，而其主要目的是增强药物疗效和降低药物毒性及副作用。

炮制增强药物疗效主要通过两个方面实现，一方面，炮制使药物有效成分溶出增加，同时，辅料炮制发挥了协同作用。

如何看待药物的毒性，广义的理解为药物的偏性，狭义的理解为毒性中药对人体的伤害。降低药物毒性（偏性）的方法有很多，常常通过修治（纯净、粉碎、切制处理）、水制（淋、洗、泡、漂、润、水飞等）、火制（炒—清炒：炒黄、炒焦、炒炭；固体辅料炒；炙—液体辅料炒；煅、烫、煨等）、水火共制（煮、蒸、燀、淬、炖等）和其他制法（制霜、发芽、发酵、药拌等）来实现，应该熟悉这些方法的内涵，掌握毒性中药的种类和常用的减毒、解毒方法。

目标检测

一、选择题

（一）A 型题（单项选择题）

1. 醋炙香附的目的是（　　）。
   A. 增强疗效　　　B. 减低毒性　　　C. 改变药性　　　D. 便于服用

2. 为增强药物的活血作用，宜用（　　）。
   A. 醋炒　　　　　B. 酒炒　　　　　C. 盐炒　　　　　D. 蜜炒

3. 哪种药物中所含挥发油具有明显的毒性和刺激性，需要经过炮制处理将大部分除去（　　）。
   A. 肉豆蔻　　　　B. 麻黄　　　　　C. 荆芥　　　　　D. 厚朴

4. 含鞣质类的药物炮制时不能采用哪一类的器具进行处理？（　　）
   A. 铜器　　　　　B. 砂锅　　　　　C. 铁器　　　　　D. 竹器

5. "麻黄汤"中麻黄应首选（　　）。
   A. 生麻黄　　　　B. 炙麻黄　　　　C. 麻黄绒　　　　D. 蜜炙麻黄绒

6. 含挥发油成分的药物，一般不宜采用的方法是（　　）。
   A. 加热炮制　　　B. 阴干　　　　　C. 抢水洗　　　　D. 喷淋

7. 炮制后为了达到矫臭矫味，利于服用目的的药物有（　　）。
   A. 蒲黄　　　　　B. 大黄　　　　　C. 黄连　　　　　D. 乌梢蛇

8. 制绒后能缓和药性的药物是（　　）。

A. 麻黄　　　　B. 竹茹　　　　C. 谷精草　　　　D. 灯心草

9. 狗脊去毛宜采用的方法是（　　）。

A. 刷去毛　　　B. 烫去毛　　　C. 燎去毛　　　D. 挖去毛

10. 穿刺法适用于检查哪种药材的软化程度（　　）。

A. 长条状药材　　　　　　　　B. 团块状药材

C. 粗大块状药材　　　　　　　D. 粗颗粒状药材

11. 炒后矫正气味的是（　　）。

A. 王不留行　　B. 水红花子　　C. 白芥子　　　D. 九香虫

12. 炒后缓和峻下之性的是（　　）。

A. 酸枣仁　　　B. 决明子　　　C. 蔓荆子　　　D. 牵牛子

（二）X 型题（多项选择题）

1. 去毒常用的炮制方法有（　　）。

A. 制霜　　　B. 净制　　　C. 加辅料制　　　D. 加热　　　E. 水飞

2. 炮制对药性有一定的影响，前人从实践中总结出一些规律性的知识（　　）。

A. 姜制发散　　B. 醋制入肝　　C. 盐制入肾　　D. 酒制升提　　E. 蜜制入脾

3. 常用炒、蒸、烘、焙或暴晒的方法破坏或抑制酶的活性，以保存苷类有效成分的药物有（　　）。

A. 苦杏仁　　B. 黄芩　　C. 槐花　　D. 黄柏　　C. 杜仲

4. 下列药物中经炮制后，能起到矫臭矫味效果的有（　　）。

A. 醋炙乳香　　　　B. 酒炙乌梢蛇　　　　C. 麸炒僵蚕

D. 麸炒椿树皮　　　E. 醋炙没药

5. 药物中挥发油以游离状态存在，不宜带水堆积久放，以免变质的药物有（　　）。

A. 白术　　B. 木通　　C. 荆芥　　D. 薄荷　　E. 山药

二、填空题

1. 炮制方法一般可分为_____、_____、_____、_____、_____方法。

2. 固体辅料的炒法有_____、_____、_____、_____、_____、_____六种常见的炒法。

三、简答题

举例说明中药炮制的目的。

（李本俊）

天然药物的鉴定

知识要求　**1. 掌握**　药品标准的概念；天然药物鉴定的依据；天然药物鉴定的常用方法。

　　　　　2. 熟悉　天然药物的理化鉴定方法。

　　　　　3. 了解　天然药物鉴定的一般程序。

技能要求　1. 掌握查阅《中华人民共和国药典》的方法，能熟练查找有关药品标准。

　　　　　2. 学会用性状鉴别方法鉴定中药材和中药饮片，用显微鉴别方法鉴定中药材粉末。

任务一　天然药物鉴定的依据及程序

一、天然药物鉴定的依据

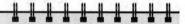

案例导入

案例：白头翁为较常用中药，始载于《神农本草经》，具有清热解毒，凉血止痢之效。可用于热毒血痢，阴痒带下的治疗。《本草经集注》中记载："近根处有白茸，状如白头老翁，故以为名。"历代本草对白头翁的原植物认识也各不相同。普遍认为"然则草之有毛者，以翁名之皆可"。由于历代本草对原植物形态记述不详及地区用药习惯的不同等原因，白头翁药材来源曾达 20 种以上，如菊科的漏芦、毛茛科的野棉花、蔷薇科的委陵菜和翻白草，石竹科的白鼓钉、唇形科的白毛夏枯草等，其中有些品种在治疗痢疾方面无效，甚至为有毒品种。故《中华人民共和国药典》（1995 年版）规定：白头翁为毛茛科植物白头翁 *Pulsatilla chinensis*（Bge.）Regel 的干燥根。

讨论：1. 某些药材品种的生产、流通、检验、使用等环节是遵从地区用药习惯还是国家法定标准？

　　　　2. 鉴定天然药物的法定依据是什么？

　　《中华人民共和国药品管理法》第三十二条规定："药品必须符合国家药品标准。国务院药品监督管理部门颁布的《中华人民共和国药典》和药品标准为国家药品标准。国务院药品监督管理部门组织药典委员会，负责国家药品标准的制定和修订。"因此，天然药物鉴定的法定依据是国家药品标准。

国家药品标准是国家对药品质量规格和检验方法所做的技术规定，是药品生产、供应、使用、检验和管理部门共同遵循的法定依据，故国家药品标准为法定的、强制性的国家技术标准。

《中华人民共和国药典》简称《中国药典》，是记载药品标准、规格的国家法典。新中国成立以来，我国先后颁布发行了十版药典，即 1953 年版、1963 年版、1977 年版、1985 年版、1990 年版、1995 年版、2000 年版、2005 年版、2010 年版以及现行的 2015 年版。《中国药典》公开出版发行，定期修订再版。自 1985 年版起，每五年对《中国药典》修订一次，逐步增加、修订收载品种与附录要求或有些品种不再收载。药品生产、供应、使用、检验和管理部门必须依据最新版即现行的药典。新版药典一经颁布实施，旧版药典即同时停止使用，失去法律效力。《中国药典》自 1963 年版开始，分一、二部，一部收载药材和成方制剂；二部收载化学药品、生化药品、抗生素、生物制品和各类制剂。《中国药典》（2005 年版）开始分为三部，一部收载药材和成方制剂、提取物等；二部收载化学药品、生化药品、抗生素、放射性药品等；三部收载生物制品，首次将《中国生物制品规程》并入《中国药典》。

《中国药典》（2015 年版）分为四部，由一部、二部、三部、四部组成。一部收载药材和饮片、植物油脂和提取物、成方制剂和单味制剂；二部收载化学药品、抗生素、生化药品以及放射性药品等；三部收载生物制品；四部包括制剂通则、检测方法、标准物质、试剂试药和指导原则。

《中国药典》（2015 年版）进一步扩大药品品种的收载，同时对部分标准不完善、多年无生产、临床不良反应多、剂型不合理的品种加大调整力度，不再收载《中国药典》（2010 年版）品种共计 43 种。《中国药典》（2015 年版）共收载品种 5608 种，其中新增 1082 种。一部收载品种 2598 种，其中新增品种 440 种、修订品种 517 种、不收载品种 7 种。二部收载品种 2603 种，其中新增品种 492 种、修订品种 415 种、不收载品种 28 种。三部收载品种 137 种，其中新增品种 13 种、修订品种 105 种、不收载品种 6 种。《中国药典》（2015 年版）首次将《中国药典》（2010 年版）附录整合为通则，并与药用辅料单独成卷作为《中国药典》（2015 年版，四部）。四部收载通则总数 317 个，其中制剂通则 38 个、检测方法 240 个、指导原则 30 个、标准物质及试液试药相关通则 9 个。药用辅料收载 270 种，其中新增 137 种、修订 97 种、不收载 2 种。正文项下根据品种和剂型不同，按顺序可分别列有品名、来源、处方、制法、性状、鉴别、检查、浸出物、特征图谱或指纹图谱、含量测定、炮制、性味与归经、功能与主治、用法与用量、注意、规格、贮藏、制剂、附注等。

药品标准中的性状、鉴别、检查、含量测定等内容是药品检验的主要项目，必须严格遵照药品标准，逐项全面进行检测。唯此，才能客观准确地控制和评价药品质量。

国家食品药品监督管理总局颁布的药品标准（也称为局颁药品标准），也是国家标准，是现行药典内容的补充，同样具有法律约束力，各有关单位也必须遵照执行。

拓展阅读　　　　地方药品标准

现行的《中华人民共和国药品管理法》取消了地方药品标准，但是由于天然药物品种繁多、地方用药习惯的不同难以统一，对于国家药品标准未收载的品种，在本地区可依据各省、市、自治区关于药材的地方药品标准进行鉴定，但中成药的地方标准已经取消。

二、天然药物鉴定的一般程序

天然药物鉴定的基本程序通常包括样品登记、取样、真实性鉴定、品质优良度鉴定和结果的判断五部分。

1. 样品登记 首先应做好样品的登记工作，登记内容包括送检单位、送检日期、样品数量、样品状态、样品包装等，以备查对。

2. 取样 取样是指从整批药材中随机抽取样品进行检验的过程。取样应具有代表性、均匀性、真实性。取样前应注意品名、产地、规格等级及包件式样是否一致，检查包装的完整性、清洁程度以及有无水迹、霉变或其他物质污染等情况，并详细记录。凡有异常情况的包件，应单独检验。取样时应符合下列原则。

（1）从同批药材包件中抽取检品 应随机选择几个包件，每一包件至少在 2~3 个不同部位各取样品 1 份；包件大的应从 10cm 以下的深处在不同部位分别抽取。不足 5 件，逐件取样；5~99 件，随机抽 5 件取样；100~1000 件，按 5% 取样；超过 1000 件，超过部分按 1% 取样。贵重药材，不论包件多少均逐件取样。

（2）破碎的、粉末状的或大小在 1cm 以下的药材 可用采样器（探子）抽取样品，每一包件至少在不同部位抽取 2~3 份样品。对包件较大或个体较大的药材，可根据实际情况抽取有代表性的样品。

（3）液体药 应混匀后取样，不易混匀的应在顶部、中部、底部分别取样。

（4）每一包件的取样量 一般药材抽取 100~500g；粉末状药材抽取 25~50g；贵重药材抽取 5~10g。将抽取样品混匀，即为抽取样品总量。若抽取样品数量超过检验用量数倍时，可按四分法再取样，即将所有样品摊成正方形，依对角线画"×"字，使分为四等份，取用对角两份；再如上操作，反复数次至最后剩余的量能满足供检验及留样为止。

所取样品的量一般不得少于检验所需用的 3 倍量。即 1/3 供实验室分析用，另 1/3 供复核用，其余 1/3 则为留样保存，保存期至少 1 年。

师生互动

讨论检验药材时的取样量至少为检验所需用的几倍量？ 为什么？

3. 真实性鉴定 真实性鉴定包括性状、显微、理化鉴定等项目。对供鉴定的样品药材，一般先进行性状鉴定，然后做显微鉴定及理化鉴定。如遇到不能确定样品的原植（动）物来源时，还必须从天然药物的商品流通渠道深入到产地做进一步调查研究。最后通过核对文献、与标准品对照等方法得到鉴定结果。

4. 品质优良度鉴定 包括检查、浸出物测定、含量测定。

（1）检查 指对药材的纯净程度、有害或有毒物质进行的限量检查，包括杂质、水分、灰分、毒性成分、重金属、有害元素、黄曲霉毒素及农药残留量等。其中杂质包括无机杂质（砂石、泥块、尘土等）和有机杂质（非药用部分、来源与规定不同的其他物质等）。

（2）浸出物测定 系指用水或其他适宜的溶剂对药材中可溶性物质进行的测定。对化学成分，尤其是有效成分，目前还不十分清楚的天然药物，多采用浸出物测定的方法确定其品质。

（3）含量测定 指用化学、物理或生物的方法，对药材的有效成分、指标成分或类别成分含量进行的测定。

5. 结果的判断 检验结束后，应综合各检验项目的结果对检品做出结论，出具检验报告书，经部门主管审核后盖章签发。为此，各鉴定项目必须有完整、真实和原始的检验记录，以备审核。同时要做好样品留样工作。药品检验部门签发的报告书是对药品质量做出的技术鉴定，具有法律责任，应长期保存。如果送检（或被检）单位对该检验结果有疑义，可将留样观察的样品报送上一级药品检验机构做仲裁检验。

任务二 天然药物的鉴定方法

常用的天然药物鉴定方法有：来源鉴定（基原鉴定）、性状鉴定、显微鉴定及理化鉴定四大鉴别方法。

一、来源鉴定

来源鉴定，也称为基原鉴定，系指运用植物、动物或矿物的分类学知识，必要时可配合现代鉴定技术如分子生物学技术等，对天然药物的来源进行鉴定，确定其种名或拉丁学名，以确保天然药物品种准确无误。因天然药物多来源于植物，现以植物药为例，分述如下。有关动物药、矿物药的鉴定，可参见动物类、矿物类天然药物的概述部分。

原植物鉴定是天然药物鉴定工作的基础，也是天然药物生产、资源开发及新药研究工作的基础。原植物鉴定一般按以下步骤进行。

1. 观察植物形态 对比较完整的检品，应注意根、茎、叶、花、果实、种子等器官的观察，特别应仔细观察繁殖器官（花、果实或孢子囊、子实体等），同时注意对药用部位的观察。不完整的检品，除少数鉴定特征十分突出的品种外，一般应要追溯其原植物，包括深入到产区调查，采集实物，以便进一步鉴定。一些微小特征的观察，必要时可借助放大镜或解剖镜观察。某些干燥皱缩的样品，可在水中浸泡后展平观察。

2. 核对文献 根据原植物的形态特征核对文献。首先应查阅植物分类学方面的专著，如《中国高等植物科属检索表》《被子植物分科检索表》《中国植物志》《中国高等植物图鉴》及有关的地区性植物志等；其次再查阅中药鉴定方面的著作，如《全国中草药汇编》《中药大辞典》《中药志》等。必要时还需查对原始文献，即第一次发现该植物的工作者首次公布新种的文献。

3. 核对标本 当初步鉴定出检品所属的科、属后，与该属、种已定学名的相关标本（蜡叶标本、液浸标本等）进行核对。须注意不同产地或不同生长期植物的形态差异，必要时应核对该植物的模式标本（发表新种时所描述的植物标本），或将检品送至有关分类学专家，请求协助鉴定。

二、性状鉴定

性状是指天然药物的形状、大小、色泽、表面、质地、断面、气味等特征。性状鉴定就是用眼看、手摸、鼻闻、口尝、水试、火试等简便方法，鉴定天然药物真伪优劣的方法。此法具有简单、易行、便捷的特点。性状鉴定主要鉴定完整的药材及饮片。

性状鉴定常从以下十个方面进行。

1. 形状 天然药物的形状一般是比较固定的，与药用部位有关。如根类药材常呈圆柱形、纺锤形，皮类药材常呈板片状、卷筒状等。有些品种的经验鉴别术语形象、生动地描述了药材的外形特征，方便记忆，如"鸡爪形"（味连）、"怀中抱月"（松贝）、"金井玉栏"（黄芪）、"狮子盘头"（党参）、"马头、蛇尾、瓦楞身"（海马）。在观察外形时，有些皱缩的叶、花、全草类药材可用热水浸泡展开后观察。描述药材形状时，较典型的特征用"形"，类似的用"状"，必要时可用"×形×状"，如长圆柱形、卵状椭圆形等。

2. 大小　系指其长短、粗细、厚薄等，一般有一定的幅度，可允许有少量高于或低于规定的数值。

3. 色泽　系指白天在自然光下或日光灯下观察药材的颜色及光泽度。每种药材都有其固有的色泽，与其所含化学成分有关，因此是药物品质优劣的重要标志之一。如黄连，主要有效成分为味苦、色黄的小檗碱，传统认为"以色黄、味苦者为佳"，黄色深，味苦说明小檗碱的含量高，药材的质量较好。药物颜色改变，均应考虑其质量及品种问题。在描述药物颜色时，如果用两种色调复合描述的，应以后一种色调为主。例如棕红色，即以红色为主。若为红棕色，则以棕色为主。如果描述的药材具有两种颜色，则通常认为写在前面的为常见的或质量较好的，少见的或质量稍次的排在后面，两种颜色之间用"或"连接，如金银花为黄白色或绿白色。若药材的颜色变化在一定范围内，描述时可"×色至×色"，两种颜色用"至"连接，如天冬表面呈黄白色至黄棕色。

4. 表面　不同的天然药物往往具有不同的表面特征，如是否光滑、粗糙，有无皮孔、纹理、毛茸、斑点等。

5. 断面　包括折断面和切断面。

（1）折断面　折断药材时断面的观察，如折断的难易、有无声响、有无粉末飞扬、是否平坦或呈颗粒性、纤维性、有无胶丝以及是否可层层剥离等。

（2）切断面　横向切断药材时断面的观察，如皮部与木部的比例、色泽、维管束的排列形式、有无分泌组织等。常用的术语有："菊花心"（双子叶植物根的次生构造形成的细密的放射状纹理，形如开放的菊花，如甘草等）、"车轮纹"（较宽射线与维管束相间排列形成的稀疏放射状纹理，如粉防己）、"云锦花纹"（何首乌皮部异型维管束）、"星点"（大黄髓部异型维管束）、"罗盘纹"（商陆同心性多环异型维管束）、"筋脉点"（药材断面星点状散在的维管束，如牛膝）、"朱砂点"（棕红色油室，如茅苍术）等。

6. 质地　指天然药物的软硬、坚韧、疏松、黏性、粉性、油润、角质等特征。如南沙参质疏松；鲜石斛具有黏性。其中粉性表示含有一定量的淀粉；油润表示柔软而润泽，如当归；角质表示根、根茎类药材因含多量淀粉，蒸、煮后淀粉粒糊化，干燥后呈坚硬、光滑的半透明状，如北沙参。

7. 气　有的药材具有特殊的气味，如薄荷、香加皮、丁香、沉香等的香气，阿魏的大蒜样臭气，白鲜皮的羊膻气等。这些特异的气与天然药物中所含的挥发性成分有关，因此通过鼻嗅不但能鉴别药材的真伪，还能衡量其质量。

8. 味　系指药材口尝后的味感，有苦、酸、甜、辛辣、涩、咸、淡等味。可取少量口尝，咀嚼至少1分钟，使舌的各部分充分与药液接触。尤为注意有毒药材口尝时务必十分小心，取样量少并且尝后一定要吐出且用水漱口、洗手，以免中毒。味感的强弱与药材所含的有效成分含量有关，也是衡量药材质量的一个重要指标，如乌梅以味酸为佳，黄连以味苦为佳。药材变味，就要考虑其品种和质量问题。

9. 水试　某些药材在水中具有一定溶解度或能产生一些特殊变化，是鉴定药材的一种特殊方法。如芒硝遇水溶解；西红花入水，水液呈黄色，水面无油状物漂浮，水底无沉淀等。

10. 火试　有些药材用火烧或煅之，可产生特殊的颜色、气味、烟雾或响声等，以鉴别药材的方法称为火试。如将少量麝香仁撒于炽热的坩埚中灼烧，初则进裂，随即融化膨胀起泡似珠，香气浓烈四溢，应无毛、肉焦臭，无火焰或火星出现。灰化后，残渣呈白色或灰白色；取海金沙少量，撒于火上，即发出轻微爆鸣及明亮的火焰。再如血竭，取粉末置白纸上，用火隔纸烘烤即熔化，但无扩散的油迹，对光照视呈鲜艳的红色。以火燃烧，则产生呛鼻的烟气。

三、显微鉴定

显微鉴定法系指用显微镜对药材（饮片）切片、粉末、解离组织或表面制片及含药材粉末的制剂中的天然药物组织、细胞或内含物等特征进行鉴别的一种方法。通常适用于：①性状相似，单凭性状鉴别不易区分的药材；②破碎的、粉末状的药材；③粉末药材制成的中成药等。鉴别时选择具有代表性的供试品，根据各品种鉴别项的规定制片。中药制剂须根据不同剂型适当处理后制片。

（一）常用透明剂

常用透明剂有水、稀甘油、甘油醋酸液、水合氯醛试液等。

如观察菊糖，可用乙醇装片，也可用水合氯醛试液装片，不加热立即观察。观察淀粉粒，可用蒸馏水或甘油醋酸试液装片。相较而言，淀粉粒在水中容易膨胀变形，而甘油醋酸可使淀粉粒不膨胀变形，且可测量其大小，故多用甘油醋酸观察淀粉粒的形态、大小。观察植物的细胞、组织，可用水合氯醛试液加热透化，最后加稀甘油盖片，可防止水合氯醛析出结晶。水合氯醛是最常用的透明剂，其主要作用为：①使干缩的细胞膨胀透明；②溶解淀粉粒、蛋白质、叶绿素、挥发油、树脂等。

师生互动

1. 中成药满足哪些条件才可采用显微鉴定法？
2. 观察淀粉粒的最佳装片试剂是什么？

（二）药材显微制片

1. 横切片或纵切片　取样品欲观察部位，经软化处理后，用徒手或滑走切片法，切成 $10\sim20\mu m$ 的薄片，必要时可包埋后切片。选取平整的薄片置载玻片上，根据观察对象不同，滴加甘油醋酸试液、水合氯醛试液或其他试液 $1\sim2$ 滴，盖上盖玻片。必要时滴加水合氯醛试液后，在酒精灯上加热透化，并滴加甘油乙醇试液或稀甘油，盖上盖玻片。常用于根、根茎、茎木、皮、叶、果实、种子类等药材的真伪鉴定。

2. 粉末制片　粉末药材一般需过四号筛（65目）。挑取粉末少许置于载玻片上，滴加甘油醋酸试液、水合氯醛试液或其他适宜的试液，盖上盖玻片。必要时滴加水合氯醛试液后加热透化。粉末片可观察具有鉴别意义的组织、细胞、细胞内含物等特征。一般坚硬、细小、破碎、难以切片或呈粉末状的药材以及中成药等，适于制作粉末片进行显微鉴定。

3. 表面制片　将样品湿润软化后，剪取欲观察部位约 $4mm^2$ 大小的材料，一正一反置载玻片上；或撕取表皮，加适宜的试液或水合氯醛试液加热透化后，盖上盖玻片。本法适用于表皮细胞、气孔、毛茸等表面特征的观察，叶类、花类药材、幼茎、果皮、种皮等亦可制成表面片观察。

4. 解离组织制片　将样品切成长约 $5mm$，直径约 $2mm$ 的段或厚约 $1mm$ 的片，如样品中薄壁组织占大部分，木化组织少或分散存在，采用氢氧化钾法；若样品质地坚硬，木化组织较多或集成较大群束，采用硝铬酸法或氯酸钾法。

（1）氢氧化钾法　将供试品置试管中，加5%氢氧化钾溶液适量，加热至用玻璃棒挤压能离散为止，倾去碱液，加水洗涤后，取少量置载玻片上，用解剖针撕开，滴加稀甘油，盖上盖玻片。

（2）硝铬酸法　将供试品置试管中，加硝铬酸试液适量，放置至用玻璃棒挤压能离散为止，倾去酸液，加水洗涤后，照氢氧化钾法装片。

（3）氯酸钾法　将供试品置试管中，加硝酸溶液（1→2）及氯酸钾少量，缓缓加热，待产生的气泡渐少时，再及时加入氯酸钾少量，以维持气泡稳定地发生，至用玻璃棒挤压能离散为止，倾去酸液，加水洗涤后，照氢氧化钾法装片。

解离组织片用于观察植物细胞的完整形态及立体结构，适用于纤维、导管、管胞等在粉末中易被打碎的长形细胞，也适于木质化、木栓化、角质化等彼此不易分离的细胞。

5. 花粉粒与孢子制片　取花粉、花药、孢子或孢子囊群（干燥的供试品浸于冰醋酸中软化），用玻璃棒研碎，经纱布过滤至离心管中，离心，取沉淀加新配制的醋酐与硫酸（9∶1）的混合液1～3ml，置水浴上加热2～3分钟，离心，取沉淀用水洗涤2次，取沉淀少量置载玻片上，滴加水合氯醛试液，盖上盖玻片。或加50%甘油与1%苯酚各1～2滴，用品红甘油胶〔取明胶1g，加水6ml，浸泡至溶化，再加甘油7ml，加热并轻轻搅拌至完全混匀，用纱布过滤至培养皿中，加碱性品红溶液（碱性品红0.1g，加无水乙醇600ml及樟油80ml，溶解）适量，混匀，凝固后即得〕封藏。

6. 磨片制片　坚硬的动物、矿物类药材可采用磨片法制片。选取厚度1～2mm的药材，置粗磨石（或磨砂玻璃板）上，加适量水，用示指、中指夹住或压住材料，在磨石上往返磨砺，待两面磨平，且厚度约为数百微米时，将材料移置细磨石上，加水，用软木塞压在材料上，往返磨砺至透明，用水冲洗，再用乙醇处理和甘油乙醇试液装片。磨片的厚度一般为20～50μm。

（三）含粉末药材制剂的显微制片

取样方法根据剂型的不同而不同。散剂、胶囊剂（内容物为颗粒状，应研细）可直接取适量粉末；片剂取2～3片，水丸、糊丸、水蜜丸、锭剂（包衣者除去包衣）等，取数丸或1～2锭，分别置乳钵中研成粉末，取适量粉末；蜜丸应将药丸切开，从切面由外至中央挑取适量样品或用水脱蜜后，吸取沉淀物少量。根据观察对象不同，分别按粉末制片法制1～5片。

（四）细胞壁及细胞内含物性质的确定

1. 细胞壁性质的确定　纤维素细胞壁加氯化锌碘试液，或先加碘试液湿润后，稍放置，再加硫酸溶液（33→50），显蓝色或紫色。木质化细胞壁加间苯三酚试液1～2滴，稍放置，加盐酸1滴，因木质化程度不同，显红色或紫红色。木栓化或角质化细胞壁加苏丹Ⅲ溶液显橘红色至红色。

2. 细胞内含物性质的确定

（1）淀粉粒　①加碘试液，显蓝色或紫色；②用甘油醋酸试液装片，置偏光显微镜下观察，未糊化的淀粉粒显偏光现象；已糊化的无偏光现象。

（2）糊粉粒　①加碘试液，显棕色或黄棕色；②加硝酸汞试液，显砖红色。材料中如含有多量脂肪油，应先用乙醚或石油醚脱脂后进行试验。

（3）脂肪油、挥发油、树脂　①加苏丹Ⅲ试液，显橘红色、红色或紫红色；②加90%乙醇，脂肪油和树脂不溶解（蓖麻油及巴豆油例外），挥发油则溶解。

（4）菊糖　加10%的α-萘酚乙醇溶液，再加硫酸，显紫红色并溶解。

（5）黏液　加钉红试液，显红色。

（6）草酸钙结晶　①加稀醋酸不溶解，加稀盐酸溶解而无气泡发生；②加硫酸溶液（1→2）逐渐溶解，片刻后析出针状硫酸钙结晶。

（7）碳酸钙结晶（钟乳体）　加稀盐酸溶解，同时有气泡发生。

（8）硅质　加硫酸不溶解。

（五）显微测量

在显微镜下观察细胞、细胞内含物时，常需要测量其直径、长短（以 μm 计）。测量常用的量尺为目镜测微尺（简称"目尺"）和载台测微尺（简称台尺）。测量时先将目尺用台尺（每 1 小格长为 10μm）标定，即取台尺置显微镜载物台上，在高倍物镜（或低倍物镜）下，将测微尺刻度移至视野中央。将目尺（正面向上）放入目镜镜筒内，旋转目镜，并移动台尺，使目尺的"0"刻度线与台尺的某刻度线相重合，然后再找第二条重合刻度线，根据两条重合线间两种测微尺的小格数，计算出目尺每一小格在该物镜条件下相当的长度（μm）。应用时将测得的目的物的目尺小格数，乘以目尺每一小格的长度（μm），即得测定物的大小。

四、理化鉴定

理化鉴定是利用化学或物理的方法，对天然药物中所含的某些化学成分进行的鉴别试验，包括一般鉴别、光谱及色谱鉴别等方法。理化鉴定是药材鉴定中发展最为迅速的方法，适用于含不同化学成分药材、同名异物药材或性状相似而又无明显显微特征区别的药材，用以鉴定中药真伪和优劣。同时，理化鉴定还可鉴定药材品质的优良度。常用的方法如下。

1. 化学定性反应　利用中药的化学成分能与某些化学试剂产生颜色、沉淀、结晶等反应，来鉴别其真伪。可在药材的表面、断面、粉末、提取液中进行。如山豆根表面滴加10% 氢氧化钠试液显橙红色，渐变为血红色，久置不褪；马钱子胚乳部分切片，加 1% 钒酸铵的硫酸溶液 1 滴，胚乳即显紫色（番木鳖碱反应），另取胚乳切片，加发烟硝酸 1 滴，即显橙红色（马钱子碱反应）。

2. 显微化学反应　即在显微镜下进行观察的化学定性反应。方法是将中药的粉末、徒手切片或浸出液，取少量置于载玻片上，滴加某种化学试剂，盖上盖玻片，在显微镜下观察反应结果。如黄连粉末滴加稀盐酸，可见针状、针簇状盐酸小檗碱结晶析出；丁香切片滴加碱液，油室内有针状丁香酚钠结晶析出。

3. 微量升华法　利用中药中所含的某些化学成分，在一定温度下能升华的性质获得升华物，在显微镜下观察其形状、颜色以及化学反应。如大黄的升华物为黄色梭针状或羽毛状蒽醌化合物结晶，加碱液溶解并显红色。微量升华的方法：取金属片或载玻片，置石棉网上，金属片或载玻片上放一高约 8mm 的金属圈，圈内放置适量供试品粉末，圈上覆盖载玻片，在石棉网下用酒精灯缓缓加热，至粉末开始变焦，去火待冷，则升华物凝集在载玻片上。将载玻片反转后，置显微镜下观察结晶形状、色泽，或取升华物加试液观察反应。

4. 荧光分析法　利用中药所含有的某些化学成分，在紫外光或自然光下能产生一定颜色荧光的性质进行鉴别，是鉴别药材真伪的一种简易方法。通常将供试品（包括断面、浸出物等）或经酸、碱处理后，置紫外光灯下约 10cm 处观察所产生的荧光。除另有规定外，紫外光灯的波长为 365nm。如黄连饮片木质部显金黄色荧光；大黄粉末显深棕色荧光；秦皮水浸液呈天蓝色荧光（日光下亦有荧光）等。

某些中药本身不产生荧光，但以酸或碱处理或用其他化学方法处理后，可在紫外光灯下观察到某种颜色的荧光。例如芦荟水溶液本无荧光，但与硼砂共热，所含芦荟素马上反应显黄绿色荧光。

5. 色谱法 根据分离方法可分为纸色谱法、薄层色谱法、柱色谱法、气相色谱法、高效液相色谱法等。在中药鉴定方面，薄层色谱法和高效液相色谱法应用最多，前者主要用于定性鉴别，后者主要用于定量测定。

薄层色谱法系将供试品溶液点于薄层板上，在展开容器内用展开剂展开，使供试品所含成分分离，所得色谱图与适宜的标准物质按同法所得的色谱图对比，亦可用薄层色谱扫描仪进行扫描，用于鉴别、检查或含量测定。此法已成为目前天然药物鉴定的最常用的重要方法之一，也是使用最多的色谱法之一。关于薄层色谱法和高效液相色谱法的具体内容，将在天然药物化学中详细阐述。

6. 水分测定法 药材中水分含量的多少，是贮藏过程中保证质量的一项重要标志。如水分含量超过一定限度，药材易虫蛀霉变，并使有效成分分解，且相对地减少了实际用量。因此，控制药材中水分的含量，对于保证其质量具有重要意义。《中国药典》（2015 年版）规定了药材的水分含量限度，如甘草不得超过 12.0%，马钱子不得超过 13.0% 等。水分测定的方法《中国药典》（2015 年版）规定有五种。

（1）费休氏法 包括容量滴定法和库仑滴定法。容量滴定法是根据碘和二氧化硫在吡啶和甲醇溶液中与水定量反应的原理来测定水分。所用仪器应干燥，并能避免空气中水分的侵入；测定应在干燥处进行。库仑滴定法仍以卡尔－费休氏（Karl－Fischer）反应为基础，应用永停滴定法（通则 0701）测定水分。

（2）烘干法 适用于不含或少含挥发性成分的药材。

（3）减压干燥法 适用于含有挥发性成分的贵重药材。测定用的供试品，一般先破碎并需通过二号筛。

（4）甲苯法 适用于含挥发性成分的药材。

（5）气相色谱法 适用范围较广。

上述具体方法详见《中国药典》（2015 年版，四部）通则 0832。

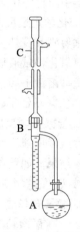

图 7－1 水分测定
装置（甲苯法）
A. 500ml 短颈圆底烧瓶
B. 水分测定管 C. 直
形冷凝管

7. 灰分测定法 中药的灰分来源，包括中药本身经过灰化后遗留的不挥发性无机盐，以及中药表面附着的不挥发性无机盐类，两者统称为总灰分。同一种中药，在无外来掺杂物时，总灰分含量应在一定范围以内。如果总灰分超过一定限度，表明掺有泥土、砂石等无机物质。《中国药典》（2015 年版，四部）规定了中药总灰分的最高限量，如大黄总灰分不得超过 10.0%，白术不得超过 5.0%，这对于保证中药的纯度具有重要意义。有些中药本身总灰分有较大差异，尤其是组织中含较多草酸钙结晶的中药，有时测定总灰分不足以说明外来无机盐的存在，还需要测定酸不溶性灰分，即不溶于10% 盐酸中的灰分。因中药所含的无机盐类（包括钙盐）大多可溶于稀盐酸中而除去，而来自泥沙的硅酸盐类则不溶解而残留下来，故测定酸不溶性灰分能较准确地表明中药中是否有泥沙等掺杂物以及其含量。

（1）总灰分测定法 供试品须粉碎，使能通过二号筛，混合均匀后，取供试品 2～3g（如需测定酸不溶性灰分，可取供试品 3～5g），置炽灼至恒重的坩埚中，称定重量（精确至 0.01g），缓缓炽热，注意避免燃烧，至完全炭化时，逐渐升高温度至 500℃～600℃，使完全灰化并至恒重。根据残渣重量，计算供试品中总灰分的含量（%）。如供试品不易灰化，可将坩埚放冷，加热水或10%硝酸铵溶液2ml，使残渣湿润，然后置水浴上蒸干，残渣照前法炽灼，至坩埚内容物完全灰化。

（2）酸不溶性灰分测定法　取上项所得的灰分，在坩埚中小心加入稀盐酸约10ml，用表面皿覆盖坩埚，置水浴上加热10分钟，表面皿用热水5ml冲洗，洗液并入坩埚中，用无灰滤纸滤过，坩埚内的残渣用水洗于滤纸上，并洗涤至洗液不显氯化物反应为止。滤渣连同滤纸移置同一坩埚中，干燥，炽灼至恒重。根据残渣重量，计算供试品中酸不溶性灰分的含量（%）。

8. 浸出物测定法　中药的有效成分尚不清楚或尚不能进行精确的定量测定时，可根据已知成分的溶解性质进行浸出物测定来确定其品质。在水或其他适当溶剂中，在一定条件下，药材中的浸出物的含量有一定范围。因此，以浸出物的含量确定中药的质量具有实际意义。浸出物测定通常包括水溶性浸出物测定法、醇溶性浸出物测定法、挥发性醚浸出物测定法等。

（1）水溶性浸出物测定法　测定用的供试品需粉碎，使能通过二号筛，并混合均匀。

①冷浸法　取供试品约4g，精密称定，置250～300ml的锥形瓶中，精密加水100ml，密塞，冷浸，前6小时内时时振摇，再静置18小时，用干燥滤器迅速滤过，精密量取续滤液20ml，置已干燥至恒重的蒸发皿中，在水浴上蒸干后，于105℃干燥3小时，置干燥器中冷却30分钟，迅速精密称定重量。除另有规定外，以干燥品计算供试品中水溶性浸出物的含量（%）。

②热浸法　取供试品2～4g，精密称定，置100～250ml的锥形瓶中，精密加水50～100ml，密塞，称定重量，静置1小时后，连接回流冷凝管，加热至沸腾，并保持微沸1小时。放冷后，取下锥形瓶，密塞，再称定重量，用水补足减失的重量，摇匀，用干燥滤器滤过，精密量取滤液25ml，置已干燥至恒重的蒸发皿中，在水浴上蒸干后，于105℃干燥3小时，置干燥器中冷却30分钟，迅速精密称定重量。除另有规定外，以干燥品计算供试品中水溶性浸出物的含量（%）。

（2）醇溶性浸出物测定法　照水溶性浸出物测定法测定。除另有规定外，以各品种项下规定浓度的乙醇代替水为溶剂。

（3）挥发性醚浸出物测定法　取供试品（过四号筛）2～5g，精密称定，置五氧化二磷干燥器中干燥12小时，置索氏提取器中，加乙醚适量，除另有规定外，加热回流8小时，取乙醚液，置干燥至恒重的蒸发皿中，放置，挥去乙醚，残渣置五氧化二磷干燥器中干燥18小时，精密称定，缓缓加热至105℃，并于105℃干燥至恒重。其减失重量即为挥发性醚浸出物的重量。

9. 含量测定法　含量测定是用化学、物理或生物的方法，对药材含有的有效成分、指标成分或类别成分进行测定，包括挥发油及主成分的含量、生物效价的测定等。测定方法常用光谱法和色谱法。这是鉴别药材质量最准确的方法。

此外，测定相对密度、旋光度、折光率、沸点、熔点、凝点等物理常数，对鉴定油脂类、挥发油类以及树脂类药材的真伪优劣有重要的参考价值。

任务三　天然药物鉴定的新技术和新方法

一、扫描电子显微镜技术

扫描电子显微镜技术是一种超微鉴定方法，扫描电子显微镜的分辨率较光学显微镜高数万倍，能够观察药材表面的细微特征，而且立体感强，样品制作简单。目前主要应用于药材花粉粒、叶表面、种皮表面的鉴定研究。

二、 透射电子显微镜技术

透射电子显微镜技术简称透射电镜。分辨率可达 0.1～0.2nm，放大倍数为几万至百万倍。可用于观察样品的精细结构，比光学显微镜所能够观察到的最小的结构小数万倍。电子束经加速和聚集后，投射到非常薄的样品上，因电子与样品中的原子碰撞而改变方向，从而产生立体角散射。散射角的大小与样品的厚度、密度相关，因而可形成明暗不同的影像。影像经放大、聚焦后在荧光屏、胶片、感光耦合组件等上显示出来。

三、光谱法

光谱法是基于物质与电磁辐射作用时，测量由物质内部发生量子化的能级之间的跃迁而产生的发射、吸收或散射辐射的波长和强度进行分析的方法。按不同的分类方式，光谱法可分为发射光谱法、吸收光谱法、散射光谱法；或分为原子光谱法和分子光谱法；或分为能级谱，电子、振动、转动光谱，电子自旋及核自旋谱等。光谱法包括：紫外－可见分光光度法、红外分光光度法、荧光分光光度法、原子吸收分光光度法、火焰光度法、电感耦合等离子体原子发射光谱法、拉曼光谱法、质谱法、核磁共振波谱法（NMR）、X射线衍射法（XRD）。其中，X射线衍射法是一种利用单色X射线光束照射到被测样品上，检测样品的三维立体结构（含手性、晶型、结晶水或结晶溶剂）或成分（主成分及杂质成分、晶型种类及含量）的分析方法。

四、中药指纹图谱技术

中药指纹图谱技术是指中药材或中药制剂经适当处理后，采用一定的分析方法，得到的能够标示其成分特征的谱图，目前可分为色谱图、光谱图及DNA谱图等。用于中药的品种和质量鉴定，是一种综合的、可量化的鉴定手段，在某种程度上可全面反映药材及制剂的整体质量。

五、计算机图像分析技术

利用图像获取技术，建立标本图像数据库，通过数字图像处理技术得到果实、种子、花粉或组织等的特征，经与标本库中模式图像数据的参数对比进行鉴别。可与传统四大鉴定方法即来源鉴定、性状鉴定、显微鉴定、理化鉴定以及生物鉴定等方法相结合，从而使药物的鉴别重复性好、准确率高，克服了药物鉴定中的人的主观因素对鉴定结果的影响。

此外，还有DNA分子标记技术、药材中蛋白质的电泳技术、高效毛细管电泳技术、近红外技术热分析法等。

📊 **重点小结**

本项目主要讲述天然药物鉴定的依据、一般程序和取样原则及天然药物鉴定的方法。天然药物鉴定的法定依据是国家药品标准，包括《中国药典》（2015年版）和局颁药品标准。天然药物鉴定的基本程序通常包括样品登记、取样、真实性鉴定、品质优良度鉴定和结果的判断五部分。取样应具有代表性、均匀性、真实性。所取样品的量一般不得少于检验所需用的三倍量，且保存期至少一年。天然药物的鉴定方法包括来源鉴定、性状鉴定、显微鉴定和理化鉴定。来源鉴定是天然药物鉴定工作的基础。性状鉴定包括药材形状、大小、色泽、表面、断面、质地、气、味、水试、火试十大方面。显微鉴定包括观察天然药物的组织、细胞或内含物的制片方法及含粉末药材的制剂的制片方法。含量测定是鉴别天然药物质量最准确的方法。

目标检测

一、选择题

（一）A 型题（单项选择题）

1. 鉴定天然药物学名的方法是（　　）。
   A. 来源鉴定　　　　B. 性状鉴定　　　　C. 显微鉴定　　　　D. 理化鉴定

2. 不属于中药质地的是（　　）。
   A. 坚韧　　　　　　B. 软硬　　　　　　C. 黏性　　　　　　D. 光滑

3. 在显微镜下观察淀粉粒的最佳装片试液是（　　）。
   A. 水合氯醛液　　　B. 甘油醋酸液　　　C. 蒸馏水　　　　　D. 稀甘油

4. 在显微镜下观察菊糖结晶，不能用（　　）试液装片。
   A. 乙醇　　　　　　B. 蒸馏水　　　　　C. 水合氯醛液不加热
   D. 水合氯醛液不透化

5. 制作中药临时标本片常需用（　　）加热透化。
   A. 水合氯醛液　　　B. 甘油醋酸液　　　C. 蒸馏水　　　　　D. 稀甘油

6. 可制作横切片的药材种类是（　　）。
   A. 根　　　　　　　B. 花粉粒　　　　　C. 粉末　　　　　　D. 中成药

7. 鉴定粉末药材，一般用（　　）。
   A. 来源鉴定　　　　B. 性状鉴定　　　　C. 显微鉴定　　　　D. 理化鉴定

8. 天然药物鉴定中，最简便、最常用的方法是（　　）。
   A. 来源鉴定　　　　B. 性状鉴定　　　　C. 显微鉴定　　　　D. 理化鉴定

9. 天然药物鉴定中，发展最为迅速的方法是（　　）。
   A. 基原鉴定　　　　B. 性状鉴定　　　　C. 显微鉴定　　　　D. 理化鉴定

10. 可进行微量升华的药材是（　　）。
    A. 大黄　　　　　　B. 黄芪　　　　　　C. 甘草　　　　　　D. 金银花

（二）X 型题（多项选择题）

1. 下列方法中，哪些属于天然药物的理化鉴定法？（　　）
   A. 荧光反应法　　B. 水分测定法　　C. 水试法　　D. 火试法　　E. 光谱法

2. 观察植物形态应观察植物的哪些部位？（　　）
   A. 根　　　　　　B. 茎　　　　　　C. 叶　　　　D. 花　　　　E. 果实

3. 观察天然药物的性状应注意（　　）。
   A. 形状　　　　　B. 质地　　　　　C. 色泽　　　D. 气味　　　E. 大小

4. 天然药物的显微制片有（　　）。
   A. 纵切片　　　　B. 斜切片　　　　C. 粉末制片　　D. 表面制片　　E. 磨片制片

5. 在天然药物鉴定中应用最多的色谱法有（　　）。
   A. 纸色谱法　　B. 薄层色谱法　　C. 高效液相色谱法　　D. 气相色谱法
   E. 质谱法

二、填空题

1. 现行的《中国药典》为_____年版，为新中国成立以来的第____部药典。从 1985 年版《中国药典》开始，每_____年修订一次。

2. 天然药物鉴定取样时，所取的样品量一般不得少于检验所需用的_____倍，留样保存期至少_____年。

三、简答题

1. 天然药物鉴定的法定依据是什么？

2. 天然药物鉴定的基本程序是什么？取样包括哪几部分？取样的方法有哪些？

3. 天然药物鉴定的主要方法有哪几种？

4. 天然药物的性状包括哪些方面？

（赵　华）

模块二　岗位实践技能

项目八

藻类、菌类、地衣类天然药物

任务一　藻类、菌类、地衣类天然药物概述

藻类、菌类、地衣类统称为低等植物或无胚胎植物。其共同特征是：在形态上无根、茎、叶的分化，为单细胞或多细胞的叶状体或丝状体，在构造上一般无组织分化。

一、藻类天然药物

以藻类植物入药的天然药物种类较少。藻类植物约有 3 万种，是一群最原始的低等植物，主要生活在水中。它们形态多样，常见的单细胞藻类如小球藻、衣藻、圆球藻等；多细胞呈丝状的如水绵、刚毛藻等；多细胞呈叶状的如海带、昆布等；多细胞呈树枝状的如马尾藻、海蒿子、石花菜等。藻类植物的细胞内具有和高等植物一样的叶绿素、胡萝卜素、叶黄素，能进行光合作用，属自养性植物。

二、菌类天然药物

菌类天然药物均为真菌门植物。真菌不含光合色素，不能进行光合作用，是营寄生或腐生生活植物。真菌具有细胞壁，细胞壁含有几丁质，少数含有纤维素。贮藏的营养物质有肝糖、油脂和菌蛋白，不含淀粉。

真菌一般是由分枝或不分枝、分隔或不分隔的菌丝交织在一起组成的菌丝体。每一根细丝或分枝叫菌丝。大多数菌丝都有隔膜将菌丝分隔成许多细胞，称为有隔菌丝；有些低等真菌的菌丝通常不具隔膜，称无隔菌丝。菌丝相互交织形成各种不同的菌丝体组织，如有些菌丝交织成绳索状，外形像根，称为菌索；有的为度过不良环境形成坚硬的休眠核状

体，称为菌核，如茯苓、猪苓、雷丸；很多高等真菌在生殖时期形成具有一定形状和结构，能产生孢子的菌丝体，称为子实体，如灵芝、马勃、香菇等；有些真菌在产生子实体之前，先形成一种能容纳子实体的菌丝褥座，称为子座，如冬虫夏草。

真菌繁殖方式以孢子繁殖为主，有的为营养繁殖。根据其菌丝体结构和有性孢子类型，可分为鞭毛菌亚门、接合菌亚门、子囊菌亚门、担子菌亚门和半知菌亚门。而药用真菌主要分布在子囊菌亚门和担子菌亚门。

子囊菌亚门真菌主要特征是有性生殖产生子囊和子囊孢子，常用的中药有冬虫夏草；担子菌亚门真菌的主要特征是有性生殖产生担子和担孢子，常用的有茯苓、灵芝、马勃等。

三、地衣类天然药物

地衣是一种真菌和藻类高度结合的共生复合体。组成地衣的真菌绝大多数为子囊菌亚门的真菌，少数为担子菌亚门的真菌，组成地衣的藻类是蓝藻和绿藻。地衣中的菌丝缠绕藻细胞，并包围藻细胞。藻类光合作用制造的营养物质供给整个植物体，菌类则吸收水分和无机盐，为藻类提供进行光合作用的原料。

任务二 常用藻类、菌类、地衣类天然药物

冬虫夏草 △Dongchongxiacao
Cordyceps

案例导入

案例： 据统计，20 世纪 90 年代初国内市场冬虫夏草平均价格为 2000 元/千克左右，至 2003 年达到 5 万元/千克左右。2007 年，飙升至 20 万元/千克左右的历史性高位。2008 年受全球金融危机影响又一路狂泻，2009 年后价格又开始突飞猛进，一路看涨，2012 年再度攀升至 20 万元/千克以上。

讨论： 1. 冬虫夏草的外形奇特，冬天是虫，夏天是"草"。它是怎样从虫子转为草的？
　　　　2. 冬虫夏草的价格为何如此之高？鉴别要点是什么？

【来源】为麦角菌科真菌冬虫夏草菌 *Cordyceps sinensis*（Berk.）Sacc. 寄生在蝙蝠蛾科昆虫幼虫上的子座和幼虫尸体的干燥复合体。

【产地】主产于四川、青海、西藏等地，生于海拔 3000 ~4500m 的高寒山区的草甸区。

【采收加工】夏初子座出土、孢子未发散时挖取，晒至六七成干，除去似纤维状的附着物及杂质，晒干或低温干燥。

【性状鉴别】本品由虫体与从虫头部长出的真菌子座相连而成。虫体形如蚕，长 3 ~5cm，直径 0.3 ~0.8cm。表面深黄色至黄棕色，有环纹 20 ~30 个，近头部的环纹较细；头部红棕色；足 8 对，中部 4 对较明显；质脆，易折断，断面略平坦，淡黄白色。子座细长圆柱形，长 4 ~7cm，直径约 0.3cm；表面深棕色至棕褐色，有细纵皱纹，上部稍膨大；质柔韧，断面类白色。气微腥，味微苦。（图 8 –1，彩图 1）

以完整、虫体肥大、外色黄亮、内色黄白、子座短者为佳。

【**显微鉴别**】子座头部横切面：①周围由1列子囊壳组成，子囊壳呈卵形至椭圆形，下半部陷于子座内；②子囊壳内有多数线形子囊，每个子囊内又有2～8个线形子囊孢子；③中央充满菌丝，其间有裂隙；⑤具不孕顶端（子座先端无子囊壳部分）（图8－2）。

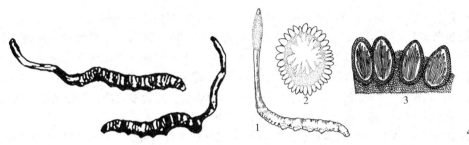

图8－1　冬虫夏草图

图8－2　冬虫夏草图

1. 全形（上部为子座，下部为已死去的幼虫）
2. 子座横切面（示子囊壳）　3. 子囊壳放大（示子囊）　4. 子囊放大（示子囊孢子）

【**化学成分**】含粗蛋白25%～30%，D－甘露醇（即虫草酸）7%～29%，脂肪8.4%，尚含腺苷、虫草素、麦角甾醇、维生素B_{12}、虫草多糖、多种氨基酸等。《中国药典》（2015年版）规定，本品含腺苷（$C_{10}H_{13}N_5O_4$）不得少于0.010%。

【**功能与主治**】甘，平。能补肾益肺，止血化痰。用于肾虚精亏，阳痿遗精，腰膝酸痛，久咳虚喘，劳嗽咯血。

【**用法与用量**】3～9g。

拓展阅读

常见伪品

1. 亚香棒虫草　为麦角菌科真菌亚香棒虫草 *Cordyceps hawkesii* Geay 寄生在鳞翅目昆虫的子座及幼虫尸体的复合体。外形与冬虫夏草极为相似，虫体较小，表面灰黄或灰褐色，具类白色菌丝膜，气门和足均明显，虫头紫黑色或红黄色。子座呈长棒状或有分枝，多弯曲，呈黑色或褐色，子囊完全埋藏在子座的组织内，子座上部无不孕顶端。

2. 凉山虫草　为麦角菌科真菌凉山虫草 *C. liangshanensis* Zang 寄生在鳞翅目昆虫幼虫上的子座及幼虫尸体的干燥复合体。虫体呈蚕状，较粗，表面被棕褐色菌丝膜，菌膜脱落处呈紫褐色，全身有足10对，不明显。头部呈圆柱形或棒形，表面可见黑褐色小点(子囊壳突出于表面)。子座线状，分枝或单生，具不孕顶端。

3. 地蚕　来源于唇形科植物地蚕 *Stachys geobombycis* C. Y. Wu 的干燥块茎。本品呈纺锤形，两头略尖。表面土黄色，或棕褐色，略皱缩而扭曲，有环纹4～15个，节上有点状芽痕和须根痕。质脆，易折断，断面略平坦，可见棕色层纹，显微镜下可观察到植物组织结构。气微，味甜，有黏性。

4. 人工伪制虫草　用黄豆粉或淀粉、石膏、色素等压模加工而成，外形和色泽似冬虫夏草，但呆板而不自然，质地坚硬，断面粉白色，虫体光滑，环节明显，入水后褪色变形。

茯苓[△]Fuling
Poria

【来源】 为多孔菌科真菌茯苓 *Poria cocos*（Schw.）Wolf 的干燥菌核。

【植物形态】 寄生于赤松、马尾松等植物的根部。菌核类球形、长圆形或不规则块状，大小不一，小的如拳头，大的可达数十斤。鲜时质软，干后坚硬，表面浅灰棕色或黑褐色，断面近外皮处带粉红色，内部白色。子实体伞形，无柄，平伏，直径 0.5~2.0mm，生长于菌核表面呈一薄层，幼时白色，老时变浅褐色。菌管单层，孔为多角形，孔缘渐变齿状。

【产地】 主产于云南、安徽、湖北、河南、贵州、四川等地。

【采收加工】 多于 7~9 月采挖，挖出后除去泥沙，堆置"发汗"后，摊开晾至表面干燥，再"发汗"，反复数次至现皱纹、内部水分大部散失后，阴干，称为"茯苓个"；或将鲜茯苓按不同部位切制，阴干，分别称为"茯苓块"和"茯苓片"。中央有松根者称"茯神"，削下的外皮则称为"茯苓皮"。

【性状鉴别】 茯苓个　呈类球形、椭圆形、扁圆形或不规则团块，大小不一。外皮薄而粗糙，棕褐色至黑褐色，有明显的皱缩纹理。体重，质坚实，断面颗粒性，有的具裂隙，外层淡棕色，内部白色，少数淡红色，有的中间抱有松根。气微，味淡，嚼之黏牙。（图 8-3）

茯苓块　为去皮后切制的茯苓，呈立方块状或方块状厚片，大小不一。白色、淡红色或淡棕色。（图 8-4）

茯苓片　为去皮后切制的茯苓，呈不规则厚片，厚薄不一。白色、淡红色或淡棕色（彩图 2）。

【显微鉴别】 粉末　灰白色。①不规则颗粒状团块和分枝状团块无色，遇水合氯醛液渐溶化。②菌丝无色或淡棕色，细长，稍弯曲，有分枝，直径 3~8μm，少数至 16μm。（图 8-5）

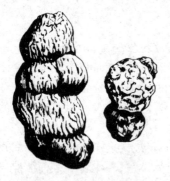

图 8-3　茯苓个外形图

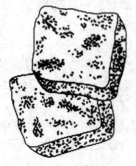

图 8-4　茯苓块图

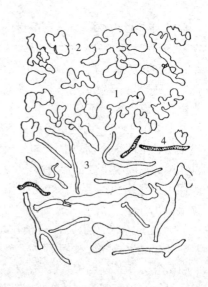

图 8-5　茯苓（菌核）粉末
1. 分枝状团块　2. 颗粒状团块
3. 无色菌丝　4. 棕色菌丝

【化学成分】含 β – 茯苓聚糖（含量高达 75%），并含四环三萜酸类化合物，如茯苓酸、土莫酸、齿孔酸、松苓酸等。

【理化鉴别】（1）取本品粉末少量，加碘化钾碘试液 1 滴，显深红色。

（2）取本品粉末 1g，加乙醚 50ml，超声处理 10 分钟，滤过，滤液蒸干，残渣加甲醇 1ml 使溶解，作为供试品溶液。另取茯苓对照药材 1g，同法制成对照药材溶液。照薄层色谱法试验，吸取上述两种溶液各 2μl，分别点于同一硅胶 G 薄层板上，以甲苯 – 乙酸乙酯 – 甲酸（20:5:0.5）为展开剂，展开，取出，晾干，喷以 2% 香草醛硫酸溶液 – 乙醇（4:1）混合溶液，在 105℃加热至斑点显色清晰。供试品色谱中，在与对照药材色谱相应的位置上，显相同颜色的主斑点。

【功能与主治】甘、淡，平。利水渗湿，健脾，宁心。用于水肿尿少，痰饮眩悸，脾虚食少，便溏泄泻，心神不安，惊悸失眠。

【用法与用量】10 ~ 15g。

拓展阅读

其他常见商品

1. 茯苓皮　为削下的茯苓外皮。本品呈长条形或不规则块片，大小不一。外表面棕褐色至黑褐色，有疣状突起，内面淡棕色并常带有白色或淡红色的皮下部分。质较松软，略具弹性。气微、味淡，嚼之粘牙。甘、淡，平。利水消肿。用于水肿，小便不利。用量：15~30g。

2. 茯神　呈方块状，无外皮，白色，附有切断的松根（茯神木）。甘、淡，平。能宁心安神。

猪苓 Zhuling
Polyporus

【来源】为多孔菌科真菌猪苓 *Polyporus umbellatus*（Pers.）Fries 的干燥菌核。

【产地】主产于陕西、云南、河南、甘肃、吉林、山西、四川等省亦产。

【采收加工】春、秋二季采挖，除去泥沙，干燥。

【性状鉴别】本品呈条形、类圆形或扁块状，有的有分枝，长 5 ~ 25cm，直径 2 ~ 6cm。表面黑色、灰黑色或棕黑色，皱缩或有瘤状突起。体轻，质硬，断面类白色或黄白色，略呈颗粒状。气微，味淡。（图 8 – 6）

【显微鉴别】粉末灰黄白色。①菌丝多数无色，少数棕色，细长弯曲，有分枝。②草酸钙结晶呈正方八面体形或规则的双锥八面体，也有的呈不规则多面体，有时数个结晶集合。（图 8 – 7）

【化学成分】主要含猪苓聚糖等。

【功能与主治】甘、淡，平。利水渗湿。用于小便不利，水肿，泄泻，淋浊，带下。

【用法与用量】6 ~ 12g。

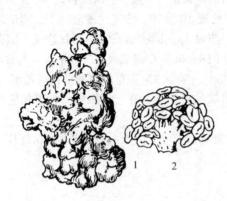

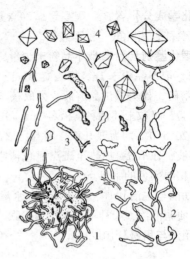

图 8-6　猪苓药材图　　　　　　　图 8-7　猪苓粉末图
　1. 菌核　2. 子实体　　　　　1. 菌丝黏结成团　2. 无色菌丝
　　　　　　　　　　　　　　　　3. 棕色菌丝　4. 草酸钙结晶

灵芝 Lingzhi
Ganoderma

【来源】　为多孔菌科真菌赤芝 *Ganoderma lucidum*（Leyss. ex Fr.）Karst. 或紫芝 *G. sinense* Zhao，Xu et Zhang 的干燥子实体。

【产地】　主产于华东、西南等地，全国大部分地区都有分布。现有人工栽培。

【采收加工】　全年采收，除去杂质，剪除附有朽木、泥沙或培养基质的下端菌柄，阴干或在 40℃～50℃烘干。

【性状鉴别】赤芝　外形呈伞状，菌盖肾形、半圆形或近圆形，直径 10～18cm，厚 1～2cm。皮壳坚硬，黄褐色至红褐色，有光泽，具环状棱纹和辐射状皱纹，边缘薄而平截，常稍内卷。菌肉白色至淡棕色。菌柄圆柱形，侧生，少偏生，长 7～15cm，直径 1～3.5cm，红褐色至紫褐色，光亮。孢子细小，黄褐色。气微香，味苦涩。

紫芝　皮壳紫黑色，有漆样光泽。菌肉锈褐色。菌柄长 17～23cm。（图 8-8）

栽培品　子实体较粗壮、肥厚，直径 12～22cm，厚 1.5～4cm。皮壳外常被有大量粉尘样的黄褐色孢子。

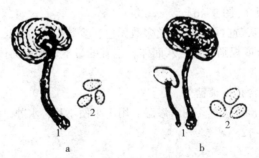

图 8-8　赤芝与紫芝
　a. 赤芝　b. 紫芝
　1. 子实体　2. 孢子

【化学成分】含麦角甾醇、真菌溶菌酶、多糖等；孢子粉中含多种氨基酸、甘露醇、海藻糖等。

【功能与主治】甘，平。补气安神，止咳平喘。用于心神不宁，失眠心悸，肺虚咳喘，虚劳短气，不思饮食。

【用法与用量】6～12g。

拓展阅读

云芝

为多孔菌科真菌彩绒革盖菌 *Coriolus versicolor*(L. ex Fr.) Quel 的干燥子实体。本品菌盖单个呈扇形、半圆形或贝壳形，常数个叠生成覆瓦状或莲座状；表面密生灰、褐、蓝、紫黑等颜色的绒毛（菌丝），构成多色的狭窄同心性环带，边缘薄；腹面灰褐色、黄棕色或淡黄色，无菌管处呈白色，菌管密集，管口近圆形至多角形，部分管口开裂成齿。革质，不易折断，断面菌肉类白色，厚约1mm；菌管单层，长0.5～2mm，多为浅棕色，管口近圆形至多角形，每1mm 有3～5 个。气微，味淡。性平，味甘。能健脾利湿，清热解毒。用于湿热黄疸，胁痛，纳差，倦怠乏力。

其他藻类、菌类、地衣类天然药物简介，见表8－1。

表8－1　其他藻类、菌类、地衣类天然药物简介

品名	来源	功效	主要性状特征
海藻	为马尾藻科植物海蒿子 *Sargassum pallidum*（Turn.）C. Ag. 或羊栖菜 *S. fusiforme*（Harv.）Setch. 的干燥藻体。前者习称"大叶海藻"，后者习称"小叶海藻"	苦、咸，寒。消痰软坚散结，利水消肿	**大叶海藻** 皱缩卷曲，黑褐色，有的被白霜。主干呈圆柱状，具圆锥形突起，主枝自主干两侧生出，侧枝自主枝叶腋生出，具短小的刺状突起。初生叶披针形或倒卵形，全缘或具粗锯齿；次生叶条形或披针形，叶腋间有着生条状叶的小枝。气囊黑褐色，球形或卵圆形，有的有柄，顶端钝圆，有的具细短尖。质脆，潮润时柔软；水浸后膨胀，肉质，黏滑。气腥，味微咸 **小叶海藻** 较小，分枝互生，无刺状突起。叶条形或细匙形，先端稍膨大，中空气囊腋生，纺锤形或球形，囊柄较长
昆布	为海带科植物海带 *Laminaria japonica* Aresch. 或翅藻科植物昆布 *Ecklonia kurome* Okam. 的干燥叶状体	咸，寒。消痰软坚散结，利水消肿	**海带** 卷曲折叠成团状，或缠结成把。全体呈黑褐色或绿褐色，表面附有白霜。用水浸软则膨胀成扁平长带状，中部较厚，边缘较薄而呈波状。类革质，残存柄部扁圆柱状。气腥，味咸 **昆布** 卷曲皱缩成不规则团状。全体呈黑色，较薄。用水浸软则膨胀呈扁平的叶状；两侧呈羽状深裂，裂片呈长舌状，边缘有小齿或全缘。质柔滑

续表

品名	来源	功效	主要性状特征
松萝	为松萝科植物松萝 *Usnea diffracta* Vain. 或长松萝 *U. longissima* Ach. 的地衣体（叶状体）	甘，平。清热解毒，止咳化痰	**松萝** 呈丝状缠绕成团，长短不一，主枝向下呈二叉状分枝，向先端分枝愈多愈细。外表灰绿色或黄绿色，粗枝表面有明显的环状裂纹。质柔韧，略有弹性，不易折断，断面可见中央有线状强韧的中轴。气微，味酸 **长松萝** 呈丝状，主轴单一，不呈二歧分枝，两侧密生细小而短的侧枝，外皮灰绿色，质地柔软

重点小结

　　藻类、菌类、地衣类统称为低等植物或无胚胎植物。其共同特征是：在形态上无根、茎、叶的分化，为单细胞或多细胞的叶状体或丝状体，在构造上一般无组织分化。

　　藻类、菌类、地衣类中药品种相对较少，但因部分药物市场价格较高，故伪品较多，要抓住其识别要点，与伪劣品进行对比，找出不同，才能达到鉴别目的。如冬虫夏草，市场价格日益增高，伪品种类也是层出不穷，但只要能做到："一看形、二数足、三闻味、四看断面"，任何伪品都逃不过我们的"法眼"。

目标检测

一、选择题

（一）A 型题（单项选择题）

1. 虫体似蚕，外表深黄色至黄棕色，有 20～30 条环纹，子座深棕色至棕褐色，上部稍膨大的是（　　）。（2011 年国家执业药师资格考试试题）

　　A. 蛹草　　　　B. 草石蚕　　　　C. 凉山虫草　　　　D. 冬虫夏草

2. 药用部位为干燥菌核的药材是（　　）。（2014 年国家执业药师资格考试试题）

　　A. 冬虫夏草　　B. 茯苓　　　　C. 海藻　　　　D. 灵芝

3. 茯苓中具有抗肿瘤活性的成分是（　　）。

　　A. β - 茯苓原糖　B. 茯苓次聚糖　C. 茯苓酸　　　D. 麦冬醇

4. 猪苓的来源是（　　）。

　　A. 子实体　　　B. 菌核　　　　C. 藻类　　　　D. 树脂

（二）X 型题（多项选择题）

1. 茯苓粉末用 5% KOH 装片观察，可见（　　）。

　　A. 团块溶化出菌丝　　　　B. 淀粉粒　　　　C. 菌丝细长，有分枝

　　D. 草酸钙方晶　　　　　　E. 石细胞

2. 冬虫夏草的性状特征主要有（　　）。

    A. 虫体头部红棕色　　　　　　　B. 腹部有足 8 对　　　　　C. 虫体头部黄褐色
    D. 前面 4 对明显　　　　　　　　E. 子座细长，有分枝
3. 茯苓的商品规格有（　　）。
    A. 茯苓个　　　　　　　　　　　B. 白茯苓（块或片）　　　　C. 赤茯苓
    D. 茯神　　　　　　　　　　　　E. 猪苓
4. 下列药材中有抗肿瘤作用的是（　　）。
    A. 茯苓　　　　　　　　　　　　B. 猪苓　　　　　　　　　　C. 冬虫夏草
    D. 灵芝　　　　　　　　　　　　E. 昆布
5. 下列药材含有挥发油的是（　　）。
    A. 乳香　　　　　　　　　　　　B. 没药　　　　　　　　　　C. 灵芝
    D. 安息香　　　　　　　　　　　E. 茯苓
6. 下列药材有止咳或平喘功用的是（　　）。
    A. 灵芝　　　　　　　　　　　　B. 冬虫夏草　　　　　　　　C. 海藻
    D. 昆布　　　　　　　　　　　　E. 茯苓

二、填空题

1. 地衣是一种_____和一种_____高度结合的共生复合体。
2. 茯苓的商品有_____、_____、_____。
3. 灵芝为多孔菌科真菌_____或_____的干燥_____。

三、简答题

冬虫夏草与亚香棒虫草的主要性状鉴别特征是什么？

（刘　杨）

项目九

蕨类天然药物

学习目标

知识要求　1. **掌握**　绵马贯众的来源、性状、显微、理化鉴别特征。
　　　　　2. **熟悉**　狗脊等天然药物的来源、性状特征；蕨类天然药物的功能与
　　　　　　　　　应用。
　　　　　3. **了解**　蕨类植物的特征；蕨类天然药物的产地、采收、加工。
技能要求　1. 能从性状上鉴别绵马贯众等常用蕨类天然药物的真伪和优劣。
　　　　　2. 能对照岗位要求，学会正确使用绵马贯众等常用蕨类天然药物。

任务一　蕨类天然药物概述

　　蕨类天然药物是指以蕨类植物的全体或一部分入药的天然药物，如绵马贯众、海金沙等。蕨类植物是高等植物中具有维管组织的较低级的一类群，是介于苔藓植物和种子植物之间的一类孢子植物。其孢子体发达，有根、茎、叶的分化。蕨类植物具有明显的世代交替现象，大多为多年生草本，少数为一年生。

　　蕨类植物通常为不定根，须根系。茎大多为根状茎，匍匐生长或横走，少数具有地上茎，直立成乔木状。茎在进化过程中通常形成了具有保护作用的毛茸或鳞片。鳞片膜质，形态多种，上常有粗或细的筛孔。毛茸主要有单细胞毛、腺毛、节状毛、星状毛等。茎内维管系统形成了各种类型的中柱（原生中柱、管状中柱、网状中柱），木质部一般由管胞组成，韧皮部一般由筛胞组成，一般无形成层。叶大多直接从根茎上长出，有簇生、近生或远生，幼时大多卷曲。叶根据其起源和形态可分为小型叶和大型叶。其中大型叶，一型或二型，幼时卷曲；叶根据其功能又可分为孢子叶和营养叶。孢子叶能产生孢子囊和孢子，具有繁殖功能，又称能育叶。营养叶能进行光合作用，但不能产生孢子囊和孢子，又称不育叶。很多蕨类植物根茎上常有叶柄残基，叶柄中的维管束数目、类型及排列方式，可作为其鉴别的主要依据之一。孢子囊在小型叶蕨类植物中，单生于孢子叶的近轴面叶腋或叶基部，形成孢子叶球和孢子叶穗；大型叶蕨类的孢子囊聚集成不同形状的孢子囊群或孢子囊堆，着生于孢子叶的背面或边缘。孢子囊破裂后释放孢子。

　　蕨类植物曾在地球上盛极一时，其中大型蕨类植物现已基本绝迹。现有蕨类植物约 1.2万种，我国约有 2000 多种，主要分布在长江以南，西南地区最多。现已发现可作药用的蕨类植物约 50 科 500 多种，主要集中在真蕨亚门、石松亚门和木贼亚门。常见的蕨类天然药物有：绵马贯众、狗脊、骨碎补、海金沙、石韦、伸筋草、卷柏、木贼、凤尾草等。

任务二　常用蕨类天然药物

绵马贯众[△] Mianmaguanzhong
Dryopteridis Crassirhizomatis Rhizoma

案例导入

案例：小张是在某药店中药调剂柜台刚参加工作的药学专业学生。前不久，他在柜台收到一风热感冒患者提供的中药处方，共13味中药，其中注明"贯众9g"。小张只知道有绵马贯众，没听说有贯众，于是他打电话向老师请教。

讨论：贯众和绵马贯众是同一品种吗？

【来源】为鳞毛蕨科植物粗茎鳞毛蕨 Dryopteris crassirhizoma Nakai 的干燥根茎和叶柄残基。

【植物形态】多年生草本。根茎粗大，块状，斜生，有许多坚硬的叶柄残基及黑色细根，密被锈色或深褐色大鳞片。叶簇生于根茎顶端，具长柄，叶片宽倒披针形，2回羽状全裂或深裂，中轴及叶脉上被褐色鳞片，羽片对生或近对生，无柄，披针形，羽片再深裂，小裂片密接，长圆形近全缘或先端有钝锯齿。孢子囊群着生于叶背面中部以上的羽片上，囊群盖肾形或圆肾形。

【产地】主产于黑龙江、吉林、辽宁等地。

【采收加工】秋季采挖，削去叶柄、须根，除去泥沙，整个或切成两半，晒干。

【性状鉴别】呈长倒卵形，略弯曲，上端钝圆或截形，下端较尖，有的纵剖为两半，长7~20cm，直径4~8cm。表面黄棕色至黑褐色，密被排列整齐的叶柄残基及鳞片，并有弯曲的须根。叶柄残基呈扁圆形，长3~5cm，直径0.5~1.0cm；表面有纵棱线，质硬而脆，断面略平坦，棕色，有黄白色维管束5~13个，环列；每个叶柄残基的外侧常有3条须根，鳞片条状披针形，全缘，常脱落。根茎质坚硬，断面略平坦，深绿色至棕色，有黄白色维管束5~13个，环列，其外散有较多的叶迹维管束。气特异，味初淡而微涩，后渐苦、辛。（图9-1）

以个大、质坚实、叶柄残基断面棕绿色为佳。

【显微鉴别】叶柄基部横切面　①表皮为1列外壁增厚的小形细胞，常脱落。②下皮为10余列多角形厚壁细胞，棕色至褐色，基本组织细胞排列疏松，细胞间隙中有单细胞的间隙腺毛，头部呈球形或梨形，内含棕色分泌物；周韧维管束5~13个，环列，每个维管束周围有1列扁小的内皮层细胞，凯氏点明显，有油滴散在，其外有1~2列中柱鞘薄壁细胞。③薄壁细胞中含棕色物和淀粉粒（图9-2）。

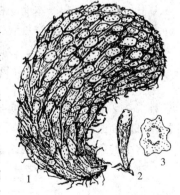

图9-1　绵马贯众药材及饮片图
1. 药材全形　2. 叶柄残基
3. 根茎横切面

粉末 淡棕色至红棕色。①间隙腺毛单细胞，多破碎，完整者呈椭圆形、类圆形，直径 15～55μm，内含黄棕色物。②梯纹管胞直径 10～85μm。③下皮纤维成束或单个散在，黄棕色或红棕色。④淀粉粒类圆形，直径 2～8μm。

【化学成分】含间苯三酚类衍生物绵马精、绵马酸等；东北贯众素；三萜类等。其中间苯三酚类是其驱虫、抗肿瘤、止血的主要成分，绵马精驱虫效果最强，但易分解不可久贮。

【理化鉴别】取本品粉末 0.5g，加环己烷 20ml，超声处理 30 分钟，滤过，取续滤液 10ml，浓缩至 5ml，作为供试品溶液。另取绵马贯众对照药材 0.5g，同法制成对照药材溶液。照薄层色谱法试验，吸取供试品溶液 4μl、对照药材溶液 5μl，分别点于同一硅胶 G 薄层板上 [取硅胶 G 10g、枸橼酸－磷酸氢二钠缓冲液（pH 7.0）10ml、维生素 C 60mg、羧甲基纤维素钠溶液 20ml，调匀，铺板，室温避光晾干，50℃活化 2 小时后备用]，以正己烷－三氯甲烷－甲醇（30:15:1）为展开剂，薄层板置展开缸中预饱和 2 小时，展开，展距 8cm 以上，取出，立即喷以 0.3% 坚牢蓝 BB 盐的稀乙醇溶液，在 40℃放置 1 小时。供试品色谱中，在与对照药材色谱相应的位置上，显相同颜色的斑点。

【功能与主治】苦，微寒，有小毒。能清热解毒，驱虫。用于虫积腹痛，疮疡；绵马贯众炭：收涩止血。用于崩漏下血。

【用法与用量】驱虫、清热解毒宜生用，4.5～9g；止血宜炒炭用，5～10g。

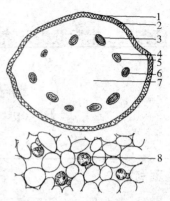

图 9－2　绵马贯众叶柄残基横切面简图及部分详图
1. 表皮　2. 厚壁组织　3. 分体中柱
4. 内皮层　5. 韧皮部　6. 木质部
7. 薄壁组织　8. 间隙腺毛

拓展阅读

其他贯众简介

绵马贯众为较常用中药，始载于《神农本草经》，原名贯众。李时珍曰：此草叶似凤尾，其根一本而众枝贯之，故草名凤尾草，根名贯众。据调查，全国曾有人将紫萁贯众、狗脊贯众、苏铁贯众、荚果贯众、峨眉贯众、小贯众等当作贯众用，可通过其叶柄残基的形状及特点进行鉴别。紫萁贯众叶柄基部断面半月形，维管束呈"U"字形；狗脊贯众叶柄基部断面半圆形或类三角形，分体中柱 2～4 个，内面的一对较大，呈"八"字形排列；苏铁贯众叶柄基部断面类方形，分体中柱 8～12 个；荚果贯众叶柄基部断面三角形，分体中柱 2 个，较小；峨眉贯众叶柄基部断面成菱形，具"八"字形排列的分体中柱，其中常见一个暗棕色的点或空洞；小贯众叶柄基部略呈四棱形，断面近棱角处分体中柱 4 个。

狗脊 Gouji
Cibotii Rhizoma

【来源】为蚌壳蕨科植物金毛狗脊 *Cibotium barometz*（L.）J. Sm. 的干燥根茎。

【产地】主产于福建、四川。

【采收加工】秋、冬二季采挖，除去泥沙，干燥；或去硬根、叶柄及金黄色绒毛，切厚片，干燥，为"生狗脊片"；蒸后晒至六七成干，切厚片，干燥，为"熟狗脊片"。

【性状鉴别】呈不规则的长块状，长10~30cm，直径2~10cm。表面深棕色，残留金黄色绒毛；上面有数个红棕色的木质叶柄，下面残存黑色细根。质坚硬，不易折断。无臭，味淡、微涩。（图9-3）

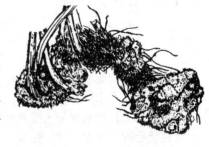

以块肥大、质坚实、无空心，外表略有金黄色绒毛为佳。

生狗脊片呈不规则长条形或圆形，长5~20cm，直径2~10cm，厚1.5~5mm；切面浅棕色，较平滑，近边缘1~4mm处有1条棕黄色隆起的木质部环纹或条纹，边缘不整齐，偶有金黄色绒毛残留；质脆，易折断，有粉性（图9-3）。

熟狗脊片呈黑棕色，质坚硬，其他同生狗脊片。

图9-3 狗脊药材图

【化学成分】含原儿茶酸、原儿茶醛、绵马酚等。《中国药典》（2015年版）规定，本品按干燥品计算，含原儿茶酸（$C_7H_6O_4$）不得少于0.020%。

【功能与主治】苦、甘，温。能祛风湿，补肝肾，强腰膝。用于风湿痹痛，腰膝酸软，下肢无力。

【用法与用量】6~12g。

拓展阅读

狗脊伪品

据调查，狗脊常见伪品有黑狗脊、蜈蚣草、华北鳞毛蕨等，注意区分。其中，黑狗脊主要集中在河南、陕西及山西等省，其来源多种，均为蕨类植物，其根茎比金毛狗脊小。

骨碎补 Gusuibu
Drynariae Rhizoma

【来源】为水龙骨科植物槲蕨 Drynaria fortunei（Kunze）J. Sm. 的根茎。

【产地】附生于树干或岩石上。主产于湖北、浙江。

【采收加工】全年均可采挖，除去泥沙，干燥，或再燎去茸毛（鳞片）。

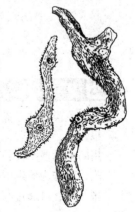

【性状鉴别】呈扁平长条状，多弯曲，有分枝，长5~15cm，宽1~1.5cm，厚0.2~0.5cm。表面密被深棕色至暗棕色的小鳞片，柔软如毛，经火燎者呈棕褐色或暗褐色，两侧及上表面均具突起或凹下的圆形叶痕，少数有叶柄残基和须根残留。体轻，质脆，易折断，断面红棕色，维管束呈黄色点状，排列成环。气微，味淡、微涩（图9-4）。

以条粗大、色棕者为佳。

【化学成分】含柚皮苷等黄酮苷类及多种四环三萜类化合物。《中国药典》（2015年版）规定，本品按干燥品计算，含柚皮苷

图9-4 骨碎补药材图

（$C_{27}H_{32}O_{14}$）不得少于 0.50%。

【功能与主治】 苦，温。疗伤止痛，补肾强骨。用于跌扑闪挫，筋骨折伤，肾虚腰痛，筋骨痿软，耳鸣耳聋，牙齿松动；外治斑秃，白癜风。

【用法与用量】 3~9g。

海金沙 Haijinsha
Lygodii Spora

【来源】 为海金沙科植物海金沙 *Lygodium japonicum*（Thunb.）Sw. 的干燥成熟孢子。

【产地】 主产于湖北、湖南、广东、江苏、浙江等地。

【采收加工】 秋季孢子未脱落时采割藤叶，晒干，搓揉或打下孢子，除去藤叶。

【性状鉴别】 呈粉末状，棕黄色或浅棕黄色。体轻，手捻有光滑感，置手中易由指缝滑落。气微，味淡。取本品少量，撒于火上，即产生轻微爆鸣声及明亮的火焰，无灰渣残留。以质轻、色棕黄、无叶片等杂物、有光滑感者为佳。

【显微鉴别】 粉末　棕黄色或浅棕黄色。孢子为四面体、三角状圆锥形，顶面观三面锥形，可见三叉状裂隙，侧面观类三角形，底面观类圆形，直径 60~85μm，外壁有颗粒状雕纹。

【化学成分】 含水溶性成分海金沙素及棕榈酸、硬脂酸、油酸、亚油酸、反式对香豆酸、肉豆蔻酸等有机酸类。

【功能与主治】 甘、咸，寒。能清利湿热，通淋止痛。用于热淋，石淋，血淋，膏淋，尿道涩痛。

【用法与用量】 6~15g，包煎。

拓展阅读

海金沙的伪品

　　市场上海金沙的掺伪较多，如掺蒲黄、黄泥沙等，可通过显微鉴别、灰分测定或水试进行鉴别或检查。常见混淆品为石松子（为石松科植物石松 *Lycopodium japonicum* Thunb. 的干燥孢子）。该药材呈粉末状，微细而疏松，淡黄色，质轻，手捻之有光滑感，置于手掌中即由指缝滑落；置于培养皿中稍加振摇，即易滑动。无臭无味。撒入水中则浮悬于水面，煮沸后下沉；置于火中易燃烧而发出轻微的爆鸣声及明亮的闪光，有灰渣残留。显微镜下：孢子外壁表面呈多角形的网状纹饰。其功效与海金沙不同，不能混用。

重点小结

　　蕨类植物是高等植物中具有维管组织的较低级的一类群。其孢子体发达，有根、茎、叶的分化；其根多为不定根；其茎在进化过程中通常形成了具有保护作用的毛茸或鳞片；其根茎上常有叶柄残基，叶柄中的维管束数目、类型及排列方式，可作为鉴别的主要依据之一。有些蕨类天然药物如绵马贯众，市场上存在较多伪品，可通过其叶柄残基的形状及特点进行鉴别。

目标检测

选择题

（一）A 型题（单项选择题）

1. 在蕨类植物的生活史中，（   ）。
   A. 孢子体发达　　　　B. 孢子体退化　　　　C. 配子体发达　　　　D. 配子体不能独立生活

2. 绵马贯众来源于哪一种植物的带叶柄残基的干燥根茎？（   ）
   A. 球子蕨科植物荚果蕨　　　　　　　　B. 鳞毛蕨科植物粗茎鳞毛蕨
   C. 乌毛蕨科植物单芽狗脊蕨　　　　　　D. 紫萁科植物紫萁

3. 生狗脊片近外皮 1~4 mm 处有一条凸起的棕黄色环纹是（   ）。
   A. 石细胞环带　　　　B. 纤维层　　　　C. 形成层　　　　D. 木质部

4. 狗脊表面（   ）。
   A. 被粗刺　　　　　　　　　　　　　B. 被光亮的金黄色茸毛
   C. 被棱线　　　　　　　　　　　　　D. 被硬毛

5. 下列来源于水龙骨科的蕨类天然药物的是（   ）。
   A. 骨碎补　　　　B. 狗脊　　　　C. 绵马贯众　　　　D. 海金沙

6. 为粉末状，黄棕色或浅棕色，质轻，手捻有光滑感，置手中易由指缝滑落，撒水中浮于水面，加热后渐下沉，燃烧时有爆鸣及闪光，无灰渣残留的天然药物是（   ）。
   A. 海金沙　　　　B. 蒲黄　　　　C. 青黛　　　　D. 松花粉

7. 海金沙的药用部位为（   ）。
   A. 种子　　　　B. 孢子　　　　C. 菌丝　　　　D. 花粉

8. 绵马贯众叶柄残基断面分体中柱数及排列方式为（   ）。
   A. 5~13 个，环列　　　　　　　　　B. 5~8 个，环列
   C. 2 个，"八"字型排列　　　　　　 D. 8~12 个，环列

（二）X 型题（多项选择题）

1. 蕨类植物根茎粉末特征包括（   ）。
   A. 厚壁组织　　　B. 导管　　　C. 薄壁组织　　　D. 管胞　　　E. 网状中柱

2. 关于狗脊的描述，正确的是（   ）。
   A. 蚌壳蕨科植物金毛狗脊的干燥根茎　　　B. 表面深棕色，被光亮的金黄色茸毛
   C. 根茎含绵马酚等，毛茸含鞣质及色素　　D. 主含蒽醌类物质
   E. 近外皮 1~4mm 处有一条凸起的棕黄色环纹

（蒋　桃）

单子叶植物根及根茎类天然药物

知识要求　**1. 掌握**　麦冬、川贝母、天麻等天然药物的来源、性状、显微、理化鉴别特征。

　　　　　　2. 熟悉　浙贝母、百部等天然药物的来源及性状鉴别特征；本项目中所学天然药物的功能与应用。

　　　　　　3. 了解　单子叶植物根及根茎的组织构造；本项目中所学天然药物的产地、采收、加工。

技能要求　1. 熟练掌握麦冬等天然药物的来源、性状鉴别技术。

　　　　　　2. 学会利用显微、理化鉴别方法鉴别中药材粉末。

任务一　单子叶植物纲的特征

案例导入

案例： 川贝母是止咳化痰的良药，需求量较大，以川贝母为原料生产的中成药达100种以上，尤其近20年开发的川贝枇杷露、川贝止咳糖浆、蛇胆川贝液等川贝母的中药制剂很受欢迎。川贝母主要来源于野生资源，市场供应紧缺，价钱昂贵，伪品较多，应注意真伪品鉴别。

讨论： 1. 川贝母的药用部位为单子叶植物的鳞茎，要鉴别真伪，首先需要从来源上进行鉴别，你知道单子叶植物的形态有哪些特征吗？

　　　　2. 显微鉴别是药材鉴别的重要方法之一，单子叶植物根和根茎的组织结构有何特点？

　　单子叶植物纲为被子植物门的一类。目前地球上的单子叶植物大约有59 300个物种，其中最大的科是兰科，有超过20 000个物种。通常粮食类作物都为单子叶植物。单子叶植物纲植物常有如下特征。

　　（1）根　单子叶植物一般主根不发达，由多数不定根形成须根系，如小麦、葱、水稻等。

　　（2）茎　单子叶植物茎中的维管束散生，不排列成环，无形成层，属有限维管束（封闭维管束），故不能进行次生生长，因此单子叶植物的茎不能任意增粗。

　　（3）叶　单子叶植物的叶脉为平行脉或弧形脉。

　　（4）花　单子叶植物的花基数通常为3，且花萼和花冠非常相似，不易区分，如百合花、萱草花等。

　　（5）胚　单子叶植物种子的胚具有1片子叶，如玉米、小麦、水稻等。

任务二　单子叶植物根的构造

一、根尖与根尖分区

无论主根、侧根和不定根都具有根尖。根尖是从根的最先端到有根毛的地方，它是根的生命活动中最活跃的部分。根尖分为根冠、分生区、伸长区和成熟区四部分。（图10-1）

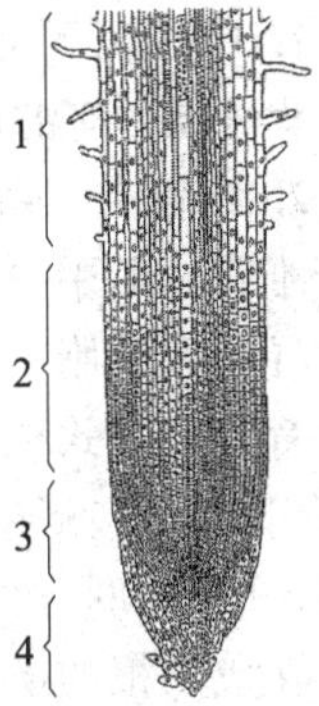

1. 根冠　根冠是位于根尖顶端的帽状结构，由多层薄壁细胞组成，其作用主要是保护根尖的分生区细胞。根冠其外壁常有多糖类物质的黏液，可润滑根冠表面，减少根在土壤颗粒间穿行的摩擦阻力，利于根的伸长生长。

2. 分生区　位于根冠内侧，由顶端分生组织组成，呈圆锥状，故又名生长锥，长约1mm，主要功能是分裂产生新细胞，以促进根尖生长，所以也称为生长点。分生区细胞小、排列紧密，细胞壁薄、核大，质浓，具很强的分裂能力。

3. 伸长区　位于分生区的上方，到出现根毛的地方。该伸长区细胞的伸长生长是根尖不断向土壤深处推进的动力，这样根不断到达新的土壤环境，便于吸取更多的营养物质，建立庞大的根系。

图10-1　根尖的构造
1. 成熟区　2. 伸长区
3. 分生区　4. 根冠

4. 成熟区　成熟区位于伸长区的上方，是伸长区细胞进一步分化形成的。该区各部分细胞已停止生长，并分化出各种成熟组织。其表面一般密被根毛，因而又称根毛区。根毛是表皮细胞外壁向外突出形成的顶端封闭的管状结构。根毛的产生增加了根的吸收面积。

二、单子叶植物根的一般构造

单子叶植物根一般具有初生构造。通过根尖的成熟区作一横切面，可以观察到根的初生构造，从外到内分为表皮、皮层和维管柱三部分。（图10-2）

（一）表皮

表皮是位于根最外一层扁平薄壁细胞。细胞近于长方体形，排列紧密、整齐，细胞壁薄，未角质化，富有通透性。许多表皮细胞的外壁向外突出形成根毛。也有一些单子叶植物，表皮常切向分裂，形成多层木栓化细胞，称为根被，如麦冬。

（二）皮层

皮层位于表皮内侧，在根中占有较大比例。皮层一般又可分为外皮层、皮层薄壁细胞和内皮层三部分。

1. 外皮层　根的皮层最外一层细胞。细胞排列紧密而整齐，无细胞间隙。在表皮细胞死亡、凋落后，细胞壁常增厚并木栓化，代替表皮起保护作用。

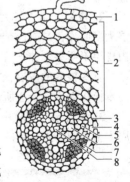

图10-2　根的初生构造
1. 表皮　2. 皮层　3. 内皮层　4. 中柱鞘　5,6. 木质部　7. 韧皮部　8. 髓

2. 皮层薄壁细胞（中皮层）　位于外皮层和内皮层之间。其细胞壁薄，排列疏松，有明显的胞间隙，细胞中常储藏有各种后含物，以淀粉粒最为常见。

3. 内皮层　是皮层最内一层细胞。内皮层细胞排列整齐而紧密，无细胞间隙。内皮层细胞壁常增厚，一是上下横壁和径向侧壁上具有木质化和木栓化增厚的带状结构——凯氏带，在横切面上，凯氏带在相邻细胞的径向壁上呈点状，叫凯氏点。二是多数单子叶植物幼根的内皮层细胞进一步发育，其径向壁、上下壁以及内切向壁（内壁）显著增厚，只有外切向壁（外壁）比较薄，因此，从横切面观内皮层细胞壁呈 "U" 形。也有的内皮层细胞壁全部木栓化加厚。也有少数正对初生木质部束顶端的内皮层细胞壁未增厚，称为通道细胞，有利于水分和养料的流通。

（三）维管柱 （中柱）

内皮层以内的所有组织构造统称为维管柱。维管柱包括中柱鞘（维管柱鞘）、维管束。

1. 中柱鞘 是位于维管柱最外部、紧接内皮层细胞的一层薄壁细胞。其细胞排列整齐，分化程度低，有潜在分裂能力，侧根、不定根、木栓形成层和部分维管形成层等均发生于此。

2. 维管束 由初生木质部与初生韧皮部呈辐射状相间排列构成，其间被薄壁细胞分隔，位于维管柱的中央部分，是根的输导系统。初生韧皮部主要含筛管和伴胞，初生木质部主要含导管和管胞。初生木质部分化成熟的顺序是由外向内呈向心式进行并逐渐成熟的，这种发育分化方式称为外始式。外方先成熟的初生木质部称为原生木质部，多为环纹和螺纹导管组成，其输导、支持能力较弱；内方后分化成熟的初生木质部称为后生木质部，多由梯纹、网纹和孔纹导管组成，其输导、支持能力较强。

在成熟根的横切面上，初生木质部的辐射棱角数称为束，不同植物其束数不同。单子叶植物的束数相对较多，至少为六束，称六原型，常为多束，称多元型。

大多数单子叶植物根终生只具有初生构造，且初生木质部一般不分化到中央，因而有发达的髓部，如百部块根。也有髓部细胞增厚木化而成厚壁组织的，如鸢尾。

任务三　单子叶植物根茎的构造

单子叶植物的根状茎一般没有形成层和木栓形成层，因此不能进行次生生长，只有初生构造。其各部分特征如下。

1. 表皮 表面仍为表皮或木栓化的皮层细胞，起保护作用。少数植物有周皮，如射干、仙茅等。

2. 皮层 常占较大面积，散生有叶迹维管束，皮层薄壁细胞内含大量营养物质。内皮层大多明显，具凯氏带，因而皮层和维管组织区域可明显区分，如姜、石菖蒲等。也有的内皮层不明显，如玉竹、知母、射干等。

有些根茎的皮层，在靠近表皮部位的细胞形成木栓组织，如生姜；有的皮层细胞转变为木栓化细胞，形成所谓"后生皮层"，以代替表皮行使保护功能。

3. 维管束 中柱中有多数维管束散生，多为有限外韧型，如姜黄、白茅根等；少数为周木型，如香附；有的兼有有限外韧型和周木型两种，如石菖蒲。

师生互动

单子叶植物的根和根茎的构造有什么异同点？

任务四　常用单子叶植物根及根茎类天然药物

　　根与根茎是两种不同的器官，具有不同的外形和内部构造。由于根和根茎都生长在地下，其外形有些相似，彼此相连，并且有些中药如甘草、大黄、人参等，根和根茎一起入药。因此，习惯将根类及根茎类中药放在一起叙述。但是根和根茎内部构造明显不同，在鉴别时要注意区别。本任务主要介绍单子叶植物根及根茎类中药。

　　根无节和节间之分，一般不生芽和叶。单子叶植物根一般为须根系，有的须根前部或中部膨大成纺锤形块根，如麦冬、天冬等。单子叶植物根有一圈内皮层环纹，中柱一般较皮部为小，中央有髓部，自中心向外无放射状纹理，外表无木栓层，有的具较薄的栓化组织。

　　根茎类天然药物是指药用部位为根茎或以根茎为主带有少许根的药材，鳞茎则带有肉质鳞叶。入药情况多数是草本植物的根茎。根茎类是地下茎的总称，包括根状茎、块茎、球茎及鳞茎等，中药中以根状茎多见。根状茎在外形上与地上茎一样有节和节间之分，节部有腋芽和退化的鳞叶、叶柄基部残余物、叶痕或芽痕；上面或顶端常残存茎基和茎痕，侧面和下面有细长的不定根或根痕。根茎的形状不一，有圆柱形、纺锤形、扁球形或不规则团块状。鳞茎呈扁平皿状，节间极短。单子叶植物根茎通常可见内皮层环纹，皮层和中柱中均有维管束小点散布，髓部不明显，外表无木栓层或具较薄的栓化组织。

麦冬△Maidong
Ophiopogonis Radix

　　【来源】　为百合科植物麦冬 *Ophiopogon japonicus*（L. f）Ker-Gawl. 的干燥块根。

　　【植物形态】　多年生草本，高 12~40 cm。叶丛生，狭长线形，先端急尖或渐尖。花葶比叶短，总状花序穗状顶生，苞片腋内生有花 1~2 朵，花梗近中部有关节，花被片 6 枚，披针形，淡紫色或白色，雄蕊 6 枚，花丝很短。浆果球形，成熟时深绿色或蓝黑色。花期5~8 月，果期 8~10 月。

> **拓展阅读**
>
> #### 百合科植物特征
>
> 　　常为草本，稀灌木或亚灌木。常具鳞茎、根状茎或块根。单叶互生、对生或轮生，有时退化成膜质鳞片状。花单生或聚集成花序；花常两性，辐射对称；单被花，花被片6，分离，花瓣状，2 轮，合生者顶端6裂；雄蕊6枚；子房上位，常为 3 室，中轴胎座。蒴果或浆果。植物体常有黏液细胞，并含有草酸钙针晶束。百合科约有233属，约4000余种植物，广布于全球。常见的中药有：川贝母、浙贝母、重楼、麦冬、百合、玉竹、黄精等。

　　【产地】　主产于浙江、四川等地，以种植为主。

　　【采收加工】　挖出块根，洗净，置烈日下暴晒，晒干后，除去须根，筛尽杂质，再晒至足干。

【性状鉴别】 呈纺锤形，两端渐尖，长 1.5~3cm，直径 0.3~0.6cm。表面黄白色或淡黄色，具细纵纹。质柔韧，断面黄白色，半透明，中央有细小木心（中柱）。气微，味甘、微苦。（图 10-3，彩图 3）

以肥大、黄白色、半透明、质柔、嚼之发黏者为佳。

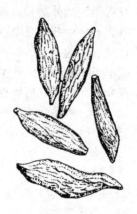

图 10-3　麦冬药材图

【显微鉴别】 横切面　①表皮细胞 1 列，根被为 3~5 列木化细胞。②皮层宽广，散有含草酸钙针晶束的黏液细胞。③内皮层细胞壁均匀增厚，木化，有通道细胞，内皮层外侧为 1 列石细胞，其内壁及侧壁增厚。④中柱较小，韧皮部束 16~22 个，与木质部束相间排列。⑤髓小，薄壁细胞类圆形。（图 10-4）

　　粉末　白色或黄白色。①草酸钙针晶较多，散在或成束存在，长 25~50μm。②石细胞呈方形或长方形，有的三面较厚，一边甚薄，孔沟极明显。③内皮层细胞长方形或长条形，纹孔较稀疏，孔沟较明显。④木纤维细长，末端倾斜，纹孔明显。⑤导管及管胞多为单纹孔或网纹，直径 14~24μm，另有少数具缘纹孔导管。（图 10-5）

【化学成分】 皂苷类：麦冬皂苷 A、B、C、D。高异黄酮类化合物：如麦冬黄烷酮 A、B、甲基麦冬黄烷酮 A、B 等。

【理化鉴别】 取麦冬薄片置于紫外光灯（365nm）下观察，显浅蓝色荧光。

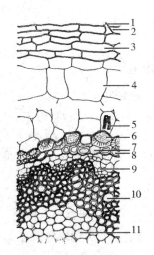

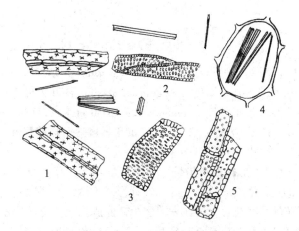

图 10 - 4 麦冬块根横切面详图

1. 根毛 2. 表皮 3. 根被 4. 皮层
5. 针晶束 6. 石细胞 7. 通道细胞
8. 内皮层 9. 韧皮部
10. 木质部 11. 髓

图 10 - 5 麦冬粉末图

1. 木纤维 2. 管胞 3. 石细胞
4. 草酸钙针晶 5. 内皮层细胞

师生互动

　　麦冬由于栽培历史较长，地域广，名称较多，造成了一定混乱。 你知道麦冬、山麦冬、阔叶麦冬、竹叶麦冬的区别吗?

【功能与主治】甘，微苦，微寒。能养阴生津，润肺清心。用于肺燥干咳，阴虚痨嗽，喉痹咽痛，津伤口渴，内热消渴，心烦失眠，肠燥便秘。

【用法与用量】6 ~ 12g。

天冬 Tiandong
Asparagi Radix

【来源】为百合科植物天冬 *Asparagus cochinchinensis* （Lour） Merr. 的干燥块根。

【产地】主产于贵州、四川、广西、浙江，以贵州产量最大，品质亦佳。

【采收加工】秋冬二季采挖块根，洗净，放入锅内煮或蒸至透心，趁热除去外皮，洗净干燥。

【性状鉴别】呈长纺锤形，略弯曲，长 5 ~ 18cm，直径0.5 ~ 2cm。表面黄白色至淡黄棕色，半透明，光滑或具有深浅不等的纵皱纹，偶有残存的灰棕色外皮。质硬或柔润，有黏性，断面角质样，中柱黄白色。气微，味甜、微苦。

　　以条粗壮、色黄白、半透明者为佳。

【化学成分】含甾体皂苷、多种氨基酸、多糖等成分。

【功能与主治】味甘、苦；寒。能养阴润燥，清肺生津。用于肺燥干咳，顿咳痰黏，腰膝酸痛，骨蒸潮热，内热消渴，热病津伤，咽干口渴，肠燥便秘。

【用法与用量】6～12g。

川贝母△Chuanbeimu
Fritillariae Cirrhosae Bulbus

【来源】为百合科植物川贝母 *Fritillaria cirrhosa* D. Don、暗紫贝母 *F. unibracteata* Hsiao et K. C. Hsia、甘肃贝母 *F. przewalskii* Maxim. 梭砂贝母 *F. delavayi* Franch. 太白贝母 *F. taipaiensis* P. Y. Li、瓦布贝母 *F. unibracteata* Hsiao et K. C. Hsia var. wabuensis（S. Y. Tang et S. C. Yue）Z. D. Liu, S. Wang et S. C. Chen 的干燥鳞茎。按药材性状不同分别习称"松贝""青贝""炉贝"和"栽培品"。

【植物形态】川贝母　为多年生草本，茎直立，高 15～40cm。单叶，常对生，少数在中部间有散生或轮生；叶片披针形，无柄，上部叶先端常卷曲。花单生茎顶，钟状，下垂，每花具叶状苞片 3 枚，先端多少弯曲成钩状；花被片 6，常紫色，较少黄绿色，有浅绿色小方格斑纹和紫色斑点。雄蕊 6，雌蕊 1 枚。蒴果。花期 5～7 月，果期 8～10 月。

暗紫贝母　叶除下面的 1～2 对为对生外，其余均为互生或近于对生，叶状苞片 1 枚，先端不卷曲。花被深紫色，略有黄色小方格。

甘肃贝母　最下面 2 枚叶片对生，向上 2～3 枚散生，先端通常不卷曲。花 1～2 朵顶生，浅黄色，有黑紫色斑点，叶状苞片 1 枚。

梭砂贝母　叶互生，3～5 枚，较紧密地生于植株中部或上部 1/3 处，叶片狭卵状至卵状椭圆形，先端不卷曲。花单生，浅黄色，具红褐色斑点，叶状苞片 1 枚。

太白贝母　叶对生，有的中部 3～4 枚轮生或散生，条形至条状披针形，先端有的稍弯曲。花单朵，绿黄色，无方格斑，通常仅在花被片先端近两侧边缘有紫色斑带；叶状苞片 3 枚，苞片先端有时稍弯曲，但不卷曲。

瓦布贝母　叶最下面常 2 枚对生，上面的轮生兼互生；多数叶两侧边不等长略似镰形，有的披针状条形。花初开黄绿色、黄色。叶状苞片 1～4 枚。

【产地】川贝母主产于四川、西藏、云南等省地。暗紫贝母主产于四川阿坝州及青海等地。甘肃贝母主产于甘肃、青海、四川等地。梭砂贝母主产于四川、云南、青海、西藏等地。太白贝母主产于陕西、四川、湖北。瓦布贝母主产于四川阿坝州、甘孜州。

【采收加工】夏、秋二季或雪融化后采挖，除去须根、粗皮及泥沙，晒干或低温干燥。

【性状鉴别】松贝　呈类圆锥形或近球形，高 0.3～0.8cm，直径 0.3～0.9cm。表面类白色。外层鳞叶两瓣，大小悬殊，大瓣紧抱小瓣，未抱部分呈新月形，习称"怀中抱月"；顶部闭合，内有类圆柱形的心芽和小鳞叶 1～2 枚；先端钝圆或稍尖，底部平，微凹入，中心有 1 灰褐色的鳞茎盘，偶有残存须根。质硬而脆，断面白色，富粉性。气微，味微苦。（图 10-6，彩图4）

青贝　呈扁球形，高 0.4～1.4cm，直径 0.4～1.6cm。外层鳞叶 2 瓣，大小相近，相对抱合，顶端开口，内有心芽和小鳞叶 2～3 枚及细圆柱形的残茎。（彩图5）

炉贝　呈长圆锥形，高 0.7～2.5cm，直径 0.5～

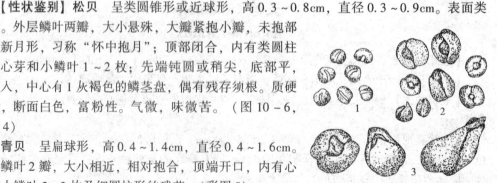

图 10-6　川贝母药材图
1. 松贝　2. 青贝　3. 炉贝

2.5cm。表面类白色或浅棕黄色，有的具棕色斑点，习称"虎皮斑"。外层鳞叶2瓣，大小相近，顶部开口而略尖，露出内部细小的鳞叶及心芽，基部稍尖或较钝。（彩图6）

栽培品 呈类扁球形或短圆柱形，高0.5~2cm，直径1~2.5cm。表面类白色或浅棕黄色稍粗糙，有的具浅黄色斑点。外层鳞叶2瓣，大小相近，顶部多开裂而较平。

以个小、完整、色洁白、质坚实者为佳。

【显微鉴别】粉末类白色或浅黄色。

松贝、青贝及栽培品 淀粉粒甚多，广卵形、长圆形或不规则圆形，有的边缘不平整或略作分枝状，直径5~64μm，脐点短缝状、点状、人字状或马蹄状，层纹隐约可见。表皮细胞类长方形，垂周壁微波状弯曲，偶见不定式气孔，圆形或扁圆形。螺纹导管直径5~26μm。（图10-7）

炉贝 淀粉粒广卵形、贝壳形、肾形或椭圆形，直径约至60μm，脐点人字状、星状或点状，层纹明显。螺纹导管和网纹导管直径可达64μm。

【化学成分】含多种甾体生物碱。

【功能与主治】苦、甘，微寒。能清热润肺，化痰止咳，散结消痈。用于肺热燥咳，干咳少痰，阴虚劳嗽，痰中带血，瘰疬，乳痈，肺痈。

【用法与用量】3~10g；研粉冲服，一次1~2g。不宜与川乌、制川乌、草乌、制草乌、附子同用。

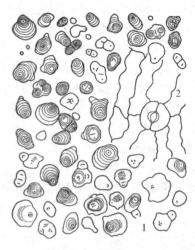

图10-7 川贝母（暗紫贝母）粉末图
1. 淀粉粒 2. 气孔

拓展阅读

川贝母伪品知多少

川贝母为名贵药材，常有伪品出现，尤以松贝最为多见。川贝母常见的伪品有：①草贝母，为百合科植物丽江山慈菇 *Iphigenia indica* Kunth. et Benth. 的干燥鳞茎，又名"益辟坚"，主产云南、四川等省，因含秋水仙碱等生物碱，毒性较大。②一轮贝母，为百合科植物一轮贝母 *Fritillaria maximowiczii* Freyn. 的干燥鳞茎，主产于东北地区。伪品的外形虽与正品相似，但外层只有一枚鳞叶，不分瓣，不形成松贝特有的"怀中抱月"现象，可区别。

松贝常见的混淆品为"小浙贝母"，又名"小东贝母"，为百合科植物浙贝母 *Fritillaria thunbergii* Miq. 较小的干燥鳞茎。其大小与"松贝"相近，外面也是2瓣鳞叶，一大一小，有松贝特有的"怀中抱月"现象，但两枚鳞叶闭合紧密，小鳞叶不达顶端，高为大鳞叶1/2或2/3，底部亦尖，不能坐立等，而区别于正品。

"怀中抱月"比较特殊，常作为松贝与其伪品、混淆品的鉴别要点。

浙贝母 Zhebeimu

Fritillariae Thunbergii Bulbus

【来源】为百合科植物浙贝母 *Fritillaria thunbergii* Miq. 的干燥鳞茎。

【产地】主产浙江，多栽培，为浙江省"地道药材"之一。

【采收加工】初夏植株枯萎时采挖，洗净。大小分开，大者除去心芽，习称"大贝"；小者不去心芽，习称"珠贝"。分别撞擦，除去外皮，拌以煅过的贝壳粉，吸去擦出的浆汁，干燥；或取鳞茎，大小分开，洗净，除去心芽，趁鲜切成厚片，洗净，干燥，习称"浙贝片"。

【性状鉴别】大贝　为鳞茎外层的单瓣鳞叶，略呈新月形，高1～2cm，直径2～3.5cm。外表面类白色至淡黄色，内表面白色或淡棕色，被有白色粉末。质硬而脆，易折断，断面白色至黄白色，富粉性。气微，味微苦。

珠贝　为完整的鳞茎，呈扁圆形，高1～1.5cm，直径1～2.5cm。表面类白色，外层鳞叶2瓣，肥厚，略似肾形，互相抱合，内有小鳞叶2～3枚及干缩的残茎。

浙贝片　为鳞茎外层的单瓣鳞叶切成的片。椭圆形或类圆形，直径1～2cm，边缘表面淡黄色，切面平坦，粉白色。质脆，易折断，断面粉白色，富粉性。

【化学成分】含甾醇类生物碱。

【功能与主治】苦，寒。能清热散结，化痰止咳。用于风热咳嗽，痰火咳嗽，肺痈，乳痈，瘰疬，疮毒。

【用法与用量】5～10g。不宜与川乌、制川乌、草乌、制草乌、附子同用。

黄精 Huangjing
Polygonati Rhizoma

【来源】本品为百合科植物滇黄精 *Polygonatum kingianum* Coll. et Hemsl.、黄精 *P. sibiricum* Red. 或多花黄精 *P. cyrtonema* Hua 的干燥根茎。按形状不同，习称"大黄精""鸡头黄精""姜形黄精"。

【产地】黄精主产于河北、内蒙古、山西及北方各省。多花黄精主产于贵州、云南、湖南、安徽、浙江等地。滇黄精主产于贵州、广西、云南。

【采收加工】春、秋二季采挖，除去须根，洗净，置沸水中略烫或蒸至透心，干燥。

【性状鉴别】大黄精　呈肥厚肉质的结节块状，结节长可达10cm以上，宽3～6cm，厚2～3cm。表面淡黄色至黄棕色，具环节，有皱纹及须根痕，结节上侧茎痕呈圆盘状，圆周凹入，中部突出。质硬而韧，不易折断，断面角质，淡黄色至黄棕色。气微，味甜，嚼之有黏性。

鸡头黄精　呈结节状弯柱形，长3～10cm，直径0.5～1.5cm。结节长2～4cm，略呈圆锥形，常有分枝。表面黄白色或灰黄色，半透明，有纵皱纹，茎痕圆形，直径5～8mm。

姜形黄精　呈长条结节块状，长短不等，常数个块状结节相连。表面灰黄色或黄褐色，粗糙，结节上侧有突出的圆盘状茎痕，直径0.8～1.5cm。

味苦者不可药用。

【化学成分】含甾体皂苷、黄精多糖等成分。

【功能与主治】甘，平。能补气养阴，健脾，润肺，益肾。用于脾胃虚弱，体倦乏力，口干食少，肺虚燥咳，精血不足，腰膝酸软，须发早白，内热消渴。

【用法与用量】9～15g。

玉竹 Yuzhu
Polygonati Odorati Rhizoma

【来源】为百合科植物玉竹 *Polygonatum odoratum*（Mill.）Druce 的干燥根茎。

【产地】栽培玉竹以湖南产量大，质优。

【采收加工】秋季采挖，除去须根，洗净，晒至柔软后，反复揉搓、晾晒至无硬心，晒干；或蒸透后，揉至半透明，晒干。

【性状鉴别】本品呈长圆柱形，略扁，少有分枝，长 4～18cm，直径 0.3～1.6cm。表面黄白色或淡黄棕色，半透明，具纵皱纹及微隆起的环节，有白色圆点状的须根痕和圆盘状茎痕。质硬而脆或稍软，易折断，断面角质样或显颗粒性。气微，味甘，嚼之发黏。

【化学成分】主要含黏多糖等成分。

【功能与主治】甘，微寒。能养阴润燥，生津止渴。用于肺胃阴伤，燥热咳嗽，咽干口渴，内热消渴。

【用法与用量】6～12g。

天麻△ Tianma
Gastrodiae Rhizoma

【来源】为兰科植物天麻 *Gastrodia elata* Bl. 的干燥块茎。

【植物形态】为多年生寄生草本植物，寄主为密环菌。茎直立单一，黄红色，高30～

150cm。叶退化成膜质鳞叶，互生，下部短鞘状抱茎。总状花序顶生，苞片呈披针形、膜质，具细脉。花黄绿色，花被片下部合生成歪壶状。蒴果长圆形，种子多数，细小，呈粉状。花期6~7月，果期7~8月。

【产地】主产于四川、云南、贵州等地，东北及华北各地亦产。

【采收加工】立冬后至次年清明前采挖，立即洗净，蒸透，敞开低温（60℃以下）干燥。冬季茎叶枯萎时采挖者为"冬麻"，春季植株出芽后（习称"抽茎"）采挖者为"春麻"。"冬麻"质量优于"春麻"。

【性状鉴别】呈椭圆形或长条形，略扁，皱缩而稍弯曲，长3~15cm，宽1.5~6cm，厚0.5~2cm。表面黄白色至黄棕色，有纵皱纹，有点状突起（潜伏芽）排列而成的多轮横环纹，有时可见棕褐色菌索。顶端有红棕色至深棕色鹦嘴状的芽苞，习称"鹦哥嘴"或"红小辫"，或为残留茎基。另端有自母麻脱落后圆形凹陷的疤痕，习称"肚脐疤"。质坚硬，不易折断，断面较平坦，黄白色至淡棕色，角质样。气微，味甘。（图10-8，彩图7）

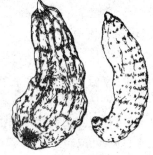

图10-8 天麻药材图

以质地坚实沉重，有"鹦哥嘴"，断面明亮，无空心者质佳；质地轻泡，有残留茎基，断面色暗，空心者质次。

【显微鉴别】横切面 ①表皮有残留，下皮由2~3列切向延长的栓化细胞组成；②皮层为10数列多角形细胞，有的含草酸钙针晶束；③较老块茎皮层与下皮相接处有2~3列椭圆形厚壁细胞，木化，纹孔明显；④中柱占绝大部分，有小型周韧维管束散在；薄壁细胞亦含草酸钙针晶束。（图10-9）

粉末 黄白色至黄棕色。①厚壁细胞椭圆形或类多角形，直径70~180μm，壁厚3~8μm，木化，纹孔明显；②草酸钙针晶成束或散在，长25~75（93）μm；③用醋酸甘油水装片观察含糊化多糖类物的薄壁细胞无色，有的细胞可见长卵形、长椭圆形或类圆形颗粒，遇碘液显棕色或淡棕紫色；④螺纹导管、网纹导管及环纹导管直径8~30μm。（图10-10）

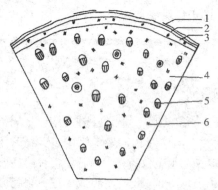

图10-9 天麻横切面简图
1.表皮 2.下皮 3.皮层 4.中柱
5.维管束 6.草酸钙针晶束

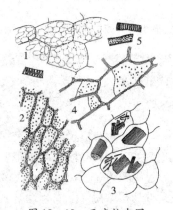

图10-10 天麻粉末图
1.薄壁细胞（含糊化多糖类）
2.木化厚壁细胞 3.草酸钙针晶束
4.薄壁细胞 5.导管

拓展阅读

不含叶绿体的植物

绿色植物中都含有"叶绿体"，它的主要功能是进行光合作用为植物制造更多的营养物质。天麻无根，无叶，连肉质的茎也不含叶绿体。天麻是怎样获得营养物质的呢？

天麻的生存离不开密环菌。平常密环菌总是寄生在一些死亡树木的根部，过着不劳而获的生活。当它遇到天麻的时候，它的菌丝会把天麻包围起来，并伸到天麻块茎之中，企图吸取它的养料，但天麻组织中会分泌出一种特殊的溶菌酶，将密环菌的菌丝消化殆尽，充作自身的养料。虽然如此，密环菌仍旧把天麻视为生死与共的朋友，共同生活在一起。经过长期的进化过程，天麻的根、叶退化了，由于自己不需要制造养料，不需要进行光合作用，全身也就变得一点绿色也没有。

没有"叶绿体"，植物组织中就不可能产生"淀粉粒"，正是通过这一点，常对天麻进行真伪鉴定。

【**化学成分**】主含天麻苷及对羟基苯甲醇（天麻苷元）等。《中国药典》（2015 年版）规定，按干燥品计算，含天麻素（$C_{13}H_{18}O_7$）和对羟基苯甲醇（$C_7H_8O_2$）的总量不得少于 0.25%。

【**理化鉴别**】**多糖类物质** 取天麻粉末 1g，加水 10ml 浸渍 4 小时，时时振摇，过滤。滤液加碘试液 3 滴，显紫红色至酒红色（与淀粉区别）。

天麻苷类 取天麻粉末 1g，加 45% 乙醇 10ml，浸泡 4 小时，随时振摇，过滤。滤液加硝酸汞试液 0.5ml，加热，溶液显玫瑰红色，并发生黄色沉淀。

【**功能与主治**】甘，平。能息风止痉，平抑肝阳，祛风通络。用于小儿惊风，癫痫抽搐，破伤风，头痛眩晕，手足不遂，肢体麻木，风湿痹痛。

【**用法与用量**】3～10g。

半夏[△]Banxia
Pinelliae Rhizoma

【**来源**】为天南星科植物半夏 *Pinellia ternata*（Thunb.）Breit. 的干燥块茎。

【**植物形态**】多年生草本，株高 15～30cm。块茎球形或扁球形。叶基生具长柄，一年生者叶为卵状心形或戟形单叶，二年生以上为 3 小叶复叶，小叶片椭圆至披针形，中间一片较大，长 3～10cm，宽 2～4cm，全缘光滑无毛；叶柄下部内侧着生一卵形珠芽。花单性同株，肉穗花序顶生，上部为雄花，中部不育，下部为雌花，贴生于佛焰苞，花序先端延伸呈鼠尾状附属物，伸出佛焰苞外。浆果卵圆形，成熟时红色。花期 5～7 月，果期 8～9 月。

拓展阅读

天南星科植物特征

草本。叶柄基部常具膜质鞘，叶脉网状。肉穗花序，基部有一大型佛焰苞；花小，两性或单性，单性花常无花被，雄蕊 1～8，常愈合成合蕊柱，少分离；两性花花被片 4～6，鳞片状；雄蕊常 4 或 6，雌蕊子房上位。浆果密集生于花序轴上。本科约 115 属，2000 余种。常用中药有：半夏、天南星、禹白附、石菖蒲等。

【产地】产于四川、湖北、河南、安徽、江苏等地。以四川产量大，质量好。

【采收加工】夏、秋二季采挖，洗净，除去外皮和须根，晒干。

【性状鉴别】呈类球形，有的稍扁斜，直径 1 ~ 1.5cm。表面白色或浅黄色，顶端有凹陷的茎痕，周围密布麻点状根痕，下面钝圆，较光滑。质坚实，断面洁白，富粉性。气微，味辛辣，麻舌而刺喉。（图 10 - 11，彩图 8）

以色白、质坚实、粉性足者为佳。

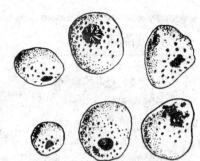

图 10 - 11　半夏药材图

拓展阅读

水半夏

　　水半夏为同科植物鞭檐犁头尖的块茎。在广西、广东、福建等地使用。块茎呈椭圆形、圆锥形或长圆形，高 0.8~3cm，直径 0.5~1.5cm。上端类圆形，有突起的叶痕或芽痕，下端略尖。表面类白色或淡黄色，根痕隐约可见，遍布全身。质坚实，断面白色，粉性。气微，味辛辣，麻舌而刺喉。本品与半夏不同，不能降逆止呕。不可代半夏使用。

【显微鉴别】粉末　类白色。①淀粉粒甚多，单粒类圆形、半圆形或圆多角形，直径 2 ~ 20μm，脐点裂缝状、人字状或星状；复粒由 2 ~ 6 分粒组成。②草酸钙针晶束存在于椭圆形黏液细胞中，或随处散在，针晶长 20 ~ 144μm。③螺纹导管直径 10 ~ 24μm。（图 10 - 12）

【化学成分】含多种氨基酸、多糖类成分、微量挥发油类、原儿茶醛等。

【理化鉴别】取本品粉末 1g，加甲醇 10ml，加热回流 30 分钟，滤过，滤液挥至 0.5ml，作为供试品溶液。另取精氨酸对照品、丙氨酸对照品、缬氨酸对照品、亮氨酸对照品，加 70% 甲醇制成每 1ml 各含 1mg 的混合溶液，作为对照品溶液。照薄层色谱法试验，吸取供试品溶液 5μl、对照品溶液 1μl，分别点于同一硅胶 G 薄层板上，以正丁醇 - 冰醋酸 - 水（8:3:1）为展开剂，展开，取出，晾干，喷以茚三酮试液，在 105℃ 加热至斑点显色清晰。供试品色谱中，在与对照品色谱相应的位置上，显相同颜色的斑点。

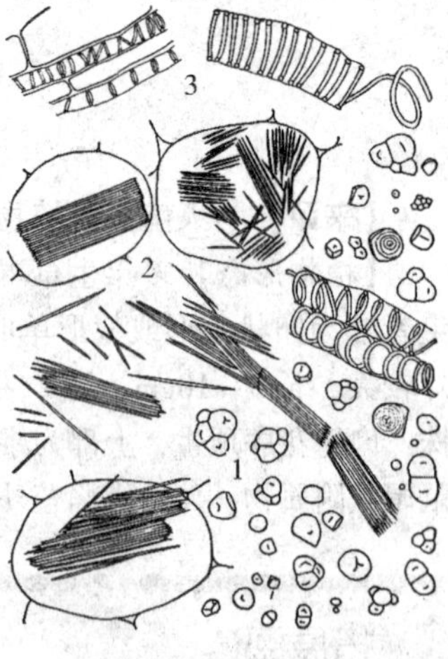

【功能与主治】辛，温；有毒。燥湿化痰，降逆止呕，消痞散结。用于湿痰寒痰，咳喘痰多，痰饮眩悸，风痰眩晕，痰厥头痛，呕吐反胃，胸脘痞闷，梅核气；生用外治痈肿痰核。

图 10 - 12　半夏粉末图
1. 淀粉粒　2. 草酸钙针晶束
3. 螺纹导管

【用法与用量】内服一般炮制后使用，3 ~ 9g。外用适量，磨汁涂或研末以酒调敷患处。不宜与川乌、制川乌、草乌、制草乌、附子同用；生品内服宜慎。

拓展阅读

半夏的各种炮制品

临床所使用的半夏，通常要经过炮制加工。而不同的炮制品，功效也不同。常见的半夏炮制品有法半夏、姜半夏和清半夏。

1. 法半夏　半夏用清水浸泡 10～12 天，至无干心，再用白矾水、清水、甘草煎液混合石灰液依次浸泡，每日搅拌 1～2 次，并保持 pH 值为 12.0 以上，至口尝微有麻舌感，切面呈均匀黄色为度，取出，洗净，阴干或低温烘干。法半夏长于和胃燥湿。

2. 姜半夏　半夏用水浸泡至无干心；另取生姜切片煎汤，加白矾与半夏共煮透，取出，晾至半干，切薄片，干燥。本品为片状、不规则颗粒状或类球形。表面棕色至棕褐色。质硬脆，断面淡黄棕色，常具角质样光泽。气微香，味淡、微有麻舌感，嚼之略粘牙。姜半夏长于降逆止呕。

3. 清半夏　半夏用 8% 白矾溶液浸泡至内无干心，口尝微有麻舌感，取出，洗净，切厚片，干燥。本品为椭圆形、类圆形或不规则片状，切面淡灰色至灰白色，可见灰白色点状或短线状维管束迹，有的残留栓皮处下方显淡紫红色斑纹。质脆，易折断，断面略呈角质样。气微，味微涩、微有麻舌感。清半夏长于燥湿化痰。

天南星 Tiannanxing
Arisaematis Rhizoma

【来源】　为天南星科植物天南星 *Arisaema erubescens*（Wall.）Schott.、异叶天南星 *A. heterophyllum* Bl. 或东北天南星 *A. amurense* Maxim. 的干燥块茎。

【产地】　天南星与异叶天南星全国大部分地区均产；东北天南星产于东北、内蒙古、河北、山东等。

【采收加工】　秋、冬二季茎叶枯萎时采挖，除去须根及外皮，干燥。

【性状鉴别】　本品呈扁球形，高 1～2cm，直径 1.5～6.5cm。表面类白色或淡棕色，较光滑，顶端有凹陷的茎痕，周围有麻点状根痕，有的块茎周边有小扁球状侧芽。质坚硬，不易破碎，断面不平坦，白色，粉性。气微辛，味麻辣。

【化学成分】　含多种氨基酸及黄酮类化合物。

【功能与主治】　苦、辛，温；有毒。散结消肿。外用治痈肿，蛇虫咬伤。孕妇慎用。生品内服宜慎。

【用法与用量】　外用生品适量，研末以醋或酒调敷患处。

师生互动

天南星与半夏均为天南星科植物块茎，如何从性状上将两者进行区分？

莪术 Ezhu
Curcumae Rhizoma

【来源】 为姜科植物蓬莪术 *Curcuma phaeocaulis* Val.、广西莪术 *C. kwangsiensis* S. G. Lee et C. F. Liang 及温郁金 *C. wenyujin* Y. H. Chen et C. Ling 的干燥根茎。后者习称"温莪术"。

拓展阅读

姜科植物特征

多年生草本，通常芳香或辛辣。茎短，有匍匐或块状的根茎。单叶，通常2列，有叶鞘、叶舌和叶片。花两性，两侧对称；花瓣6，2轮，外轮花萼状，下部合生成管，内轮花冠状，上部3齿裂；退化雄蕊2或4枚，排成2轮，能育雄蕊1，花丝具沟槽。子房下位，花柱沿能育雄蕊沟槽从药室间伸出。果实为蒴果，种子常具有假种皮。本科约51属，1500种，我国约200种。常用中药有：干姜、莪术、郁金、高良姜、豆蔻、草果、砂仁、山柰等。

【产地】 蓬莪术主产四川；广西莪术主产广西、广东；温郁金主产浙江。

【采收加工】 冬季采挖后，洗净，煮或蒸至透心，晒干后除去须根。

【性状鉴别】 蓬莪术呈卵圆形、长卵形、圆锥形或长纺锤形，顶端多钝尖，基部钝圆，长2~8cm，直径1.5~4cm。表面灰黄色至灰棕色，上部环节凸起，有圆形微凹的须根痕或有残留的须根，有的两侧各有1列下陷的芽痕和类圆形的侧生根茎痕，有的可见刀削痕。体重，质坚实，断面灰褐色至蓝褐色，蜡样，常附有灰棕色粉末，皮层与中柱易分离，内皮层环纹棕褐色。气微香，味微苦而辛。

广西莪术环节稍凸起，断面黄棕色至棕色，常附有淡黄色粉末，内皮层环纹黄白色。

温郁金断面黄棕色至棕褐色，常附有淡黄色至黄棕色粉末。气香或微香。

【化学成分】 含挥发油、油中主要成分为莪术醇、莪术酮等。

【功能与主治】 辛、苦，温。行气破血，消积止痛。用于癥瘕痞块，瘀血经闭，胸痹心痛，食积胀痛。

【用法与用量】 6~9g。孕妇禁用。

郁金 Yujin
Curcumae Radix

【来源】 为姜科植物温郁金 *Curcuma wenyujin* Y. H. Chen et C. ling、姜黄 *C. longa* L. 或广西莪术 *C. kwangsiensis* S. G. Lee et C. F. Liang 或蓬莪术 *C. phaeocaulis* Val. 的干燥块根。前两者分别习称"温郁金"和"黄丝郁金"。其余按其性状不同习称"桂郁金"或"绿丝郁金"。

【产地】 温郁金主产于浙江、福建等地；黄丝郁金、绿丝郁金主产四川；桂郁金主产广西。

【采收加工】 冬季茎叶枯萎后采挖，除去泥沙和细根，蒸或煮至透心，干燥。

【性状鉴别】 温郁金 呈长圆形或卵圆形，稍扁，有的微弯曲，两端渐尖。长3.5~

7cm，直径1.2～2.5cm。表面灰褐色或灰棕色，具不规则的纵皱纹，纵纹隆起处色较浅。质坚实，断面灰棕色，角质样；内皮层环明显。气微香，味微苦。

黄丝郁金　呈纺锤形，有的一端细长，长2.5～4.5cm，直径1～1.5cm。表面棕灰色或灰黄色，具细皱纹，断面橙黄色，外周棕黄色至棕红色。气芳香，味辛辣。

桂郁金　呈长圆锥形或长圆形，长2～6.5cm，直径1～1.8cm。表面具疏浅纵纹或较粗糙网状皱纹。气微，味微辛苦。

绿丝郁金　金呈长椭圆形，较粗壮，长1.5～3.5cm，直径1～1.2cm。气微，味淡。

【化学成分】主要含挥发油。

【功能与主治】辛、苦，寒。能活血止痛，行气解郁，清心凉血，利胆退黄。用于胸胁刺痛，胸痹心痛，经闭痛经，乳房胀痛，热病神昏，癫痫发狂，血热吐衄，黄疸尿赤。

【用法与用量】3～10g。不宜与丁香、母丁香同用。

百部 Baibu
Stemonae Radix

【来源】为百部科植物直立百部 *Stemona sessilifolia* （Miq.）Miq.、蔓生百部 *S. japonica* （Bl.）Miq 或对叶百部 *S. tuberosa* Lour. 的干燥块根。

【产地】直立百部、蔓生百部主产于安徽、浙江、江苏等地。对叶百部主产于湖北、广东、四川等地。

【采收加工】春、秋二季采挖，除去须根，洗净，置沸水中略烫或蒸至无白心，取出，晒干。

【性状鉴别】**直立百部**　呈纺锤形，上端较细长，皱缩弯曲，长5～12cm，直径0.5～1cm。表面黄白色或淡棕黄色，有不规则深纵沟，间或有横皱纹。质脆，易折断，断面平坦，角质样，淡黄棕色或黄白色，皮部较宽，中柱扁缩。气微，味甘、苦。（图10-13）

蔓生百部　两端稍狭细，表面多不规则皱褶及横皱纹。

对叶百部　呈长纺锤形或长条形，长8～24cm，直径0.8～2cm。表面浅黄棕色至灰棕色，具浅纵皱纹或不规则纵槽。质坚实，断面黄白色至暗棕色，中柱较大，髓部类白色。

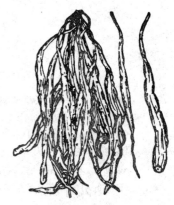

图10-13　直立百部药材图

【化学成分】主含多种生物碱。

【功能与主治】甘、苦，微温。润肺下气止咳，杀虫灭虱。用于新久咳嗽，肺痨咳嗽，顿咳；外用于头虱，体虱，蛲虫病，阴痒。蜜百部润肺止咳。用于阴虚劳嗽。

【用法与用量】3～9g。外用适量，水煎或酒浸。

山药 Shanyao
Dioscoreae Rhizoma

【来源】为薯蓣科植物薯蓣 *Dioscorea opposita* Thunb. 的干燥根茎。

【产地】主产于河南。湖南、江西等地也产。均为栽培品。

【采收加工】冬季茎叶枯萎后采挖，切去根头，洗净，除去外皮和须根，干燥，习称"毛山药片"；或除去外皮，趁鲜切厚片，干燥，称为"山药片"；也有选择肥大顺直的干燥山药，置清水中，浸至无干心，闷透，切齐两端，用木板搓成圆柱状，晒干，打光，习称"光山药"。

【性状鉴别】**毛山药** 本品略呈圆柱形,弯曲而稍扁,长 15～30cm,直径 1.5～6cm。表面黄白色或淡黄色,有纵沟、纵皱纹及须根痕,偶有浅棕色外皮残留。体重,质坚实,不易折断,断面白色,粉性。气微,味淡、微酸,嚼之发黏。

光山药 呈圆柱形,两端平齐,长 9～18cm,直径 1.5～3cm。表面光滑,白色或黄白色。

山药片 为不规则的厚片,皱缩不平,切面白色或黄白色,质坚脆,粉性。气微,味淡、微酸。

【化学成分】含淀粉、甘露聚糖、黏液质、山药碱等成分。

【功能与主治】甘,平。能补脾养胃,生津益肺,补肾涩精。用于脾虚食少,久泻不止,肺虚喘咳,肾虚遗精,带下,尿频,虚热消渴。

【用法与用量】15～30g。

其他单子叶植物根及根茎类天然药物简介,见表 10－1。

表 10－1　其他单子叶植物根及根茎类天然药物简介

药名	来源	性味功效	主要性状特征
香附	为莎草科植物莎草 *Cyperus rotundus* L. 的干燥根茎	辛、微苦、微甘,平。疏肝解郁,调经止痛	纺锤形,略弯曲。表面棕褐色或黑褐色,有纵皱纹,并有 6～10 个略隆起的环节,节上棕色毛须及须根断痕;去净毛须者较光滑,环节不明显。质硬,蒸煮者断面黄棕色或红棕色,角质样;生晒者断面色白而显粉性,内皮层环纹明显,中柱色较深,点状维管束散在。气香,味微苦
重楼	为百合科植物云南重楼 *Paris polyphylla* Smith var. *yunnanensis* (Franch.) Hand. - Mazz. 或七叶一枝花 *P. polyphylla* Smith var. *chinensis* (Franch.) Hara 的干燥根茎	苦,微寒;有小毒。清热解毒,消肿止痛,凉肝定惊	呈结节状扁圆柱形。表面黄棕色或灰棕色,密具层状突起的粗环纹,一面具有椭圆形凹陷的茎痕,另一面疏生点状的须根痕,质坚硬,不易折断,断面粉质或角质化,白色至浅棕色,味微苦,麻
知母	为百合科植物知母 *Anemarrhena asphodeloides* Bge. 的干燥根茎	苦、甘,寒。清热泻火,滋阴润燥	长条状微弯曲,略扁,一端有浅黄色的茎叶残痕(习称"金包头")。表面黄棕色至棕色,上面有一凹沟,具紧密排列的环状节,节上密生黄棕色的残存叶基;下面隆起而略皱缩,有凹陷或突起的点状根痕。质硬,易折断,断面黄白色。气微,味微甜、略苦,嚼之带黏性
射干	为鸢尾科植物射干 *Belamcanda chinensis* (L.) DC. 的干燥根茎	苦、寒。清热解毒,消痰,利咽	不规则结节状。表面黄褐、棕褐或黑褐色,有较密的环纹。上面有数个圆盘状凹陷的茎痕;下面有残留细根及根痕。质硬,断面黄色,颗粒性。气微,味苦、微辛

续表

药名	来源	性味功效	主要性状特征
石菖蒲	为天南星科植物石菖蒲 Acorus tatarinowii Schott 的干燥根茎	辛、苦，温。化湿和胃，开窍豁痰，醒神益智	扁圆柱形，多弯曲。表面棕褐色或灰棕色，粗糙，有疏密不匀的环节，一面残留须根或圆点状根痕；叶痕呈三角形，左右交互排列，有毛鳞状的叶基残余。质硬，断面纤维性，类白色或微红色，内皮层环明显，可见多数维管束小点及棕色油细胞。气芳香，味苦、微辛
姜黄	为姜科植物姜黄 Curcuma longa L. 的干燥根茎	辛、苦，温。破血行气，通经止痛	呈卵圆形、圆柱形或纺锤形，有的叉状分枝。表面深黄色，有明显的环节。质坚实，断面棕黄色至金黄色，角质状，有蜡样光泽，内皮层环明显，维管束呈点状散在。气香特异味苦、辛
片姜黄	为姜科植物温郁金 Curcuma wenyujin Y. H. Chen et C. Ling 的干燥根茎	辛、苦，温。破血行气，通经止痛	长圆形或不规则的片状，大小不一。外皮灰黄色，粗糙皱缩，有时可见环节及须根痕。切面黄白色至棕黄色，有一圈环纹及多数筋脉小点。质脆而坚实。断面灰白色至棕黄色，略粉质。气香特异，味微苦而辛凉
高良姜	为姜科植物高良姜 Alpinia officinarum Hance 的干燥根茎	辛，热。温胃散寒，消食止痛	圆柱形多弯曲，有分枝。表面棕红色至暗褐色，有细密的纵皱纹及灰棕色的波状环节，一面有圆形的根痕。质坚韧，不易折断，断面灰棕色或红棕色，纤维性，中柱约占 1/3。气香，味辛辣
干姜	为姜科植物姜 Zingiber officinale Rosc. 的干燥根茎	辛，热。温中散寒，回阳通脉，燥湿消痰	扁平块状，具指状分枝。表面灰黄色或浅灰棕色，粗糙，具纵皱纹及明显的环节。分枝处常有鳞叶残存，分枝顶端有茎痕或芽。质坚实，断面黄白色或灰白色，粉性或颗粒性，内皮层环纹明显，维管束及黄色油点散在。气香、特异，味辛辣
仙茅	为石蒜科植物仙茅 Curculigo orchioides Gaertn. 的干燥根茎	辛，热；有毒。补肾阳，强筋骨，祛寒湿	圆柱形，略弯曲。表面黑褐色或棕褐色，粗糙，有细孔状的须根痕及纵横皱纹。质硬而脆，易折断，断面不平坦，淡褐色或棕褐色，近中心处色较深。气微香，味微苦、辛

续表

药名	来源	性味功效	主要性状特征
白及	为兰科植物白及 *Bletilla striata* (Thunb.) Reichb. f. 的干燥块茎	苦、甘、涩，微寒。收敛止血，消肿生肌	不规则扁圆形，多有 2～3 个爪状分枝，表面灰白色，有数圈同心环节。质坚硬，不易折断，断面类白色，角质样。味苦，嚼之有黏性

重点小结

单子叶植物的根多为须根系；茎维管束散生，无形成层，不能进行次生生长；叶常具平行脉；花通常 3 基数，花粉粒 1 个萌发孔；胚具有一枚子叶。

单子叶植物的根与根茎，一般终生均只具初生构造，不能进行次生生长。根的维管束类型为辐射型，维管束数目多在 6 束以上，为多元型，中央具髓部。根茎皮层宽广，具叶迹维管束，内皮层明显，维管束散在，多为有限维管束。

单子叶根与根茎类药材的性状鉴别，要注意同科属药材之间异同点的比较，比如天冬与麦冬，川贝母与浙贝母，黄精与玉竹，半夏与天南星，莪术与郁金；也要注意不同科属而性状相似的药材之间的比较鉴别，比如川贝母与半夏，百部与天冬等。显微结构上，则要抓住单子叶植物根与根茎的基本构造。

目标检测

选择题

A 型题（单项选择题）

1. 单子叶植物的根不具有的特征是（   ）。
   A. 内皮层　　　　B. 维管束　　　　C. 形成层　　　　D. 髓
2. 麦冬块根横切面没有（   ）。
   A. 石细胞　　　　B. 内皮层　　　　C. 形成层　　　　D. 根被
3. 麦冬的药用部分是（   ）。
   A. 主根　　　　B. 块根　　　　C. 根茎　　　　D. 鳞茎
4. 下列哪一味中药，来源于百合科植物（   ）。
   A. 半夏　　　　B. 浙贝母　　　　C. 天南星　　　　D. 山药
5. 有"怀中抱月"特征的中药是（   ）。
   A. 青贝　　　　B. 松贝　　　　C. 炉贝　　　　D. 浙贝母
6. 不能作川贝母入药的是（   ）。
   A. 松贝　　　　B. 暗紫贝母　　　　C. 甘肃贝母　　　　D. 草贝母
7. 天南星的药用部位是（   ）。
   A. 鳞茎　　　　B. 根茎　　　　C. 块茎　　　　D. 根
8. 半夏的草酸钙结晶的类型是（   ）。
   A. 柱晶　　　　B. 针晶　　　　C. 簇晶　　　　D. 砂晶
9. 冬麻顶端的"鹦哥嘴"是（   ）。

A. 茎痕   B. 茎基   C. 顶芽   D. 叶痕

10. 下列关于天麻的表述，不正确的是（   ）。

    A. 为兰科植物天麻的干燥块茎

    B. 春麻质量较好

    C. 春麻顶端无"鹦哥嘴"

    D. 显微鉴别中可见草酸钙晶束

（詹爱萍）

项目十一

双子叶植物根及根茎类天然药物

　　双子叶植物根及根茎类天然药物是指药用部位为双子叶植物的根及根茎的药材。入药情况多数是草本植物的根及根茎。

任务一　双子叶植物纲的特征

　　双子叶植物一般主根发达，故多为直根系；多数是木本植物，茎干能不断加粗，茎中的维管束多排列成环，且有形成层，为无限维管束；叶片具有网状脉或羽状脉；花的基数通常为5或4，花萼和花冠的形态也多不相同；花粉粒多具3个萌发孔；种子的胚通常有2片子叶。双子叶植物天然药物包括来源于马兜铃科、蓼科、毛茛科、防己科、木兰科、蔷薇科、豆科、芸香科、五加科、伞形科、木犀科、马钱科、龙胆科、唇形科、玄参科、茄科、茜草科、葫芦科、桔梗科、菊科等植物的中药。

　　双子叶植物与单子叶植物的主要区别，见表 11 – 1。

表 11 – 1　双子叶植物与单子叶植物的主要区别

器官	双子叶植物	单子叶植物
根	直根系	须根系
茎	维管束环状排列，有形成层	维管束散生，无形成层
叶	网状叶脉	平行叶脉或弧形叶脉
花	基数通常为5或4，花粉粒多具3个萌发孔	基数通常为3，花粉粒多具单个萌发孔
子叶	2片	1片

任务二　双子叶植物根的构造

一、根的次生构造的产生

多数双子叶植物的根生长时，能产生次生分生组织，包括形成层和木栓形成层。由于形成层和木栓形成层细胞的分裂、分化形成根的次生结构，从而根逐渐增粗。

1. 形成层的活动及次生维管束　初生韧皮部与初生木质部之间的薄壁细胞恢复分生能力，形成弧形段的形成层，这部分形成层与初生木质部顶端正对的中柱鞘细胞产生的形成层相连接，形成凹凸相间形成层环。形成层细胞不断进行切向分裂，向内产生次生木质部加于初生木质部的外方，向外产生次生韧皮部加于初生韧皮部的内方，由于位于韧皮部内方的形成层分裂的速度快，产生的木质部多，使凹凸相间形成层环最后形成圆形环。此时，维管束由辐射型转变为外韧型。次生韧皮部和次生木质部合称为次生维管组织，是次生构造的主要部分。一般形成层向内产生细胞多，次生木质部的增加远远大于次生韧皮部。同时形成层进行切向分裂扩大自身周径，使形成层的位置逐渐向外推移，根逐渐加粗。根加粗后，初生韧皮部被挤破成为颓废组织，初生木质部仍留在根的中央。（图 11 - 1）

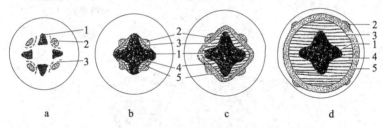

图 11 - 1　根的次生生长图解

a. 幼根的情况，初生木质部在成熟中，点线示形成层起始的地方　b. 形成层已形成连续的组织，
初生部分已产生次生结构，初生韧皮部已受挤压　c. 形成层全部产生次生结构，
但仍为凹凸不平的形态，初生韧皮部挤压更甚　d. 形成层已形成完整的圆环
1. 初生韧皮部　2. 初生木质部　3. 形成层　4. 次生木质部　5. 次生韧皮部

形成层细胞在一定的部位也产生一些薄壁细胞，这些薄壁细胞呈辐射状排列，称为维管射线。其中，贯穿于木质部的称为木射线，贯穿于韧皮部的称为韧皮射线，具有横向输送水分和营养物质的功能。此外，在次生韧皮部中通常有油细胞、树脂道、油室、乳汁管等分泌组织。薄壁细胞中常有淀粉、晶体、糖类等。

2. 木栓形成层的产生及周皮　由于形成层的活动使根不断加粗，表皮和皮层随之被破坏，中柱鞘细胞恢复分生能力，形成木栓形成层，木栓形成层细胞向外产生木栓层，向内产生栓内层，木栓层、木栓形成层和栓内层合称为周皮。周皮形成后，表皮和皮层逐渐枯死脱落，周皮代替表皮起保护作用。

通常植物学上的根皮指的是周皮，药材中的根皮指的是形成层以外的所有部分，包括韧皮部、皮层和周皮。

二、双子叶植物根的一般构造

双子叶植物根一般具次生构造。最外层大多为周皮，由木栓层、木栓形成层和栓内层组成，栓内层通常为数列细胞，有的比较发达又称为"次生皮层"。维管束一般为无限外韧型，由初生韧皮部、次生韧皮部、形成层、次生木质部和初生木质部组成，初生韧皮部细胞大多颓废，次生韧皮部由筛管、伴胞、韧皮薄壁细胞、韧皮纤维构成，并有韧皮射线；形成层连续成环；次生木质部占根的大部分，由导管、管胞、木薄壁细胞和木纤维构成，木射线较明显；初生木质部位于中央。一般没有髓部。

三、双子叶植物根的异常构造

有些双子叶植物的根，除了次生构造外，在皮层和次生韧皮部外缘，部分薄壁细胞恢复分生能力，不断产生新的形成层，从而形成许多新的维管束，称为异型维管束，形成根的异常构造，也叫三生构造。

（1）在正常的次生维管柱周围的皮层中，产生许多单独的或复合的异型维管束，在药材的横切面上看，呈云锦状花纹，如何首乌。

（2）在正常的次生维管柱外缘，由于新的形成层的活动，产生很多小型的异型维管束，成环状排列，环外又不断产生新的异型维管束，构成同心型多轮维管束，如牛膝、川牛膝、商陆等。（图11-2）

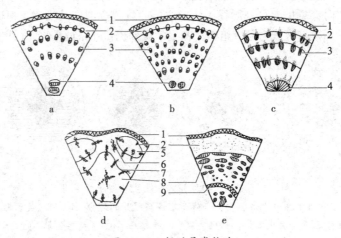

图11-2 根的异常构造

a. 牛膝根 b. 川牛膝根 c. 商陆根 d. 何首乌根 e. 黄芩根

1. 木栓层 2. 皮层 3. 异型维管束 4. 正常维管束 5. 复合维管束

6. 单独维管束 7. 形成层 8. 木质部 9. 木栓细胞环

任务三 双子叶植物根茎的构造

一、双子叶植物根状茎的一般构造

双子叶植物根状茎通常指草本双子叶植物的根状茎，其组织构造主要特点为：①外表面通常具有木栓组织，少数植物则具有表皮或鳞叶；②皮层中常具有根迹维管束和叶迹维管束，内皮层不明显；③皮层内侧常有厚壁组织；④无限外韧型维管束成环状排列；⑤机械组织多不发达，薄壁细胞中常有较多的贮藏物质；⑥髓部明显。

二、双子叶植物根状茎的异常构造

有些双子叶植物的茎或根状茎除了形成正常的构造外，一部分薄壁细胞恢复分生能力，转化为形成层，由该形成层分裂产生的维管束称为异型维管束，这就形成了异常构造。如大黄根状茎的横切面上除正常构造外，髓部还有多数呈星点状的异型维管束。

任务四　常用双子叶植物根及根茎类天然药物

双子叶植物根茎类入药情况多数是草本植物的根茎，以根状茎多见。根茎在外形上与地上茎一样有节和节间之分，节部有腋芽和退化的鳞叶、叶柄基部残余物、叶痕或芽痕；上面或顶端常残存茎基和茎痕，侧面和下面有细长的不定根或根痕。根茎的形状不一，有圆柱形、纺锤形、扁球形或不规则团块状。

双子叶植物根及根茎类天然药物的性状鉴别按下列顺序进行：形态—表面—质地—断面—气味。其中断面纹理和气味特征比较稳定，往往是鉴别真伪的重要依据。

双子叶植物根与根茎主要异同点，见表 11 - 2。

表 11 - 2　双子叶植物根与根茎的主要异同点

区别点	双子叶根	双子叶根茎
节或芽	无	有
断面环纹	有（形成层）	有（形成层）
皮部	窄	一般
放射状纹理	有	略显或无
髓	无	较大

黄连△Huanglian
Coptidis Rhizoma

案例导入

案例： 人们常说"哑巴吃黄连，有苦说不出"，可见黄连之苦闻名天下，黄连始载于《神农本草经》，列为上品。良药苦口利于病，黄连清热燥湿，泻火解毒，李时珍谓"其根连珠而色黄，故名"。

讨论： 1. 商品黄连有几种？来源于哪些植物？其入药部位是根吗？

2. 黄连的饮片有哪几种？

【来源】为毛茛科植物黄连 *Coptis chinensis* Franch.、三角叶黄连 *C. deltoidea* C. Y. Cheng et Hsiao 或云连 *C. teeta* Wall. 的干燥根茎。以上三种分别习称"味连""雅连""云连"。

拓展阅读

毛茛科植物特征

草本或藤本。叶互生或基生，单叶或复叶；叶片多缺刻或分裂，无托叶。花多两性；辐射对称或两侧对称；单生或排列成聚伞花序、总状花序和圆锥花序；萼片3至多数，常呈花瓣状；雄蕊和心皮多数，离生，螺旋状排列在膨大的花托上，子房上位，1室，胚珠1至多数。聚合蓇葖果或聚合瘦果，稀为浆果。维管束常具有"V"形排列的导管；常含有多种生物碱。本科约50属，2000余种植物。我国有42属，约800余种。重要的中药：黄连、附子、川乌、白芍、赤芍、白头翁、升麻、威灵仙等。

【植物形态】黄连 多年生草本。根茎黄色，常有分枝。叶基生，具长柄，叶片卵状三角形，3全裂，中央裂片较大，菱形，具柄，羽状深裂，边缘有锐锯齿，侧生裂片斜卵形，2深裂或全裂。花葶二岐或多歧聚伞花序，苞片披针形，羽状深裂；萼片5，黄绿色；雄蕊多数，外轮雄蕊比花瓣略短；心皮8~12，离生。聚合蓇葖果具柄。花期2~4月，果期3~6月。

三角叶黄连 根茎不分枝或少分枝，叶片卵形，3全裂，中央裂片三角状卵形，羽状深裂；雄蕊长约为花瓣的二分之一。

云连 根茎少分枝，叶片卵状三角形，3全裂，中央裂片卵状菱形，羽状深裂；花瓣匙形，先端钝圆。

【产地】 味连主产于重庆（石柱）、四川、湖北等地，多为栽培，产量大；雅连主产于四川（洪雅、峨眉），产量少；云连野生于云南西北部，产量少，现有栽培。

【采收加工】 秋季采挖，除去须根和泥沙，干燥，撞去残留须根。

【性状鉴别】味连 多集聚成簇，常弯曲，形如鸡爪，习称"鸡爪黄连"；单枝根茎长3~6cm，直径0.3~0.8cm。表面灰黄色或黄褐色，粗糙，有不规则结节状隆起、须根及须根残基，有的节间表面平滑如茎秆，习称"过桥"。上部多残褐色鳞叶，顶端常留有残余的茎或叶柄。质硬，断面不整齐，皮部橙红色或暗棕色，木部鲜黄色或橙黄色，呈放射状排列，髓部有的中空。气微，味极苦。（图11-3，彩图9）

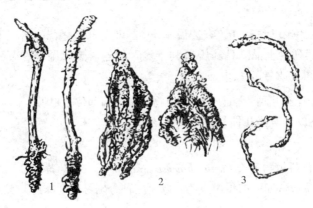

图11-3 黄连药材图
1. 雅连 2. 味连 3. 云连

雅连　多为单枝，略呈圆柱形，微弯曲，长4～8cm，直径0.5～1cm。"过桥"较长。顶端有少许残茎。

云连　弯曲呈钩状，多为单枝，较细小。

以粗壮、体重质坚、断面皮部橙红色、木部鲜黄色或橙黄色、味极苦者为佳。

黄连饮片见彩图10。

【显微鉴别】横切面　味连　①木栓层为数列细胞，其外有表皮，常脱落。②皮层较宽，石细胞单个或成群散在。③中柱鞘纤维成束或伴有少数石细胞，均显黄色。④维管束外韧型，环列。⑤木质部黄色，均木化，木纤维较发达。⑥髓部均为薄壁细胞，无石细胞。（图11-4）

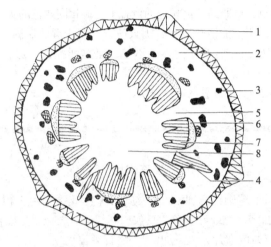

图11-4　黄连（味连）横切面简图
1. 木栓层　2. 皮层　3. 石细胞群　4. 根迹维管束　5. 射线　6. 韧皮部　7. 木质部　8. 髓部

雅连　髓部有石细胞。

云连　皮层、中柱鞘及髓部均无石细胞。

味连粉末　黄棕色或黄色，味极苦。①石细胞黄色，壁厚，壁孔明显，单个或数个成群，类圆形、类方形或近多角形，直径25～64μm，长102μm。②中柱鞘纤维黄色，纺锤形或梭形，直径27～37μm，长136～185μm，壁厚。③木纤维较细长，直径10～13μm；壁较薄，有稀疏点状纹孔。④木薄壁细胞类长方形或不规则形，壁稍厚，有纹孔。⑤鳞叶表皮细胞黄绿色或黄棕色，多呈长方形，壁微波状弯曲，或作连珠状增厚。⑥导管网纹或孔纹，短节状。⑦淀粉粒多单粒，类圆形，直径2～3μm，层纹、脐点均不明显。（图11-5）

雅连与味连相似，但石细胞较多，金黄色，呈不规则条形或长椭圆形，长120～140μm。

【化学成分】三种黄连均含多种生物碱，主要为小檗碱，呈盐酸盐存在，其次为黄连碱、

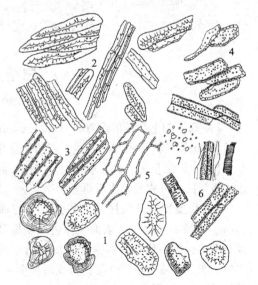

图11-5　黄连（味连）粉末图
1. 石细胞　2. 中柱鞘纤维　3. 木薄壁细胞
4. 木纤维　5. 鳞叶表皮细胞　6. 导管　7. 淀粉粒

甲基黄连碱。《中国药典》(2015 年版) 规定,本品按干燥品计算,以盐酸小檗碱 ($C_{20}H_{18}ClNO_4$)计,含小檗碱 ($C_{20}H_{17}NO_4$) 不得少于 5.5%,黄连碱 ($C_{19}H_{13}NO_4$) 不得少于 1.6%,巴马汀 ($C_{21}H_{21}NO_4$) 不得少于 1.5%。

【理化鉴别】取本品粉末 0.25g,加甲醇 25ml,超声处理 30 分钟,滤过,取滤液作为供试品溶液。另取黄连对照药材 0.25g,同法制成对照药材溶液。再取盐酸小檗碱对照品,加甲醇制成每 1ml 含 0.5mg 的溶液,作为对照品溶液。照薄层色谱法试验,吸取上述三种溶液各 1µl,分别点于同一高效硅胶 G 薄层板上,以环己烷 – 乙酸乙酯 – 异丙醇 – 甲醇 – 水 – 三乙胺(3:3.5:1:1.5:0.5:1) 为展开剂,置用浓氨试液预饱和 20 分钟的展开缸内,展开,取出,晾干,置紫外光灯 (365nm) 下检视。供试品色谱中,在与对照药材色谱相应的位置上,显 4 个以上相同颜色的荧光斑点;对照品色谱相应的位置上,显相同颜色的荧光斑点。

【功能与主治】苦,寒。能清热燥湿,泻火解毒。用于湿热痞满,呕吐吞酸,泻痢,黄疸,高热神昏,心火亢盛,心烦不寐,心悸不宁,血热吐衄,目赤,牙痛,消渴,痈肿疔疮;外治湿疹,湿疮,耳道流脓。

【用法与用量】2~5g。外用适量。

拓展阅读

黄连饮片

1. 黄连片 呈不规则的薄片。外表皮灰黄色或黄褐色,粗糙,有细小的须根。切面或碎断面鲜黄色或红黄色,具放射状纹理,气微,味极苦。
2. 酒黄连 形如黄连片,色泽加深。略有酒香气。
3. 姜黄连 形如黄连片,表面棕黄色。有姜的辛辣味。
4. 萸黄连 形如黄连片,表面棕黄色。有吴茱萸的辛辣香气。

酒黄连善清上焦火热。用于目赤,口疮。姜黄连清胃和胃止呕。用于寒热互结,湿热中阻,痞满呕吐。萸黄连舒肝和胃止呕。用于肝胃不和,呕吐吞酸。

白芍 Baishao
Paeoniae Radix Alba

【来源】为毛茛科植物芍药 *Paeonia lactiflora* Pall. 的干燥根。

【产地】主产于浙江、安徽、四川、贵州等地,均为栽培。

【采收加工】夏、秋二季采挖,洗净,除去头尾和细根,置沸水中煮后除去外皮或去皮后再煮,晒干。

【性状鉴别】呈圆柱形,平直或稍弯曲,两端平截,长 5~18cm,直径 1~2.5cm。表面类白色或淡棕红色,光洁或有纵皱纹及细根痕,偶有残存的棕褐色外皮。质坚实,不易折断,断面较平坦,类白色或微带棕红色,形成层环明显,射线放射状。气微,味微苦、酸。(图 11 - 6)

以条粗、质坚实、无白心或裂隙者为佳。

【化学成分】主要含芍药苷。《中国药典》(2015 年版) 规定,本品按干燥品计算,含芍药苷 ($C_{23}H_{28}O_{11}$) 不得少于 1.6%。

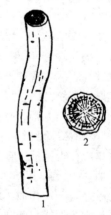

图 11 - 6 白芍药材及饮片图
1. 药材 2. 饮片

【功能与主治】苦、酸，微寒。能养血调经，敛阴止汗，柔肝止痛，平抑肝阳。用于血虚萎黄，月经不调，自汗，盗汗，胁痛，腹痛，四肢挛痛，头痛眩晕。

【用法与用量】6～15g。不宜与藜芦同用。

赤芍 Chishao
Paeoniae Radix Rubra

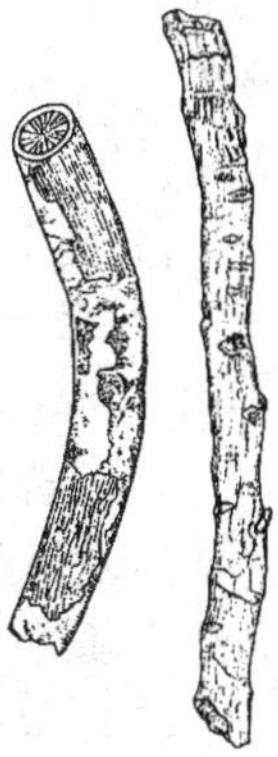

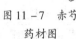

【来源】为毛茛科植物芍药 *Paeonia lactiflora* Pall. 或川赤芍 *P. veitchii* Lynch 的干燥根。

【产地】芍药主产于内蒙古、河北和东北等地。川赤芍主产于四川。

【采收加工】春、秋二季采挖，除去根茎、须根及泥沙，晒干。

【性状鉴别】呈圆柱形，稍弯曲，长5～40cm，直径0.5～3cm。表面棕褐色，粗糙，有纵沟和皱纹，并有须根痕和横长的皮孔样突起，有的外皮易脱落。质硬而脆，易折断，断面粉白色或粉红色，皮部窄，木部放射状纹理明显，有的有裂隙。气微香，味微苦、酸涩。(图11-7)

以根粗壮、断面粉白色、粉性大者为佳。

图 11-7　赤芍
药材图

师生互动

1. 观察赤芍标本，注意其表面和断面的性状特征有何特点？
2. 如何区别白芍与赤芍？

【化学成分】主要含芍药苷。《中国药典》(2015年版)规定，本品按干燥品计算，含芍药苷($C_{23}H_{28}O_{11}$)不得少于1.8%。

【功能与主治】苦，微寒。能清热凉血，散瘀止痛。用于热入营血，温毒发斑，吐血衄血，目赤肿痛，肝郁胁痛，经闭痛经，癥瘕腹痛，跌扑损伤，痈肿疮疡。

【用法与用量】6～12g。不宜与藜芦同用。

附子△ Fuzi
Aconiti Lateralis Radix Praeparata

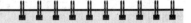

案例导入

案例：患者老吴，医师诊断为脾胃虚寒，于是处方中开了15g附子。调剂员小袁发药时交代老吴，附子先煎1小时后再放余药同煎。老吴回家后忘记将小袁的医嘱告知家人，将一剂药煎开，滤出汤药喝下，微感咽喉麻痹。2小时后，老吴呼吸困难、四肢抽搐、心悸发冷，立即送到医院，医生诊断为乌头碱中毒，立即静脉注射阿托品抢救。

讨论：1. 附子的来源是什么？为什么会引起中毒？
　　　2. 如何正确使用附子？
　　　3. 还有哪些中药需要先煎？

【来源】为毛茛科植物乌头 *Aconitum carmichaelii* Debx. 的子根的加工品。

【植物形态】 多年生草本。高 0.6 ~ 1.5m。主根倒圆锥形，周围常生有数个侧根（子根）。茎直立，上部散生贴伏柔毛。叶互生，叶片革质，深三裂几达基部；两侧裂片再2裂，中央裂片再3浅裂，裂片有粗齿或缺刻。总状花序；花序轴密被反曲而紧贴的短柔毛；下部苞片三裂，其他的狭卵形至披针形；花萼5，蓝紫色，外面被短柔毛；花瓣2，变态成蜜腺叶，头部反曲，下具长爪；雄蕊对数；心皮3 ~ 5，离生。聚合蓇葖果长圆形。6 ~ 7 月开花，果期7 ~ 8 月。

【产地】 主产于四川、陕西等省地，为栽培品。

【采收加工】 6月下旬至8月上旬采挖，除去母根、须根及泥沙，习称"泥附子"，加工成下列规格。

（1）选择个大、均匀的泥附子，洗净，浸入食用胆巴的水溶液中过夜，再加食盐，继续浸泡，每日取出晒晾，并逐渐延长晒晾时间，直至附子表面出现大量结晶盐粒（盐霜）、体质变硬为止，习称"盐附子"。

（2）取泥附子，按大小分别洗净，浸入食用胆巴的水溶液中数日，连同浸液煮至透心，捞出，水漂，纵切成厚约0.5cm的片，再用水浸漂，用调色液使附片染成浓茶色，取出，蒸至出现油面光泽后，烘至半干，再晒干或继续烘干，习称"黑顺片"。

（3）选择大小均匀的泥附子，洗净，浸入食用胆巴的水溶液中数日，连同浸液煮至透心，捞出，剥去外皮，纵切成厚约0.3cm的片，用水浸漂，取出，蒸透，晒干，习称"白附片"。

【性状鉴别】 **盐附子** 呈圆锥形，长 4 ~ 7cm，直径 3 ~ 5cm。表面灰黑色，被盐霜，顶端有凹陷的芽痕，周围有瘤状突起的支根或支根痕（习称"钉角"）。体重，横切面灰褐色，可见充满盐霜的小空隙和多角形形成层环纹，环纹内侧导管束排列不整齐。气微，味咸而麻，刺舌。（图 11 - 8）

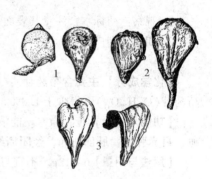

图 11 - 8 附子药材图
1. 盐附子 2. 黑顺片 3. 白附片

黑顺片 为纵切片，上宽下窄，长 1.7 ~ 5cm，宽 0.9 ~ 3cm，厚 0.2 ~ 0.5cm。外皮黑褐色，切面暗黄色，油润具光泽，半透明状，并有纵向导管束。质硬而脆，断面角质样。气微，味淡。

白附片 无外皮，黄白色，半透明，厚约0.3cm。

盐附子以个大、坚实、表面起盐霜、无空心者为佳。黑顺片、白附片以片大、厚薄均匀者为佳。

【显微鉴别】 **附子块根横切面** ①后生皮层为棕色木栓化细胞；皮层薄壁组织偶见石细胞，单个散在或数个成群，类长方形、方形或长椭圆形，胞腔较大；内皮层不甚明显；②韧皮部散有筛管群；内侧偶见纤维束；③形成层类多角形；④其内外侧偶有 1 至数个异型维管束；⑤木质部导管多列，呈径向或略呈"V"形排列；⑥髓部明显；⑦薄壁细胞充满淀粉粒。（图11 - 9）

粉末 灰黄色。①淀粉粒单粒球形、长圆形或肾形，直径 3 ~ 22μm；复粒由 2 ~ 15 分粒组成；②石细胞近无色或淡黄绿色，呈类长方形、类方形、多角形或一边斜尖，直径 49 ~ 117μm，长 113 ~ 280μm，壁厚 4 ~ 13μm，壁厚者层纹明显，纹孔较稀疏；③后生皮层细胞棕色，有的壁呈瘤状增厚突入细胞腔；④导管淡黄色，主为具缘纹孔，直径 29 ~ 70μm，末端平截或短尖，穿孔位于端壁或侧壁，有的导管分子粗短拐曲或纵横连接。（图11 - 10）

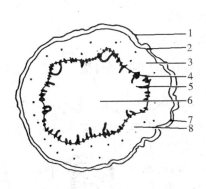

图 11 –9　附子块根横切面简图
1. 后生皮层　2. 内皮层　3. 韧皮部
4. 形成层　5. 木质部　6. 髓
7. 石细胞　8. 筛管群

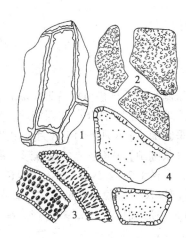

图 11 –10　附子粉末图
1. 后生皮层细胞　2. 淀粉粒
3. 导管　4. 石细胞

【化学成分】　主要含生物碱类成分。《中国药典》（2015 年版）规定，本品含生物碱以乌头碱（$C_{34}H_{47}NO_{11}$）计，不得少于 1.0%。

【理化鉴别】　取本品粉末 2g，加氨试液 2ml 润湿，加乙醚 20ml，超声处理 30 分钟，滤过，滤液挥干，残渣加二氯甲烷 1ml 使溶解，作为供试品溶液。另取乌头碱对照品、次乌头碱对照品及新乌头碱对照品，加异丙醇 – 三氯甲烷（1：1）混合溶液制成每 1ml 各含 1mg 的混合溶液，作为对照品溶液。照薄层色谱法试验，吸取上述两种溶液各 5μl，分别点于同一硅胶 G 薄层板上，以正己烷 – 乙酸乙酯 – 甲醇（6.4：3.6：1）为展开剂，置氨蒸气饱和 20 分钟的展开缸内，展开，取出，晾干，喷以稀碘化铋钾试液。供试品色谱中，在与对照品色谱相应位置上，显相同颜色的斑点。

【功能与主治】　辛、甘、大热；有毒。能回阳救逆，补火助阳，散寒止痛。用于亡阳虚脱，肢冷脉微，心阳不足，胸痹心痛，虚寒吐泻，脘腹冷痛，肾阳虚衰，阳痿宫冷，阴寒水肿，阳虚外感，寒湿痹痛。

【用法与用量】　3 ~ 15g，先煎，久煎。孕妇慎用；不宜与半夏、瓜蒌、瓜蒌子、瓜蒌皮、天花粉、川贝母、浙贝母、平贝母、伊贝母、湖北贝母、白蔹、白及同用。孕妇慎用。

拓展阅读

附子的毒性

附子因系加工品，原来生品中所含毒性很强的双酯类生物碱，在加工炮制的过程中易水解，失去一分子醋酸，生成毒性较小的单酯生物类碱苯甲酰乌头胺、苯甲酰中乌头胺和苯甲酰次乌头胺。如继续水解，则又失去一分子苯甲酸，生成毒性更小的不带酯键的胺醇类生物碱乌头胺、中乌头胺和次乌头胺。因此炮制过的附子、川乌及草乌的毒性均较其生品小。盐附子的毒性则较蒸煮过的黑顺片、白附片为大。

川乌 Chuanwu
Aconiti Radix

【来源】为毛茛科植物乌头 *Aconitum carmichaelii* Debx. 的干燥母根。

【产地】主产于四川、陕西等地，为栽培品。

【采收加工】6 月下旬至 8 月上旬采挖，除去子根、须根及泥沙，晒干。

【性状鉴别】呈不规则的圆锥形，稍弯曲，顶端常有残茎，中部多向一侧膨大，长 2 ~ 7.5cm，直径 1.2 ~ 2.5cm。表面棕褐色或灰棕色，皱缩，有小瘤状侧根及子根脱离后的痕迹。质坚实，断面类白色或浅灰黄色，形成层环纹呈多角形。气微，味辛辣、麻舌。（图 11 - 11）

以饱满、坚实、断面白色有粉性者为佳。

【化学成分】主要含生物碱类成分。《中国药典》（2015 年版）规定，本品按干燥品计算，含乌头碱（$C_{34}H_{47}NO_{11}$）、次乌头碱（$C_{33}H_{45}NO_{10}$）和新乌头碱（$C_{33}H_{45}NO_{11}$）的总量应为 0.050% ~ 0.17%。

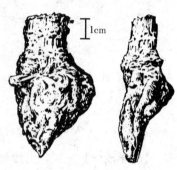

图 11 - 11　川乌药材图

【功能与主治】辛、苦，热；有大毒。能祛风除湿，温经止痛。用于风寒湿痹，关节疼痛，心腹冷痛，寒疝作痛及麻醉止痛。

【用法与用量】一般炮制后用。制川乌 1.5 ~ 3g，先煎、久煎。生品内服宜慎；孕妇禁用；不宜与半夏、瓜蒌、瓜蒌子、瓜蒌皮、天花粉、川贝母、浙贝母、平贝母、伊贝母、湖北贝母、白蔹、白及同用。

草乌 Caowu
Aconiti Kusnezoffii Radix

【来源】为毛茛科植物北乌头 *Aconitum kusnezoffii* Reichb. 的干燥块根。

【产地】主产于东北、华北等地。

【采收加工】秋季茎叶枯萎时采挖，除去须根和泥沙，干燥。

【性状鉴别】呈不规则长圆锥形，略弯曲，长 2 ~ 7cm，直径 0.6 ~ 1.8cm。顶端常有残茎和少数不定根残基，有的顶端一侧有一枯萎的芽，一侧有一圆形或扁圆形不定根残基。表面灰褐色或黑棕褐色，皱缩，有纵皱纹、点状须根痕及数个瘤状侧根（钉角）。质硬，断面灰白色或暗灰色，有裂隙，形成层环纹多角形或类圆形，髓部较大或中空。气微，味辛辣、麻舌。

【化学成分】主要含生物碱类成分。《中国药典》（2015 年版）规定，本品按干燥品计算，含乌头碱（$C_{34}H_{47}NO_{11}$）、次乌头碱（$C_{33}H_{45}NO_{10}$）和新乌头碱（$C_{33}H_{45}NO_{11}$）的总量应为 0.10% ~ 0.50%。

【功能与主治】辛、苦，热；有大毒。能祛风除湿，温经止痛。用于风寒湿痹，关节疼痛，心腹冷痛，寒疝作痛及麻醉止痛。

【用法与用量】一般炮制后用。制草乌 1.5 ~ 3g，宜先煎、久煎。生品内服宜慎；孕妇禁用；不宜与半夏、瓜蒌、瓜蒌子、瓜蒌皮、天花粉、川贝母、浙贝母、平贝母、伊贝母、湖北贝母、白蔹、白及同用。

板蓝根 Banlangen
Isatidis Radix

【来源】 为十字花科植物菘蓝 *Isatis indigotica* Fort. 的干燥根。

拓展阅读

十字花科植物特征

草本。单叶互生；无托叶。花两性，辐射对称，多总状花序；萼片4片，分离，排成2轮。花瓣4，十字花冠；雄蕊6，为四强雄蕊，花丝基部常具4个蜜腺；雌蕊1个，子房上位，由2心皮合生，侧膜胎座，由假隔膜隔成2室，每室有胚珠1至多数。长角果或短角果。常有分泌细胞；毛茸常为单细胞非腺毛；不等式气孔。本科植物约350属，3200种，我国有96属，约430余种。常用中药有：板蓝根、大青叶、葶苈子、莱菔子、白芥子等。

【产地】 主产于河北、江苏。河南、安徽、山西等地均有栽培。

【采收加工】 秋季采挖，除去泥沙，晒干。

【性状鉴别】 呈圆柱形，稍扭曲，长10~20cm，直径0.5~1cm。表面淡灰黄色或淡棕黄色，有纵皱纹、横长皮孔样突起及支根痕。根头略膨大，可见暗绿色或暗棕色轮状排列的叶柄残基和密集的疣状突起。体实，质略软，断面皮部黄白色，木部黄色。气微，味微甜后苦涩。(图11-12)

以根长、粗大、坚实者为佳。

【化学成分】 主要含：①靛蓝、靛玉红，为抗病原微生物的有效成分；②β-谷甾醇；③芥子苷等成分。

【功能与主治】 苦，寒。能清热解毒，凉血利咽。用于瘟疫时毒，发热咽痛，温毒发斑，痄腮，烂喉丹痧，大头瘟疫，丹毒，痈肿。

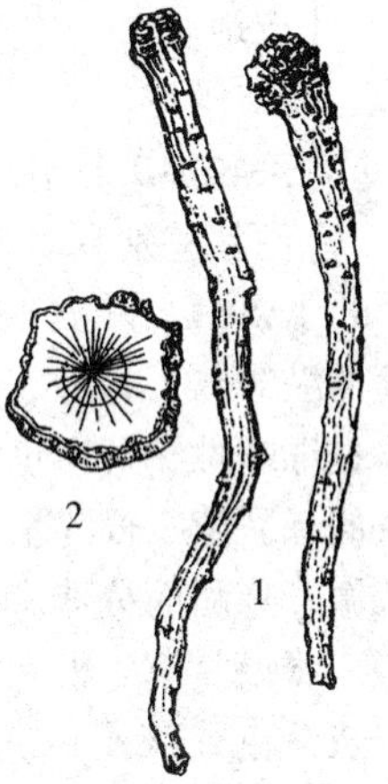

【用法与用量】 9~15g。

图11-12 板蓝根药材
及饮片图
1. 药材 2. 饮片

甘草△ Gancao
Glycyrrhizae Radix et Rhizoma

【来源】 为豆科植物甘草 *Glycyrrhiza uralensis* Fisch.、胀果甘草 *G. inflata* Bat. 或光果甘草 *G. glabra* L. 的干燥根和根茎。

豆科植物特征

草本、木本或藤本。叶互生，多为复叶，有托叶。花序多种；花两性，辐射对称或两侧对称；花萼5裂，花瓣5，多为蝶形花，雄蕊10，常为二体雄蕊，少数分离或下部合生；单心皮，子房上位，胚珠1至多数，边缘胎座。荚果。种子无胚乳。植物体常含有草酸钙方晶。豆科植物约有 18 000 种植物，为被子植物第三大科，广布于全世界，我国有 1576 种植物。黄芪、甘草、葛根、补骨脂、苦参、槐米、鸡血藤、苏木、降香等药材均来源于豆科植物。

【植物形态】甘草为多年生草本，高 30 ~ 100cm。根茎多横走，主根甚长，外皮红棕色或暗棕色。茎直立，全株被白色短毛和刺毛状腺体。奇数羽状复叶互生，托叶早落；小叶 7 ~ 17 片，卵状椭圆形，全缘。总状花序腋生，花密集；花萼钟状，5 裂，被短毛和刺毛状腺体；蝶形花冠淡红紫色；雄蕊 10，二体雄蕊。荚果扁平，呈镰状以至环状弯曲，外面密被刺状腺毛；种子 2 ~ 8 粒，肾形。花期 6 ~ 7 月，果期 7 ~ 9 月。

胀果甘草常密被淡黄褐色鳞片状腺体，无腺毛；小叶 3 ~ 7 片，边缘波状；荚果短小而直。花期 7 ~ 8 月。

光果甘草小叶 9 ~ 17 片，下面密被淡黄色腺点。荚果扁而直，多为长圆形，无毛。花期 6 ~ 8 月。

【产地】甘草主产于内蒙古、甘肃、新疆等地，现多栽培。胀果甘草、光果甘草产于新疆、甘肃等地。

【采收加工】春、秋二季采挖，除去须根，晒干。

【性状鉴别】甘草　根呈圆柱形，长 25 ~ 100cm，直径 0.6 ~ 3.5cm。外皮松紧不一。表面红棕色或灰棕色，具显著的纵皱纹、沟纹、皮孔及稀疏的细根痕。质坚实，断面略显纤维性，黄白色，粉性，形成层环明显，射线放射状，有的有裂隙。根茎呈圆柱形，表面有芽痕，断面中部有髓。气微，味甜而特殊。（图 11 - 13，彩图 11）

胀果甘草　根和根茎木质粗壮，有的分枝，外皮粗糙，多灰棕色或灰褐色。质坚硬，木质纤维多，粉性小。根茎不定芽多而粗大。

光果甘草　根和根茎质地较坚实，有的分枝，外皮不粗糙，多灰棕色，皮孔细而不明显。

以条粗、外皮细紧、红棕色、体重、质坚实、粉性大、味甜者为佳。

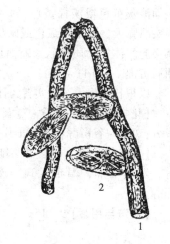

图 11 - 13　甘草药材及饮片图
1. 药材　2. 饮片

【显微鉴别】横切面　①木栓层为数列棕色细胞。②栓内层较窄。韧皮部射线宽广，多弯曲，常现裂隙；纤维多成束，非木化或微木化，周围薄壁细胞常含草酸钙方晶；筛管群常因压缩而变形。③束内形成层明显。④木质部射线宽 3 ~ 5 列细胞；导管较多，直径约至 160μm；木纤维成束，周围薄壁细胞亦含草酸钙方晶。⑤根中心无髓；根茎中心有髓。（图 11 - 14）

粉末　淡棕黄色。①纤维成束，直径 8 ~ 14μm，壁厚，微木化，周围薄壁细胞含草酸钙方晶，形成晶纤维。②草酸钙方晶多见。③具缘纹孔导管较大，稀有网纹导管。④木栓细胞红棕色，多角形，微木化。（图 11 - 15）

【化学成分】含三萜类化合物甘草甜素，系甘草酸的钾、钙盐，为甘草的甜味成分。《中国药典》（2015 年版）规定，本品按干燥品计算，含甘草苷（$C_{21}H_{22}O_9$）不得少于 0.50%，甘草酸（$C_{42}H_{62}O_{16}$）不得少于 2.0%。

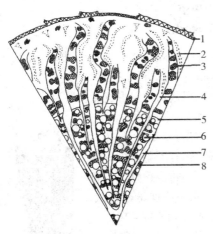

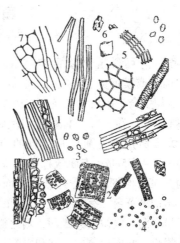

图 11-14　甘草根横切面简图
1. 木栓组织　2. 裂隙　3. 韧皮纤维束
4. 韧皮射线　5. 形成层　6. 导管
7. 木射线　8. 木纤维束

图 11-15　甘草粉末图
1. 纤维及晶纤维　2. 导管　3. 草酸
钙方晶　4. 淀粉粒　5. 木栓细胞
6. 棕色块　7. 射线细胞

【理化鉴别】取本品粉末 1g，加乙醚 40ml，加热回流 1 小时，滤过，弃去醚液，药渣加甲醇 30ml，加热回流 1 小时，滤过，滤液蒸干，残渣加水 40ml 使溶解，用正丁醇提取 3次，每次 20ml，合并正丁醇液，用水洗涤 3 次，弃去水液，正丁醇液蒸干，残渣加甲醇 5ml使溶解，作为供试品溶液。另取甘草对照药材 1g，同法制成对照药材溶液。再取甘草酸单铵盐对照品，加甲醇制成每 1ml 含 2mg 的溶液，作为对照品溶液。照薄层色谱法试验，吸取上述三种溶液各 1～2μl，分别点于同一用 1% 氢氧化钠溶液制备的硅胶 G 薄层板上，以乙酸乙酯-甲酸-冰醋酸-水（15:1:1:2）为展开剂，展开，取出，晾干，喷以 10% 硫酸乙醇溶液，在 105℃ 加热至斑点显色清晰，置紫外光灯（365nm）下检视。供试品色谱中，在与对照药材色谱相应的位置上，显相同颜色的荧光斑点；在与对照品色谱相应的位置上，显相同的橙黄色荧光斑点。

【功能与主治】甘，平。能补脾益气，清热解毒，祛痰止咳，缓急止痛，调和诸药。用于脾胃虚弱，倦怠乏力，心悸气短，咳嗽痰多，脘腹、四肢挛急疼痛，痈肿疮毒，缓解药物毒性、烈性。

【用法与用量】2～10g。不宜与海藻、京大戟、红大戟、甘遂、芫花同用。

拓展阅读

炙甘草

本品为甘草的蜜炙加工品。呈类圆形或椭圆形切片。切面黄色至深黄色，形成层环明显，射线放射状。略有黏性。具焦香气，味甜。甘，平。能补脾和胃，益气复脉。用于脾胃虚弱，倦怠乏力，心动悸，脉结代。

黄芪 Huangqi
Astragali Radix

【来源】为豆科植物蒙古黄芪 *Astragalus membranaceus*（Fisch.）Bge. var. *mongholicus*（Bge.）Hsiao 或膜荚黄芪 *A. membranaceus*（Fisch.）Bge. 的干燥根。

【产地】主产于山西、黑龙江、内蒙古等地。以栽培的蒙古黄芪质量为佳。

【采收加工】春、秋二季采挖，除去须根和根头，晒干。

【性状鉴别】根呈圆柱形，有的有分枝，上端较粗，长 30～90cm，直径 1～3.5cm。表面淡棕黄色或淡棕褐色，有不整齐的纵皱纹或纵沟。质硬而韧，不易折断，断面纤维性强，并显粉性，皮部黄白色，木部淡黄色，有放射状纹理和裂隙，老根中心偶呈枯朽状，黑褐色或呈空洞。气微，味微甜，嚼之微有豆腥味。（图 11 - 16）

以条粗长、断面色黄白、味甜、有粉性者为佳。

【显微鉴别】横切面 ①木栓细胞多列；栓内层为 3～5 列厚角细胞。②韧皮部射线外侧常弯曲，有裂隙；纤维成束，壁厚，木化或微木化，与筛管群交互排列；近栓内层处有时可见石细胞。③形成层成环。④木质部导管单个散在或 2～3 个相聚；导管间有木纤维；射线中有时可见单个或 2～4 个成群的石细胞。⑤薄壁细胞含淀粉粒。

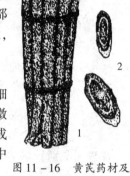

图 11 - 16　黄芪药材及
饮片图
1. 药材　2. 饮片

粉末 黄白色。①纤维成束或散离，直径 8～30μm，壁厚，表面有纵裂纹，初生壁常与次生壁分离，两端常断裂成须状，或较平截。②具缘纹孔导管无色或橙黄色，具缘纹孔排列紧密。③石细胞少见，圆形、长圆形或形状不规则，壁较厚。

【化学成分】主含三萜皂苷、黄酮类化合物、多糖等成分。《中国药典》（2015 年版）规定，本品按干燥品计算，含黄芪甲苷（$C_{41}H_{68}O_{14}$）不得少于 0.040%。

【功能与主治】甘，微温。能补气升阳，固表止汗，利水消肿，生津养血，行滞通痹，托毒排脓，敛疮生肌。用于气虚乏力，食少便溏，中气下陷，久泻脱肛，便血崩漏，表虚自汗，气虚水肿，内热消渴，血虚萎黄，半身不遂，痹痛麻木，痈疽难溃，久溃不敛。

【用法与用量】9～30g。

拓展阅读

炙黄芪

本品为黄芪的蜜炙加工品。 呈圆形或椭圆形的厚片，直径 0.8～3.5cm，厚 0.1～0.4cm。 外表皮淡棕黄色或淡棕褐色，略有光泽，可见纵皱纹或纵沟。 切面皮部黄白色，木部淡黄色，有放射状纹理和裂隙，有的中心偶有枯朽状，黑褐色或呈空洞。 具蜜香气，味甜，略带黏性，嚼之微有豆腥味。 甘，温。 能益气补中。 用于气虚乏力，食少便溏。

人参△Renshen
Ginseng Radix et Rhizoma

【来源】为五加科植物人参 *Panax ginseng* C. A. Mey. 的干燥根和根茎。栽培的俗称"园参"；播种在山林野生状态下自然生长的称"林下山参"，习称"籽海"。

拓展阅读

五加科植物特征

多为木本，稀多年生草本。茎有时具刺。叶多互生，常为掌状复叶或羽状复叶，少为单叶。花小，两性或杂性，稀单性异株，辐射对称；伞形花序或集成头状花序，常排成总状或圆锥状；花萼5，通常不显著；花瓣5~10，常分离，雄蕊与花瓣同数而互生，着生于花盘边缘，花盘肉质生于子房顶部；2~15心皮合生，子房下位，通常2~5室，每室1倒生胚珠。浆果或核果，种子具胚乳。植物体常有分泌道，草酸钙簇晶常见。来源于五加科的药材有：人参、西洋参、三七、竹节参、楤木、通草、五加皮等。

【植物形态】多年生草本植物。高30~70cm。主根肉质，圆柱形或纺锤形，下面稍有分枝；顶端有根茎。茎直立，圆柱形，不分枝。一年生植株茎顶生一片三出复叶，习称"三花"；二年生者生一片掌状复叶，习称"巴掌"；三年生者具有2枚对生的掌状复叶，叫"二甲子"；以后每年递增一叶，最多可达6枚掌状复叶。夏季开花，伞形花序，花瓣5，淡黄绿色；雄蕊5，花丝短；雌蕊1，子房下位，花柱上部2裂。浆果状核果扁圆形，成熟时鲜红色。

【产地】主产于吉林、辽宁、黑龙江等地。栽培面积和产量以吉林省最大。自然野生者称为"野山参"，为濒临灭绝的国家一级保护物种。

【采收加工】多于秋季采挖，洗净经晒干或烘干。

【性状鉴别】主根呈纺锤形或圆柱形，长3~15cm，直径1~2cm。表面灰黄色，上部或全体有疏浅断续的粗横纹及明显的纵皱，下部有支根2~3条，并着生多数细长的须根，须根上常有不明显的细小疣状突起。根茎长1~4cm，直径0.3~1.5cm，多拘挛而弯曲（习称"芦头"），具不定根（习称"芋"）和稀疏的凹窝状茎痕（习称"芦碗"）。质较硬，断面淡黄白色，显粉性，形成层环纹棕黄色，皮部有黄棕色的点状树脂道及放射状裂隙。香气特异，味微苦、甘（图11-17，彩图12）。以身长、条粗、质硬、气味浓者为佳。

或主根多与根茎近等长或较短，呈圆柱形、菱角形或人字形，长1~6cm。表面灰黄色，具纵皱纹，上部或中下部有环纹，支根多为2~3条，须根少而细长，清晰不乱，有较明显的疣状突起。根茎细长，少数粗短，中上部具稀疏或密集而深陷的茎痕。不定根较细，多下垂。

【显微鉴别】横切面 ①木栓层为数列细胞，栓内层窄；②韧皮部外侧有裂隙，内侧薄壁细胞排列较紧密，有树脂道散在，内含黄色分泌物；③形成层成环；④木质部射线宽广，导管单个散在或数个相聚，断续排列成放射状，导管旁偶有非木化的纤维；⑤薄壁细胞含草酸钙簇晶。（图11-18）

粉末 淡黄白色。①树脂道碎片易见，含黄色块状分泌物。②草酸钙簇晶直径20~68μm，棱角锐尖。③木栓细胞表面观类方形或多角形，壁细波状弯曲。网纹导管和梯纹导管

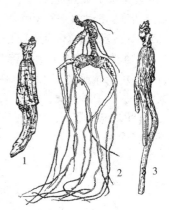

图11-17 人参药材图
1. 生晒园参 2. 生晒山参 3. 红参

直径 10~56μm。④淀粉粒甚多，单粒类球形、半圆形或不规则多角形，直径 4~20μm，脐点点状或裂缝状；复粒由 2~6 分粒组成。（图 11-19）

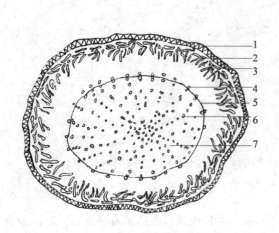 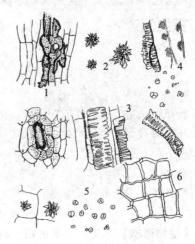

图 11-18　人参横切面图

1. 木栓层　2. 韧皮部　3. 裂隙　4. 树脂道
5. 形成层　6. 导管　7. 射线

图 11-19　人参粉末图

1. 树脂道　2. 草酸钙簇晶　3. 导管
4. 木薄壁细胞　5. 淀粉粒　6. 木栓细胞

【化学成分】主含人参总皂苷、三七皂苷、多种氨基酸、齐墩果酸、人参萜二醇等。《中国药典》（2015 年版）规定，本品按干燥品计算，含人参皂苷 Rg_1（$C_{42}H_{72}O_{14}$）和人参皂苷 Re（$C_{48}H_{82}O_{18}$）的总量不得少于 0.30%，人参皂苷 Rb_1（$C_{54}H_{92}O_{23}$）不得少于 0.20%。

【理化鉴别】取本品粉末 1g，加三氯甲烷 40ml，加热回流 1 小时，弃去三氯甲烷液，药渣挥干溶剂，加水 0.5ml 搅拌湿润，加水饱和正丁醇 10ml，超声处理 30 分钟，吸取上清液加 3 倍量氨试液，摇匀，放置分层，取上层液蒸干，残渣加甲醇 1ml 使溶解，作为供试品溶液。另取人参对照药材 1g，同法制成对照药材溶液。再取人参皂苷 Rb_1 对照品、人参皂苷 Re 对照品、人参皂苷 Rf 对照品及人参皂苷 Rg_1 对照品，加甲醇制成每 1ml 各含 2mg 的混合溶液，作为对照品溶液。照薄层色谱法试验，吸取上述三种溶液各 1~2μl，分别点于同一硅胶 G 薄层板上，以三氯甲烷 – 乙酸乙酯 – 甲醇 – 水（15:40:22:10）10℃以下放置的下层溶液为展开剂，展开，取出，晾干，喷以 10% 硫酸乙醇溶液，在 105℃ 加热至斑点显色清晰，分别置日光和紫外光灯（365nm）下检视。供试品色谱中，在与对照药材色谱和对照品色谱相应位置上，分别显相同颜色的斑点或荧光斑点。

【功能与主治】甘、微苦，微温。能大补元气，复脉固脱，补脾益肺，生津养血，安神益智。用于体虚欲脱，肢冷脉微，脾虚食少，肺虚喘咳，津伤口渴，内热消渴，气血亏虚，久病虚羸，惊悸失眠，阳痿宫冷。

【用法与用量】3~9g，另煎兑服；也可研粉吞服，一次 2g，一日 2 次。不宜与藜芦、五灵脂同用。

红参 Hongshen
Ginseng Radix et Rhizoma Rubra

【来源】为五加科植物人参 *Panax ginseng* C. A. Mey. 的栽培品经蒸制后的干燥根和根茎。

【产地】主产于吉林、辽宁、黑龙江等地。栽培面积和产量以吉林省最大。

【采收加工】秋季采挖，洗净，蒸制后，干燥。

【性状鉴别】主根呈纺锤形、圆柱形或扁方柱形，长 3～10cm，直径 1～2cm。表面半透明，红棕色，偶有不透明的暗黄褐色斑块，具纵沟、皱纹及细根痕；上部有时具断续的不明显环纹；下部有 2～3 条扭曲交叉的支根，并带弯曲的须根或仅具须根残迹。根茎（芦头）长 1～2cm，上有数个凹窝状茎痕（芦碗），有的带有 1～2 条完整或折断的不定根（芋）。质硬而脆，断面平坦，角质样。气微香而特异，味甘、微苦。（彩图 13）

以身长、色红、条粗、无黄皮、体坚实、气味浓者为佳。

【化学成分】《中国药典》（2015 年版）规定，本品按干燥品计算，含人参皂苷 Rg_1（$C_{42}H_{72}O_{14}$）和人参皂苷 Re（$C_{48}H_{82}C_{18}$）的总量不得少于 0.25%，人参皂苷 Rb_1（$C_{54}H_{92}O_{23}$）不得少于 0.20%。

【功能与主治】甘、微苦，温。能大补元气，复脉固脱，益气摄血。用于体虚欲脱，肢冷脉微，气不摄血，崩漏下血。

【用法与用量】3～9g，另煎兑服。不宜与藜芦、五灵脂同用。

西洋参 Xiyangshen
Panacis Quinquefolii Radix

【来源】为五加科植物西洋参 *Panax quinquefolium* L. 的干燥根。

【产地】原产于加拿大、美国，又称为"洋参""花旗参"。我国东北、华北、西北等地引种栽培成功。

【采收加工】秋季采挖，洗净，晒干或低温干燥。

【性状鉴别】呈纺锤形、圆柱形或圆锥形，长 3～12cm，直径 0.8～2cm。表面浅黄褐色或黄白色，可见横向环纹和线形皮孔状突起，并有细密浅纵皱纹和须根痕。主根中下部有一至数条侧根，多已折断。有的上端有根茎（芦头），环节明显，茎痕（芦碗）圆形或半圆形，具不定根（芋）或已折断。体重，质坚实，不易折断，断面平坦，浅黄白色，略显粉性，皮部可见黄棕色点状树脂道，形成层环纹棕黄色，木部略呈放射状纹理。气微而特异，味微苦、甘。（图 11－20）

以条粗长、饱满、断面致密、气味浓者为佳。

【化学成分】主含多种人参皂苷类成分。《中国药典》（2015 年版）规定，本品含人参皂苷 Rg_1（$C_{42}H_{72}O_{14}$）、人参皂苷 Re（$C_{48}H_{82}O_{18}$）和人参皂苷 Rb_1（$C_{54}H_{92}O_{23}$）的总量不得少于 2.0%。

【功能与主治】甘、微苦，凉。能补气养阴，清热生津。用于气虚阴亏，虚热烦倦，咳喘痰血，内热消渴，口燥咽干。

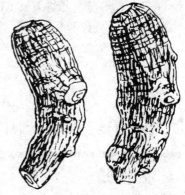

图 11－20 西洋参药材图

【用法与用量】3～6g，另煎兑服。不宜与藜芦同用。

三七 Sanqi
Notoginseng Radix et Rhizoma

【来源】为五加科植物三七 *Panax notoginseng*（Burk.）F. H. Chen 的干燥根和根茎。

【产地】主产于云南文山等县，广西靖西、田阳、百色等地亦产。多为栽培品。

【采收加工】秋季花开前采挖，洗净，分开主根、支根及根茎，干燥。支根习称"筋条"，根茎习称"剪口"。

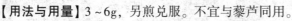

【性状鉴别】主根呈类圆锥形或圆柱形，长 1～6cm，直径 1～4cm。表面灰褐色或灰黄色，有断续的纵皱纹和支根痕。顶端有茎痕，周围有瘤状突起。体重，质坚实，断面灰绿色、黄绿色或灰白色，木部微呈放射状排列。气微，味苦回甜（彩图 14）。

以个大、体重、质坚、表面光滑、断面无裂隙者为佳。

筋条呈圆柱形或圆锥形，长 2～6cm，上端直径约 0.8cm，下端直径约 0.3cm。

剪口呈不规则的皱缩块状或条状，表面有数个明显的茎痕及环纹，断面中心灰绿色或白色，边缘深绿色或灰色。

【化学成分】含人参皂苷、三七皂苷，含止血活性成分田七氨酸等成分。《中国药典》（2015 年版）规定，本品按干燥品计，含人参皂苷 Rg_1（$C_{42}H_{72}O_{14}$）、人参皂苷 Rb_1（$C_{54}H_{92}O_{23}$）及三七皂苷 R_1（$C_{47}H_{80}O_{18}$）的总量不得少于 5.0%。

【功能与主治】甘、微苦，温。能散瘀止血，消肿定痛。用于咯血，吐血，衄血，便血，崩漏，外伤出血，胸腹刺痛，跌扑肿痛。

【用法与用量】3～9g；研粉吞服，一次 1～3g。外用适量。孕妇慎用。

拓展阅读

三七的伪品

（1）落葵科植物落葵薯的块茎，习称"藤三七"。呈类圆柱形，珠芽呈不规则的块状；断面粉性，经水煮者角质样。味微甜，嚼之有黏性。

（2）姜科植物蓬莪术、广西莪术或温郁金的根茎加工品。呈卵形或圆锥形，表面黄褐色，有人工刀刻痕；体重，断面黄褐色至淡棕褐色，具蜡样光泽，常附有淡黄色至黄棕色粉末。气香，味辛，微苦。

（3）菊科植物菊三七的根茎，民间习称"土三七"。切断面淡黄色，中心有髓部；韧皮部有分泌道，薄壁细胞含菊糖。

当归[△]Danggui
Angelicae Sinensis Radix

【来源】为伞形科植物当归 *Angelica sinensis*（Oliv.）Diels 的干燥根。

拓展阅读

伞形科植物特征

草本，常含挥发油而有香气。茎常中空，有纵棱。叶互生，通常分裂或为复叶，叶柄基部扩大成鞘状。花小，两性或杂性，辐射对称；多为复伞形花序，稀为伞形花序；基部具小总苞片。花萼和子房贴生，萼齿 5，雄蕊 5，与花瓣互生，着生于花盘的周围；子房下位，由 2 心皮合生，2 室，每室 1 胚珠。子房顶部有盘状或短圆锥状的花柱基（上位花盘），花柱 2。双悬果。本科植物约 270 余属，2900 种，我国约 95 属，600 余种。植物的根和茎常有分泌道。来源于伞形科植物的药材有：当归、独活、白芷、羌活、前胡、小茴香、柴胡、北沙参、蛇床子、川芎等。

【植物形态】多年生草本。茎直立，带紫色，有纵棱线。叶互生，奇数羽状复叶，叶柄长3~11cm，基部膨大呈鞘状抱茎；叶片卵形；小叶片卵形或卵状披针形，1~2回分裂。复伞形花序，顶生，伞梗10~14个，基部总苞片2或缺；每一小伞形花序有花12~36朵，小总苞片2~4；花白色。双悬果椭圆形，成熟后易从合生面分开。花期6~7月。果期7~8月。

【产地】甘肃省为主要栽培区。

【采收加工】秋末采挖，除去须根和泥沙，待水分稍蒸发后，捆成小把，上棚，用烟火慢慢熏干。

【性状鉴别】略呈圆柱形，下部有支根3~5条或更多，长15~25cm。表面浅棕色至棕褐色，具纵皱纹和横长皮孔样突起。根头（归头）直径1.5~4cm，具环纹，上端圆钝，或具数个明显突出的根茎痕，有紫色或黄绿色的茎和叶鞘的残基；主根（归身）表面凹凸不平；支根（归尾）直径0.3~1cm，上粗下细，多扭曲，有少数须根痕。质柔韧，断面黄白色或淡黄棕色，皮部厚，有裂隙和多数棕色点状分泌腔，木部色较淡，形成层环黄棕色。有浓郁的香气，味甘、辛、微苦。（图11-21，彩图15）

以主根粗长、身长尾少、质坚韧、香气浓郁、味甜者为佳。柴性大、干枯无油或断面呈绿褐色者不可供药用。

【显微鉴别】横切面 ①木栓层为数列细胞。②栓内层窄，有少数油室。韧皮部宽广，多裂隙，油室和油管类圆形，直径25~160μm，外侧较大，向内渐小，周围分泌细胞6~9个。③形成层成环。④木质部射线宽3~5列细胞；导管单个散在或2~3个相聚，呈放射状排列；薄壁细胞含淀粉粒。（图11-22）

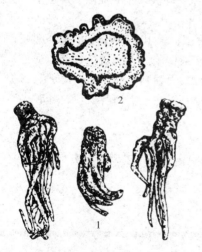

图11-21 当归药材图
1. 药材 2. 饮片

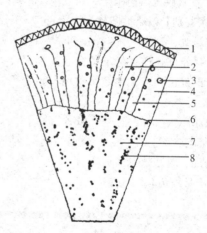

图11-22 当归（主根）横切面简图
1. 木栓层 2. 裂隙 3. 油室 4. 韧皮部
5. 韧皮射线 6. 形成层 7. 木射线 8. 导管

粉末 淡黄棕色。①韧皮薄壁细胞纺锤形，壁略厚，表面有极微细的斜向交错纹理，有时可见菲薄的横隔。②梯纹导管和网纹导管多见，直径约至80μm。③有时可见油室碎片。（图11-23）

【化学成分】含挥发油及水溶性成分。油中主要为藁本内酯及正丁烯基酞内酯。《中国药典》（2015年版）规定，本品按干燥品计算，含阿魏酸（$C_{10}H_{10}O_4$）不得少于0.050%。

【理化鉴别】取本品粉末 0.5g，加乙醚 20ml，超声处理 10 分钟，滤过，滤液蒸干，残渣加乙醇 1ml 使溶解，作为供试品溶液。另取当归对照药材 0.5g，同法制成对照药材溶液。照薄层色谱法试验，吸取上述两种溶液各 10μl，分别点于同一硅胶 G 薄层板上，以正己烷 - 乙酸乙酯（4:1）为展开剂，展开，取出，晾干，置紫外光灯（365nm）下检视。供试品色谱中，在与对照药材色谱相应的位置上，显相同颜色的荧光斑点。

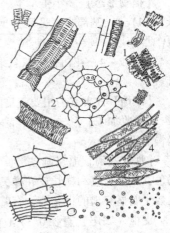

图 11-23 当归粉末图
1. 导管　2. 油室　3. 木栓细胞
4. 韧皮薄壁细胞　5. 淀粉粒

【功能与主治】甘、辛，温。能补血活血，调经止痛，润肠通便。用于血虚萎黄，眩晕心悸，月经不调，经闭痛经，虚寒腹痛，风湿痹痛，跌扑损伤，痈疽疮疡，肠燥便秘。酒当归活血通经。用于经闭痛经，风湿痹痛，跌扑损伤。

【用法与用量】6~12g。

独活 Duhuo
Angelicae Pubescentis Radix

【来源】为伞形科植物重齿毛当归 *Angelica pubescens* Maxim. f. *biserrata* Shan et Yuan 的干燥根。

【产地】主产于四川、湖北等地，均为栽培品。

【采收加工】春初苗刚发芽或秋末茎叶枯萎时采挖，除去须根和泥沙，烘至半干，堆置 2~3 天，发软后再烘至全干。

【性状鉴别】根略呈圆柱形，下部 2~3 分枝或更多，长 10~30cm。根头部膨大，圆锥状，多横皱纹，直径 1.5~3cm，顶端有茎、叶的残基或凹陷。表面灰褐色或棕褐色，具纵皱纹，有横长皮孔样突起及稍突起的细根痕。质较硬，受潮则变软，断面皮部灰白色，有多数散在的棕色油室，木部灰黄色至黄棕色，形成层环棕色。有特异香气，味苦、辛、微麻舌。

以根条粗大、油润、香气浓者为佳。

【功能与主治】辛、苦，微温。能祛风除湿，通痹止痛。用于风寒湿痹，腰膝疼痛，少阴伏风头痛，风寒挟湿头痛。

【用法与用量】3~10g。

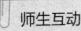

师生互动

观察独活与当归药材，比较它们有哪些区别。

白芷 Baizhi
Angelicae Dahuricae Radix

【来源】为伞形科植物白芷 *Angelica dahurica*（Fisch. ex Hoffm.）Benth. et Hook. f. 或杭白芷 *A. dahurica*（Fisch. ex Hoffm.）Benth. et Hook. f. var. formosana（Boiss.）Shan et Yuan 的

干燥根。

【产地】白芷产于河南长葛、禹县者习称"禹白芷"，产于河北安国者习称"祁白芷"。产于浙江者习称"杭白芷"，产于四川者习称"川白芷"。

【采收加工】夏、秋间叶黄时采挖，除去须根和泥沙，晒干或低温干燥。

【性状鉴别】呈长圆锥形，长 10～25cm，直径 1.5～2.5cm。表面灰棕色或黄棕色，根头部钝四棱形或近圆形，具纵皱纹、支根痕；有皮孔样的横向突起，习称"疙瘩丁"，有的排列成四纵行。顶端有凹陷的茎痕。质坚实，断面白色或灰白色，粉性，形成层环棕色，近方形或近圆形，皮部散有多数棕色油点。气芳香，味辛、微苦。（图11－24，彩图16）

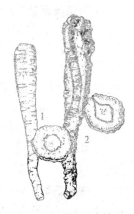

图 11－24　白芷药材及
饮片图
1. 药材　2. 饮片

以根条粗壮、体重、粉性足、香气浓郁者为佳。

【化学成分】杭白芷含多种香豆精衍生物：如欧前胡素、异欧前胡素等。白芷含挥发油及多种香豆精衍生物等成分。

【功能与主治】辛，温。能解表散寒，祛风止痛，宣通鼻窍，燥湿止带，消肿排脓。用于感冒头痛，眉棱骨痛，鼻塞流涕，鼻鼽，鼻渊，牙痛，带下，疮疡肿痛。

【用法与用量】3～10g。

柴胡 Chaihu
Bupleuri Radix

【来源】为伞形科植物柴胡 *Bupleurum chinense* DC. 或狭叶柴胡 *B. scorzonerifolium* Willd. 的干燥根。按性状鉴别不同，分别习称"北柴胡"和"南柴胡"。

【产地】柴胡产于东北、河北、陕西、内蒙古称之为"北柴胡"；狭叶柴胡产于湖北、江苏、四川等地为"南柴胡"。以野生为主。

【采收加工】春、秋二季采挖，除去茎叶和泥沙，干燥。

【性状鉴别】北柴胡　呈圆柱形或长圆锥形，长 6～15cm，直径 0.3～0.8cm。根头膨大，顶端残留 3～15 个茎基或短纤维状叶基，下部分枝。表面黑褐色或浅棕色，具纵皱纹、支根痕及皮孔。质硬而韧，不易折断，断面显纤维性，皮部浅棕色，木部黄白色。气微香，味微苦。

南柴胡　根较细，圆锥形，顶端有多数细毛状枯叶纤维，下部多不分枝或稍分枝。表面红棕色或黑棕色，靠近根头处多具细密环纹。质稍软，易折断，断面略平坦，不显纤维性。具败油气。（图 11－25）

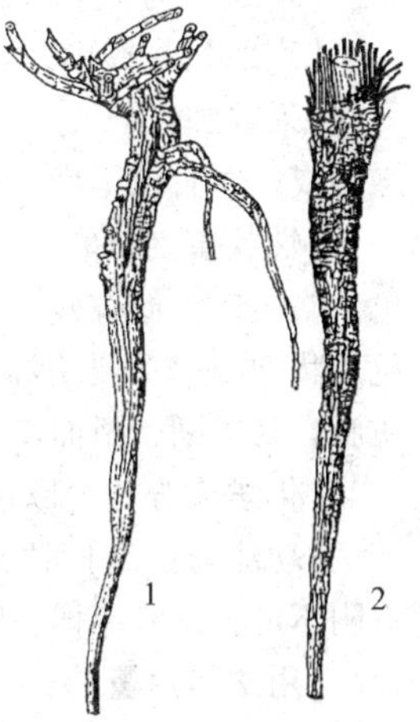

均以根条粗长、须根少者为佳。习以北柴胡质量为优。

注意：同属植物大叶柴胡 *B. longiradiatum* Turcz. 的干燥根茎，表面密生环节，有毒，不可当柴胡用。

【化学成分】主含皂苷、挥发油、植物甾醇、多糖、香豆素、脂肪酸、多糖等成分。

【功能与主治】辛、苦，微寒。能疏散退热，疏肝解郁，升举阳气。用于感冒发热，寒

图 11－25　柴胡药材图
1. 北柴胡　2. 南柴胡

热往来，胸胁胀痛，月经不调，子宫脱垂，脱肛。

【用法与用量】3～10g。

防风 Fangfeng
Saposhnikoviae Radix

【来源】 为伞形科植物防风 *Saposhnikovia divaricata* （Turcz.）Schischk. 的干燥根。

【产地】 主产于东北三省，以黑龙江省产量最大，品质道地。

【采收加工】 春、秋二季采挖未抽花茎植株的根，除去须根和泥沙，晒干。

【性状鉴别】 呈长圆锥形或长圆柱形，下部渐细，有的略弯曲，长15～30cm，直径0.5～2cm。表面灰棕色或棕褐色，粗糙，有纵皱纹、多数横长皮孔样突起及点状的细根痕。根头部有明显密集的环纹，有的环纹上残存棕褐色毛状叶基。体轻，质松，易折断，断面不平坦，皮部棕黄色至棕色，有裂隙，木部黄色。气特异，味微甘。（图11－26）

习以条粗大、断面皮部色浅棕，木部浅黄色为佳。

【化学成分】 含挥发油等成分。

【功能与主治】 辛、甘，微温。能祛风解表，胜湿止痛，止痉。用于感冒头痛，风湿痹痛，风疹瘙痒，破伤风。

【用法与用量】 5～10g。

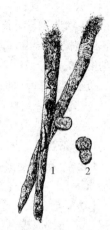

图11－26 防风药材及
饮片图
1. 药材 2. 饮片

北沙参 Beishashen
Glehniae Radix

【来源】 为伞形科植物珊瑚菜 *Glehnia littoralis* Fr. Schmidt ex Miq. 的干燥根。

【产地】 主产山东、江苏等地。

【采收加工】 夏、秋二季采挖，除去须根，洗净，稍晾，置沸水中烫后，除去外皮，干燥。或洗净直接干燥。

【性状鉴别】 呈细长圆柱形，偶有分枝，长15～45cm，直径0.4～1.2cm。表面淡黄白色，略粗糙，偶有残存外皮，不去外皮的表面黄棕色。全体有细纵皱纹和纵沟，并有棕黄色点状细根痕；顶端常留有黄棕色根茎残基；上端稍细，中部略粗，下部渐细（彩图17）。质脆，易折断，断面皮部浅黄白色，木部黄色。气特异，味微甘。

【化学成分】 含欧前胡素等多种香豆精类化合物。

【功能与主治】 甘、微苦，微寒。能养阴清肺，益胃生津。用于肺热燥咳，劳嗽痰血，胃阴不足，热病津伤，咽干口渴。

【用法与用量】 5～12g。不宜与藜芦同用。

川芎 Chuanxiong
Chuanxiong Rhizoma

【来源】 为伞形科植物川芎 *Ligusticum chuanxiong* Hort. 的干燥根茎。

【产地】 主产于四川都江堰、崇庆，品质优产量大，是川芎的道地产区。

【采收加工】 夏季当茎上的节盘显著突出，并略带紫色时采挖，除去泥沙，晒后烘干，再去须根。

【性状鉴别】为不规则结节状拳形团块，直径2～7cm。表面灰褐色或褐色，粗糙皱缩，有多数平行隆起的轮节，顶端有凹陷的类圆形茎痕，下侧及轮节上有多数小瘤状根痕。质坚实，不易折断，断面黄白色或灰黄色，散有黄棕色的油室，形成层环呈波状。气浓香，味苦、辛，稍有麻舌感，微回甜。(图11－27)

以个大、质坚实、断面黄白、油性大、香气浓者为佳。

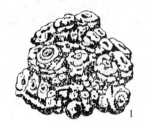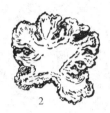

图11－27 川芎药材及饮片图
1. 药材 2. 饮片

【化学成分】含挥发油1%。生物碱有川芎嗪等成分。

【功能与主治】辛，温。活血行气，祛风止痛。能用于胸痹心痛，胸胁刺痛，跌扑肿痛，月经不调，经闭痛经，癥瘕腹痛，头痛，风湿痹痛。

【用法与用量】3～10g。

羌活 Qianghuo

Notopterygii Rhizoma et Radix

【来源】为伞形科植物羌活 *Notopterygium incisum* Ting ex H. T. Chang 或宽叶羌活 *N. franchetii* H. de Boiss. 的干燥根茎和根。

【产地】主产于四川、青海等地。

【采收加工】春、秋二季采挖，除去须根及泥沙，晒干。

【性状鉴别】**羌活** 为圆柱状略弯曲的根茎，长4～13cm，直径0.6～2.5cm，顶端具茎痕。表面棕褐色至黑褐色，外皮脱落处呈黄色。节间缩短，呈紧密隆起的环状，形似蚕，习称"蚕羌"；节间延长，形如竹节状，习称"竹节羌"。节上有多数点状或瘤状突起的根痕及棕色破碎鳞片。体轻，质脆，易折断，断面不平整，有多数裂隙，皮部黄棕色至暗棕色，油润，有棕色油点，木部黄白色，射线明显，髓部黄色至黄棕色。气香，味微苦而辛。

宽叶羌活 为根茎和根。根茎类圆柱形，顶端具茎和叶鞘残基，根类圆锥形，有纵皱纹和皮孔；表面棕褐色，近根茎处有较密的环纹，长8～15cm，直径1～3cm，习称"条羌"。有的根茎粗大，不规则结节状，顶部具数个茎基，根较细，习称"大头羌"。质松脆，易折断，断面略平坦，皮部浅棕色，木部黄白色。气味较淡。(图11－28)

【化学成分】含挥发油等成分。

【功能与主治】辛、苦，温。能解表散寒，祛风除湿，止痛。用于风寒感冒，头痛项强，风湿痹痛，肩背酸痛。

【用法与用量】3～10g。

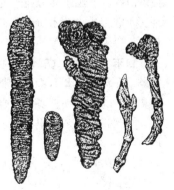

图11－28 羌活药材图

黄芩[△]Huangqin

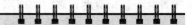

Scutellariae Radix

【来源】 为唇形科植物黄芩 *Scutellaria baicalensis* Georgi 的干燥根。

【植物形态】 多年生草本，主根粗壮。茎方形，高 30 ~ 120cm，自基部多分枝。叶对生，具短柄，叶片披针形，长 1.5 ~ 4.5cm，宽 0.3 ~ 1.2cm，下面被下陷的腺点。总状花序顶生，具叶状苞片。花偏向一方；萼二唇形，被白色长柔毛，先端 5 裂；花冠唇形，上唇比下唇长，筒状，上部膨大，基部甚细，紫色；雄蕊 4，2 强；雌蕊 1，子房 4 深裂，生于环状花盘上。小坚果 4，近球形，黑色。花期 7 ~ 8 月。果期 8 ~ 9 月。

【产地】 主产于河北、山西、内蒙古、辽宁等地，以山西产量大，河北承德的质量最好。野生为主，已有栽培。

【采收加工】 春、秋二季采挖，除去须根和泥沙，晒后撞去粗皮，晒干。

【性状鉴别】呈圆锥形，扭曲，长 8 ~ 25cm，直径 1 ~ 3cm。表面棕黄色或深黄色，有稀疏的疣状细根痕，上部较粗糙，有扭曲的纵皱纹或不规则的网纹，下部有顺纹和细皱纹。质硬而脆，易折断，断面黄色，中心红棕色；老根中心呈枯朽状或中空，暗棕色或棕黑色。气微，味苦。(图 11 - 29)

栽培品较细长，多有分枝。表面浅黄棕色，外皮紧贴，纵皱纹较细腻。断面黄色或浅黄色，略呈角质样。味微苦。

均以根条粗壮、色鲜黄、苦味明显者为佳。

【显微鉴别】横切面 ①木栓层外部多破裂，木栓细胞中有石细胞散在；②皮层与韧皮部界限不明显，有多数石细胞与韧皮纤维，单个或成群散在，石细胞多分布于外侧，韧皮纤维多分布于内侧；③形成层成环；④老根中央的木质部有 1 至数个栓化细胞环。⑤薄壁细胞中含有淀粉粒。(图 11 - 30)

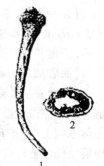

图 11 - 29　黄芩
药材及饮片图
1. 药材　2. 饮片

粉末　黄色。①韧皮纤维单个散在或数个成束，梭形，长 60 ~ 250μm，直径 9 ~ 33μm，壁厚，孔沟细；②石细胞类圆形、类方形或长方形，壁较厚或甚厚；③木栓细胞棕黄色，多角形；④网纹导管多见，直径 24 ~ 72μm；⑤木纤维多碎断，直径约 12μm，有稀疏斜纹孔；⑥淀粉粒甚多，单粒类球形，直径 2 ~ 10μm，脐点明显，复粒由 2 ~ 3 分粒组成。(图 11 - 31)

【化学成分】含多种黄酮类衍生物，主要有黄芩苷、汉黄芩苷等成分。《中国药典》(2015 年版) 规定，本品按干燥品计算，含黄芩苷 ($C_{21}H_{18}O_{11}$) 不得少于 9.0%。

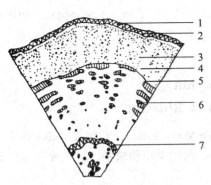

图 11-30 黄芩根横切面简图
1. 木栓层 2. 皮层 3. 石细胞及纤维
4. 韧皮部 5. 形成层 6. 木质部
7. 木栓化细胞环

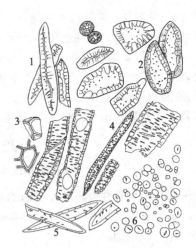

图 11-31 黄芩药材粉末图
1. 韧皮纤维 2. 石细胞 3. 木栓细胞
4. 网纹导管 5. 木纤维 6. 淀粉粒

【理化鉴别】取本品粉末 1g，加乙酸乙酯-甲醇（3:1）的混合溶液 30ml，加热回流 30 分钟，放冷，滤过，滤液蒸干，残渣加甲醇 5ml 使溶解，取上清液作为供试品溶液。另取黄芩对照药材 1g，同法制成对照药材溶液。再取黄芩苷对照品、黄芩素对照品、汉黄芩素对照品，加甲醇分别制成每 1ml 含 1mg、0.5mg、0.5mg 的溶液，作为对照品溶液。照薄层色谱法试验，吸取上述供试品溶液、对照药材溶液各 2μl 及上述三种对照品溶液各 1μl，分别点于同一聚酰胺薄膜上，以甲苯-乙酸乙酯-甲醇-甲酸（10:3:1:2）为展开剂，预饱和 30 分钟，展开，取出，晾干，置紫外光灯（365nm）下检视。供试品色谱中，在与对照药材色谱相应的位置上，显相同颜色的斑点；在与对照品色谱相应的位置上，显三个相同的暗色斑点。

【功能与主治】苦，寒。能清热燥湿，泻火解毒，止血，安胎。用于湿温、暑湿，胸闷呕恶，湿热痞满，泻痢，黄疸，肺热咳嗽，高热烦渴，血热吐衄，痈肿疮毒，胎动不安。

【用法与用量】3～10g。

丹参 Danshen

Salviae Miltiorrhizae Radix et Rhizoma

【来源】为唇形科植物丹参 *Salvia miltiorrhiza* Bge. 的干燥根和根茎。

【产地】主产于安徽、江苏、山东、四川等地。商品丹参多为栽培品。

【采收加工】春、秋二季采挖，除去泥沙，干燥。

【性状鉴别】根茎短粗，顶端有时残留茎基。根数条，长圆柱形，略弯曲，有的分枝并具须状细根，长 10～20cm，直径 0.3～1cm。表面棕红色或暗棕红色，粗糙，具纵皱纹。老根外皮疏松，多显紫棕色，常呈鳞片状剥落。质硬而脆，断面疏松，有裂隙或略平整而致密，皮部棕红色，木部灰黄色或紫褐色，导管束黄白色，呈放射状排列。气微，味微苦涩。

栽培品较粗壮，直径 0.5～1.5cm。表面红棕色，具纵皱纹，外皮紧贴不易剥落。质坚实，断面较平整，略呈角质样。

均以根条粗壮、紫红色者为佳。

【化学成分】含结晶性菲醌类化合物：丹参酮Ⅰ、丹参酮ⅡA、丹参酮ⅡB、隐丹参酮等成分。其中隐丹参酮是抗菌的主要成分等。

【功能与主治】苦，微寒。能活血祛瘀，通经止痛，清心除烦，凉血消痈。用于胸痹心痛，脘腹胁痛，癥瘕积聚，热痹疼痛，心烦不眠，月经不调，痛经经闭，疮疡肿痛。

【用法与用量】10~15g。不宜与藜芦同用。

龙胆 Longdan
Gentianae Radix et Rhizoma

【来源】为龙胆科植物条叶龙胆 *Gentiana manshurica* Kitag.、龙胆 *G. scabra* Bge.、三花龙胆 *G. triflora* Pall. 或坚龙胆 *G. rigescens* Franch. 的干燥根和根茎。前三种习称"龙胆"，后一种习称"坚龙胆"。

【产地】龙胆、条叶龙胆主产于东北。三花龙胆主产于东北、内蒙古等地。坚龙胆主产于云南。

【采收加工】春、秋二季采挖，洗净，干燥。

【性状鉴别】龙胆　根茎呈不规则的块状，长1~3cm，直径0.3~1cm；表面暗灰棕色或深棕色，上端有茎痕或残留茎基，周围和下端着生多数细长的根。根圆柱形，略扭曲，长10~20cm，直径0.2~0.5cm；表面淡黄色或黄棕色，上部多有显著的横皱纹，下部较细，有纵皱纹及支根痕。质脆，易折断，断面略平坦，皮部黄白色或淡黄棕色，木部色较浅，呈点状环列。气微，味甚苦。

坚龙胆　表面无横皱纹，外皮膜质，易脱落，木部黄白色，易与皮部分离。

【化学成分】含龙胆苦苷、当药苦苷及当药苷等成分。

【功能与主治】苦，寒。能清热燥湿，泻肝胆火。用于湿热黄疸，阴肿阴痒，带下，湿疹瘙痒，肝火目赤，耳鸣耳聋，胁痛口苦，强中，惊风抽搐。

【用法与用量】3~6g。

紫草 Zicao
Arnebiae Radix

【来源】为紫草科植物新疆紫草 *Arnebia euchroma*（Royle）Johnst. 或内蒙紫草 *A. guttata* Bunge 的干燥根。

【产地】新疆紫草分布于新疆、西藏等地。内蒙紫草分布于内蒙古、甘肃等地。

【采收加工】春、秋二季采挖，除去泥沙，干燥。

【性状鉴别】新疆紫草（软紫草）　呈不规则的长圆柱形，多扭曲，长7~20cm，直径1~2.5cm。表面紫红色或紫褐色，皮部疏松，呈条形片状，常10余层重叠，易剥落。顶端有的可见分歧的茎残基。体轻，质松软，易折断，断面不整齐，木部较小，黄白色或黄色。气特异，味微苦、涩。（图11-32）

内蒙紫草　呈圆锥形或圆柱形，扭曲，长6~20cm，直径0.5~4cm。根头部略粗大，顶端有残茎1或多个，被短硬毛。表面紫红色或暗紫色，皮部略薄，常数层相叠，易剥离。质硬而脆，易折断，断面较整齐，皮部紫红色，木部较小，黄白色。气特异，味涩。

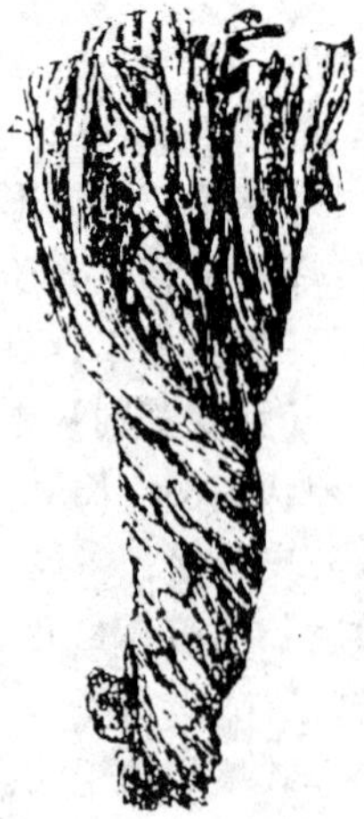

图11-32　紫草药材图

均以根条粗壮、色紫、皮厚木心小者为佳。

【化学成分】含紫草素、乙酰紫草素等成分。

【功能与主治】甘、咸，寒。能清热凉血，活血解毒，透疹消斑。用于血热毒盛，斑疹紫黑，麻疹不透，疮疡，湿疹，水火烫伤。

【用法与用量】5～10g。外用适量，熬膏或用植物油浸泡涂擦。

（祖炬雄）

地黄[△]Dihuang
Rehmanniae Radix

【来源】为玄参科植物地黄 *Rehmannia glutinosa* Libosch. 的新鲜或干燥块根。

【植物形态】多年生草本，全株密被长柔毛和腺毛。块根肉质，鲜时黄色。叶多基生，莲座状，向上则强烈缩小成苞片，或逐渐缩小而在茎上互生；叶片卵形至长椭圆形，下面略带紫色或成紫红色。花梗细弱，弯曲而后上升，在茎顶部略排列成总状花序；花萼钟状，5裂；花冠筒微弯曲，5裂，外面紫红色，内面黄紫色；雄蕊4枚；子房上位，2室。蒴果卵形至长卵形。花期4～5月。果期5～7月。

【产地】主产于河南、山西等地。

【采收加工】秋季采挖，除去芦头、须根及泥沙，鲜用；或将地黄缓缓烘焙至约八成干。前者习称"鲜地黄"，后者习称"生地黄"。

【性状鉴别】**鲜地黄**　呈纺锤形或条状，长8～24cm，直径2～9cm。外皮薄，表面浅红黄色，具弯曲的纵皱纹、芽痕、横长皮孔样突起及不规则疤痕。肉质，易断，断面皮部淡黄白色，可见橘红色油点，木部黄白色，导管呈放射状排列。气微，味微甜、微苦。

生地黄　多呈不规则的团块状或长圆形，中间膨大，两端稍细，有的细小，长条状，稍扁而扭曲，长6～12cm，直径2～6cm。表面棕黑色或棕灰色，极皱缩，具不规则的横曲纹。体重，质较软而韧，不易折断，断面棕黑色或乌黑色，有光泽，具黏性。气微，味微甜。（图11－33）

【显微鉴别】**地黄根横切面**　①木栓细胞数列；②栓内层薄壁细胞排列疏松；散有较多分泌细胞，含橙黄色油滴；偶有石细胞；③韧皮部较宽，分泌细胞较少；④形成层成环；⑤木质部射线宽广；导管稀疏，排列成放射状。

地黄粉末　棕黄色。①木栓细胞淡棕色。薄壁细胞类圆形，内含类圆形核状物；②分泌细胞形状与一般薄壁细胞相似，内含橙黄色或橙红色油滴状物；③具缘纹孔导管和网纹导管直径约至92μm。（图11－34）

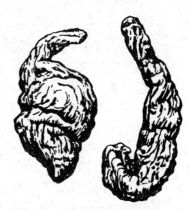

图11－33　生地黄药材图

【化学成分】含环烯醚萜苷类成分，如梓醇、二氢梓醇等；并含多种糖类，如水苏糖。

【理化鉴别】取本品粉末2g，加甲醇20ml，加热回流1小时，放冷，滤过，滤液浓缩至5ml，作为供试品溶液。另取梓醇对照品，加甲醇制成每1ml含0.5mg的溶液，作为对照品溶液。照薄层色谱法试验，吸取上述两种溶液各5μl，分别点于同一硅胶G薄层板上，以三氯甲烷－甲醇－水（14：6：1）为展开剂，展开，取出，晾干，喷以茴香醛试液，在105℃加热至斑点显色清晰。供试品色谱中，在与对照品色谱相应的位置上，显相同颜色的斑点。

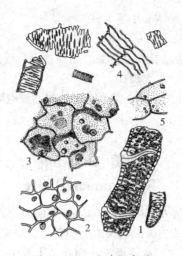

图 11-34　地黄粉末图

1. 导管　2. 薄壁细胞　3. 分泌细胞　4. 木栓细胞　5. 草酸钙方晶

【功能与主治】**鲜地黄**　甘、苦，寒。清热生津，凉血，止血。用于热病伤阴，舌绛烦渴，温毒发斑，吐血，衄血，咽喉肿痛。

生地黄　甘，寒。清热凉血，养阴生津。用于热入营血，温毒发斑，吐血衄血，热病伤阴，舌绛烦渴，津伤便秘，阴虚发热，骨蒸劳热，内热消渴。

【用法与用量】鲜地黄 12~30g，生地黄 10~15g。

拓展阅读

熟地黄

本品为生地黄的炮制加工品。

炮制方法：(1)取生地黄，照酒炖法炖至酒吸尽，取出，晾晒至外皮黏液稍干时，切厚片或块，干燥，即得。每100kg生地黄，用黄酒30~50kg。

(2)取生地黄，照蒸法蒸至黑润，取出，晒至约八成干时，切厚片或块，干燥，即得。

性状鉴别：不规则的块片、碎块，大小、厚薄不一。表面乌黑色，有光泽，黏性大。质柔软而带韧性，不易折断，断面乌黑色，有光泽。气微，味甜。

功能与主治：甘，微温。归肝、肾经。补血滋阴，益精填髓。用于血虚萎黄，心悸怔忡，月经不调，崩漏下血，肝肾阴虚，腰膝酸软，骨蒸潮热，盗汗遗精，内热消渴，眩晕，耳鸣，须发早白。用量：9~15g。

玄参 Xuanshen

Scrophulariae Radix

【来源】为玄参科植物玄参 *Scrophularia ningpoensis* Hemsl. 的干燥根。

【产地】主产于浙江、湖北、江苏、江西等地。

【采收加工】冬季茎叶枯萎时采挖，除去根茎、幼芽、须根及泥沙等，晒或烘至半干，堆放3~6天，反复数次至干燥。

【性状鉴别】呈类圆柱形，中间略粗或上粗下细，有的微弯曲，长 6～20cm，直径 1～3cm。表面灰黄色或灰褐色，有不规则的纵沟、横长皮孔样突起和稀疏的横裂纹和须根痕。质坚实，不易折断，断面黑色，微有光泽。气特异似焦糖，味甘、微苦。

【化学成分】主要含环烯醚萜苷类、苯丙素苷类，尚含植物甾醇、黄酮类等。

【功能与主治】甘、苦、咸，微寒。清热凉血，滋阴降火，解毒散结。用于热入营血，温毒发斑，热病伤阴，舌绛烦渴，津伤便秘，骨蒸劳嗽，目赤，咽痛，白喉，瘰疬，痈肿疮毒。

【用法与用量】9～15g。不宜与藜芦同用。

桔梗 Jiegeng
Platycodonis Radix

【来源】为桔梗科植物桔梗 *Platycodon grandiflorum*（Jacq.）A. DC. 的干燥根。

【产地】主产于东北、华北、华东等地。

【采收加工】春、秋二季采挖，洗净，除去须根，趁鲜剥去外皮或不去外皮，干燥。

【性状鉴别】呈圆柱形或略呈纺锤形，下部渐细，有的有分枝，略扭曲，长 7～20cm，直径 0.7～2cm。表面淡黄白色至黄色，不去外皮者表面黄棕色至灰棕色，具纵扭皱沟，并有横长的皮孔样斑痕及支根痕，上部有横纹。有的顶端有较短的根茎或不明显，其上有数个半月形茎痕。质脆，断面不平坦，形成层环棕色，皮部黄白色，有裂隙，木部淡黄色。气微，味微甜后苦。（图 11-35）

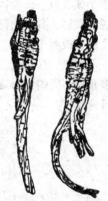

图 11-35 桔梗
药材图

【化学成分】含有多种皂苷，主为桔梗皂苷。

【功能与主治】苦、辛，平。宣肺，利咽，祛痰，排脓。用于咳嗽痰多，胸闷不畅，咽痛音哑，肺痈吐脓。

【用法与用量】3～10g。

党参[△] Dangshen
Codonopsis Radix

【来源】为桔梗科植物党参 *Codonopsis pilosula*（Franch.）Nannf.、素花党参 *C. pilosula* Nannf. var. *modesta*（Nannf.）L. T. Shen 或川党参 *C. tangshen* Oliv. 的干燥根。

【植物形态】**党参** 多年生草本，茎缠绕，长 1～2m，直径 2～3mm，有多数分枝。叶互生，在小枝上的近于对生，叶柄有疏短刺毛，叶片卵形或狭卵形，边缘具波状钝锯齿，两面疏或密地被贴伏的长硬毛或柔毛。花单生于枝端；花萼贴生至子房中部，筒部半球状；花冠阔钟状，黄绿色，内面有紫斑；子房半下位，3 室。蒴果圆锥状。花果期 7～10 月。

素花党参 全体近于光滑无毛；花萼裂片较小，长约 10mm。

川党参 植株茎叶近无毛；花萼仅贴生于子房最下部，子房下位。

【产地】党参主产于山西（潞党）、陕西、甘肃、四川及东北三省等地；素花党参（西党参）主产于甘肃、四川；川党参主产于四川、湖北。

【采收加工】秋季采挖，洗净，晒干。

【性状鉴别】**党参** 呈长圆柱形，稍弯曲，长 10～35cm，直径 0.4～2cm。表面灰黄色、黄棕色至灰棕色，根头部有多数疣状突起的茎痕及芽（习称"狮子盘头"），每个茎痕的顶端呈凹下的圆点状；根头下有致密的环状横纹，向下渐稀疏，有的达全长的一半，栽培品环状横纹少或无；全体有纵皱纹和散在的横长皮孔样突起，支根断落处常有黑褐色胶状物。质稍柔软或稍硬而略带韧性，断面稍平坦，有裂隙或放射状纹理，皮部淡棕黄色至黄棕色，木部淡黄色至黄色。有特殊香气，味微甜。（图 11 - 36，彩图 18）

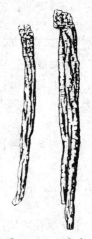

素花党参（西党参） 长 10 ~ 35cm，直径 0.5 ~ 2.5cm。表面黄白色至灰黄色，根头下致密的环状横纹常达全长的一半以上。断面裂隙较多，皮部灰白色至淡棕色。

川党参 长 10 ~ 45cm，直径 0.5 ~ 2cm。表面灰黄色至黄棕色，有明显不规则的纵沟。质较软而结实，断面裂隙较少，皮部黄白色，木部淡黄色。

【显微鉴别】横切面 ①木栓细胞数列至十数列，外侧有石细胞，单个或成群；②栓内层窄；③韧皮部宽广，外侧常现裂隙，散有淡黄色乳管群，并常与筛管群交互排列；④形成层成环；⑤木质部导管单个散在或数个相聚，呈放射状排列；⑥薄壁细胞含菊糖。（图 11 - 37）

图 11 - 36　党参
药材图

粉末　淡黄色，味甜。①用水合氯醛装片（不加热）可见菊糖团块呈扇形；②石细胞多角形、类斜方形或稍延长；③乳管直径 12 ~ 80μm。另可见少量淀粉粒及木栓细胞。（图 11 - 38）

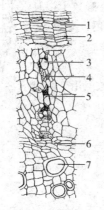

图 11 - 37　党参横切面详图
1. 木栓层　2. 木栓形成层　3. 筛管
4. 乳管　5. 伴胞　6. 形成层　7. 导管

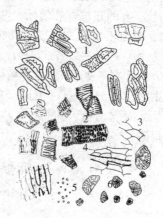

图 11 - 38　党参粉末图
1. 石细胞　2. 导管　3. 木栓细胞
4. 乳管　5. 淀粉粒　6. 菊糖

【化学成分】 党参含三萜类、甾醇类、生物碱、挥发性成分等。川党参含挥发油、黄芩素葡萄糖苷、多糖、菊糖、皂苷。

【理化鉴别】 取本品粉末 1g，加甲醇 25ml，超声处理 30 分钟，滤过，滤液蒸干，残渣加水 15ml 使溶解，通过 D101 型大孔吸附树脂柱（内径为 1.5cm，柱高为 10cm），用水 50ml 洗脱，弃去水液，再用 50% 乙醇 50ml 洗脱，收集洗脱液，蒸干，残渣加甲醇 1ml 使溶解，作为供试品溶液。另取党参炔苷对照品，加甲醇制成每 1ml 含 1mg 的溶液，作为对照品溶液。照薄层色谱法试验，吸取供试品溶液 2 ~ 4μl、对照品溶液 2μl，分别点于同一高效硅胶 G 薄层板上，以正丁醇 - 冰醋酸 - 水（7:1:0.5）为展开剂，展开，取出，晾干，喷以 10% 硫酸乙醇溶液，在 100℃ 加热至斑点显色清晰，分别置日光和紫外光灯（365nm）下检视。供试品色谱中，在与对照品色谱相应的位置上，显相同颜色的斑点或荧光斑点。

【功能与主治】甘，平。能健脾益肺，养血生津。用于脾肺气虚，食少倦怠，咳嗽虚喘，气血不足，面色萎黄，心悸气短，津伤口渴，内热消渴。

【用法与用量】9～30g。不宜与藜芦同用。

南沙参 Nanshashen
Adenophorae Radix

【来源】为桔梗科植物轮叶沙参 Adenophora tetraphylla （Thunb.） Fisch. 或沙参 A. stricta Miq. 的干燥根。

【产地】主产于安徽、江苏、浙江等地。

【采收加工】春、秋二季采挖，除去须根，洗后趁鲜刮去粗皮，洗净，干燥。

【性状鉴别】呈圆锥形或圆柱形，略弯曲，长7～27cm，直径0.8～3cm。表面黄白色或淡棕黄色，凹陷处常有残留粗皮，上部多有深陷横纹，呈断续的环状，下部有纵纹和纵沟。顶端具1或2个根茎。体轻，质松泡，易折断，断面不平坦，黄白色，多裂隙。气微，味微甘。（图11-39）

【化学成分】含三萜皂苷、花椒毒素等。

【功能与主治】甘，微寒。能养阴清肺，益胃生津，化痰，益气。用于肺热燥咳，阴虚劳嗽，干咳痰黏，胃阴不足，食少呕吐，气阴不足，烦热口干。

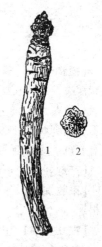

图11-39　南沙参
药材及饮片图
1. 药材　2. 饮片

【用法与用量】9～15g。不宜与藜芦同用。

拓展阅读

北沙参

据考证，沙参古代无南北之分，明清以后沙参分为南沙参和北沙参两类，北沙参为伞形科植物珊瑚菜 Glehnia littoralis Fr. Schmidt ex Miq. 的干燥根。《中国药典》（2015年版）中单列。南北沙参功效相近，北沙参滋阴作用较好，南沙参兼有祛痰之效。如果处方上只写"沙参"，配方即付北沙参。

白术△Baizhu
Atractylodis Macrocephalae Rhizoma

【来源】为菊科植物白术 Atractylodes macrocephala Koidz. 的干燥根茎。

拓展阅读

菊科植物特征

草本，稀木本。有的具乳汁管或树脂道。叶互生，稀对生或轮生，无托叶。头状花序，头状花序再集成总状、伞房状等；头状花序下有1至多层总苞片组成的总苞，花序中全为管状花或舌状花，或外围为舌状花，中央为管状花；花冠常为管状，或舌状；萼片不发育，常变为冠毛、刺状或鳞片状；雄蕊常 5，为聚药雄蕊；子房下位，2 心皮合生，1 室，1 胚珠。瘦果。本科植物大多数含菊糖，常具各种腺毛、分泌道、油室等。

菊科是被子植物第一大科，约 1000 属，25 000~30 000 种，广布全球。我国约有 2300 余种。常用中药有：木香、白术、苍术、红花、菊花、青蒿、茵陈、佩兰、蒲公英等。

【植物形态】多年生草本，高 20~80cm；根茎肥厚。茎直立。叶互生，叶片通常 3~5 羽状深裂，裂片长椭圆形。头状花序单生枝顶。苞片绿色，针刺状羽状全裂。总苞大，宽钟状。总苞片 7~8 层，覆瓦状排列；外层及中外层长卵形或三角形，长 6~8mm；中层披针形或椭圆状披针形，长 11~16mm；最内层宽线形，长 2cm，顶端紫红色。全为管状花，花冠紫色。瘦果倒圆锥状，密生柔毛，冠毛羽状分裂。花果期 8~10 月。

【产地】主产于浙江、安徽、湖北、湖南等地。多系栽培品，为 "浙八味" 之一。

【采收加工】冬季下部叶枯黄、上部叶变脆时采挖，除去泥沙，烘干或晒干，再除去须根。

【性状鉴别】为不规则的肥厚团块，长 3~13cm，直径 1.5~7cm。表面灰黄色或灰棕色，有瘤状突起及断续的纵皱和沟纹，并有须根痕，顶端有残留茎基和芽痕。质坚硬不易折断，断面不平坦，黄白色至淡棕色，有棕黄色的点状油室散在；烘干者断面角质样，色较深或有裂隙。气清香，味甘、微辛，嚼之略带黏性。（图 11-40）

以个大、质坚实、香气浓者为佳。

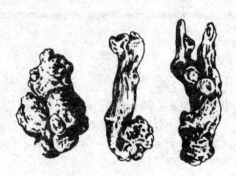

图 11-40　白术药材图

【显微鉴别】横切面　①木栓层为数列扁平细胞所组成，其内侧常夹有断续的石细胞环；②皮层、韧皮部及木射线中有油室散生，油室圆形至长圆形；③形成层明显；④导管群放射状排列，中部有纤维束围绕导管，略作菱形，半径向延长，靠近中央有时亦可见纤维束；⑤中央有髓。

粉末　淡黄棕色。①草酸钙针晶细小，长 10~32μm，存在于薄壁细胞中，少数针晶直径至 4μm；②纤维黄色，大多成束，长梭形，直径约至 40μm，壁甚厚，木化，孔沟明显；③石细胞淡黄色，类圆形、多角形、长方形或少数纺锤形，直径 37~64μm；④薄壁细胞含菊糖，表面显放射状纹理；⑤导管分子短小，为网纹导管及具缘纹孔导管，直径至 48μm。（图 11-41）

【化学成分】含挥发油和内酯类，油中主要成分为苍术酮、苍术醇，不含苍术素；内酯

类主要包括白术内酯Ⅰ、白术内酯Ⅱ、白术内酯Ⅲ 和
8-β-乙氧基白术内酯Ⅲ 等。

【理化鉴别】取本品粉末0.5g，加正己烷2ml，超声
处理15分钟，滤过，取滤液作为供试品溶液。另取白术
对照药材0.5g，同法制成对照药材溶液。照薄层色谱法
试验，吸取上述新制备的两种溶液各10μl，分别点于同
一硅胶G薄层板上，以石油醚（60℃～90℃）-乙酸乙
酯（50∶1）为展开剂，展开，取出，晾干，喷以5%香
草醛硫酸溶液，加热至斑点显色清晰。供试品色谱中，
在与对照药材色谱相应的位置上，显相同颜色的斑点，
并应显有一桃红色主斑点（苍术酮）。

【功能与主治】苦、甘，温。能健脾益气，燥湿利
水，止汗，安胎。用于脾虚食少，腹胀泄泻，痰饮眩悸，
水肿，自汗，胎动不安。

【用法与用量】6～12g。

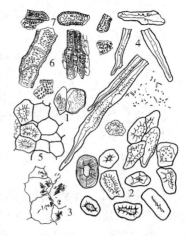

图11-41　白术粉末图
1. 菊糖　2. 石细胞　3. 草酸钙针晶
4. 纤维　5. 木栓细胞　6. 导管
7. 管胞

苍术 Cangzhu
Atractylodis Rhizoma

【来源】为菊科植物茅苍术 *Atractylodes lancea*（Thunb.）DC. 或北苍术 *A. chinensis*
（DC.）Koidz. 的干燥根茎。

【产地】茅苍术主产于江苏、河南、湖北、安徽等地，又称南苍术。北苍术主产于河
北、山西、陕西。

【采收加工】春、秋二季采挖，除去泥沙，晒干，撞去须根。

【性状鉴别】**茅苍术**　呈不规则连珠状或结节状圆柱形，略弯曲，偶有分枝，长3～
10cm，直径1～2cm。表面灰棕色，有皱纹、横曲纹及残留须根，顶端具茎痕或残留茎基。
质坚实，断面黄白色或灰白色，散有多数橙黄色或棕红色油室（习称"朱砂点"），暴露稍
久，可析出白色细针状结晶（习称"起霜"）。气香特异，味微甘、辛、苦。（图11-42）

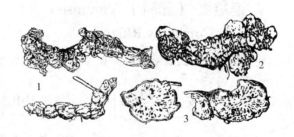

图11-42　苍术（根茎）药材及饮片图
1. 茅苍术　2. 北苍术　3. 饮片

北苍术　呈疙瘩块状或结节状圆柱形，长4～9cm，直径1～4cm。表面黑棕色，除去
外皮者黄棕色。质较疏松，断面散有黄棕色油室。香气较淡，味辛、苦。

【化学成分】茅苍术含挥发油5%～9%，油中主要成分是苍术素（苍术炔、茅术醇）
等；北苍术含挥发油较少，约1%～2.5%，油中成分似茅苍术。

【功能与主治】辛、苦，温。能燥湿健脾，祛风散寒，明目。用于湿阻中焦，脘腹胀

满，泄泻，水肿，脚气痿躄，风湿痹痛，风寒感冒，夜盲，眼目昏涩。

【用法与用量】3~9g。

木香 Muxiang
Aucklandiae Radix

【来源】为菊科植物木香 *Aucklandia lappa* Decne. 的干燥根。

【产地】主产于云南。

【采收加工】秋、冬二季采挖，除去泥沙和须根，切段，大的再纵剖成瓣，干燥后撞去粗皮。

【性状鉴别】呈圆柱形或半圆柱形（形如"枯骨"），长 5~10cm，直径 0.5~5cm。表面黄棕色至灰褐色，有明显的皱纹、纵沟及侧根痕。质坚，不易折断，断面灰褐色至暗褐色，周边灰黄色或浅棕黄色，形成层环棕色，有放射状纹理及散在的褐色点状油室。气香特异，味微苦。

【化学成分】①挥发油，主要为木香内酯、去氢木香内酯、木香烃内酯等；②木香碱；③菊糖。《中国药典》（2015 年版）规定：本品按干燥品计算，含木香烃内酯（$C_{15}H_{20}O_2$）和去氢木香内酯（$C_{15}H_{18}O_2$）的总量不得少于 1.8%。

【功能与主治】辛、苦，温。行气止痛，健脾消食。用于胸胁、脘腹胀痛，泻痢后重，食积不消，不思饮食。

【用法与用量】3~6g。

师生互动

1. 观察木香标本，注意木香的表面与断面特征。
2. 比较木香与川木香的来源、性状特征有哪些主要区别？

延胡索（元胡）Yanhusuo
Corydalis Rhizoma

【来源】为罂粟科植物延胡索 *Corydalis yanhusuo* W. T. Wang 的干燥块茎。

【产地】主产于浙江东阳、磐安。

【采收加工】夏初茎叶枯萎时采挖，除去须根，洗净，置沸水中煮至恰无白心时，取出，晒干。

【性状鉴别】呈不规则的扁球形，直径 0.5~1.5cm。表面黄色或黄褐色，有不规则网状皱纹。顶端有略凹陷的茎痕，底部常有疙瘩状突起。质硬而脆，断面黄色，角质样，有蜡样光泽。气微，味苦。

【化学成分】含多种生物碱。已知有 20 种，主要是延胡索乙素、延胡索甲素、延胡索丑素、去氢紫堇碱等，其中延胡索乙素和丑素的止痛和镇静作用较强。

【功能与主治】辛、苦、温。活血，行气，止痛。用于胸胁、脘腹疼痛，胸痹心痛，经闭痛经，产后瘀阻，跌扑肿痛。

【用法与用量】3~10g；研末吞服，一次 1.5~3g。

细辛 Xixin
Asari Radix et Rhizoma

【来源】 为马兜铃科植物北细辛 *Asarum heterotropoides* Fr. Schmidt var. *mandshuricum*（Maxim.）Kitag. 、汉城细辛 *A. sieboldii* Miq. var. *seoulense* Nakai 或华细辛 *A. sieboldii* Miq. 的干燥根和根茎。前两种习称"辽细辛"。

【产地】 北细辛与汉城细辛主产于东北地区；华细辛主产于陕西、河南、山东、浙江等地。

【采收加工】 夏季果熟期或初秋采挖，除净地上部分和泥沙，阴干。

【性状鉴别】 北细辛　常卷曲成团。根茎横生呈不规则圆柱状，具短分枝，长 1～10cm，直径 0.2～0.4cm；表面灰棕色，粗糙，有环形的节，节间长 0.2～0.3cm，分枝顶端有碗状的茎痕。根细长，密生节上，长 10～20cm，直径 0.1cm；表面灰黄色，平滑或具纵皱纹；有须根和须根痕；质脆，易折断，断面平坦，黄白色或白色。气辛香，味辛辣、麻舌。

汉城细辛　根茎直径 0.1～0.5cm，节间长 0.1～1cm。

华细辛　根茎长 5～20cm，直径 0.1～0.2cm，节间长 0.2～1cm。气味较弱。

【化学成分】 主含挥发油，油中主要成分有甲基丁香酚、细辛酚等。

【功能与主治】 辛，温。解表散寒，祛风止痛，通窍，温肺化饮。用于风寒感冒，头痛，牙痛，鼻塞流涕，鼻鼽，鼻渊，风湿痹痛，痰饮喘咳。

【用法与用量】 1～3g。散剂每次服 0.5～1g。外用适量。不宜与藜芦同用。

拓展阅读
细辛的药用部位

历史上细辛是药用根部，1950 年后全草入药。研究表明：细辛各部分均含挥发油，挥发油 90% 以上存在于根系中，其含量比例依次是根＞全草＞叶。因其叶中含有肾毒性的马兜铃酸，而根中几乎无马兜铃酸，故《中国药典》（2015 年版）把细辛的药用部位改成根及根茎。

大黄[△]Dahuang
Rhei Radix et Rhizoma

案例导入

案例：某乡镇药店购买了一批大黄，药材呈椭圆形块状，表面棕褐色，有沟和纵皱纹；断面浅黄色，无类白色网状纹理及星点；气微，口尝味微苦，有的微涩，嚼之不粘牙。临床使用后发现无泻下作用。

讨论： 1. 此药材是大黄吗？
　　 2. 大黄来源什么植物，鉴别的要点是什么？

【来源】 为蓼科植物掌叶大黄 *Rheum palmatum* L.、唐古特大黄 *R. tanguticum* Maxim. ex Balf. 或药用大黄 *R. officinale* Baill. 的干燥根和根茎。

【植物形态】 **掌叶大黄** 多年生草本。根及根茎粗大肥厚。基生叶大型具长柄，叶宽卵形或近圆形，5~7掌状中裂；茎生叶较小，互生，托叶鞘膜质较大，淡褐色。圆锥花序顶生，花小，幼时紫红色后转为黄绿色。瘦果三棱形，具翅，褐色或棕色。花期6~7月，果期7~8月。

唐古特大黄 与掌叶大黄相似，主要区别是叶片深裂，裂片再作羽状浅裂。

药用大黄 叶片掌状浅裂，一般仅达叶片1/4处、花较大，白色。

【产地】 掌叶大黄、唐古特色大黄主产甘肃、青海、西藏。药用大黄主产四川、贵州、云南、陕西、湖北。

【采收加工】 秋末茎叶枯萎或次春发芽前采挖，除去细根，刮去外皮，切瓣或段，绳穿成串干燥或直接干燥。

【性状鉴别】 本品呈类圆柱形、圆锥形、卵圆形或不规则块状，长3~17cm，直径3~10cm。除尽外皮者表面黄棕色至红棕色，有的可见类白色网状纹理及星点（异型维管束）散在，残留的外皮棕褐色，多具绳孔及粗皱纹。质坚实，有的中心稍松软，断面淡红棕色或黄棕色，显颗粒性；根茎髓部宽广，有星点环列或散在；根木部发达，具放射状纹理，形成层环明显，无星点。气清香，味苦而微涩，嚼之粘牙，有沙粒感。（图11-43，彩图19）

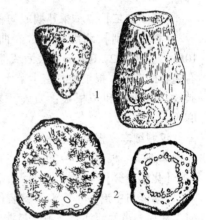

图 11-43 大黄药材及饮片图
1. 药材 2. 饮片

【显微鉴别】 **横切面** ①根木栓层和栓内层大多已除去；②韧皮部筛管群明显；薄壁组织发达；③形成层成环；④木质部射线较密，宽2~4列细胞，内含棕色物；导管非木化，常1至数个相聚，稀疏排列；⑤薄壁细胞含草酸钙簇晶，并含多数淀粉粒；⑥根茎髓部宽广，其中常见黏液腔，内有红棕色物；异型维管束散在，形成层成环，木质部位于形成层外方，韧皮部位于形成层内方，射线呈星状射出。（图11-44）

粉末 黄棕色。①草酸钙簇晶直径20~160μm，有的至190μm。②具缘纹孔导管、网纹导管、螺纹导管及环纹导管非木化。③淀粉粒甚多，单粒类球形或多角形，直径3~45μm，脐点星状；复粒由2~8分粒组成。（图11-45）

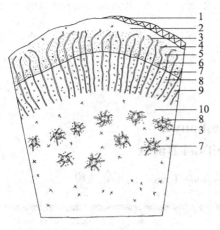
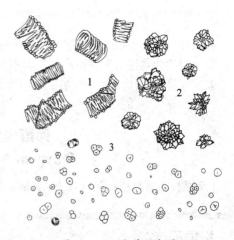

图 11-44　大黄根茎横切面简图
1. 木栓层　2. 皮层　3. 射线　4. 韧皮部
5. 草酸钙簇晶　6. 黏液腔　7. 形成层
8. 木质部　9. 导管　10. 髓

图 11-45　大黄粉末图
1. 导管　2. 草酸钙簇晶　3. 淀粉粒

【化学成分】主含蒽醌类衍生物（如番泻苷类）致泻作用较强，游离蒽醌类衍生物（大黄酸、大黄素、大黄酚）不具泻下作用，但有抗菌和抗病毒作用。此外，尚含鞣质、有机酸、挥发油等。

【理化鉴别】（1）取本品粉末少量，进行微量升华，可见菱状针晶或羽状结晶，结晶加氢氧化钠（钾）液或氨水，溶解并显红色。

（2）取本品粉末 0.1g，加甲醇 10ml，超声处理 20 分钟，滤过，取滤液 1ml，加甲醇至 10ml，作为供试品溶液。另取土大黄苷对照品，加甲醇制成每 1ml 含 10μg 的溶液，作为对照品溶液（临用新制）。照薄层色谱法试验，吸取上述两种溶液各 5μl，分别点于同一聚酰胺薄膜上，以甲苯－甲酸乙酯－丙酮－甲醇－甲酸（30∶5∶5∶20∶0.1）为展开剂，展开，取出，晾干，置紫外光灯（365nm）下检视。供试品色谱中，在与对照品色谱相应的位置上，不得显相同的亮蓝色荧光斑点。

【功能与主治】苦，寒。泻下攻积，清热泻火，凉血解毒，逐瘀通经，利湿退黄。用于实热积滞便秘，血热吐衄，目赤咽肿，痈肿疔疮，肠痈腹痛，瘀血经闭，产后瘀阻，跌打损伤，湿热痢疾，黄疸尿赤，淋证，水肿；外治烧烫伤。酒大黄善清上焦血分热毒，用于目赤咽肿、齿龈肿痛。熟大黄泻下力缓、泻火解毒，用于火毒疮疡。大黄炭凉血化瘀止血，用于血热有瘀出血症。

【用法与用量】3~15g；用于泻下不宜久煎。外用适量，研末敷于患处。孕妇及月经期、哺乳期妇女慎用。

拓展阅读

大黄的伪品

同属植物藏边大黄 *Rheum emodi* Wall.、河套大黄（波叶大黄）*R. hotaoense* C. Y. Cheng et C. T. Kao、华北大黄 *R. franzenbachii* Munt.、天山大黄 *R. wittorchii* Lundstr. 等的根和根茎，在部分地区或民间称山大黄或土大黄。 这

些品种与正品大黄的主要区别是：药材根茎的横切面除藏边大黄外均无星点。药材一般均含蒽醌衍生物类成分，但不含或仅含微量的番泻苷类成分，故泻下作用差。药材一般均含土大黄苷，在紫外灯光下显亮蓝紫色荧光。

何首乌[△]Heshouwu
Polygoni Multiflori Radix

【来源】 为蓼科植物何首乌 *Polygonum multiflorum* Thunb. 的干燥块根。

拓展阅读

蓼科植物特征

多为草本。茎节常膨大。单叶互生，稀对生或轮生；托叶膜质，常联合成托叶鞘。花序穗状、头状或圆锥状；花较小，两性，稀单性，辐射对称；单被花，花被片3~6，花瓣状，宿存；雄蕊6~9，子房上位，1室；胚珠1，基生胎座。瘦果或小坚果，常包于宿存花被内。植物体内常含草酸钙簇晶。蓼科植物约50属，1150多种，我国约15属200余种。常用的中药有：何首乌、大黄、拳参、虎杖、萹蓄等。

【植物形态】 多年生缠绕草本。块根肥厚，长椭圆形，红褐色。茎缠绕，多分枝，具纵棱，无毛，下部木质化。叶卵形或长卵形，顶端渐尖，基部心形或近心形，两面粗糙，全缘；托叶鞘膜质，偏斜，无毛。圆锥花序，顶生或腋生；花被5深裂，白色或淡绿色，外面3片较大背部具翅，果时增大，花被果时外形近圆形；雄蕊8；花柱3裂。瘦果卵形，具3棱，黑褐色，有光泽，包于宿存花被内。花期8~9月，果期9~10月。

【产地】 主产于河南、湖北、广西、广东、贵州、四川、江苏等地。

【采收加工】 秋、冬二季叶枯萎时采挖，削去两端，洗净，个大的切成块，干燥。

【性状鉴别】 本品呈团块状或不规则纺锤形，长6~15cm。直径4~12cm。表面红棕色或红褐色，皱缩不平，有浅沟，并有横长皮孔样突起和细根痕。体重，质坚实，不易折断，断面浅黄棕色或浅红棕色，显粉性，皮部有4~11个类圆形异型维管束环列，形成云锦状花纹，中央木部较大，有的呈木心。气微，味微苦而甘涩。（图11-46）

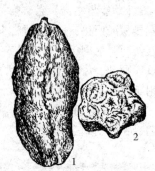

图11-46 何首乌药材及饮片图
1. 药材 2. 饮片

【显微鉴别】 横切面 ①木栓层为数列细胞，充满棕色物。②韧皮部较宽，散有类圆形异型维管束4~11个，为外韧型，导管稀少。③根的中央形成层成环；木质部导管较少，周围有管胞和少数木纤维。④薄壁细胞含草酸钙簇晶和淀粉粒。（图11-47）

粉末 黄棕色。①淀粉粒单粒类圆形，直径4~50μm，脐点人字形、星状或三叉状，大粒者隐约可见层纹；复粒由2~9分粒组成。②草酸钙簇晶直径10~80（160）μm，偶见簇晶与较大的方形结晶合生。③棕色细胞类圆形或椭圆形，壁稍厚，胞腔内充满淡黄棕色、棕色或红棕色物质，并含淀粉粒。④具缘纹孔导管直径 17～178μm。⑤棕色块散在，形状、大小及颜色深浅不一。（图 11－48）

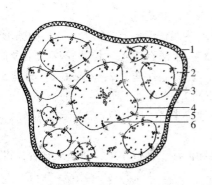

图 11－47　何首乌横切面简图
1. 木栓层　2. 草酸钙簇晶　3. 异型维管束
4. 形成层　5. 韧皮部　6. 木质部

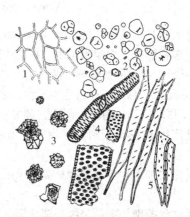

图 11－48　何首乌粉末图
1. 木栓细胞　2. 淀粉粒　3. 草酸钙簇晶
4. 导管　5. 木纤维

【化学成分】含卵磷脂 3%～7%，蒽醌衍生物约 1.1% 及鞣质等。

【理化鉴别】取本品粉末 0.25g，加乙醇 50ml，加热回流 1 小时，滤过，滤液浓缩至 3ml，作为供试品溶液。另取何首乌对照药材 0.25g，同法制成对照药材溶液。照薄层色谱法试验，吸取上述两种溶液各 2μl，分别点于同一以羧甲基纤维素钠为黏合剂的硅胶 H 薄层板上，使成条状，以三氯甲烷－甲醇（7∶3）为展开剂，展至约 3.5cm，取出，晾干，再以三氯甲烷－甲醇（20∶1）为展开剂，展至约 7cm，取出，晾干，置紫外光灯（365nm）下检视。供试品色谱中，在与对照药材色谱相应的位置上，显相同颜色的荧光斑点。

【功能与主治】苦、甘、涩，微温。解毒，消痈，截疟，润肠通便。用于疮痈，瘰疬，风疹瘙痒，久疟体虚，肠燥便秘。

【用法与用量】3～6g。

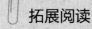

拓展阅读

制何首乌

制何首乌为何首乌的炮制加工品。本品呈不规则皱缩状的块片，厚约 1cm。表面黑褐色或棕褐色，凹凸不平。质坚硬，断面角质样，棕褐色或黑色。气微，味微甘而苦涩。本品苦、甘、涩，微温。功能与主治：补肝肾，益精血，乌须发，强筋骨，化浊降脂。用于血虚萎黄，眩晕耳鸣，须发早白，腰膝酸软，肢体麻木，崩漏带下，高脂血症。用量：6～12g。

制法：取何首乌片或块，照炖法用黑豆汁拌匀，置非铁质的适宜容器内，炖至汁液吸尽；或照蒸法，清蒸或用黑豆汁拌匀后蒸，蒸至内外均呈棕褐色，或晒至半干，切片，干燥。每 100kg 何首乌片（块），用黑豆 10kg。黑豆汁制法：取黑豆 10kg，加水适量，煮约 4 小时，熬汁约 15kg，豆渣再加水煮约 3 小时，熬汁约 10kg，合并得黑豆汁约 25kg。

牛膝[△]Niuxi

Achyranthis Bidentatae Radix

【来源】 为苋科植物牛膝 *Achyranthes bidentata* Bl. 的干燥根。

【植物形态】 多年生草本。根圆柱形，土黄色。茎四棱形，节略膨大。叶片椭圆形或椭圆披针形，少数倒披针形，两面有贴生或开展柔毛；叶柄有柔毛。穗状花序顶生及腋生，花期后反折；总花梗有白色柔毛；花多数，密生；苞片1，小苞片2；花被片5；雄蕊5；退化雄蕊顶端齿形。胞果长圆形，黄褐色，光滑。花期7~9月，果期9~10月。

【产地】 主产于河南。河北、山西、山东等地亦栽培。以河南产的质量最好，习称"怀牛膝"。

【采收加工】 冬季茎叶枯萎时采挖，除去须根和泥沙，捆成小把，晒至干皱后，将顶端切齐，晒干。

【性状鉴别】 本品呈细长圆柱形，挺直或稍弯曲，长15~70cm，直径0.4~1cm。表面灰黄色或淡棕色，有微扭曲的细纵皱纹、排列稀疏的侧根痕和横长皮孔样的突起。质硬脆，易折断，受潮后变软，断面平坦，淡棕色，略呈角质样而油润，中心维管束木质部较大，黄白色，其外周散有多数黄白色点状维管束，断续排列成2~4轮。气微，味微甜而稍苦涩。

【显微鉴别】 横切面 ①木栓层为数列扁平细胞，切向延伸。②栓内层较窄。③异型维管束外韧型，断续排列成2~4轮，最外轮的维管束较小，有的仅1至数个导管，束间形成层几连接成环，向内维管束较大；木质部主要由导管及小的木纤维组成，根中心木质部集成2~3群。④薄壁细胞含有草酸钙砂晶。(图11-49)

【化学成分】 主含三萜皂苷、牛膝甾酮类化合物。

【理化鉴别】 粉末4g，加80%甲醇50ml，加热回流3小时，滤过，滤液蒸干，残渣加水15ml，微热使溶解，加在D101型大孔吸附树脂柱（内径为1.5cm，柱高为15cm）上，用水100ml洗脱，弃去水液，再用20%乙醇100ml洗脱，弃去洗脱液，继用80%乙醇

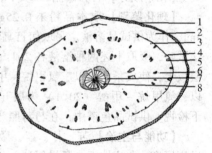

图11-49 牛膝横切面简图
1. 木栓层 2. 皮层 3. 形成层
4. 韧皮部 5. 木质部 6. 维管束
7. 韧皮部 8. 木质部

100ml洗脱，收集洗脱液，蒸干，残渣加80%甲醇1ml使溶解，作为供试品溶液。另取牛膝对照药材4g，同法制成对照药材溶液。再取β-蜕皮甾酮对照品、人参皂苷R₀对照品，加甲醇分别制成每1ml含1mg的溶液，作为对照品溶液。照薄层色谱法试验，吸取供试品溶液4~8μl、对照药材溶液和对照品溶液各4μl，分别点于同一硅胶G薄层板上，以氯仿甲烷-甲醇-水-甲酸（7:3:0.5:0.05）为展开剂，展开，取出，晾干，喷以5%香草醛硫酸溶液，在105℃加热至斑点显色清晰。供试品色谱中，在与对照药材色谱和对照品色谱相应的位置上，显相同颜色的斑点。

【功能与主治】 苦、甘、酸，平。能逐瘀通经，补肝肾，强筋骨，利尿通淋，引血下行。用于经闭，痛经，腰膝酸痛，筋骨无力，淋证，水肿，头痛眩晕，牙痛，口疮，吐血，衄血。

【用法与用量】 5~12g。孕妇慎用。

川牛膝 Chuanniuxi
Cyathulae Radix

【来源】 为苋科植物川牛膝 *Cyathula officinalis* Kuan 的干燥根。

【产地】 主产于四川。云南、贵州等地也产。

【采收加工】 秋、冬二季采挖，除去芦头、须根及泥沙，烘或晒至半干，堆放回润，再烘干或晒干。

【性状鉴别】 本品呈近圆柱形，微扭曲，向下略细或有少数分枝，长 30～60cm，直径 0.5～3cm。表面黄棕色或灰褐色，具纵皱纹、支根痕和多数横长的皮孔样突起。质韧，不易折断，断面浅黄色或棕黄色，维管束点状，排列成数轮同心环。气微，味甜。

【化学成分】 含甾类化合物、甜菜碱等。

【功能与主治】 甘、微苦，平。能逐瘀通经，通利关节，利尿通淋。用于经闭癥瘕，胞衣不下，跌扑损伤，风湿痹痛，足痿筋挛，尿血血淋。

【用法与用量】 5～10g。孕妇慎用。

师生互动

1. 如何区别牛膝与川牛膝？
2. 牛膝与川牛膝分别有什么功效？ 临床使用有何区别？

其他双子叶植物根及根茎类天然药物简介，见表 11-3。

表 11-3 其他双子叶植物根及根茎类天然药物简介

品名	来源	功效	主要性状特征
升麻	毛茛科植物大三叶升麻 *Cimicifuga heracleifolia* Kom、兴安升麻 *C. dahurica* (Turcz.) Maxim. 或升麻 *C. foetida* L. 的干燥根茎	辛、微甘，微寒。发表透疹，清热解毒，升举阳气	为不规则的长形块状，多分枝，呈结节状。表面黑褐色或棕褐色，粗糙不平，有坚硬的细须根残留，上面有数个圆形空洞的茎基痕，洞内壁显网状沟纹；下面凹凸不平，具须根痕。体轻，质坚硬，不易折断，断面不平坦，有裂隙，纤维性，黄绿色或淡黄白色。气微，味微苦而涩
商陆	商陆科植物商陆 *Phytolacca acinosa* Roxb. 或垂序商陆 *P. americana* L. 的干燥根	苦，寒；有毒。逐水消肿，通利二便，外用解毒散结	为横切或纵切的不规则块片，厚薄不等。外皮灰黄色或灰棕色。横切片弯曲不平，边缘皱缩；切面浅黄棕色或黄白色，木部隆起，形成数个突起的同心性环轮。纵切片弯曲或卷曲，木部呈平行条状突起。质硬。气微，味稍甜，久嚼麻舌
拳参	蓼科植物拳参 *Polygonum bistorta* L. 的干燥根茎	苦、涩，微寒。清热解毒，消肿，止血	呈扁长条形或扁圆柱形，弯曲，有的对卷弯曲，两端略尖，或一端渐细，表面紫褐色或紫黑色，粗糙，一面隆起，一面稍平坦或略具凹槽，全体密具粗环纹，有残留须根或根痕。质硬，断面浅棕红色或棕红色，维管束呈黄白色点状，排列成环。气微，味苦、涩

品名	来源	功效	主要性状特征
太子参	石竹科植物孩儿参 *Pseudostellaria heterophylla*（Miq.）Pax ex Pax et Hoffm. 的干燥块根	甘、微苦，平。益气健脾，生津润肺	呈细长纺锤形或细长条形，稍弯曲，表面灰黄色至黄棕色，较光滑，微有纵皱纹，凹陷处有须根痕。顶端有茎痕。质硬而脆，断面较平坦，周边淡黄棕色，中心淡黄白色，角质样。气微，味微甘
银柴胡	石竹科植物银柴胡 *Stellaria dichotoma* L. var. *lanceolata* Bge. 的干燥根	甘，微寒。清虚热，除疳热	呈类圆柱形，偶有分枝。表面浅棕黄色至浅棕色，有扭曲的纵皱纹和支根痕，多具孔穴状或盘状凹陷，习称"砂眼"，从砂眼处折断可见棕色裂隙中有细砂散出。根头部略膨大，有密集的呈疣状突起的芽苞、茎或根茎的残基，习称"珍珠盘"。质硬而脆，易折断，断面不平坦，较疏松，有裂隙，皮部甚薄，木部有黄、白色相间的放射状纹理。气微，味甘 **栽培品** 有分枝，下部多扭曲。表面浅棕黄色或浅黄棕色，纵皱纹细腻明显，细支根痕多呈点状凹陷。几无砂眼。根头部有多数疣状突起。折断面质地较紧密，几无裂隙，略显粉性，木部放射状纹理不甚明显。味微甜
威灵仙	毛茛科植物威灵仙 *Clematis chinensis* Osbeck、棉团铁线莲 *C. hexapetala* Pall. 或东北铁线莲 *C. manshurica* Rupr. 的干燥根和根茎	辛、咸，温。祛风湿，通经络	**威灵仙** 根茎呈柱状；表面淡棕黄色；顶端残留茎基；质较坚韧，断面纤维性；下侧着生多数细根。根呈细长圆柱形，稍弯曲；表面黑褐色，有细纵纹，有的皮部脱落，露出黄白色木部；质硬脆，易折断，断面皮部较广，木部淡黄色，略呈方形，皮部与木部间常有裂隙。气微，味淡。 **棉团铁线莲** 根茎呈短柱状。表面棕褐色至棕黑色；断面木部圆形。味咸 **东北铁线莲** 根茎呈柱状。根较密集；表面棕黑色；断面木部近圆形。味辛辣
防己	防己科植物粉防己 *Stephania tetrandra* S. Moore 的干燥根	苦，寒。祛风止痛，利水消肿	呈不规则圆柱形、半圆柱形或块状，多弯曲。表面淡灰黄色，在弯曲处常有深陷横沟而成结节状的瘤块样。体重，质坚实，断面平坦，灰白色，富粉性，有排列较稀疏的放射状纹理（习称"车轮纹"）。气微，味苦
苦参	豆科植物苦参 *Sophora flavescens* Ait. 的干燥根	苦，寒。清热燥湿，杀虫，利尿。注意：不宜与藜芦同用	呈长圆柱形，下部常有分枝。表面灰棕色或棕黄色，具纵皱纹和横长皮孔样突起，外皮薄，多破裂反卷，易剥落，剥落处显黄色，光滑。质硬，不易折断，断面纤维性；切片厚 3~6mm；切面黄白色，具放射状纹理和裂隙，有的具异型维管束呈同心性环列或不规则散在。气微，味极苦

品名	来源	功效	主要性状特征
葛根	豆科植物野葛 *Pueraria lobata*（Willd.）Ohwi 的干燥根，习称野葛	甘、辛，凉。解肌退热，生津止渴，透疹，升阳止泻，通经活络，解酒毒	呈纵切的长方形厚片或小方块。外皮淡棕色至棕色，有纵皱纹，粗糙。切面黄白色至淡黄棕色，有的纹理明显。质韧，纤维性强。气微，味微甜
粉葛	豆科植物甘葛藤 *Pueraria thomsonii* Benth. 的干燥根	甘、辛，凉。解肌退热，生津止渴，透疹，升阳止泻，通经活络，解酒毒	圆柱形、类纺锤形或半圆柱形；有的为纵切或斜切的厚片，大小不一。表面黄白色或淡棕色，未去外皮的呈灰棕色。体重，质硬，富粉性，横切面可见由纤维形成的浅棕色同心性环纹，纵切面可见由纤维形成的数条纵纹。气微，味微甘
红芪	豆科植物多序岩黄芪 *Hedysarum polybotrys* Hand.-Mazz. 的干燥根	甘，微温。补气升阳，固表止汗，利水消肿，生津养血，行滞通痹，托毒排脓，敛疮生肌	圆柱形，少有分枝，上端略粗。表面灰红棕色，有纵皱纹、横长皮孔样突起及少数支根痕，外皮易脱落，剥落处淡黄色。质硬而韧，不易折断，断面纤维性，并显粉性，皮部黄白色，木部淡黄棕色，射线放射状，形成层环浅棕色（习称"菊花心"）。气微，味微甜，嚼之有豆腥味
远志	远志科植物远志 *Polygala tenuifolia* Willd. 或卵叶远志 *P. sibirica* L. 的干燥根	苦、辛，温。安神益智，交通心肾，祛痰，消肿	呈圆柱形，略弯曲。表面灰黄色至灰棕色，有较密并深陷的横皱纹、纵皱纹及裂纹，老根的横皱纹较密更深陷，略呈结节状。质硬而脆，易折断，断面皮部棕黄色，木部黄白色，皮部易与木部剥离。气微，味苦、微辛，嚼之有刺喉感
藁本	伞形科植物藁本 *Ligusticum sinense* Oliv. 或辽藁本 *L. jeholense* Nakai et Kitag. 的干燥根茎和根	辛，温。祛风，散寒，除湿，止痛	**藁本** 根茎呈不规则结节状圆柱形，稍扭曲，有分枝。表面棕褐色或暗棕色，粗糙，有纵皱纹，上侧残留数个凹陷的圆形茎基，下侧有多数点状突起的根痕和残根。体轻，质较硬，易折断，断面黄色或黄白色，纤维状。气浓香，味辛、苦、微麻 **辽藁本** 较小，根茎呈不规则的团块状或柱状。有多数细长弯曲的根
前胡	伞形科植物白花前胡 *Peucedanum praeruptorum* Dunn 的干燥根	苦、辛，微寒。降气化痰，散风清热	呈不规则的圆柱形、圆锥形或纺锤形，稍扭曲，下部常有分枝。表面黑褐色或灰黄色，根头部多有茎痕和纤维状叶鞘残基，上端有密集的细环纹，下部有纵沟、纵皱纹及横向皮孔样突起。质较柔软，干者质硬，可折断，断面不整齐，淡黄白色，皮部散有多数棕黄色油点，形成层环纹棕色，射线放射状。气芳香，味微苦、辛

品名	来源	功效	主要性状特征
胡黄连	玄参科植物胡黄连 *Picrorhiza scrophulariiflora* Pennell 的干燥根茎	苦，寒。退虚热，除疳热，清湿热	本品呈圆柱形，略弯曲，偶有分枝。表面灰棕色至暗棕色，粗糙，有较密的环状节，具稍隆起的芽痕或根痕，上端密被暗棕色鳞片状的叶柄残基。体轻，质硬而脆，易折断，断面略平坦，淡棕色至暗棕色，木部有4~10个类白色点状维管束排列成环。气微，味极苦
茜草	茜草科植物茜草 *Rubia cordifolia* L. 的干燥根和根茎	苦，寒。凉血，祛瘀，止血，通经	根茎呈结节状，丛生粗细不等的根。根呈圆柱形，略弯曲；表面红棕色或暗棕色，具细纵皱纹和少数细根痕；皮部脱落处呈黄红色。质脆，易折断，断面平坦皮部狭，紫红色，木部宽广，浅黄红色，导管孔多数。气微，味微苦，久嚼刺舌
巴戟天	茜草科植物巴戟天 *Morirtdaofficinalis* How 的干燥根	甘、辛，微温。补肾阳，强筋骨，祛风湿	扁圆柱形，略弯曲，长短不等。表面灰黄色或暗灰色，具纵纹和横裂纹，有的皮部横向断离露出木部；质韧，断面皮部厚，紫色或淡紫色，易与木部剥离；木部坚硬，黄棕色或黄白色。气微，味甘而微涩
红景天	景天科植物大花红景天 *Rhodiola crenulata* (Hook. f. et Thoms.) H. Ohba 的干燥根和根茎	甘、苦，平。益气活血，通脉平喘	根茎呈圆柱形，粗短，略弯曲，少数有分枝。表面棕色或褐色，粗糙有褶皱，剥开外表皮有一层膜质黄色表皮且具粉红色花纹；宿存部分老花茎，花茎基部被三角形或卵形膜质鳞片；节间不规则，断面粉红色至紫红色，有一环纹，质轻，疏松。主根呈圆柱形，粗短；断面橙红色或紫红色，有时具裂隙。气芳香，味微苦涩、后甜
白薇	萝摩科植物白薇 *Cynanchum atratum* Bge. 或蔓生白薇 *C. versicolor* Bge. 的干燥根和根茎	苦、咸，寒。清热凉血，利尿通淋，解毒疗疮	根茎粗短，有结节，多弯曲。上面有圆形的茎痕，下面及两侧簇生多数细长的根，根表面棕黄色。质脆，易折断，断面皮部黄白色，木部黄色。气微，味微苦
白前	萝摩科植物柳叶白前 *Cynanchum stauntonii* (Decne.) Schltr. ex Levi. 或芫花叶白前 *C. glaucescens* (Decne.) Hand. -Mazz. 的干燥根茎和根	辛、苦，微温。降气，消痰，止咳	**柳叶白前** 根茎呈细长圆柱形，有分枝，稍弯曲。表面黄白色或黄棕色，节明显，顶端有残茎。质脆，断面中空。节处簇生纤细弯曲的根，长可达10cm，直径不及1mm，有多次分枝呈毛须状，常盘曲成团。气微，味微甜 **芫花叶白前** 根茎较短小或略呈块状；表面灰绿色或灰黄色，节间长1~2cm。质较硬根稍弯曲，直径约1mm，分枝少

品名	来源	功效	主要性状特征
续断	川续断科植物川续断 Dipsacus asper Wall. ex Henry 的干燥根	苦、辛，微温。补肝肾，强筋骨，续折伤，止崩漏	呈圆柱形，略扁，有的微弯曲。表面灰褐色或黄褐色，有稍扭曲或明显扭曲的纵皱及沟纹，可见横列的皮孔样斑痕和少数须根痕。质软，久置后变硬，易折断，断面不平坦，皮部墨绿色或棕色，外缘褐色或淡褐色，木部黄褐色，导管束呈放射状排列。气微香，味苦、微甜而后涩
漏芦	菊科植物祁州漏芦 Rhaponticum uniflorum (L.) DC. 的干燥根	苦，寒。清热解毒，消痈，下乳，舒筋通脉	呈圆锥形或扁片块状，多扭曲，长短不一。表面暗棕色、灰褐色或黑褐色，粗糙，具纵沟及菱形的网状裂隙。外层易剥落，根头部膨大，有残茎和鳞片状叶基，顶端有灰白色绒毛。体轻，质脆，易折断，断面不整齐，灰黄色，有裂隙，中心有的呈星状裂隙，灰黑色或棕黑色。气特异，味微苦
川木香	菊科植物川木香 Vladimiria souliei (Franch.) Ling 或灰毛川木香 V. souliei (Franch.) Ling var. cinerea Ling 的干燥根	辛、苦，温。行气止痛	圆柱形或有纵槽的半圆柱形，稍弯曲，长 10~30cm，直径 1~3cm。表面黄褐色或棕褐色，具纵皱纹，外皮脱落处可见丝瓜络状细筋脉；根头偶有黑色发黏的胶状物，习称"油头"。体较轻，质硬脆，易折断，断面黄白色或黄色，有深黄色稀疏油点及裂隙，木部宽广，有放射状纹理；有的中心呈枯朽状。气微香，味苦，嚼之黏牙
天花粉	葫芦科植物栝楼 Trichosanthes kirilowii Maxim. 或双边栝楼 T. rosthornii Harms 的干燥根	甘、微苦，微寒。清热泻火，生津止渴，消肿排脓	呈不规则圆柱形、纺锤形或瓣块状。表面黄白色或淡棕黄色，有纵皱纹、细根痕及略凹陷的横长皮孔，有的有黄棕色外皮残留。质坚实，断面白色或淡黄色，富粉性，横切面可见黄色木质部，略呈放射状排列，纵切面可见黄色条纹状木质部。气微，味微苦

📊 **重点小结**

　　双子叶植物种子的胚通常有 2 片子叶，一般主根发达，花的基数通常为 5 或 4。双子叶植物根一般具次生构造。最外层大多为周皮，维管束一般为无限外韧型，一般没有髓部。有些双子叶植物的根，除了次生构造外，还有三生构造。

　　双子叶植物根及根茎类天然药物品种繁多，要注意同科属天然药物之间异同点的比较，如川乌与草乌、白芍与赤芍、人参与西洋参、当归与独活、木香与川木香、牛膝与川牛膝等。也要抓住其关键识别要点，如党参的"狮子盘头"，人参的"芦头""芦碗"，防风的"蚯蚓头"，苍术的"朱砂点"，大黄的"星点"，何首乌的"云锦花纹"等，这些术语是在长期实践中的经验总结，也是中药材性状鉴别的要点。

显微鉴别方面，记住黄连石细胞存在的部位，人参含有树脂道、草酸钙簇晶，甘草含有晶纤维，大黄、何首乌含有草酸钙簇晶，党参可见扇形菊糖、石细胞多角形、乳管等。

目标检测

选择题

A 型题（单项选择题）

1. 切面黄白色或白色，质脆；气辛香，味辛辣、麻舌的饮片是（　　）。（2015 年国家执业药师资格考试试题）

　　A. 赤芍　　　　　　B. 山豆根　　　　　C. 白芷　　　　　　D. 细辛

2. 大黄的异型维管束位于（　　）。

　　A. 木栓层　　　　　B. 皮层　　　　　　C. 木部质　　　　　D. 髓部

3. 蚯蚓头是以下哪种药材的形状特征（　　）。

　　A. 防风　　　　　　B. 防己　　　　　　C. 当归　　　　　　D. 柴胡

4. 细辛的气味是（　　）。

　　A. 气辛，味甜　　　　　　　　　　　B. 气辛香，味辛辣，麻舌

　　C. 气微香，味微甘，嚼之有黏性　　　D. 气微，味苦

5. 切面有多数淡黄色小点（维管束）排成数轮同心环的饮片是（　　）。（2014 年国家执业药师资格考试试题）

　　A. 川乌　　　　　　B. 牛膝　　　　　　C. 何首乌　　　　　D. 麦冬

6. 何首乌的异型维管束位于（　　）。

　　A. 皮部　　　　　　B. 木部　　　　　　C. 断面中央　　　　D. 表面

7. 大黄根茎异型维管束的特征是（　　）。

　　A. 无形成层　　　　　　　　　　　　B. 木部质在外方

　　C. 韧皮部在外方　　　　　　　　　　D. 射线不明显

8. 何首乌的横切面特性称为（　　）。（2015 年国家执业药师资格考试试题）

　　A. 车轮纹　　　　　B. 罗盘纹　　　　　C. 菊花心　　　　　D. 云锦花纹

9. 有起霜现象的药材是（　　）。

　　A. 味连　　　　　　B. 白芍　　　　　　C. 苍术　　　　　　D. 川芎

10. 大黄根茎断面的异型维管束称为（　　）。

　　A. 星点　　　　　　B. 过桥　　　　　　C. 鹦哥嘴　　　　　D. 点轮环

（刘　杨）

项目十二

茎木类天然药物

任务一　茎木类天然药物概述

茎木类天然药物是指以木本植物茎的全部或木材部分入药，也有少数是草本植物的茎藤。茎木类天然药物可分为茎类天然药物和木类天然药物，茎类天然药物的药用部位包括茎枝，如桑枝；茎藤，如钩藤；茎刺，如皂角刺；翅状附属物，如鬼箭羽；或仅用茎的一部分，如通草的入药部位为茎髓。

木类天然药物的药用部位主要是木本植物茎的维管形成层以内的各部分，通称为木材。木材一般可分为边材和心材两部分。边材含水分较多，颜色较浅，又称液材；心材由于蓄积了较多的挥发油和树脂类物质，颜色较深，质地亦较致密而重。木类天然药物大多采用心材部分，如沉香、降香等。

一、茎的内部构造

（一）双子叶植物茎的初生构造

通过茎的成熟区做一横切片，可观察到茎的初生构造。从外到内分为表皮、皮层和维管柱三部分。（图 12 - 1）

1. 表皮　表皮通常为一层长方形、扁平、排列整齐、无细胞间隙的生活细胞。表皮细胞中一般不含有叶绿体，部分植物茎的表皮细胞含有花青素，使茎呈现出不同的颜色，如甘蔗、蓖麻等的茎显紫红色。表皮细胞的外壁较厚，通常有角质层、蜡被、气孔、毛茸等。

2. 皮层　皮层是位于表皮和维管柱之间的多层生活细胞，一般没有根的皮层发达。皮层细胞大而壁薄，排列疏松，有细胞间隙。靠近表皮的细胞常含有叶绿体，故嫩茎通常呈绿色。有的皮层中常有厚角组织常分布于茎的棱角处，以加强茎的韧性，如薄荷、芹菜等；有的皮层中有纤维或石细胞，如桑、向日葵等；有的皮层中还具有分泌组织，如向日葵等。

茎中的内皮层一般不明显，故皮层与维管柱之间没有明显的界线。蓖麻等少数植物茎皮层最内一层细胞含有大量淀粉粒，特称为淀粉鞘。

3. 维管柱　维管柱是位于皮层以内的柱状结构，包括维管束、髓部和髓射线等。

（1）初生维管束　双子叶植物的初生维管束由初生韧皮部、初生木质部和束中形成层三个部分组成。初生韧皮部位于维管束外方，由筛管、伴胞、韧皮薄壁细胞和韧皮纤维组成。初生本质部位于维管束的内侧，由导管、管胞、木薄壁细胞和木纤维组成。束中形成层位于初生韧皮部和初生木质部之间，由1～2层具有分生能力的细胞组成，可分裂产生大量细胞，从而使茎不断增粗。

（2）髓　位于茎的中央部分，由薄壁细胞组成，草本植物茎的髓部较大，木本植物茎的髓部一般较小。有些植物茎的髓部周围有一层排列紧密、壁较厚的小细胞，称为环髓带或髓鞘，如椴树。有些植物茎的髓部在发育过程中消失而呈空洞状，如南瓜、连翘等。

（3）髓射线　位于初生维管束之间，由径向延长的薄壁组织组成，内通髓部，外达皮层，有横向运输和贮藏作用。一般木本植物的髓射线很窄，草本植物髓射线却比较宽广。

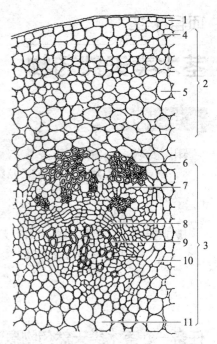

图 12-1　双子叶植物茎的初生构造
（横切面）

1. 表皮　2. 皮层　3. 维管束　4. 厚角组织
5. 薄壁组织　6. 初生韧皮纤维　7. 初生
韧皮部　8. 原形成层　9. 初生木质部
10. 髓射线　11. 髓

（二）双子叶植物茎的次生构造

双子叶植物茎在初生构造形成后，进入次生生长阶段，由于形成层和木栓形成层的不断分裂分化，形成次生构造，使茎不断增粗。木本植物的生活周期长，其次生生长可持续多年，故次生构造非常发达。

双子叶植物木质茎的次生构造　见图 12-2。

（1）形成层及其活动　当茎进行次生生长时，靠近束中形成层的髓射线细胞恢复分生能力，转变为束间形成层，束间形成层与束中形成层连接而构成环状的形成层环。

形成层环向内分裂产生次生木质部，填充在初生木质部外侧；向外分裂产生次生韧皮部，填充在初生韧皮部内侧，初生韧皮部不断受到挤压最终成为颓废组织，并被推向外侧。通常状况下，次生木质部细胞数量明显多于次生韧皮部细胞数量，故在横切面上观察，次生木质部分布区域较广。同时部分形成层分裂产生次生射线，贯穿于次生韧皮部和次生木质部中，称为维管射线，存在于次生韧皮部中的称为韧皮射线，存在于次生木质部中的称为木射线。次生韧皮部的组成部分包括筛管、伴胞、韧皮纤维、韧皮薄壁细胞和韧皮射线，次生木质部的组成部分包括导管、管胞、木薄壁细胞、木纤维和木射线。

形成层在春季活动旺盛，形成的细胞径大壁薄，质地较疏松，色泽较淡，称为早材或春材；夏末秋初，形成层的活动逐渐减弱，形成的细胞径小壁厚，质地紧密，色泽较深，称晚材或秋材。在一年中春材到秋材是逐渐转变的，没有明显的界限，但当年的秋材与第二年的春材之间具有明显的界限，形成一圆环，称为年轮或生长轮。年轮通常一年形成一轮，但有的植物（如柑橘）一年能形成3轮，这些年轮称为假年轮。

在木质茎横切面上，靠近形成层的部分颜色较浅，质地较松软，称为边材。边材具有输导作用。而中心部分的颜色较深，质地较坚固，称为心材，由于心材中一些薄壁细胞常积累代谢产物，如挥发油、树胶、色素等，通过纹孔侵入导管内，堵塞导管或管胞，故心材没有输导作用。心材常含有一些特殊的化学成分，故茎木类药材大多取心材入药，如沉香、降香、苏木等。

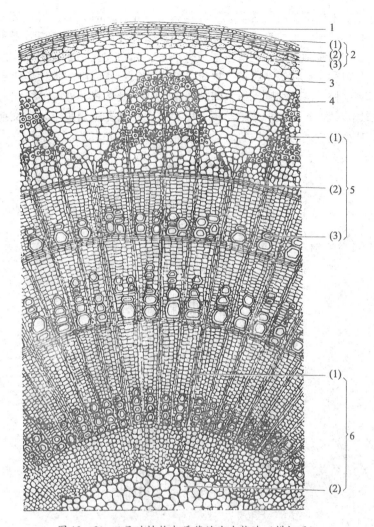

图 12-2　双子叶植物木质茎的次生构造（横切面）
1. 表皮层　2. 周皮（1）木栓层（2）木栓形成层（3）栓内层　3. 皮层　4. 韧皮纤维
5. 维管束（1）次生韧皮部　（2）维管形成层　（3）次生木质部　6. 扩展的韧皮射线

要充分地理解茎的次生结构及鉴定木类天然药物，需用三种切面（即横切面、径向切
面和切向切面）进行对比观察（图 12-3）。①横切面：与茎的纵轴垂直方向所做的切面。
可观察到：同心环状年轮、呈辐射状分布的射线、射线的长度和宽度，相邻两射线间的导
管、管胞、木纤维和木薄壁细胞等都呈类圆形或多角形，大小各异，细胞壁厚薄不等。
②径向切面：通过茎的直径所做的纵切面。可观察到：呈垂直平行带状的年轮与横向分布
的射线则成 90°角；射线的高度和长度；导管、管胞、木纤维等结构，呈长管状或梭形，它
们的长度和次生壁的增厚纹理也比较清楚。③切向切面：不通过茎的中心而垂直于茎的半
径所做的纵切面。可观察到：射线为横切面，细胞呈纺锤形，并可分辨射线的宽度和高度；
导管、管胞等所呈现出的形态则与径向切面相似。三种切面中，射线的形状最为显著，常
以其判断切面类型。

（2）木栓形成层及其活动　多数植物茎可由表皮内侧皮层薄壁组织的细胞恢复分生能
力，转化为木栓形成层，木栓形成层向外分裂产生木栓层，向内分裂产生栓内层，进而由
木栓层、木栓形成层和栓内层组合形成次生保护组织周皮，并由周皮替代表皮行使保护作

用。一般情况下，木栓形成层的活动经过数月就会停止，此时大部分树木又可依次在其内方产生新的木栓形成层，进而形成新的周皮。新周皮外方的组织被隔离后得不到营养而相继死亡，这些组织因常剥落，称为落皮层或外树皮，如白皮松、悬铃木等。但有些植物的周皮不脱落，如黄柏、杜仲等。周皮产生时，位于原来气孔内侧的木栓形成层不断向外分化产生较多排列疏松的薄壁细胞，细胞间隙非常发达，最终将其外方的组织（表皮或木栓层）撑破，形成点线状突起或凹陷的结构，称为皮孔。皮孔是周皮上气体交换的通道，其形状、颜色等特征是皮类药材鉴别的重要依据。

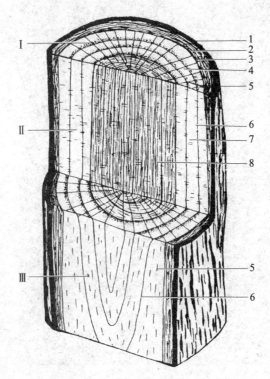

图 12 - 3　木材的三种切面及显示的年轮

Ⅰ. 横切面　Ⅱ. 径向纵切面　Ⅲ. 切向纵切面

1. 外树皮　2. 内树皮　3. 维管形成层　4. 次生木质部　5. 射线　6. 年轮　7. 边材　8. 心材

"树皮"有两种概念，狭义的树皮即落皮层；广义的树皮为形成层以外所有组织，如皮类药材中的肉桂、黄柏、厚朴、杜仲等。

二、性状鉴别

茎木类天然药物一般应注意观察药材的形状、大小、粗细、颜色、表面特征、质地、断面特征、气和味等。同时注意各个表面及切面的纹理（如横切面上的年轮），射线的宽度和长度，导管孔的大小等。对于带有叶的茎枝，则按叶类天然药物的要求进行观察。

三、显微鉴别

茎类天然药物的粉末中可能观察到各种组织结构，需仔细观察它们的形态特征。木类天然药物的粉末鉴别则主要观察导管、木纤维、木薄壁细胞、木射线细胞的形态特征，细胞后含物的类型、形态等。

任务二　常用茎木类天然药物

<h1 style="text-align:center">沉香[△]Chenxiang</h1>

Aquilariae Lignum Resinatum

案例导入

案例：老王以高昂的价格购买了一批进口沉香，但总觉得不踏实，于是找到一个从事中药鉴定工作的同学老张进行鉴别，老张发现这些进口沉香质地疏松，遂将药材放入水中，部分沉香未沉入水下而漂浮在水面上，随即断定老王的进口沉香有问题，明显掺杂有国产沉香。

讨论：1. 沉香的主要鉴别特征有哪些？如何区分国产沉香和进口沉香？
　　　2. 老张的鉴别是否正确？

【来源】为瑞香科植物白木香 *Aquilaria sinensis*（Lour.）Gilg 含有树脂的木材。

【植物形态】常绿乔木；小枝具皱纹，芽密被长柔毛。单叶互生，革质，圆形、椭圆形至长圆形，有时近倒卵形，先端渐尖，基部宽楔形，全缘。花黄绿色，集成伞形花序；花梗长 5～6mm，密被黄灰色短柔毛；萼筒浅钟状，两面均密被短柔毛，5 裂，裂片卵形，先端圆钝或急尖；花瓣 10，鳞片状，雄蕊 10，花药长圆形；子房卵形，密被灰白色毛，2 室，1 室 1 胚珠。蒴果木质，卵球形；种子卵球形，疏被柔毛。花期 3～5 月，果期 6～7 月。

拓展阅读

瑞香科植物特征

灌木或乔木，稀草本；单叶互生或对生，具短叶柄，无托叶。花两性或单性，辐射对称，雌雄同株或异株，头状、穗状、总状、圆锥或伞形花序。核果、浆果或坚果，稀为 2 瓣开裂的蒴果。本科约 48 属，650 余种植物。我国有 10 属，约 100 余种。重要的中药有：沉香、芫花、瑞香、狼毒等。

【产地】海南、广西、广东、福建等地为主要栽培产区。

【采收加工】全年均可采收，割取含树脂的木材，除去不含树脂的部分，阴干。

【性状鉴别】呈不规则块、片状或盔帽状，有的为小碎块。表面凹凸不平，有刀痕，偶有孔洞，可见黑褐色树脂与黄白色木部相间的斑纹，孔洞及凹窝表面多呈朽木状。质较坚实，断面刺状。气芳香，味苦。

以色黑、富含挥发油、香气浓郁、质坚实、能沉于水者为佳。

【显微鉴别】横切面　①射线宽 1～2 列细胞，充满棕色树脂。②导管圆多角形，直径 42～128μm，有的含棕色树脂。③木纤维多角形，直径 20～45μm，壁稍厚，木化。④木间韧皮部扁长椭圆状或条带状，常与射线相交，细胞壁薄，非木化，内含棕色树脂；其间散

有少数纤维，有的薄壁细胞含草酸钙柱晶。（图12－4）

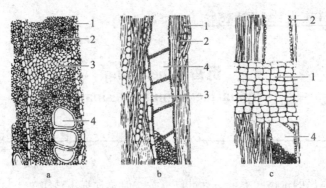

图12－4　沉香切面图

a. 横切面　b. 径向纵切面　c. 切向纵切面

1. 射线　2. 木纤维　3. 木间韧皮薄壁细胞　4. 导管

粉末　黑棕色。①纤维状管胞成束，长梭形，末端狭细，直径22～29μm，壁稍厚，木化，径向壁有具缘纹孔，纹孔口相交成十字形或人字形，少数短缝状；②韧型纤维长梭形，末端细尖，长430～1790μm，直径25～45μm，木化，径向壁有单斜纹孔；③木射线宽1～2列细胞，充满棕色树脂，细胞壁呈连珠状增厚，木化；④草酸钙柱晶呈四面柱体，直径9～18μm；⑤木间韧皮薄壁细胞中含有黄棕色物质；⑥树脂团块黄棕色，呈圆柱状或不规则圆形团块。（图12－5）

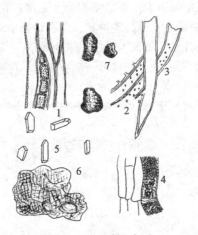

图12－5　沉香粉末图

1. 木射线　2. 木纤维　3. 韧型纤维　4. 导管　5. 草酸钙柱晶　6. 木间韧皮薄壁细胞　7. 树脂团块

【化学成分】　主要含有挥发油和树脂。《中国药典》（2015年版）规定，按干燥品计算，本品含沉香四醇（$C_{17}H_{18}O_6$）不得少于0.10%。

【理化鉴别】　取粉末0.5g，加乙醚30ml，超声处理60分钟，滤过，滤液蒸干，残渣加三氯甲烷2ml使溶解，作为供试品溶液。另取沉香对照药材0.5g，同法制成对照药材溶液。照薄层色谱法试验，吸取上述两种溶液各10μl，分别点于同一硅胶G薄层板上，以三氯甲烷－乙醚（10：1）为展开剂，展开，取出，晾干，在紫外光灯（365nm）下检视。供试品色谱中，在与对照药材色谱相应的位置上，显相同颜色的荧光斑点。

【功能与主治】　辛、苦，微温。能行气止痛，温中止呕，纳气平喘。用于胸腹胀闷疼痛，胃寒呕吐呃逆，肾虚气逆喘急。

【用法与用量】1~5g，后下。

拓展阅读

进口沉香

"进口沉香"为瑞香科植物沉香 *A. agalloha* Roxb. 含树脂的心材。主产印度尼西亚、马来西亚、越南等国，我国台湾省亦有栽培。药材树脂含量高，棕黑色树脂斑块密集分布，香气浓郁，质地坚实沉重，入水下沉；点燃后产生浓烟，香气强烈。

降香 Jiangxiang
Dalbergiae Odoriferae Lignum

【来源】为豆科植物降香檀 *Dalbergia odorifera* T. Chen 树干和根的干燥心材。

【产地】广东、海南为主要栽培产区，其他省区亦有种植。

【采收加工】全年均可采收，除去边材，阴干。

【性状鉴别】呈类圆柱形或不规则块状。表面紫红色或红褐色，切面有致密的纹理。质硬，有油性。气微香，味微苦。

以色紫红、质坚实、富油性、香气浓者为佳。

【化学成分】本品主要含有挥发油和黄酮类成分。《中国药典》（2015年版）规定，本品含挥发油不得少于1.0%（ml/g）。

【功能与主治】辛，温。能化瘀止血，理气止痛。用于吐血，衄血，外伤出血，肝郁胁痛，胸痹刺痛，跌扑伤痛，呕吐腹痛。

【用法与用量】9~15g，后下。外用适量，研细末敷患处。

苏木 Sumu
Sappan Lignum

【来源】为豆科植物苏木 *Caesalpinia sappan* L. 的干燥心材。

【产地】云南、广东、广西为主要栽培产区，其他省区亦有种植。

【采收加工】多于秋季采伐，除去白色边材，干燥。

【性状鉴别】呈长圆柱形或对剖半圆柱形，长10~100cm，直径3~12cm。表面黄红色至棕红色，具刀削痕，常见纵向裂鑕。质坚硬。断面略具光泽，年轮明显，有的可见暗棕色、质松、带亮星的髓部。气微，味微涩。

以粗大、坚硬、色红黄者为佳。

【化学成分】本品主要含有挥发油和巴西苏木素。

【理化鉴别】（1）取碎片滴加氢氧化钙试液，显深红色。

（2）取碎片投入热水，水染成红色，加酸变成黄色，再加碱液，变成红色。

【功能与主治】甘、咸，平。活血祛瘀，消肿止痛。用于跌打损伤，骨折筋伤，瘀滞肿痛，经闭痛经，产后瘀阻，胸腹刺痛，痈疽肿痛。

【用法与用量】3~9g。孕妇慎用。

鸡血藤 Jixueteng
Spatholobi Caulis

【来源】为豆科植物密花豆 *Spatholobus suberectus* Dunn 的干燥藤茎。

【产地】广东、广西为主要栽培产区，海南、云南等地亦有种植。

【采收加工】秋、冬二季采收，除去枝叶，切片，晒干。

【性状鉴别】为椭圆形、长矩圆形或不规则的斜切片，厚 0.3 ~ 1cm。栓皮灰棕色，有的可见灰白色斑，栓皮脱落处显红棕色。质坚硬。切面木部红棕色或棕色，导管孔多数；韧皮部有树脂状分泌物呈红棕色至黑棕色，与木部相间排列呈数个同心性椭圆形环或偏心性半圆形环；髓部偏向一侧。气微，味涩。（图 12 - 6）

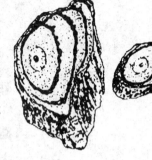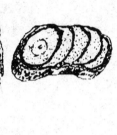

图 12 - 6　鸡血藤药材图

以树脂状分泌物多者为佳。

【化学成分】本品主要含有鞣质和异黄酮类成分。

【功能与主治】苦、甘，温。活血补血，调经止痛，舒筋活络。用于月经不调，痛经，经闭，风湿痹痛，麻木瘫痪，血虚萎黄。

【用法与用量】9 ~ 15g。

大血藤 Daxueteng
Sargentodoxae Caulis

【性状鉴别】为木通科植物大血藤 *Sargetodoxa cuneata*（Oliv.）Rehd. et Wils. 的干燥藤茎。

【产地】四川、贵州、湖北为主要栽培产区，湖南、云南、广西等地亦有种植。

【采收加工】秋、冬二季采收，除去侧枝，截段，干燥。

【性状鉴别】呈圆柱形，略弯曲，长 30 ~ 60cm，直径 1 ~ 3cm。表面灰棕色，粗糙，外皮常呈鳞片状剥落，剥落处显暗红棕色，有的可见膨大的节和略凹陷的枝痕或叶痕。质硬，断面皮部红棕色，有数处向内嵌入木部，木部黄白色，有多数细孔状导管，射线呈放射状排列。气微，味微涩。

以茎粗、皮部红棕色者为佳。

【化学成分】本品主要含有鞣质和苷类成分。

【功能与主治】苦，平。清热解毒，活血，祛风止痛。用于肠痈腹痛，热毒疮疡，经闭，痛经，跌扑肿痛，风湿痹痛。

【用法与用量】9 ~ 15g。

川木通 Chuanmutong
Clematidis Armandii Caulis

【来源】为毛茛科植物小木通 *Clematis armandii* Franch. 或绣球藤 *C. montana* Buch. -Ham. 的干燥藤茎。

【产地】四川、贵州、云南为主要栽培产区，甘肃、陕西、湖北等省亦有种植。

【采收加工】春、秋二季采收，除去粗皮，晒干，或趁鲜切薄片，晒干。

【性状鉴别】呈长圆柱形，略扭曲，长 50 ~ 100cm，直径 2 ~ 3.5cm。表面黄棕色或黄褐色，有纵向凹沟及棱线；节处多膨大，有叶痕及侧枝痕。残存皮部易撕裂。质坚硬，不易折断。切片厚 2 ~ 4mm，边缘不整齐，残存皮部黄棕色，木部浅黄棕色或浅黄色，有黄白色放射状纹理及裂隙，其间布满导管孔，髓部较小，类白色或黄棕色，偶有空腔。气微，味淡。

以条粗、断面色黄白者为佳。

【化学成分】本品主要含有皂苷类成分。

【功能与主治】苦，寒。利尿通淋，清心除烦，通经下乳。用于淋证，水肿，心烦尿赤，口舌生疮，经闭乳少，湿热痹痛。

【用法与用量】3 ~ 6g。

通草 Tongcao
Tetrapanacis Medulla

【来源】为五加科植物通脱木 *Tetrapanax papyrifer*（Hook.）K. Koch 的干燥茎髓。

【产地】云南、贵州为主要栽培产区，广西、广东、陕西等地亦有种植。

【采收加工】秋季割取茎，截成段，趁鲜取出髓部，理直，晒干。

【性状鉴别】呈圆柱形，长 20 ~ 40cm，直径 1 ~ 2.5cm。表面白色或淡黄色，有浅纵沟纹。体轻，质松软，稍有弹性，易折断，断面平坦，显银白色光泽，中部有直径 0.3 ~ 1.5cm 的空心或半透明的薄膜，纵剖面呈梯状排列，实心者少见。气微，味淡。（图12 - 7）

以条粗、色白、断面空心者为佳。

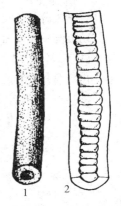

图12 - 7　通草药
材图
1. 外形　2. 纵切面

【化学成分】本品主要含有多糖和蛋白质。

【功能与主治】甘、淡，微寒。能清热利尿，通气下乳。用于湿热淋证，水肿尿少，乳汁不下。

【用法与用量】3 ~ 5g。孕妇慎用。

拓展阅读

小通草

小通草为旌节花科植物喜马山旌节花 *Stachyurus himalaicus* Hook. f. et Thoms.、中国旌节花 *Stachyurus chinensis* Franch. 或山茱萸科植物青荚叶 *Helwingia japonica*（Thunb.）Dietr. 的干燥茎髓。秋季割取茎，截成段，趁鲜取出髓部，理直，晒干。旌节花呈圆柱形，长 30 ~ 50cm，直径 0.5 ~ 1cm。表面白色或淡黄色，无纹理。体轻，质松软，捏之能变形，有弹性，易折断，断面平坦，无空心，显银白色光泽。水浸后有黏滑感。气微，味淡。青荚叶表面有浅纵条纹。质较硬，捏之不易变形。水浸后无黏滑感。甘、淡，寒。能清热，利尿，下乳。用于小便不利，淋证，乳汁不下。

钩藤 Gouteng
Uncariae Ramulus Cum Uncis

【来源】 为茜草科植物钩藤 *Uncaria rhynchophylla* （Miq.） Miq. ex Havil.、大叶钩藤 *U. iamacrophylla* Wall.、毛钩藤 *U. hirsuta* Havil.、华钩藤 *U. sinensis* （Oliv.） Havil. 或无柄果钩藤 *U. sessilifructus* Roxb. 干燥带钩茎枝。

【产地】 广西、广东、福建等地为主要栽培产区。

【采收加工】 秋、冬二季采收，去叶，切段，晒干。

【性状鉴别】 茎枝呈圆柱形或类方柱形，长 2~3cm，直径 0.2~0.5cm。表面红棕色至紫红色者具细纵纹，光滑无毛；黄绿色至灰褐色者有的可见白色点状皮孔，被黄褐色柔毛。多数枝节上对生两个向下弯曲的钩（不育花序梗），或仅一侧有钩，另一侧为突起的疤痕；钩略扁或稍圆，先端细尖，基部较阔；钩基部的枝上可见叶柄脱落后的窝点状痕迹和环状的托叶痕。质坚韧，断面黄棕色，皮部纤维性，髓部黄白色或中空。气微，味淡。

以茎细、带钩、色紫红者为佳。

【化学成分】 本品主要含有生物碱。钩藤碱、异钩藤碱为主要的降压成分，但受热易分解。

【功能与主治】 甘，凉。能息风定惊，清热平肝。用于肝风内动，惊痫抽搐，高热惊厥，感冒夹惊，小儿惊啼，妊娠子痫，头痛眩晕。

【用法与用量】 3~12g，后下。

其他茎木类天然药物简介，见表 12-1。

表 12-1　其他茎木类天然药物简介

品名	来源	功效	主要性状特征
木通	为木通科植物木通 *Akebia quinata* （Thunb.） Decne.、三叶木通 *A. trifoliata* （Thunb.） Koidz. 或白木通 *A. trifoliata* （Thunb.） Koidz. var. *australis* （Diels） Rehd. 的干燥藤茎	苦，寒。利尿通淋，清心除烦，通经下乳	呈圆柱形，常稍扭曲，表面灰棕色至灰褐色，外皮粗糙而有许多不规则的裂纹或纵沟纹，具突起的皮孔。体轻，质坚实，不易折断，断面不整齐，皮部较厚，黄棕色，可见淡黄色颗粒状小点，木部黄白色，射线呈放射状排列，髓小或有时中空，黄白色或黄棕色。气微，味微苦而涩
海风藤	为胡椒科植物风藤 *Piper kadsura* （Choisy） Ohwi 的干燥藤茎	辛、苦，微温。祛风湿，通经络，止痹痛	呈扁圆柱形，微弯曲。表面灰褐色或褐色，粗糙，有纵向棱状纹理及明显的节，节部膨大，上生不定根。体轻，质脆，易折断，断面不整齐，皮部窄，木部宽广，灰黄色，导管孔多数，射线灰白色，放射状排列，皮部与木部交界处常有裂隙，中心有灰褐色髓。气香，味微苦、辛
青风藤	为防己科植物青藤 *Sinomenium acutum* （Thunb.） Rehd. et Wils. 和毛青藤 *S. acutum* （Thunb.） Rehd. et Wils. Var. *cinereum* Rehd. et Wils. 的干燥藤茎	苦、辛，平。祛风湿，通经络，利小便	呈长圆柱形，常微弯曲。表面绿褐色至棕褐色，有的灰褐色，有细纵纹和皮孔。节部稍膨大，有分枝。体轻，质硬而脆，易折断，断面不平坦，灰黄色或淡灰棕色，皮部窄，木部射线呈放射状排列，髓部淡黄白色或黄棕色。气微，味苦

续表

品名	来源	功效	主要性状特征
首乌藤	为蓼科植物何首乌 Polygonum mulitiflorum Thunb. 的干燥藤茎	甘，平。养血安神，祛风通络	呈长圆柱形，稍扭曲，具分枝。表面紫红色或紫褐色，粗糙，具扭曲的纵皱纹，节部略膨大，有侧枝痕，外皮菲薄，可剥离。质脆，易折断，断面皮部紫红色，木部黄白色或淡棕色，导管孔明显，髓部疏松，类白色。气微，味微苦涩
桑枝	为桑科植物桑 Morus alba L. 的干燥嫩枝	微苦，平。祛风湿，利关节	呈长圆柱形，少有分枝。表面灰黄色或黄褐色，有多数黄褐色点状皮孔及细纵纹，并有灰白色略呈半圆形的叶痕和黄棕色的腋芽。质坚韧，不易折断，断面纤维性，皮部较薄，木部黄白色，射线放射状，髓部白色或黄白色。气微，味淡
桂枝	为樟科植物肉桂 Cinnamomum cassia Presl 的干燥嫩枝	辛、甘，温。发汗解肌，温通经脉，助阳化气，平冲降气	呈长圆柱形，多分枝。表面红棕色至棕色，有纵棱线、细皱纹及小疙瘩状的叶痕、枝痕和芽痕，皮孔点状。质硬而脆，易折断。切面皮部红棕色，木部黄白色至浅黄棕色，髓部略呈方形。有特异香气，味甜、微辛，皮部味较浓

重点小结

　　茎木类天然药物一般在秋、冬两季进行采收，如鸡血藤、大血藤、通草等，有些木类药材全年可采，如沉香、苏木、降香等。

　　茎木类天然药物的学习，要注意其入药部位和识别要点。如沉香、降香等以心材入药，通草以精髓入药，钩藤以带钩的茎枝入药等；鸡血藤的"偏心性同心环"，大血藤的"皮部数处向内嵌入木部"，通草的"纵剖面可见呈梯状排列的薄膜"等。

　　有些茎木类天然药物的性状特征容易混淆，需要比较鉴别，如鸡血藤与大血藤、通草与小通草等。

目标检测

一、选择题

（一）A 型题（单项选择题）

1. 沉香的入药部位是（　　）。

　　A. 含有树脂的木材　　　B. 含有树脂的果实　　　C. 木材　　　　　　D. 树皮

2. 下列茎木类药材中，断面略具光泽，年轮明显的是（　　）。

    A. 沉香　　　　　　　B. 苏木　　　　　　　C. 钩藤　　　　　　D. 大血藤

3. 下列茎木类药材中，以茎髓入药的是（　　）。

    A. 鸡血藤　　　　　　B. 川木通　　　　　　C. 通草　　　　　　D. 苏木

4. 下列茎木类药材中，入煎剂后下的是（　　）。

    A. 首乌藤　　　　　　B. 青风藤　　　　　　C. 钩藤　　　　　　D. 大血藤

5. 下列茎木类药材中，具有利尿通淋，清心除烦，通经下乳功能的是（　　）。

    A. 川木通　　　　　　B. 降香　　　　　　　C. 苏木　　　　　　D. 沉香

（二）X 型题（多项选择题）

1. 沉香的性状特征有（　　）。

    A. 呈不规则块、片状或盔帽状

    B. 质较坚实，断面刺状。气芳香，味苦

    C. 表面可见黑褐色树脂与黄白色木部相间的斑纹

    D. 导管单列或呈倒 "V" 字形排列

    E. 内皮层环纹明显

2. 下列茎木类药材中，以茎藤入药的是（　　）。

    A. 鸡血藤　　　　B. 大血藤　　　　C. 通草　　　　D. 钩藤　　　　E. 川木通

3. 钩藤的原植物有（　　）。

    A. 钩藤　　　　B. 大叶钩藤　　　　C. 毛钩藤　　　　D. 华钩藤　　　　E. 无柄果钩藤

二、填空题

1. 切面木部红棕色或棕色，导管孔多数；韧皮部有树脂状分泌物呈红棕色至黑棕色，与木部相间排列呈数个同心性椭圆形环或偏心性半圆形环；髓部偏向一侧。此药材为_____。

2. 饮片为类椭圆形的厚片。切面皮部红棕色，有数处向内嵌入木部，木部黄白色，此药材为_____。

（李顺源）

项目十三

皮类天然药物

学习目标

知识要求　1. **掌握**　肉桂等天然药物的来源、性状、显微、理化鉴别特征。
　　　　　2. **熟悉**　关黄柏等天然药物的来源、性状特征；皮类天然药物的功能与
　　　　　　　应用。
　　　　　3. **了解**　皮类天然药物的产地、采收、加工。
技能要求　1. 熟练掌握皮类天然药物的性状鉴别技术。
　　　　　2. 学会肉桂、黄柏、厚朴、牡丹皮等天然药物的显微鉴别及理化鉴别
　　　　　　　技术。

任务一　皮类天然药物概述

　　皮类天然药物是以木本植物树干、枝条或根的形成层以外的部分入药，通常包括木栓组织、皮层和韧皮部，有的则去除栓皮后再供药用。

一、性状鉴别

　　皮类天然药物因所采部位、厚度及加工方法的不同，形状一般为板片状、卷片状、槽状、双筒状或筒状；外表面多粗糙，有纵纹，并有不同形状、颜色、大小的皮孔，有时栓皮呈鳞片状剥落，有的干皮附着灰白色地衣斑块，有的着生刺。内表面一般平滑，颜色较深，常可见纵向细纹或网状皱纹，有的划之显油痕。皮类天然药物有的易折断，有的不易折断。折断面有的平坦或呈颗粒状，有的呈纤维状或裂片状，也有折断时有胶质丝状物相连或有粉尘。

二、显微鉴别

　　皮类药材的内部组织通常包括木栓组织、皮层和韧皮部。木栓组织应注意观察木栓细胞的层数、颜色、细胞壁的增厚程度等。皮层一般较狭窄，根皮中常见次生皮层。韧皮部是皮类药材的主要部分，应注意韧皮射线的宽度、射线细胞的形状、壁厚度、纹孔及内含物。韧皮部及皮层往往有厚壁组织存在；有的皮类药材的韧皮部中，纤维或石细胞切向集结成若干层带，与筛管群、薄壁组织相间排列。皮层和韧皮部常有树脂道、油细胞、乳汁管等分泌组织及细胞后含物。

　　皮类天然药物的粉末中主要观察木栓细胞、石细胞、分泌组织、纤维及细胞后含物等结构，应详细观察它们的形状、大小、细胞壁的厚度及层纹等特征。

任务二 常用皮类天然药物

肉桂[△]Rougui

Cinnamomi Cortex

案例导入

案例：某医药公司新购进一批肉桂药材，检验员小李在验货时发现，此批药材皮薄、质硬、不油润、气清香而凉似樟脑，与正品肉桂皮厚、内表面油润、气香浓烈，味甜、辣的特征差异较大。遂认为该批药材非正品肉桂药材，不予入库。

讨论：1. 小李的检验结论正确吗？

2. 小李对此批药材作出的不予入库的做法是否符合相关要求？

【**来源**】为樟科植物肉桂 *Cinnamomum cassia* Presl 的干燥树皮。

拓展阅读

樟科植物特征

木本。单叶，多互生，叶片多革质，全缘；无托叶。花小，两性，辐射对称，花单被，通常6深裂，2轮；雄蕊3~4枚，9枚多见，排列成3~4轮；子房上位，花序多种，腋生或近顶生。浆果或呈核果状。多具油细胞，有香气。本科约45属，2000~2500种植物。我国有20属，400余种。重要的中药有肉桂、桂枝、荜澄茄等。

【**植物形态**】常绿乔木。叶互生或近对生，长椭圆形至近披针形，先端稍急尖，基部急尖，革质，边缘软骨质，内卷。圆锥花序腋生或近顶生，三级分枝，分枝末端为3花的聚伞花序，总梗长约为花序长的1/2，被黄色绒毛。花白色，花梗被黄褐色短绒毛。花被内外两面密被黄褐色短绒毛。能育雄蕊9，花丝被柔毛，花药卵圆状长圆形。退化雄蕊3，位于最内轮，柄纤细，扁平，被柔毛，先端箭头状。浆果椭圆形，成熟时黑紫色，无毛；果托浅杯状，边缘截平或略具齿裂。花期6~8月，果期10~12月。

【**产地**】广东、广西、云南等地为主要栽培区。

【**采收加工**】多于秋季剥取树皮，阴干。因原植物生长年限和采收加工方法的不同，肉桂商品有以下类型：①"桂通"为5~6年生的树皮和枝皮，剥取后晒1~2天，卷成筒状，阴干；②"企边桂"为10余年生的树皮，剥取后将两端削成斜面，夹在特制的凹凸木板中晒干；③"板桂"为老树干皮，剥取离地面约30cm处的干皮，先置于木夹内晒至九成干，取出纵横堆叠，加压，干燥；④"桂碎"为肉桂加工过程中产生的碎片。

【**性状鉴别**】呈槽状或卷筒状，长30~40cm，宽或直径3~10cm，厚0.2~0.8cm。外表面灰棕色，稍粗糙，有不规则的细皱纹和横向突起的皮孔，有的可见灰白色的斑纹，习称为"地衣斑";内表面红棕色,略平坦,有细纵纹,划之显油痕。质硬而脆,易折断,断面不平坦,外层棕色而较粗糙,内层红棕色而油润,两层间有1条黄棕色的线纹。气香浓烈,味甜、辣。(图13-1)

以皮厚、富有油性、气香浓烈、味甜辣、嚼之渣少者为佳。

【显微鉴别】横切面 ①木栓细胞数列,最内层细胞外壁增厚,木化。②皮层散有石细胞和分泌细胞。③中柱鞘部位有石细胞群,断续排列成环,外侧伴有纤维束,石细胞通常外壁较薄。④韧皮部射线宽1~2列细胞,含细小草酸钙结晶;纤维常2~3个成束;油细胞随处可见。⑤薄壁细胞含淀粉粒。(图13-2)

粉末 红棕色。①纤维大多单个散在,长梭形,长195~920μm,直径约至50μm,壁厚,木化,纹孔不明显。②石细胞类方形或类圆形,直径32~88μm,壁厚,有的一面菲薄。③油细胞类圆形或长圆形,直径45~108μm。④草酸钙针晶细小,散在于射线细胞中。⑤木栓细胞多角形,含红棕色物。(图13-3)

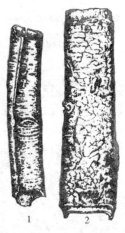

图13-1 肉桂药材图
1. 桂通 2. 企边桂

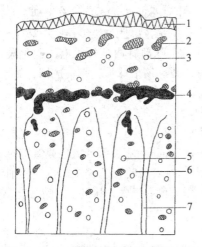

图13-2 肉桂横切面简图
1. 木栓层 2. 纤维束 3. 皮层 4. 石细胞群
5. 油细胞 6. 韧皮部 7. 韧皮部射线

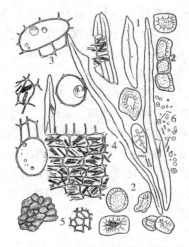

图13-3 肉桂粉末图
1. 纤维 2. 石细胞 3. 油细胞 4. 草酸钙针晶
5. 木栓细胞 6. 淀粉粒

【化学成分】本品主要含有挥发油。其中主要成分为桂皮醛。《中国药典》(2015年版)规定,本品按干燥品计算,含挥发油不得少于1.2%(ml/g);含桂皮醛(C_9H_8O)不得少于1.5%。

【理化鉴别】取本品粉末0.5g,加乙醇10ml,冷浸20分钟,时时振摇,滤过,取滤液作为供试品溶液。另取桂皮醛对照品,加乙醇制成每1ml含1μl的溶液,作为对照品溶液。照薄层色谱法试验,吸取供试品溶液2~5μl、对照品溶液2μl,分别点于同一硅胶G薄层板上,以石油醚(60℃~90℃)-乙酸乙酯(17:3)为展开剂,展开,取出,晾干,喷以二硝基苯肼乙醇试液。供试品色谱中,在与对照品色谱相应的位置上,显相同颜色的斑点。

【功能与主治】辛、甘,大热。能补火助阳,引火归元,散寒止痛,温通经脉。用于阳痿宫冷,腰膝冷痛,肾虚作喘,虚阳上浮,眩晕目赤,心腹冷痛,虚寒吐泻,寒疝腹痛,痛经经闭。

【用法与用量】1~5g。有出血倾向者及孕妇慎用;不宜与赤石脂同用。

拓展阅读

桂皮

桂皮为樟科植物天竺桂 *Cinnamomum japolicum* Sieb、阴香 *C. burmanni* Blume 和细叶香桂 *C. chingii* Metcalf 的干燥树皮。呈板片状或块状，厚 0.1 ~ 0.6cm；外表面灰棕色或灰褐色，内表面红棕色，质硬脆，易折断，断面无黄棕色的线纹；挥发油含量少，香气淡，略具樟脑样香气。一般作香料用。

黄柏△Huangbo
Phellodendri Chinensis Cortex

【来源】 为芸香科植物黄皮树 *Phellodendron chinense* Schneid. 的干燥树皮。习称"川黄柏"。

【植物形态】 乔木，高 10 ~ 12m。奇数羽状复叶对生；小叶 7 ~ 15 片，有短柄，长圆状披针形或长圆状卵形，全缘或浅波浪状。圆锥状花序顶生；花单性，雌雄异株；萼片 5，卵形；花瓣 5 ~ 8，长圆形；雄花有雄蕊 5 ~ 6，花丝甚长，基部有白色长柔毛，退化雌蕊钻形；雌花有 1 雌蕊，子房上位，5 室，花柱短，柱头 5 裂。核果球形，密集成团，紫黑色，通常具 5 核。花期 5 ~ 6 月，果期 9 ~ 11 月。

【产地】 湖北、四川、云南、贵州等省为主要栽培区。

【采收加工】 4 ~ 6 月剥取树皮，除去粗皮，晒干。

【性状鉴别】 呈板片状或浅槽状，长宽不一，厚 1 ~ 6mm。外表面黄褐色或黄棕色，平坦或具纵沟纹，有的可见皮孔痕及残存的灰褐色粗皮；内表面暗黄色或淡棕色，具细密的纵棱纹。体轻，质硬，断面纤维性，呈裂片状分层，深黄色。气微，味极苦，嚼之有黏性。以皮厚、断面色黄者为佳。

拓展阅读

黄柏饮片

1. 黄柏丝 呈丝条状。外表面黄褐色或黄棕色。内表面暗黄色或淡棕色，具纵棱纹。切面纤维性，呈裂片状分层，深黄色。味极苦。

2. 盐黄柏 形如黄柏丝，表面深黄色，偶有焦斑。味极苦，微咸。

3. 黄柏炭 形如黄柏丝，表面焦黑色，内部深褐色或棕黑色。体轻，质脆，易折断。味苦涩。

【显微鉴别】 **横切面** 木栓层由多列长方形细胞组成，内含红棕色物质。皮层较狭窄，韧皮部占大部分，射线弯曲而细长，纤维束切向排列呈断续的层带，周围薄壁细胞中常有草酸钙方晶。(图 13 - 4)

粉末 鲜黄色。①纤维鲜黄色，直径 16 ~ 38μm，常成束，周围细胞含草酸钙方晶，形成晶纤维；含晶细胞壁木化增厚；②石细胞鲜黄色，类圆形或纺锤形，直径 35 ~ 128μm，有的呈分枝状，枝端锐尖，壁厚，层纹明显；有的可见大型纤维状的石细胞，长可达

900μm；③草酸钙方晶众多。（图13-5）

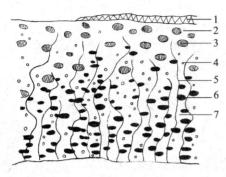 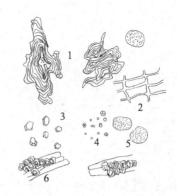

图13-4 黄柏横切面简图   图13-5 黄柏粉末图
1. 木栓层 2. 皮层 3. 石细胞群 4. 黏液细胞   1. 石细胞 2. 木栓细胞 3. 草酸钙方晶
5. 射线 6. 纤维束 7. 韧皮部   4. 淀粉粒 5. 黏液细胞 6. 晶纤维

【化学成分】主要含生物碱。其中主要为小檗碱和黄柏碱。《中国药典》（2015年版）规定，本品按干燥品计算，含小檗碱以盐酸小檗碱（$C_{20}H_{17}NO_4 \cdot HCl$）计，不得少于3.0%，含黄柏碱以盐酸黄柏碱（$C_{20}H_{23}NO_4 \cdot HCl$）计，不得少于0.34%。

【理化鉴别】取本品粉末0.2g，加1%醋酸甲醇溶液40ml，于60℃超声处理20分钟，滤过，滤液浓缩至2ml，作为供试品溶液。另取黄柏对照药材0.1g，加1%醋酸甲醇20ml，同法制成对照药材溶液。再取盐酸黄柏碱对照品，加甲醇制成每1ml含0.5mg的溶液，作为对照品溶液。照薄层色谱法试验，吸取上述三种溶液各3~5μl，分别点于同一硅胶G薄层板上，以三氯甲烷-甲醇-水（30:15:4）的下层溶液为展开剂，置氨蒸气饱和的展开缸内，展开，取出，晾干，喷以稀碘化铋钾试液。供试品色谱中，在与对照药材色谱和对照品色谱相应的位置上，显相同颜色的斑点。

【功能与主治】苦，寒。能清热燥湿，泻火除蒸，解毒疗疮。用于湿热泻痢，黄疸尿赤，带下阴痒，热淋涩痛，脚气痿躄，骨蒸劳热，盗汗，遗精，疮疡肿毒，湿疹湿疮。盐黄柏滋阴降火。用于阴虚火旺，盗汗骨蒸。

【用法与用量】3~12g。外用适量。

关黄柏 Guanhuangbo
Phellodendri Amurensis Cortex

【来源】为芸香科植物黄檗 *Phellodendron amurense* Rupr. 的干燥树皮。

【产地】辽宁、吉林为主要栽培区。

【采收加工】4~6月剥取树皮，除去粗皮，晒干。

【性状鉴别】呈板片状或浅槽状，长宽不一，厚2~4mm。外表面黄绿色或淡棕黄色，较平坦，有不规则的纵裂纹，皮孔痕小而少见，偶有灰白色的粗皮残留；内表面黄色或黄棕色。体轻，质较硬，断面纤维性，有的呈裂片状分层，鲜黄色或黄绿色。气微，味极苦，嚼之有黏性。

以皮厚、色黄、无栓皮者为佳。

关黄柏饮片

1. 关黄柏丝　呈丝状。外表面黄绿色或淡棕黄色，较平坦。内表面黄色或黄棕色。切面鲜黄色或黄绿色，有的呈片状分层。气微，味极苦。

2. 盐关黄柏　形如关黄柏丝，深黄色，偶有焦斑。略具咸味。

3. 关黄柏炭　形如关黄柏丝，表面焦黑色，断面焦褐色。质轻而脆。味微苦、涩。

【显微鉴别】横切面　与黄柏相似，主要不同点是关黄柏木栓细胞呈方形，皮层较为宽广，石细胞略少，韧皮部外几乎无石细胞，射线较为平直，硬韧皮部不甚发达。

粉末　绿黄色或黄色。①纤维鲜黄色，直径 $16\sim38\mu m$，常成束，周围细胞含草酸钙方晶，形成晶纤维；含晶细胞壁木化增厚；②石细胞鲜黄色，类圆形或纺锤形，直径 $35\sim80\mu m$，有的呈分枝状，壁厚，层纹明显；③草酸钙方晶直径约 $24\mu m$。

【化学成分】本品主要含有生物碱。其中主要成分为小檗碱和黄柏碱。《中国药典》（2015年版）规定，本品按干燥品计算，含盐酸小檗碱（$C_{20}H_{17}NO_4\cdot HCl$）不得少于 0.60%，盐酸巴马汀（$C_{21}H_{21}NO_4\cdot HCl$）不得少于 0.30%。

【功能与主治】苦，寒。能清热燥湿，泻火除蒸，解毒疗疮。用于湿热泻痢，黄疸尿赤，带下阴痒，热淋涩痛，骨蒸劳热，盗汗，遗精，疮疡肿毒，湿疹湿疮。盐关黄柏滋阴降火。用于阴虚火旺，盗汗骨蒸。

【用法与用量】$3\sim12g$。外用适量。

厚朴△Houpo
Magnoliae Officinalis Cortex

【来源】为木兰科植物厚朴 *Magnolia officinalis* Rehd. et Wils. 或凹叶厚朴 *M. officinalis* Rehd. et Wils. var. *biloba* Rehd. et Wils. 的干燥干皮、根皮及枝皮。

【植物形态】厚朴　落叶乔木。树皮较厚，紫褐色，幼枝淡黄色，带绢毛。叶互生，密集于小枝顶端，叶革质，倒卵形或倒卵状椭圆形，先端钝圆或短尖，基部楔形，全缘或微波状，下表面有白色粉状物。花与叶同时开放，单生幼枝顶端，白色，芳香；花梗粗短，有毛。蓇葖果木质，螺旋状排列于延长的果托上，形成长卵状椭圆形的聚合果。花期 $4\sim5$ 月，果期 $9\sim10$ 月。

凹叶厚朴　灌木状乔木，叶先端凹陷。

【产地】四川、湖北、浙江为主要栽培产区。厚朴主要分布于四川、湖北，称为"川朴"或"紫油厚朴"；凹叶厚朴主要分布于浙江，称为"温朴"。

【采收加工】$4\sim6$ 月剥取，根皮和枝皮直接阴干；干皮置沸水中微煮后，堆置阴湿处，"发汗"至内表面变紫褐色或棕褐色时，蒸软，取出，卷成筒状，干燥。

【性状鉴别】干皮　呈卷筒状或双卷筒状，长 $30\sim35cm$，厚 $0.2\sim0.7cm$，习称"筒朴"；近根部的干皮一端展开如喇叭口，长 $13\sim25cm$，厚 $0.3\sim0.8cm$，习称"靴筒朴"。外表面灰棕色或灰褐色，粗糙，有时呈鳞片状，较易剥落，有明显椭圆形皮孔和纵皱纹，刮去粗皮者显黄棕色。内表面紫棕色或深紫褐色，较平滑，具细密纵纹，划之显油痕。质坚硬，不易折断，断面颗粒性，外层灰棕色，内层紫褐色或棕色，有油性，有的可见多数小亮星。气香，味辛辣、微苦。（图13-6）

根皮（根朴） 呈单筒状或不规则块片；有的弯曲似鸡肠，习称"鸡肠朴"。质硬，较易折断，断面纤维性。

枝皮（枝朴） 呈单筒状，长10~20cm，厚0.1~0.2cm。质脆，易折断，断面纤维性。

以皮厚、油性足、内表面紫棕色且有发亮结晶物、香气浓者为佳。

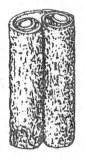
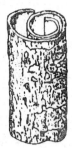

图13-6 厚朴药材图

【显微鉴别】横切面 ①木栓层为10余列细胞；有的可见落皮层；②皮层外侧有石细胞环带，内侧散有多数油细胞和石细胞群；③油细胞散在；④韧皮部射线宽1~3列细胞；⑤纤维多数个成束。（图13-7）

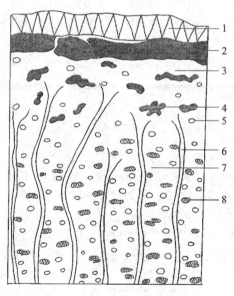

图13-7 厚朴横切面简图
1. 木栓层 2. 石细胞环带 3. 皮层 4. 异形石细胞 5. 油细胞 6. 韧皮部射线 7. 韧皮部 8. 纤维束

粉末 棕色。①纤维甚多，直径15~32μm，壁甚厚，有的呈波浪形或一边呈锯齿状，木化，孔沟不明显；②石细胞类方形、椭圆形、卵圆形或不规则分枝状，直径11~65μm，有时可见层纹；③油细胞椭圆形或类圆形，直径50~85μm，含黄棕色油状物。（图13-8）

【化学成分】含厚朴酚、和厚朴酚为其主要成分。《中国药典》（2015 年版）规定，本品按干燥品计算，含厚朴酚（$C_{18}H_{18}O_2$）与和厚朴酚（$C_{18}H_{18}O_2$）的总量不得少于 2.0%。

【理化鉴别】取本品粉末 0.5g，加甲醇 5ml，密塞，振摇 30 分钟，滤过，取滤液作为供试品溶液。另取厚朴酚对照品、和厚朴酚对照品，加甲醇制成每 1ml 各含 1mg 的混合溶液，作为对照品溶液。照薄层色谱法试验，吸取上述两种溶液各 5μl，分别点于同一硅胶 G 薄层板上，以甲苯–甲醇（17:1）为展开剂，展开，取出，晾干，喷以 1% 香草醛硫酸溶液，在 100℃加热至斑点显色清晰。供试品色谱中，在与对照品色谱相应的位置上，显相同颜色的斑点。

【功能与主治】苦、辛，温。能燥湿消痰，下气除满。用于湿滞伤中，脘痞吐泻，食积气滞，腹胀便秘，痰饮喘咳。

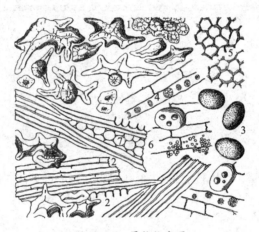

图 13 – 8 厚朴粉末图

1. 石细胞　2. 纤维　3. 油细胞　4. 筛管分子　5. 木栓细胞　6. 淀粉粒　7. 射线细胞

【用法与用量】3 ~ 10g。

拓展阅读

厚朴花

为木兰科植物厚朴 *Magnolia officinalis* Rehd. et Wils. 或凹叶厚朴 *M. officinalis* Rehd. et Wils. var. *biloba* Rehd. et Wils. 的干燥花蕾。春季花未开放时采摘，稍蒸后，晒干或低温干燥。药材呈长圆锥形，长 4~7cm，基部直径1.5 ~ 2.5cm。红棕色至棕褐色。花被多为 12 片，肉质，外层的呈长方倒卵形，内层的呈匙形。雄蕊多数，花药条形，淡黄棕色，花丝宽而短。心皮多数，分离，螺旋状排列于圆锥形的花托上。花梗长 0.5~2cm，密被灰黄色绒毛，偶无毛。质脆，易破碎。气香，味淡。苦、微温。能芳香化湿，理气宽中。用于脾胃湿阻气滞，胸脘痞闷胀满，纳谷不香。用量3~9g。

杜仲 Duzhong
Eucommiae Cortex

【来源】为杜仲科植物杜仲 *Eucommia ulmoides* Oliv. 的干燥树皮。

【产地】四川、贵州地为其主要栽培区，甘肃、云南、湖南等省亦有种植。

【采收加工】4~6月剥取，刮去粗皮，堆置"发汗"至内皮呈紫褐色，晒干。

【性状鉴别】呈板片状或两边稍向内卷，大小不一，厚3~7mm。外表面淡棕色或灰褐色，有明显的皱纹或纵裂槽纹，有的树皮较薄，未去粗皮，可见明显的皮孔。内表面暗紫色，光滑。质脆，易折断，断面有细密、银白色、富弹性的橡胶丝相连。气微，味稍苦。

以皮厚、块大、去净粗皮、断面丝多、内表面暗紫色者为佳。

【化学成分】本品主要含有木脂素类成分。《中国药典》（2015年版）规定，本品含松脂醇二葡萄糖苷（$C_{32}H_{42}O_{16}$）不得少于0.10%。

【功能与主治】甘，温。能补肝肾，强筋骨，安胎。用于肝肾不足，腰膝酸痛，筋骨无力，头晕目眩，妊娠漏血，胎动不安。

【用法与用量】6~10g。

拓展阅读

杜仲叶

为杜仲科植物杜仲 *Eucommia ulmoides* Oliv. 的干燥叶。夏、秋二季枝叶茂盛时采收，晒干或低温烘干。药材多破碎，完整叶片展平后呈椭圆形或卵形，长7~15cm，宽3.5~7cm 表面黄绿色或黄褐色，微有光泽，先端渐尖，基部圆形或广楔形，边缘有锯齿，具短叶柄。质脆，搓之易碎，折断面有少量银白色橡胶丝相连。气微，味微苦。能补肝肾，强筋骨。用于肝肾不足，头晕目眩，腰膝酸痛，筋骨痿软。用量10~15g。

牡丹皮△Mudanpi
Moutan Cortex

【来源】为毛茛科植物牡丹 *Paeonia suffruticosa* Andr. 的干燥根皮。

【植物形态】落叶小灌木，高1~2m。主根粗而长，有香气。叶互生，二回三出复叶，叶柄长6~10cm，小叶卵形或广卵形，通常3裂，花单生于枝顶，直径12~20cm，萼片5，绿色，花瓣5或重瓣。蓇葖果卵形，绿色，表面密被黄褐色短毛。花期4~5月，果期6~7月。

【产地】安徽、河南为主要栽培产区，四川、湖南、陕西等地亦有种植。

【采收加工】秋季采挖根部，除去细根和泥沙，剥取根皮，晒干或刮去粗皮，除去木心，晒干。前者习称"连丹皮"，后者习称"刮丹皮"。

【性状鉴别】**连丹皮** 呈筒状或半筒状，有纵剖开的裂缝，略向内卷曲或张开，长5~20cm，直径0.5~1.2cm，厚0.1~0.4cm，外表面灰褐色或黄褐色，有多数横长皮孔样突起和细根痕，栓皮脱落处粉红色；内表面淡灰黄色或浅棕色，有明显的细纵纹，常见发亮的结晶。质硬而脆，易折断，断面较平坦，淡粉红色，粉性。气芳香，味微苦而涩。

刮丹皮 外表面有刮刀削痕，外表面红棕色或淡灰黄色，有时可见灰褐色斑点状残存外皮。

以条粗长、皮厚、无木心、结晶多、香气浓者为佳。

【显微鉴别】**粉末** 淡红棕色。①淀粉粒甚多，单粒类圆形或多角形，直径3~16μm，脐点点状、裂缝状或飞鸟状；复粒由2~6分粒组成；②草酸钙簇晶直径9~45μm，有时含

晶细胞连接，簇晶排列成行，或一个细胞含数个簇晶；③连丹皮可见木栓细胞长方形，壁稍厚，浅红色。（图13-9）

【化学成分】　主要含有丹皮酚、芍药苷和挥发油。《中国药典》（2015年版）规定，本品按干燥品计算，含丹皮酚（$C_9H_{10}O_3$）不得少于1.2%。

【理化鉴别】　取本品粉末1g，加乙醚10ml密塞，振摇10分钟，滤过，滤液挥干，残渣加丙酮2ml使溶解，作为供试品溶液。另取丹皮酚对照品，加丙酮制成每1ml含2mg的溶液，作为对照品溶液。照薄层色谱法试验，吸取上述两种溶液各10μl，分别点于同一硅胶G薄层板上，以环己烷-乙酸乙酯-冰醋酸（4:1:0.1）为展开剂，展开，取出，晾干，喷以2%香草醛硫酸乙醇溶液（1→10），在105℃加热至斑点显色清晰。供试品色谱中，在与对照品色谱相应的位置上，显相同颜色的斑点。

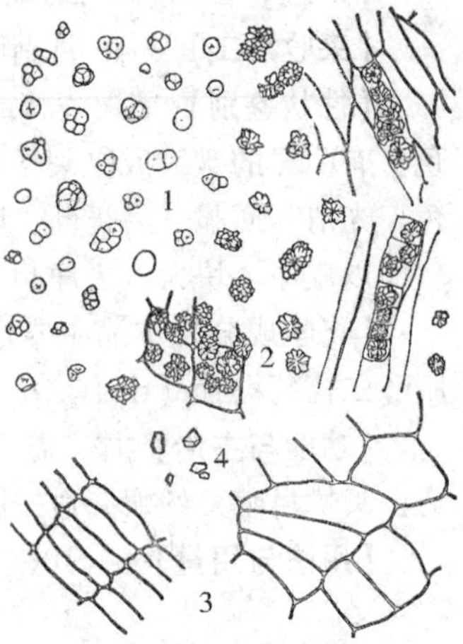

图13-9　牡丹皮粉末图
1. 淀粉粒　2. 草酸钙簇晶
3. 木栓细胞　4. 草酸钙方晶

【功能与主治】　苦、辛，微寒。能清热凉血，活血化瘀。用于热入营血，温毒发斑，吐血衄血，夜热早凉，无汗骨蒸，经闭痛经，跌扑伤痛，痈肿疮毒。

【用法与用量】　6～12g。孕妇慎用。

五加皮 Wujiapi
Acanthopanacis Cortex

【来源】　为五加科植物细柱五加 *Acanthopanax gracilistylus* W. W. Smith 的干燥根皮。

【产地】　湖北、河南为主要栽培产区，四川、湖南、安徽等省亦有种植。

【采收加工】　夏、秋二季采挖根部，洗净，剥取根皮，晒干。

【性状鉴别】　呈不规则卷筒状，长5～15cm，直径0.4～1.4cm，厚约0.2cm。外表面灰褐色，有稍扭曲的纵皱纹和横长皮孔样瘢痕；内表面淡黄色或灰黄色，有细纵纹。体轻，质脆，易折断，断面不整齐，灰白色。气微香，味微辣而苦。

以皮厚、气香、断面色灰白、无木心者为佳。

【化学成分】　本品主要含有挥发油和树脂。

【功能与主治】　辛、苦，温。能祛风除湿，补益肝肾，强筋壮骨，利水消肿。用于风湿痹病，筋骨痿软，小儿行迟，体虚乏力，水肿，脚气。

【用法与用量】　5～10g。

香加皮 Xiangjiapi
Periplocae Cortex

【来源】　为萝摩科植物杠柳 *Periploca sepium* Bge. 的干燥根皮。

【产地】　山西、河南省为主要栽培产区，河北、山东、甘肃等省亦有种植。

【采收加工】　春、秋二季采挖，剥取根皮，晒干。

【性状鉴别】　呈卷筒状或槽状，少数呈不规则的块片状，长3～10cm，直径1～2cm，厚0.2～0.4cm。外表面灰棕色或黄棕色，栓皮松软常呈鳞片状，易剥落。内表面淡黄色或淡黄棕色，较平滑，有细纵纹。体轻，质脆，易折断，断面不整齐，黄白色。有特异香气，味苦。

以块大、皮厚、香气浓、无木心者为佳。

【化学成分】 含有北五加苷和4-甲氧基水杨醛。其中北五加苷G（杠柳毒苷）具有强心作用；4-甲氧基水杨醛为其香气成分。《中国药典》（2015年版）规定，本品于60℃干燥4小时，含4-甲氧基水杨醛（$C_8H_8O_3$）不得少于0.20%。

【功能与主治】 辛、苦、温；有毒。能利水消肿，祛风湿，强筋骨。用于下肢浮肿，心悸气短，风寒湿痹，腰膝酸软。

【用法与用量】 3~6g。不宜过量服用。

其他皮类天然药物简介，见表13-1。

表13-1 其他皮类天然药物简介

品名	来源	功效	主要性状特征
桑白皮	为桑科植物桑 Morus alba L. 的干燥根皮	甘，寒。泻肺平喘，利水消肿	呈扭曲的卷筒状、槽状或板片状。外表面白色或淡黄白色，较平坦，有的残留橙黄色或棕黄色鳞片状粗皮；内表面黄白色或灰黄色，有细纵纹。体轻，质韧，纤维性强，难折断，易纵向撕裂，撕裂时有粉尘飞扬。气微，味微甘
白鲜皮	为芸香科植物白鲜 Dictamnus dasycarpus Turcz. 的干燥根皮	苦，寒。清热燥湿，祛风解毒	呈卷筒状。外表面灰白色或淡灰黄色，具细纵皱纹和细根痕，常有突起的颗粒状小点；内表面类白色，有细纵纹。质脆，折断时有粉尘飞扬，断面不平坦，略呈层片状，剥去外层，迎光可见闪烁的小亮点。有羊膻气，味微苦
地骨皮	为茄科植物枸杞 Lycium chinense Mill. 或宁夏枸杞 L. barbarum L. 的干燥根皮	甘，寒。凉血除蒸，清肺降火	呈筒状或槽状。外表面灰黄色至棕黄色，粗糙，有不规则纵裂纹，易成鳞片状剥落。内表面黄白色至灰黄色，较平坦，有细纵纹。体轻，质脆，易折断，断面不平坦，外层黄棕色，内层灰白色。气微，味微甘而后苦
合欢皮	为豆科植物合欢 Albizia julibrissin Durazz. 的干燥树皮	甘，平。解郁安神，活血消肿	呈卷曲筒状或半筒状。外表面灰棕色至灰褐色，稍有纵皱纹，有的成浅裂纹，密生明显的椭圆形横向皮孔，棕色或棕红色，偶有突起的横棱或较大的圆形枝痕，常附有地衣斑；内表面淡黄棕色或黄白色，平滑，有细密纵纹。质硬而脆，易折断，断面呈纤维性片状，淡黄棕色或黄白色。气微香，味淡、微涩、稍刺舌，而后喉头有不适感
秦皮	为木犀科植物苦枥白蜡树 Fraxinus rhynchophylla Hance、白蜡树 F. chinensis Roxb.、尖叶白蜡树 F. szaboana Lingelsh. 或宿柱白蜡树 F. stylosa Lingelsh. 的干燥枝皮或干皮	苦、涩，寒。清热燥湿，收涩止痢，止带，明目	**枝皮** 呈卷筒状或槽状。外表面灰白色、灰棕色至黑棕色或相间呈斑状，平坦或稍粗糙，并有灰白色圆点状皮孔及细斜皱纹，有的具分枝痕。内表面黄白色或棕色，平滑。质硬而脆，断面纤维性，黄白色。气微，味苦 **干皮** 为长条状块片。外表面灰棕色，具龟裂状沟纹及红棕色圆形或横长的皮孔。质坚硬，断面纤维性较强。药材加热水浸泡，浸出液在日光下可见碧蓝色荧光

重点小结

　　皮类天然药物一般在春末夏初（清明至夏至）采收，此时树皮养分充足，形成层细胞分裂较快，皮部与木部容易剥离，伤口较易愈合，如黄柏、关黄柏、厚朴等。部分皮类天然药物于秋冬两季采收，如肉桂、牡丹皮等。

　　皮类天然药物的学习，要注意其入药部位和识别要点。如肉桂、黄柏、关黄柏等以树皮入药，厚朴以干皮、枝皮和根皮入药，牡丹皮、五加皮、香加皮等以根皮入药；皮类天然药物的鉴别要点应特别注意其外表面、内表面及断面，尤其是皮孔的形状、颜色斑块、刻划后是否显示出油痕等。

　　有些皮类天然药物的性状特征容易混淆，需要比较鉴别，如黄柏和关黄柏、五加皮和香加皮等。

目标检测

一、选择题

（一）A 型题（单项选择题）

1. 以干皮、枝皮、根皮入药的是（　　）。
　　A. 肉桂　　　　　　B. 黄柏　　　　　　C. 关黄柏　　　　　　D. 厚朴

2. 断面外层棕色而较粗糙，内层红棕色而油润，两层间有 1 条黄棕色线纹的药材是（　　）。
　　A. 厚朴　　　　　　B. 杜仲　　　　　　C. 肉桂　　　　　　D. 五加皮

3. 断面纤维性，呈裂片状分层，深黄色。气微，味极苦，嚼之有黏性的药材是（　　）。
　　A. 香加皮　　　　　B. 牡丹皮　　　　　C. 黄柏　　　　　　D. 杜仲

4. 常见发亮的结晶。质硬而脆，易折断，断面较平坦，淡粉红色，粉性。气芳香，味微苦而涩的药材是（　　）。
　　A. 牡丹皮　　　　　B. 五加皮　　　　　C. 香加皮　　　　　D. 厚朴

（二）X 型题（多项选择题）

1. 镜检具有油细胞的药材有（　　）。
　　A. 肉桂　　　　B. 厚朴　　　　C. 黄柏　　　　D. 大黄　　　　E. 番泻叶

2. 肉桂的商品规格有（　　）。
　　A. 企边桂　　　B. 板桂　　　　C. 桂通　　　　D. 桂皮　　　　E. 桂碎

3. 下列天然药物中，有毒的是（　　）。
　　A. 川乌　　　　B. 五加皮　　　C. 香加皮　　　D. 生附子　　　E. 党参

二、填空题

1. 杜仲的断面有_____、_____、_____的橡胶丝相连。

2. 黄柏为_____科植物_____的干燥树皮。

三、简答题

1. 黄柏与关黄柏在来源和性状方面有何差异？

2. 香加皮与五加皮的性状特征有何差异？

（李顺源）

项目十四

叶类天然药物

学习目标

知识要求　1. **掌握**　番泻叶等天然药物的来源、性状、显微特征、理化鉴别特征。
　　　　　2. **熟悉**　大青叶等天然药物来源、性状特征；叶类天然药物的功能与应用。
　　　　　3. **了解**　叶类天然药物的产地、采收、加工。
技能要求　1. 熟练掌握叶类天然药物的性状鉴别技术。
　　　　　2. 学会番泻叶等天然药物的显微鉴别及理化鉴别技术。

任务一　叶类天然药物概述

　　叶类天然药物是以药用植物的叶入药。一般为单叶，如枇杷叶、大青叶等；少数为复叶的小叶，如番泻叶；有的为嫩叶，如竹叶卷心；有的为枝梢和叶，如侧柏叶。

一、叶的组织构造

　　叶主要由叶片和叶柄组成，叶柄的结构与茎相似，由表皮、皮层和维管组织三部分组成。而叶片为绿色的扁平体，其结构与叶柄不同。

（一）双子叶植物叶片的构造

　　双子叶植物叶片一般由表皮、叶肉和叶脉三个部分组成。

　　1. 表皮　包被着整个叶片的表面，位于叶片上面（腹面）的表皮称为上表皮，位于叶片下面（背面）的表皮则称为下表皮。表皮常由 1 层扁平的生活细胞组成，表皮细胞一般不具叶绿体，外壁较厚，排列紧密，无细胞间隙，常具角质层，有的还有蜡被，常有气孔、毛茸等附属物，气孔通常在下表皮分布较多。

　　2. 叶肉　位于上、下表皮之间，主要为薄壁细胞，通常含有叶绿体，为绿色植物进行光合作用的主要场所。根据薄壁组织的细胞形态和排列方式，通常将叶肉分为栅栏组织和海绵组织两个部分。①栅栏组织：位于上表皮之下，由 1 列或数列薄壁细胞组成，细胞呈长圆柱形，排列紧密、整齐，其长轴与上表皮垂直，形如栅栏。细胞内含有大量的叶绿体，因此叶片的上表面呈深绿色。②海绵组织：位于栅栏组织与下表皮或栅栏组织之间，由数层薄壁细胞组成，细胞形状不规则，排列疏松，细胞间隙大，形如海绵状，细胞内含有的叶绿体少，因此叶片的下表面颜色相对较浅而呈浅绿色。

　　叶片中栅栏组织和海绵组织具有明显区分的叶片称为两面叶或异面叶，如薄荷。叶片中栅栏组织和海绵组织分化不明显的，或上、下表皮内方都有栅栏组织的，称为等面叶，如番泻叶。

　　3. 叶脉　叶片中的维管束，主脉和粗大的侧脉结构和茎的维管束相同，木质部位于向茎面，韧皮部位于背茎面，形成层的活动有限。厚壁或厚角组织常存在于主脉维管束上下方，且在叶的背面比较发达，因此可见主脉在叶片下表面显著突起，这是从外观区分叶片上下表面的显著特征。侧脉越细结构越简化，以至于在细脉末端位置的木质部中仅有 1 ~ 2

个短的螺纹管胞，其韧皮部中仅有短而狭的筛管分子和增大的伴胞。

（二）单子叶植物叶片的构造

单子叶植物叶的结构也是由表皮、叶肉和叶脉三个部分组成。但有其独特的特点，现以禾本科植物叶片的结构为例进行介绍。

1. 表皮 细胞常呈长方形，外壁角质化，并含有硅质。表皮中具有一些特殊大型的薄壁细胞，液泡较大，称为泡状细胞，它们在横切面上略呈扇形排列。干旱失水时，泡状细胞收缩，使叶片卷曲以减少水分蒸发，进而气候湿润时，泡状细胞则吸水膨胀，使叶片展开，因此泡状细胞也称为运动细胞。上、下表皮都分布有气孔，气孔保卫细胞呈哑铃状。

2. 叶肉 禾本科植物的叶片多呈直立状态，叶片两面受光近似，叶肉中的栅栏组织和海绵组织常无明显分化，故为等面叶。淡竹叶等单子叶植物的叶片属异面叶。

3. 叶脉 禾本科植物叶脉维管束为有限外韧型。主脉维管束与上下表皮之间常有厚壁组织分布，以增强支持作用。维管束外围常有1层或多层薄壁细胞或厚壁细胞，称为维管束鞘，如水稻、玉米。

二、性状鉴别

叶类天然药物的性状鉴别首先应观察叶片的状态和表面颜色，选择的样品一定要具有代表性。叶类天然药物一般呈蜷曲、皱缩或破碎状态，通常将其湿润后平展开再进行观察，判断是单叶还是复叶的小叶，应注意叶片的形状、大小、对称性、表面颜色、叶脉、叶端、叶缘、叶基、质地、叶柄的状态、托叶及茎枝的有无及状态、气、味等特征。叶片的表面特征复杂多样，有的覆盖有角质层，光滑无毛；有的一面或全体被毛；有的在放大镜下可观察到腺鳞；有的对光可观察到腺点。

三、显微鉴别

叶类天然药物的显微鉴别主要观察叶片的表皮、叶肉和主脉三个部分的特征。一般应做叶主脉部分的横切片、表面制片或粉末制片。横切片观察表皮、叶肉和叶脉的组织构造；表面制片观察表皮细胞、气孔及各种附属物的形态；粉末制片与表面制片所观察的特征基本相同，但毛茸多断裂，还应注意晶体的类型及特征。

任务二 常用叶类天然药物

番泻叶[△]**Fanxieye**

Sennae Folium

案例导入

案例：张某患有习惯性便秘，一日他从某药房购回番泻叶，发现此次购买的药材叶片比以往的小，其先端钝圆或微凹陷，或具有短刺，叶片两面都有较多灰白色的短毛。和正品番泻叶的长卵形或卵状披针形，叶端尖的差异较大。

讨论：1. 此种叶片能作为番泻叶正常服用吗？

2. 如果此种叶片是番泻叶的伪品，该如何进行鉴别？

3. 番泻叶有哪些主要鉴别特征？

【来源】 为豆科植物狭叶番泻 *Cassia angustifolia* Vahl 或尖叶番泻 *C. acutifolia* Delile 的干燥小叶。

【植物形态】 狭叶番泻 小灌木，高 1~1.5m。羽状复叶，互生，小叶 4~8 对，长卵形或卵状披针形，先端急尖，基部稍不对称，无毛或近无毛。总状花序顶生或腋生，花黄色；萼片 5，长卵形，花瓣 5，倒卵形；雄蕊 10；子房具柄；荚果扁长方形，长 4~6cm，宽 1~1.7cm，背缝顶端有清楚的尖突；种子 8 枚。花期 9~12 月，果期翌年 3 月。

尖叶番泻 小叶 4~6 对，披针形或长卵形，先端急尖或有棘尖，基部不对称，表面被细短毛茸；花较小；荚果宽 2~2.5cm，顶端的尖突不明显，种子 6~7 枚。

【产地】 狭叶番泻主产于印度、埃及和苏丹。尖叶番泻主产于埃及。我国海南、云南和广东等地有栽培。

【采收加工】 狭叶番泻叶在开花前采收，阴干，用水压机打包。尖叶番泻叶在果实将近成熟时采收，晒干，按全叶与碎叶分别包装。

【性状鉴别】 狭叶番泻 呈长卵形或卵状披针形，长 1.5~5cm，宽 0.4~2cm，叶端急尖，叶基稍不对称，全缘。上表面黄绿色，下表面浅黄绿色，无毛或近无毛，叶脉稍隆起。革质。气微弱而特异，味微苦，稍有黏性。(图 14-1)

尖叶番泻 呈披针形或长卵形，略卷曲，叶端短尖或微突，叶基不对称，两面均有细短毛茸。

均以完整、色绿、无小枝及杂质者为佳。

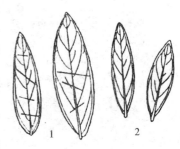

图 14-1 番泻叶药材图
1. 狭叶番泻叶 2. 尖叶番泻叶

【显微鉴别】 横切面 ①表皮细胞 1 列，有气孔和单细胞非腺毛，非腺毛基部略弯曲，壁厚，疣状突起明显。②叶肉两面均有栅栏组织，各为 1 列栅状细胞，上面的栅栏组织较长，下面的较短；海绵组织的薄壁细胞中含有细小的草酸钙簇晶。③主脉为外韧型维管束，微木化的纤维束分布于维管束上下两侧，纤维束外有含草酸钙方晶的薄壁细胞，形成晶纤维。(图 14-2)

粉末 淡绿色或黄绿色。①晶纤维多，草酸钙方晶直径 12~15μm。②非腺毛单细胞，长 100~350μm，直径 12~25μm，壁厚，有疣状突起。③草酸钙簇晶存在于叶肉薄壁细胞中，直径 9~20μm。④上下表皮细胞表面观呈多角形，垂周壁平直；上下表皮均有气孔，主为平轴式，副卫细胞大多为 2 个，也有 3 个。(图 14-3)

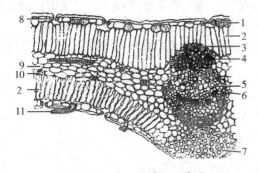

图 14-2 番泻叶横切面简图
1. 上表皮 2. 栅栏组织 3. 方晶 4. 中柱鞘纤维
5. 木质部 6. 韧皮部 7. 厚角组织 8. 气孔
9. 海绵组织 10. 簇晶 11. 非腺毛

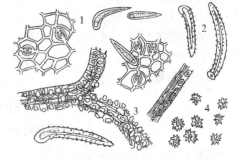

图 14-3 番泻叶粉末图
1. 表皮及平轴式气孔 2. 非腺毛
3. 晶纤维 4. 草酸钙簇晶

【化学成分】主要含有蒽醌衍生物。二蒽酮苷（番泻苷 A、B、C、D 等）为其主要的泻下成分。《中国药典》（2015 年版）规定，本品按干燥品计算，含番泻苷 A（$C_{42}H_{38}O_{20}$）和番泻苷 B（$C_{42}H_{38}O_{20}$）的总量，不得少于 1.1%。

【理化鉴别】取本品粉末 25mg，加水 50ml 和盐酸 2ml，置水浴中加热 15 分钟，放冷，加乙醚 40ml，振摇提取，分取醚层，通过无水硫酸钠层脱水，滤过，取滤液 5ml，蒸干，放冷，加氨试液 5ml，溶液显黄色或橙色，置水浴中加热 2 分钟后，变为紫红色。

【功能与主治】甘、苦，寒。能泻热行滞，通便，利水。用于热结积滞，便秘腹痛，水肿胀满。

【用法与用量】2 ~ 6g，后下，或开水泡服。孕妇慎用。

拓展阅读

番泻叶伪品

耳叶番泻为豆科植物耳叶番泻 *Cassia auriculata* L. 的小叶。与正品番泻叶相区别，主要鉴别点为：小叶叶片呈倒卵圆形或卵圆形，先端钝圆或微凹陷，或具有短刺，叶基一般呈不对称状态，全缘；表面灰绿色或红棕色，密被灰白色短毛。显微特征为靠近上表皮的栅栏组织有 2 列细胞，下表皮上方没有典型的栅栏组织，有簇晶，方晶较少。

大青叶 Daqingye
Isatidis Folium

【来源】为十字花科植物菘蓝 *Isatis indigotica* Fort. 的干燥叶。

【产地】全国各地均有栽培。

【采收加工】夏、秋二季分 2 ~ 3 次采收，除去杂质，晒干。

【性状鉴别】多皱缩卷曲，有的破碎。完整叶片展平后呈长椭圆形至长圆状倒披针形，长 5 ~ 20cm，宽 2 ~ 6cm；上表面暗灰绿色，有的可见色较深稍突起的小点；先端钝，全缘或微波状，基部狭窄下延至叶柄呈翼状；叶柄长 4 ~ 10cm，淡棕黄色。质脆。气微，味微酸、苦、涩。

【化学成分】主要含有菘蓝苷。菘蓝苷容易水解并产生靛蓝和靛玉红。《中国药典》（2015 年版）规定，本品按干燥品计算，含靛玉红（$C_{16}H_{10}N_2O_2$）不得少于 0.020%。

【功能与主治】苦，寒。能清热解毒，凉血消斑。用于温病高热，神昏，发斑发疹，痄腮，喉痹，丹毒，痈肿。

【用法与用量】9 ~ 15g。

艾叶 Aiye
Artemisiae Argyi Folium

【来源】为菊科植物艾 *Artemisia argyi* Lévl. et Vant. 的干燥叶。

【产地】全国各地均有栽培。

【采收加工】夏季花未开时采摘，除去杂质，晒干。

【性状鉴别】多皱缩、破碎，有短柄。完整叶片展平后呈卵状椭圆形，羽状深裂，裂片椭圆状披针形，边缘有不规则的粗锯齿；上表面灰绿色或深黄绿色，有稀疏的柔毛和腺点；下表面密生灰白色绒毛。质柔软。气清香，味苦。

【化学成分】主要含有挥发油。《中国药典》（2015 年版）规定，本品按干燥品计算，含桉油精（$C_{10}H_8O$）不得少于 0.050% 。

【功能与主治】辛、苦，温；有小毒。温经止血，散寒止痛；外用祛湿止痒。用于吐血，衄血，崩漏，月经过多，胎漏下血，少腹冷痛，经寒不调，宫冷不孕；外治皮肤瘙痒。醋艾炭温经止血，用于虚寒性出血。

【用法与用量】3～9g。外用适量，供灸治或熏洗用。

枇杷叶 Pipaye
Eriobotryae Folium

【来源】为蔷薇科植物枇杷 *Eriobotrya japonica*（Thunb.）Lindl. 的干燥叶。

【产地】江苏、广东为主要栽培区，全国各地亦有栽培。

【采收加工】全年均可采收，晒至七八成干时，扎成小把，再晒干。

【性状鉴别】呈长圆形或倒卵形，长 12～30cm，宽 4～9cm。先端尖，基部楔形，边缘有疏锯齿，近基部全缘。上表面灰绿色、黄棕色或红棕色，较光滑；下表面密被黄色绒毛，主脉于下表面显著突起，侧脉羽状；叶柄极短，被棕黄色绒毛。革质而脆，易折断。气微，味微苦。

【化学成分】本品主要含有挥发油、有机酸和鞣质。《中国药典》（2015 年版）规定，本品按干燥品计算，含齐墩果酸（$C_{30}H_{48}O_3$）和熊果酸（$C_{30}H_{48}O_3$）的总量不得少于 0.70% 。

【功能与主治】苦，微寒。清肺止咳，降逆止呕。用于肺热咳嗽，气逆喘急，胃热呕逆，烦热口渴。

【用法与用量】6～10g。

淫羊藿 Yinyanghuo
Epimedii Folium

【来源】为小檗科植物淫羊藿 *Epimedium brevicornu* Maxim.、箭叶淫羊藿 *E. sagittatum*（Sieb. Et. Zucc.）Maxim.、柔毛淫羊藿 *E. pubescens* Maxim. 或朝鲜淫羊藿 *E. koreanum* Nakai 的干燥叶。

【产地】淫羊藿主产于山西、陕西、广西和河南；箭叶淫羊藿主产于四川、湖北、浙江；柔毛淫羊藿主产于四川；朝鲜淫羊藿主产于东北。

【采收加工】夏、秋季茎叶茂盛时采收，晒干或阴干。

【性状鉴别】**淫羊藿**　三出复叶；小叶片卵圆形，长 3～8cm，宽 2～6cm；先端微尖，顶生小叶基部心形，两侧小叶较小，偏心形，外侧较大，呈耳状，边缘具黄色刺毛状细锯齿；上表面黄绿色，下表面灰绿色，主脉 7～9 条，基部有稀疏细长毛，细脉两面突起，网脉明显；小叶柄长 1～5cm。叶片近革质。气微，味微苦。

箭叶淫羊藿　三出复叶，小叶片长卵形至卵状披针形，长 4～12cm，宽 2.5～5cm；先端渐尖，两侧小叶基部明显偏斜，外侧呈箭形。下表面疏被粗短伏毛或近无毛。叶片革质。

柔毛淫羊藿　叶下表面及叶柄密被绒毛状柔毛。

朝鲜淫羊藿　小叶较大，长 4～10cm，宽 3.5～7cm，先端长尖。叶片较薄。

【化学成分】主要含有淫羊藿苷、挥发油和鞣质。《中国药典》（2015 年版）规定，本品按干燥品计算,含淫羊藿苷($C_{33}H_{40}O_{15}$)不得少于0.50%。

【功能与主治】辛、甘,温。能补肾阳,强筋骨,祛风湿。用于肾阳虚衰,阳痿遗精,筋骨痿软,风湿痹痛,麻木拘挛。

【用法与用量】6~10g。

其他叶类天然药物简介,见表14-1。

表14-1 其他叶类天然药物简介

品名	来源	功效	主要性状特征
石韦	为水龙骨科植物庐山石韦 Pyrrosia sheareri (Bak.) Ching、石韦 P. Lingua (Thunb.) Farwell 或有柄石韦 P. petiolosa (Christ) Ching 的干燥叶	甘、苦,微寒。利尿通淋,清肺止咳,凉血止血	**庐山石韦** 叶片略皱缩,展平后呈披针形。先端渐尖,基部耳状偏斜,全缘,边缘常向内卷曲;上表面黄绿色或灰绿色,散布有黑色圆形小凹点;下表面密生红棕色星状毛,有的侧脉间布满棕色圆点状的孢子囊群。叶柄具四棱,略扭曲,有纵槽。叶片革质。气微,味微涩苦 **石韦** 叶片披针形或长圆披针形。基部楔形,对称。孢子囊群在侧脉间,排列紧密而整齐 **有柄石韦** 叶片多卷曲呈筒状,展平后呈长圆形或卵状长圆形。基部楔形,对称;下表面侧脉不明显,布满孢子囊群
侧柏叶	为柏科植物侧柏 Platycladus orientalis (L.) Franco 的干燥枝梢和叶	苦、涩,寒。凉血止血,化痰止咳,生发乌发	多分枝,小枝扁平。叶细小鳞片状,交互对生,贴伏于枝上,深绿色或黄绿色。质脆,易折断。气清香,味苦涩、微辛
银杏叶	为银杏科植物银杏 Ginkgo biloba L. 的干燥叶	甘、苦、涩,平。活血化瘀,通络止痛,敛肺平喘,化浊降脂	多皱折或破碎,完整者呈扇形。黄绿色或浅棕黄色,上缘呈不规则的波状弯曲,有的中间凹入,深者可达叶长的4/5。具二叉状平行叶脉,细而密,光滑无毛,易纵向撕裂。叶基楔形。体轻。气微,味微苦
蓼大青叶	为蓼科植物蓼蓝 Polygonum tinctorium Ait. 的干燥叶	苦,寒。清热解毒,凉血消斑	多皱缩、破碎,完整者展平后呈椭圆形。蓝绿色或黑蓝色,先端钝,基部渐狭,全缘。叶脉浅黄棕色,于下表面略突起。叶柄扁平,偶带膜质托叶鞘。质脆。气微,味微涩而稍苦
桑叶	为桑科植物桑 Morus alba L. 的干燥叶	甘、苦,寒。疏散风热,清肺润燥,清肝明目	多皱缩、破碎。完整者有柄,叶片展平后呈卵形或宽卵形。先端渐尖,基部截形、圆形或心形,边缘有锯齿或钝锯齿,有的不规则分裂。上表面黄绿色或浅黄棕色,有的有小疣状突起;下表面颜色稍浅,叶脉突出,小脉网状,脉上被疏毛,脉基具簇毛。质脆。气微,味淡、微苦涩

品名	来源	功效	主要性状特征
紫苏叶	为唇形科植物紫苏 Perilla frutescens（L.）Britt. 的干燥叶（或带嫩枝）	辛，温。解表散寒，行气和胃	叶片多皱缩卷曲、破碎，完整者展平后呈卵圆形。先端长尖或急尖，基部圆形或宽楔形，边缘具圆锯齿。两面紫色或上表面绿色，下表面紫色，疏生灰白色毛，下表面有多数凹点状的腺鳞。叶柄长紫色或紫绿色。质脆。带嫩枝者，枝紫绿色，断面中部有髓。气清香，味微辛
罗布麻叶	夹竹桃科植物罗布麻 Apocynum venetum L. 的干燥叶	甘、苦，凉。平肝安神，清热利水	多皱缩卷曲，有的破碎，完整叶片展平后呈椭圆状披针形或卵圆状披针形。淡绿色或灰绿色，先端钝，有小芒尖，基部钝圆或楔形，边缘具细齿，常反卷，两面无毛，叶脉于下表面突起；叶柄细。质脆。气微，味淡

📊 重点小结

叶类天然药物一般在植株生长最旺盛、开花前或花盛开时进行采收，此时树叶中养分充足，有效成分含量较高，如番泻叶、艾叶、淫羊藿等。少数叶类天然药物采收时间比较特殊，如桑叶多在秋、冬季节经霜后采收。

叶类天然药物的学习，要注意其入药部位和识别要点。如番泻叶等以复叶的小叶入药，大青叶、枇杷叶、艾叶等以单叶入药；叶类天然药物的鉴别要点应特别注意其上表面、下表面及断面特征，尤其是毛茸的颜色与多少、脉序、质地等。

目标检测

一、选择题

（一）A 型题（单项选择题）

1. 主要含有蒽醌衍生物的药材是（　　）。
   A. 大青叶　　　　　B. 淫羊藿　　　　　C. 枇杷叶　　　　　D. 番泻叶
2. 大青叶的原植物为（　　）。
   A. 爵床科的马蓝　　　　　　　　B. 蓼科的蓼蓝
   C. 十字花科的菘蓝　　　　　　　D. 马鞭草科的路边青
3. 具有温经止血、散寒止痛功能的药材是（　　）。
   A. 艾叶　　　　　　B. 淫羊藿　　　　　C. 枇杷叶　　　　　D. 大青叶
4. 叶脉是叶片中的（　　）。
   A. 导管　　　　　　B. 纤维　　　　　　C. 维管束　　　　　D. 表皮

（二）X 型题（多项选择题）

1. 镜检具有晶纤维的药材有（　　）。

A. 甘草　　　　B. 黄连　　　　C. 黄柏　　　　D. 肉桂　　　　E. 番泻叶

2. 下列哪些为狭叶番泻叶性状特征（　　）。

A. 呈长卵形或卵状披针形，长1.5～5cm，宽0.4～2cm，叶端急尖，叶基稍不对称，全缘

B. 上表面黄绿色，下表面浅黄绿色，无毛或近无毛，叶脉稍隆起

C. 革质。气微弱而特异，味微苦，稍有黏性

D. 表面淡绿色或灰绿色，先端钝，有小芒尖，基部钝圆或楔形，边缘具细齿

E. 上表面灰绿色或深黄绿色，有稀疏的柔毛和腺点；下表面密生灰白色绒毛

二、填空题

1. 番泻叶的来源为豆科植物_____或_____的干燥_____。

2. 淫羊藿具有_____、_____、_____功能。

3. 枇杷叶为_____植物_____的干燥叶。

三、简答题

狭叶番泻与尖叶番泻在性状上有什么区别？

（李顺源）

花类天然药物

知识要求　**1. 掌握**　西红花、红花、丁香、金银花的来源、性状、显微、理化鉴别
　　　　　　　　　特征。
　　　　　　2. 熟悉　菊花等天然药物的来源、性状特征；本项目所学天然药物的功
　　　　　　　　　能与应用。
　　　　　　3. 了解　花类天然药物的产地、采收、加工。
技能要求　1. 熟练掌握花类天然药物的性状鉴别技术。
　　　　　　2. 学会西红花、红花等天然药物的显微鉴别及理化鉴别技术。

任务一　花类天然药物概述

　　花类天然药物是以植物花入药的药材总称，包括完整的花、花序以及花的某一部分。完整的花包括已开放的花朵（洋金花、槐花）和未开放的花蕾（金银花、丁香）；花序包括已开放的花序（菊花、旋覆花）和未开放的花序（款冬花）；花的某一部分包括柱头（西红花）、雄蕊（莲须）、花柱（玉米须）、花粉粒（蒲黄、松花粉）等。

一、性状鉴别

　　花类天然药物的性状鉴别应首先辨明入药部位。鉴别时，以花朵入药者，要注意观察花托、萼片、花瓣、雌蕊和雄蕊的数目及其着生位置、形状、颜色、被毛与否、气味等；以花序入药者，除观察单朵花外，还需注意观察花序类别、总苞片、苞片、花序、花托等。花类药材常见的有圆锥状、团簇状、棒状、丝状和粉末状等，多具有鲜艳的色彩和香气，但经过采制、干燥、包装和运输后，常干缩而破碎，原有的形状多发生改变，颜色、气味均较新鲜时淡，必要时可借助放大镜或解剖镜观察。若花序或花很小，肉眼不易辨认时，可将干燥药材放入水中浸泡后展开，再用放大镜或解剖镜观察。

二、显微鉴别

　　花类中药的显微鉴别，除花梗和膨大花托制作横切片外，一般只做表面片和粉末观察。

　　1. 苞片和萼片　构造与叶片相似，分为表皮、叶肉和主脉。但叶肉组织分化不明显，故鉴别时应以表面特征为主，注意观察上、下表皮细胞的形态；气孔及毛茸的有无、类型和分布情况；分泌组织的有无及草酸钙结晶的类型、形状和分布情况等。其中，气孔和毛茸的有无、类型和分布情况在花类药材的鉴别时有重要意义。

　　2. 花瓣　构造与叶片相类似，但变异较大。上表皮细胞常呈乳头状或毛茸状突起，但无气孔；下表皮细胞垂周壁常呈波状弯曲，有时亦有毛茸及少数气孔。相当于叶肉部分多由数层排列疏松的大型薄壁细胞组成，维管束细小，仅见少数螺纹导管；有的花冠有分泌

组织并贮藏物质，如丁香具有油室、红花具有管状分泌组织并内贮红棕色物质。

3. 雄蕊 由花丝和花药组成。在鉴别上具有重要意义的主要是花粉粒的形状、大小、萌发孔或萌发沟的类型和数目、外壁表面纹理如突起或雕纹等。花粉粒有圆形、椭圆形、三角形、四分体等。花粉粒的外壁有的光滑，如西红花、槐米等；有的具粗细不等的刺状突起，如金银花等；有的具放射状雕纹，如洋金花；有的具网状纹理，如蒲黄。

4. 雌蕊 由子房、花柱和柱头三部分组成。子房的表皮多为薄壁细胞。花柱表皮细胞无特殊变化，少数分化成毛状物，如红花。柱头的表皮细胞，常呈乳头状突起，如红花；有的分化成绒毛状，如西红花；有的没有毛茸状突起，如洋金花。具有鉴定意义的主要是柱头表皮细胞。

5. 花梗和花托 有些花类中药常带有部分花梗和花托。横切面构造与茎相似，注意观察表皮、皮层、内皮层、维管束和髓部的特征等。

花类药材的粉末鉴别一般以花粉粒特征为主，其次是毛茸等，还需注意草酸钙结晶、分泌组织、色素细胞、花冠表皮细胞。极少数花类药材的粉末中可见石细胞或厚壁细胞。

任务二 常用花类天然药物

西红花[△]Xihonghua
Croci Stigma

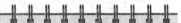

案例导入

案例：2015 年央视 3.15 晚会报道，消费者买到的西红花不一定是真的，有些是由不法商家采用纸制品或毛发等经染色处理而成。服用此种西红花伪品，不但没有治疗作用，反而会因为服用含有大量色素的毛发类引起腹痛、腹泻等症状。

讨论：1. 西红花正品的性状鉴别要点有哪些？
　　　2. 常见的西红花造假方式有哪些？
　　　3. 怎样简单、快速地识别西红花的真伪？

【来源】 为鸢尾科植物番红花 *Crocus sativus* L. 的干燥柱头。

【植物形态】 多年生草本。球茎扁圆球形，外有黄褐色的膜质鳞叶包被。叶基生，条形，基部不套叠。花茎甚短，不伸出地面；花 1 ~ 2 朵，淡蓝色、红紫色或白色；花柱细长，橙红色，上部 3 分枝呈深红色，蒴果椭圆形。

【产地】 主产于西班牙、希腊、法国等地。我国浙江、江苏、北京、山东、上海、四川等地有少量栽培。

【采收加工】 开花期摘取柱头，摊放在竹匾内，盖一张薄吸水纸后晒干，或 40℃ ~ 50℃烘干，或在通风处晾干。

【性状鉴别】 本品呈线形，三分枝，长约 3cm。暗红色，上部较宽而略扁平，顶端边缘显不整齐的齿状，内侧有一短裂隙，下端有时残留一小段黄色花柱。体轻，质松软，无油润光泽，干燥后质脆易断。气特异，微有刺激性，味微苦。（图 15 - 1）

以柱头色暗红、黄色花柱少、无杂质、有特异香气者为佳。

【显微鉴别】粉末 橙红色。①表皮细胞表面观长条形，壁薄，微弯曲，有的外壁凸出呈乳头状或绒毛状，表面隐约可见纤细纹理。②柱头顶端表皮细胞绒毛状，直径 26 ~ 56μm，表面有稀疏纹理。③草酸钙结晶聚集于薄壁细胞中，呈颗粒状、圆簇状、梭形或类方形，直径 2 ~ 14μm。（图 15 - 2）

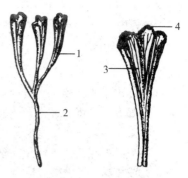

图 15 - 1　西红花药材图
1. 柱头　2. 花柱　3. 部分柱头
（示脉纹）　4. 绒毛状

【化学成分】本品含胡萝卜素类化合物约为 2%，其中主要为西红花苷 - I、西红花苷 - II、西红花苷 - III、西红花苷 - IV 及西红花二甲酯、α - 胡萝卜素、β - 胡萝卜素、α - 西红花酸等。《中国药典》（2015 年版）规定，本品按干燥品计算，含西红花苷 - I（$C_{44}H_{64}O_{24}$）和西红花苷 - II（$C_{38}H_{54}O_{19}$）的总量不得少于 10.0%。

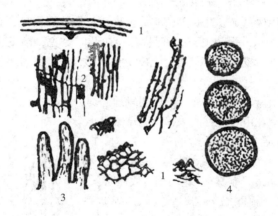

图 15 - 2　西红花粉末图
1. 表皮细胞　2. 草酸钙结晶　3. 绒毛状细胞　4. 花粉粒

【理化鉴别】（1）取本品浸水中，可见橙黄色呈直线下降，并逐渐扩散，水被染成黄色，无沉淀。柱头呈喇叭状，有短缝；在短时间内，用针拨之不破碎。

（2）取本品少量，置白瓷板上，加硫酸 1 滴，酸液显蓝色变为紫色后再缓缓变为红褐色或棕色。

（3）取本品粉末 20mg，加甲醇 1ml，超声处理 10 分钟，放置使澄清，取上清液作为供试品溶液。另取西红花对照药材 20mg，同法制成对照药材溶液。照薄层色谱法试验，吸取上述两种溶液各 3 ~ 5μl，分别点于同一硅胶 G 薄层板上，以乙酸乙酯 - 甲醇 - 水（100：16.5：13.5）为展开剂，展开，取出，晾干，分别置日光和紫外光灯（365nm）下检视。供试品色谱中，在与对照药材色谱相应的位置上，显相同颜色的斑点或荧光斑点（避光操作）。

【功能与主治】甘，平。能活血化瘀，凉血解毒，解郁安神。用于经闭癥瘕，产后瘀阻，温毒发斑，忧郁痞闷，惊悸发狂。

【用法与用量】1 ~ 3g，煎服或沸水泡服。孕妇慎用。

红花[△]Honghua
Carthami Flos

【来源】 为菊科植物红花 *Carthamus tinctorius* L. 的干燥花。

【植物形态】 一年生草本。叶互生，质地坚硬，革质，近无柄，长卵形或卵状披针形，叶缘裂齿具尖刺或无刺。头状花序全为管状花，初开时黄色，渐变为红色；总苞片多层，最外 2 ~ 3 层叶状，上部边缘有短刺，内侧数层卵形，无刺；瘦果倒卵形，具 4 棱，无冠毛。

【产地】 主产于河南、河北、浙江、四川等地。均为栽培。

【采收加工】 夏季花由黄变红时采摘，阴干或晒干。

【性状鉴别】 本品为不带子房的管状花，长 1 ~ 2cm。表面红黄色或红色。花冠筒细长，先端 5 裂，裂片呈狭条形，长 5 ~ 8mm；雄蕊 5，花药聚合成筒状，黄白色；柱头长圆柱形，顶端微分叉。质柔软。气微香，味微苦。（图 15 - 3）

以花细长、色红而鲜艳、无枝刺、质柔软、手握软如茸毛者为佳。

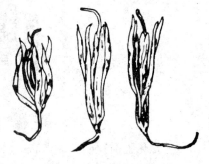

图 15 - 3 红花药材图

【显微鉴别】 **粉末** 橙黄色。①花冠、花丝、柱头碎片多见，长管状分泌细胞常位于导管旁，直径约至 66μm，含黄棕色至红棕色分泌物。②花冠裂片顶端表皮细胞外壁突起呈短绒毛状。③柱头和花柱上部表皮细胞分化成圆锥形单细胞毛，先端尖或稍钝。④花粉粒类圆形、椭圆形或橄榄形，直径约至 60μm，具 3 个萌发孔，外壁有齿状突起。⑤草酸钙方晶存在于薄壁细胞中，直径 2 ~ 6μm。（图 15 - 4）

【化学成分】 本品主要含有红花苷、红花醌苷、新红花苷、红花黄色素、槲皮素、山奈素等。不同成熟期的红花所含化学成分有差异。《中国药典》（2015 年版）规定，本品按干燥品计算，含羟基红花黄色素 A（$C_{27}H_{32}O_{16}$）不得少于 1.0%；含山奈素（$C_{15}H_{10}O_6$）不得少于 0.050%。

【理化鉴别】 取本品粉末 0.5g，加 80% 丙酮溶液 5ml，密塞，振摇 15 分钟，静置，取上清液作为供试品溶液。另取红花对照药材 0.5g，同法制成对照药材溶液。照薄层色谱法试验，吸取上述两种溶液各 5μl，分别点于同一硅胶 H 薄层板上，以乙酸乙酯 - 甲酸 - 水 - 甲醇（7:2:3:0.4）为展开剂，展开，取出，晾干。供试品色谱中，在与对照药材色谱相应的位置上，显相同颜色的斑点。

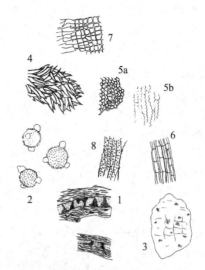

图 15 - 4　红花粉末图

1. 分泌细胞　2. 花粉粒　3. 草酸钙方晶　4. 花柱碎片　5. 花冠裂片表皮细胞（5a. 表面观　5b. 顶端）

6. 花粉囊内壁细胞　7. 花药基部细胞　8. 网纹细胞

【功能与主治】辛，温。能活血通经，散瘀止痛。用于经闭，痛经，恶露不行，癥瘕痞块，胸痹心痛，瘀滞腹痛，胸胁刺痛，跌扑损伤，疮疡肿痛。

【用法与用量】3～10g。孕妇慎用。

师生互动

1. 取两杯水，分别放入适量的红花与西红花药材，观察实验现象有哪些不同？
2. 红花与西红花的来源、性状鉴别、理化鉴别、功能与主治有什么区别？

菊花 Juhua
Chrysanthemi Flos

【来源】为菊科植物菊 *Chrysanthemum morifolium* Ramat. 的干燥头状花序。

【产地】我国大部分地区均有栽培。主产于安徽、浙江、河南等地。安徽亳州、涡阳产者习称"亳菊"；安徽滁州产者习称"滁菊"；安徽歙县产者习称"贡菊"；主产浙江者习称"杭菊"，其中产于桐乡、嘉兴、吴兴者，多为杭白菊，产于海宁者多系杭黄菊，以杭白菊产量大；河南产者习称"怀菊"。

【采收加工】9～11月花盛开时分批采收，阴干或焙干，或熏、蒸后晒干。药材按产地和加工方法不同，分为"亳菊"（阴干）、"滁菊"（熏干）、"贡菊"（焙干）、"杭菊"（蒸后晒干）、"怀菊"（阴干）。

【性状鉴别】**亳菊**　呈倒圆锥形或圆筒形，有时稍压扁呈扇形，直径 1.5～3cm，离散。总苞碟状；总苞片 3～4 层，卵形或椭圆形，草质，黄绿色或褐绿色，外面被柔毛，边缘膜质。花托半球形，无托片或托毛。舌状花数层，雌性，位于外围，类白色，劲直，上举，纵向折缩，散生金黄色腺点；管状花多数，两性，位于中央，为舌状花所隐藏，黄色，顶端5齿裂。瘦果不发育，无冠毛。体轻，质柔润，干时松脆。气清香，味甘、微苦。

滁菊　呈不规则球形或扁球形，直径1.5～2.5cm。舌状花类白色，不规则扭曲，内卷，边缘皱缩，有时可见淡褐色腺点；管状花大多隐藏。

贡菊　呈扁球形或不规则球形，直径1.5～2.5cm。舌状花白色或类白色，斜升，上部反折，边缘稍内卷而皱缩，通常无腺点；管状花少，外露。

杭菊　呈碟形或扁球形，直径2.5～4cm，常数个相连成片。舌状花类白色或黄色，平展或微折叠，彼此粘连，通常无腺点；管状花多数，外露。

怀菊　呈不规则球形或扁球形，直径1.5～2.5cm。多数为舌状花，舌状花类白色或黄色，不规则扭曲，内卷，边缘皱缩，有时可见腺点；管状花大多隐藏。

以身干、花朵完整、颜色新鲜、气清香、梗叶少者为佳。

【化学成分】　本品含绿原酸、含挥发油（包括菊花酮、龙脑、龙脑乙酸酯等，约0.2%。《中国药典》（2015年版）规定，本品按干燥品计算，含绿原酸（$C_{16}H_{18}O_9$）不得少于0.20%，含木犀草苷（$C_{21}H_{20}O_{11}$）不得少于0.080%，含3,5 - O - 二咖啡酰基奎宁酸（$C_{25}H_{24}O_{12}$）不得少于0.70%。

【功能与主治】　甘、苦，微寒。能散风清热，平肝明目，清热解毒。用于风热感冒，头痛眩晕，目赤肿痛，眼目昏花，疮痈肿毒。

【用法与用量】　5～10g。

款冬花 Kuandonghua
Farfarae Flos

【来源】　为菊科植物款冬 *Tussilago farfara* L. 的干燥花蕾。

【产地】　主产于河南、甘肃、山西、陕西、内蒙古等地。野生或栽培。以河南产量大，以甘肃灵台、陕西榆林所产的质量最佳，习称"灵台冬花"或"榆林冬花"。

【采收加工】　12月或地冻前当花尚未出土时采挖，除去花梗和泥沙，阴干。

【性状鉴别】　本品呈长圆棒状。单生，或2～3个基部连生（习称"连三朵"），长1～2.5cm，直径0.5～1cm。上端较粗，下端渐细或带有短梗，外面被有多数鱼鳞状苞片。苞片外表面紫红色或淡红色，内表面密被白色絮状茸毛。体轻，撕开后可见白色茸毛。气香，味微苦而辛。（图15-5）

以花蕾大、肥壮、色紫红、花梗短者为佳。

【化学成分】　《中国药典》（2015年版）规定，本品按干燥品计算，含款冬酮（$C_{23}H_{34}O_5$）不得少于0.070%。

【功能与主治】　辛、微苦，温。能润肺下气，止咳化痰。用于新久咳嗽，喘咳痰多，劳嗽咳血。

【用法与用量】　5～10g。

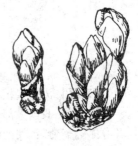

图15-5　款冬花药材图

丁香△Dingxiang
Caryophylli Flos

【来源】 为桃金娘科植物丁香 *Eugenia caryophyllata* Thunb. 的干燥花蕾。

【植物形态】 常绿乔木。单叶对生，卵状长椭圆形至披针形，全缘，先端尖，基部狭窄。花顶生，复聚伞花序；萼筒先端4裂，齿状，肉质；花瓣白色带紫红色，作覆瓦状排列；雄蕊多数，雌蕊1枚，子房下位，3室。浆果椭圆形，红棕色，顶端有宿存萼片，香气浓烈。

【产地】 主产于坦桑尼亚、马来西亚、印度尼西亚等国。以桑给巴尔岛产量大，质量佳。我国海南、广东、广西等地有栽培。

【采收加工】 当花蕾由绿色转红时采摘，晒干。

【性状鉴别】 本品略呈研棒状，长1~2cm。花冠圆球形，直径0.3~0.5cm，花瓣4，覆瓦状抱合，棕褐色或褐黄色，花瓣内为雄蕊和花柱，搓碎后可见众多黄色细粒状的花药。萼筒圆柱状，略扁，有的稍弯曲，长0.7~1.4cm，直径0.3~0.6cm，红棕色或棕褐色，上部有4枚三角状的萼片，十字状分开。质坚实，富油性。气芳香浓烈，味辛辣、有麻舌感。（图15-6）

以完整、个大、油性足、颜色深红、香气浓郁、入水下沉者为佳。

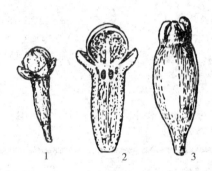

图15-6 丁香药材图
1. 丁香花蕾 2. 丁香花蕾纵切面 3. 母丁香

【显微鉴别】 **萼筒中部横切面** ①表皮细胞1列，有较厚角质层。②皮层外侧散有2~3列径向延长的椭圆形油室，长150~200μm；其下有20~50个小型双韧维管束，断续排列成环，维管束外围有少数中柱鞘纤维，壁厚，木化。③内侧为数列薄壁细胞组成的通气组织，有大型腔隙。④中心轴柱薄壁组织间散有多数细小维管束，薄壁细胞含众多细小草酸钙簇晶。（图15-7）

粉末 暗红棕色。①纤维梭形，顶端钝圆，壁较厚。②花粉粒众多，极面观三角形，赤道表面观双凸镜形，具3副合沟。③草酸钙簇晶众多，直径4~26μm，存在于较小的薄壁细胞中。④油室多破碎，分泌细胞界限不清，含黄色油状物。（图15-8）

【化学成分】 本品主要含挥发油（丁香油），油中主要含丁香酚、β-乙酰丁香酚等。《中国药典》（2015年版）规定，本品含丁香酚（$C_{10}H_{12}O_2$）不得少于11.0%。

【理化鉴别】 取本品粉末0.5g，加乙醚5ml，振摇数分钟，滤过，滤液作为供试品溶液。另取丁香酚对照品，加乙醚制成每1ml含16μl的溶液，作为对照品溶液。照薄层色谱法试验，吸取上述两种溶液各 5μl，分别点于同一硅胶 G 薄层板上，以石油醚（60℃ ~ 90℃）- 乙酸乙酯（9:1）为展开剂，展开，取出，晾干，喷以 5% 香草醛硫酸溶液，在 105℃ 加热至斑点显色清晰。供试品色谱中，在与对照品色谱相应的位置上，显相同颜色的斑点。

【功能与主治】辛，温。温中降逆，补肾助阳。用于脾胃虚寒，呃逆呕吐，食少吐泻，心腹冷痛，肾虚阳痿。

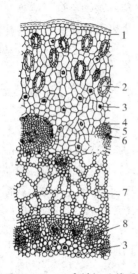

图 15 - 7 丁香横切面简图

1. 表皮 2. 油室 3. 草酸钙结晶
4. 韧皮纤维 5. 韧皮部 6. 木质部
7. 气室 8. 中柱的双韧维管束

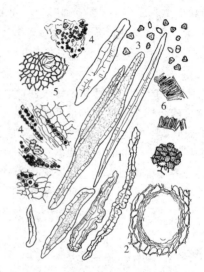

图 15 - 8 丁香粉末图

1. 纤维 2. 油室 3. 花粉粒 4. 草酸钙簇晶
5. 花托表皮细胞 6. 花粉囊内壁细胞

【用法与用量】1 ~ 3g，内服或研末外敷。不宜与郁金同用。

拓展阅读

母丁香

为桃金娘科植物丁香 *Eugenia caryophyllata* Thunb. 的干燥近成熟果实，又名"鸡舌香"。本品呈卵圆形或长椭圆形，长 1.5 ~ 3cm，直径 0.5 ~ 1cm。表面黄棕色或褐棕色，有细皱纹；顶端有 4 个宿存萼片向内弯曲成钩状；基部有果梗痕；果皮与种仁可剥离，种子由两片子叶合抱而成，棕色或暗棕色，显油性，中央具一明显的纵沟；内有胚，呈细杆状。质较硬，难折断。气香，味麻辣。含淀粉及少量的挥发油。性温，味辛，温中降逆，补肾助阳。用于脾胃虚寒，呃逆呕吐，食少吐泻，心腹冷痛，肾虚阳痿。用一句话可形象地概括丁香（也称为"公丁香"）与母丁香的区别，即是"公丁没有母丁肥，母丁没有公丁香。"

金银花[△]Jinyinhua

Lonicerae Japonicae Flos

案例导入

案例： 2004年10月24日，湖南籍年仅7个月的女婴丹丹的父母将某家药店告上法庭，要求对方赔偿一定数额的人身伤害费用。事情的起因是两个月前，5个月大的丹丹感冒，父母略懂医学常识，便自己开出处方到药店购买2剂中药。女婴的父亲曾质疑药师说：这不是金银花。药师辩称，是由于产地不同，南、北方所产的金银花性状不同。于是，10g剧毒的"洋金花"被当成了金银花出售。孩子在服用了8小匙煎好的汤剂后，出现了瞳孔放大、四肢抽搐、全身发烫症状，父母当即将女婴紧急送往医院抢救。并怀疑服用的药物有问题，找到药店。

讨论： 1. 金银花的主要性状鉴别点有哪些？

2. 怎样区分洋金花与金银花？

3. 洋金花作为毒性中药，药店应怎样进行管理？

4. 洋金花的剂量是多少？与金银花的功能主治上有什么区别？

【来源】为忍冬科植物忍冬 *Lonicera japonica* Thunb. 的干燥花蕾或带初开的花。

【植物形态】多年生半常绿缠绕藤本。茎中空，幼枝密生短柔毛，老枝棕褐色。叶对生，卵形至长卵状椭圆形，幼时两面被短毛，后则上面无毛。花成对腋生，花梗及花均被短柔毛；苞片叶状；花萼5齿裂，无毛；花冠二唇形，上唇4裂，下唇稍反卷不裂；雄蕊5。花初开时白色，后转黄色，故有"金银花"之称。浆果球形，熟时黑色。

【产地】主产于山东、河南，全国大部分地区均产。多为栽培。以山东产量大、质优，称"东银花"或"济银花"；河南产者称"密银花"或"怀银花"。

【采收加工】夏初花开放前采收，干燥。

【性状鉴别】本品呈棒状，上粗下细，略弯曲，长2~3cm，上部直径约3mm，下部直径约1.5mm。表面黄白色或绿白色（久贮色渐深），密被短柔毛。偶见叶状苞片。花萼绿色，先端5裂，裂片有毛，长约2mm。开放者花冠筒状，先端二唇形；雄蕊5，附于筒壁，黄色；雌蕊1，子房无毛。气清香，味淡、微苦。（图15-9，彩图20）

以花蕾多、肥壮、色淡、质柔软、气清香、无枝叶、无杂质者为佳。

【显微鉴别】**粉末** 浅黄棕色或黄绿色。①腺毛较多，头部倒圆锥形、类圆形或略扁圆形，4~33细胞，排成2~4层，直径30~64~108μm，柄部1~5细胞，长可达700μm。②非腺毛有两种：一种为厚壁非腺毛，单细胞，长可达900μm，表面有微细疣状或泡状突起，有的具螺纹；另一种为薄壁非腺毛，单细胞，甚长，弯曲或皱缩，表面有微细疣状突起。③草酸钙簇晶直径6~45μm。④花粉粒类圆形或三角形，表面具细密短刺及细颗粒状雕纹，具3孔沟。（图15-10）

【化学成分】本品主要含绿原酸、异绿原酸、木犀草素及木犀草素-7-葡萄糖苷；同时含有挥发油，油中主要含双花醇和芳樟醇等。《中国药典》（2015年版）规定，本品按干燥品计算，含绿原酸（$C_{16}H_{18}O_9$）不得少于1.5%，含木犀草苷（$C_{21}H_{20}O_{11}$）不得少于0.050%。

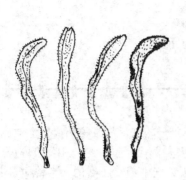

图 15-9 金银花药材图

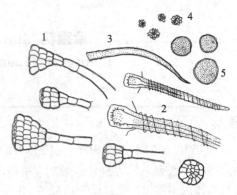

图 15-10 金银花粉末图
1. 腺毛 2. 厚壁非腺毛 3. 薄壁非腺毛
4. 草酸钙簇晶 5. 花粉粒

【理化鉴别】取本品粉末 0.2g，加甲醇 5ml，放置 12 小时，滤过，取滤液作为供试品溶液。另取绿原酸对照品，加甲醇制成每 1ml 含 1mg 的溶液，作为对照品溶液。照薄层色谱法试验，吸取供试品溶液 10～20μl、对照品溶液 10μl，分别点于同一硅胶 H 薄层板上，以乙酸丁酯－甲酸－水（7:2.5:2.5）的上层溶液为展开剂，展开，取出，晾干，置紫外光灯（365nm）下检视。供试品色谱中，在与对照品色谱相应的位置上，显相同颜色的荧光斑点。

【功能与主治】甘，寒。清热解毒，疏散风热。用于痈肿疔疮，喉痹，丹毒，热毒血痢，风热感冒，温病发热。

【用法与用量】6～15g。

拓展阅读

双黄连（片、口服液、胶囊、颗粒）

由金银花、黄芩、连翘三味中药制得，因金银花又名"双花"，故名双黄连。可疏风解表，清热解毒。用于外感风热所致的感冒，症见发热、咳嗽、咽痛。是临床上常用的治疗感冒的中成药。

山银花 Shanyinhua
Lonicerae Flos

【来源】为忍冬科植物灰毡毛忍冬 *Lonicera macranthoides* Hand. -Mazz. 、红腺忍冬 *L. hypoglauca* Miq. 、华南忍冬 *L. Confusa* DC. 或黄褐毛忍冬 *L. fulvotomentosa* Hsu et S. C. Cheng 的干燥花蕾或带初开的花。

【产地】灰毡毛忍冬主产于湖南和贵州；红腺忍冬主产于浙江、江西、福建、湖南、广东、广西、四川等地；华南忍冬主产于广东、广西、云南等地。

【采收加工】夏初花开放前采收，干燥。

【性状鉴别】灰毡毛忍冬 呈棒状而稍弯曲，长 3～4.5cm，上部直径约 2mm，下部直径约 1mm。表面绿棕色至黄白色。总花梗集结成簇，开放者花冠裂片不及全长之半。质稍硬，手捏之稍有弹性。气清香。味微苦甘。

红腺忍冬　长 2.5 ~ 4.5cm，直径 0.8 ~ 2mm。表面黄白至黄棕色，无毛或疏被毛，萼筒无毛，先端 5 裂，裂片长三角形，被毛，开放者花冠下唇反转，花柱无毛。

华南忍冬　长 1.6 ~ 3.5cm，直径 0.5 ~ 2mm。萼筒和花冠密被灰白色毛。

黄褐毛忍冬　长 1 ~ 3.4cm，直径 1.5 ~ 2mm。花冠表面淡黄棕色或黄棕色，密被黄色茸毛。

【化学成分】《中国药典》（2015 年版）规定，本品按干燥品计算，含绿原酸（$C_{16}H_{18}O_9$）不得少于 2.0%，含灰毡毛忍冬皂苷乙（$C_{65}H_{106}O_{32}$）和川续断皂苷乙（$C_{58}H_{86}O_{22}$）的总量不得少于 5.0%。

【功能与主治】甘，寒。清热解毒，疏散风热。用于痈肿疔疮，喉痹，丹毒，热毒血痢，风热感冒，温病发热。

【用法与用量】6 ~ 15g。

辛夷 Xinyi
Magnoliae Flos

【来源】为木兰科植物望春花 *Magnolia biondii* Pamp.、玉兰 *M. denudata* Desr. 或武当玉兰 *M. sprengeri* Pamp. 的干燥花蕾。

拓展阅读
木兰科植物特征

落叶或常绿的乔木或灌木。具油细胞。单叶互生，托叶大，脱落后留存枝上有环状托叶痕。花大，单生枝顶或叶腋，两性。雄蕊、雌蕊多数，分离，螺旋状排列。多为聚合果。本科约 16 属，250 种植物。我国有 14 属，约 160 余种。重要的中药有五味子、厚朴、辛夷、八角茴香等。

【产地】主产于河南、安徽、湖北、四川、陕西等地。

【采收加工】冬末春初花未开放时采收，除去枝梗，阴干。

【性状鉴别】望春花　呈长卵形，似毛笔头，长 1.2 ~ 2.5cm，直径 0.8 ~ 1.5cm。基部常具短梗，长约 5mm，梗上有类白色点状皮孔。苞片 2 ~ 3 层，每层 2 片，两层苞片间有小鳞芽，苞片外表面密被灰白色或灰绿色茸毛，内表面类棕色，无毛。花被片 9，棕色，外轮花被片 3，条形，约为内两轮长的 1/4，呈萼片状，内两轮花被片 6，每轮 3，轮状排列。雄蕊和雌蕊多数，螺旋状排列。体轻，质脆。气芳香，味辛凉而稍苦。(图 15 – 11)

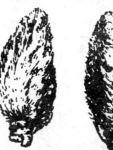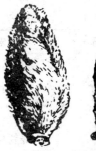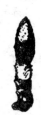

图 15 – 11　辛夷药材图

玉兰　长 1.5 ~ 3cm，直径 1 ~ 1.5cm。基部枝梗较粗壮，皮孔浅棕色。苞片外表面密被灰白色或灰绿色茸毛。花被片 9，内外轮同型。

武当玉兰　长 2 ~ 4cm，直径 1 ~ 2cm。基部枝梗粗壮，皮孔红棕色。苞片外表面密被淡黄色或淡黄绿色茸毛，有的最外层苞片茸毛已脱落而呈黑褐色。花被片 10 ~ 12 (15)，内外轮无显著差异。

以完整、紧实、香气浓、无枝梗者为佳。

【化学成分】本品主要含挥发油和木兰脂素。其中挥发油为 1% ~ 5%，油中主要含 β - 蒎烯、β - 桉油精等等成分。《中国药典》（2015 年版）规定，本品按干燥品计算，含挥发油不得少于 1.0%（ml/g）；含木兰脂素（$C_{23}H_{28}O_7$）不得少于 0.40%。

【功能与主治】辛，温。散风寒，通鼻窍。用于风寒头痛，鼻塞流涕，鼻鼽，鼻渊。

【用法与用量】3 ~ 10g，包煎。外用适量。

槐花 Huaihua
Sophorae Flos

【来源】为豆科植物槐 *Sophora japonica* L. 的干燥花及花蕾。

【产地】主产于河北、河南、山东、安徽、江苏及辽宁等地。

【采收加工】夏季花开放或花蕾形成时采收，及时干燥，除去枝、梗及杂质。前者习称"槐花"，后者习称"槐米"。

【性状鉴别】**槐花**　皱缩而卷曲，花瓣多散落。完整者花萼钟状，黄绿色，先端 5 浅裂；花瓣 5，黄色或黄白色，1 片较大，近圆形，先端微凹，其余 4 片长圆形。雄蕊 10，其中 9 个基部连合，花丝细长。雌蕊圆柱形，弯曲。体轻。气微，味微苦。

槐米　呈卵形或椭圆形，长 2 ~ 6mm，直径约 2mm。花萼下部有数条纵纹。萼的上方为黄白色未开放的花瓣。花梗细小。体轻，手捻即碎。气微，味微苦涩。

槐花以黄白色、整齐、无枝梗者为佳；槐米以粒大、紧实、色黄绿、无梗叶杂质者为佳。

【化学成分】本品含芦丁（即芸香苷）、槐花米甲素、槐花米乙素、槐花米丙素、槐二醇、桦皮醇等。《中国药典》（2015 年版）规定，本品按干燥品计算，含总黄酮以芦丁（$C_{27}H_{30}O_{16}$）计，槐花不得少于 8.0%，槐米不得少于 20.0%；含芦丁（$C_{27}H_{30}O_{16}$）槐花不得少于 6.0%，槐米不得少于 15.0%。

【功能与主治】苦，微寒。凉血止血，清肝泻火。用于便血，痔血，血痢，崩漏，吐血，衄血，肝热目赤，头痛眩晕。

【用法与用量】5 ~ 10g。

其他花类天然药物简介，见表 15 - 1。

表 15 - 1　其他花类天然药物简介

品名	来源	功效	主要性状特征
松花粉	为松科植物马尾松 *Pinus massoniana* Lamb.、油松 *P. tabulieformis* Carr. 或同属数种植物的干燥花粉	甘，温。收敛止血，燥湿敛疮	淡黄色的细粉。体轻，易飞扬，手捻有滑润感。气微，味淡
蒲黄	为香蒲科植物水烛香蒲 *Typha angustifolia* L.、东方香蒲 *T. orientalis* Presl 或同属植物的干燥花粉	甘，平。止血，化瘀，通淋	黄色粉末。体轻，放水中则飘浮水面。手捻有滑腻感，易附着手指上。气微，味淡

品名	来源	功效	主要性状特征
洋金花	为茄科植物白花曼陀罗 *Datura metel* L. 的干燥花	辛，温；有毒。平喘止咳，解痉定痛	多皱缩成条状。花萼呈筒状，长为花冠的 2/5，灰绿色或灰黄色，先端 5 裂，基部具纵脉纹 5 条，表面微有茸毛；花冠呈喇叭状，淡黄色或黄棕色，先端 5 浅裂，裂片有短尖，短尖下有明显的纵脉纹 3 条。气微，味微苦
芫花	瑞香科植物芫花 *Daphne genkwa* Sieb. et Zucc. 的干燥花蕾	苦、辛，温；有毒。泻水逐饮；外用杀虫疗疮	常 3~7 朵簇生于短花轴上，基部有苞片 1~2 片，多脱落为单朵。单朵呈棒槌状，多弯曲；花被筒表面淡紫色或灰绿色，密被短柔毛，先端 4 裂，裂片淡紫色或黄棕色。气微，味甘、微辛
密蒙花	为马钱科植物密蒙花 *Buddleja officinalis* Maxim. 的干燥花蕾和花序	甘，微寒。清热泻火，养肝明目，退翳	表面灰黄色或棕黄色，密被茸毛。质柔软。气微香，味微苦、辛
旋覆花	为菊科植物旋覆花 *Inula japonica* Thunb. 或欧亚旋覆花 *I. britannica* L. 的干燥头状花序	苦、辛、咸，微温。降气，消痰，行水，止呕	扁球形或类球形，总苞由多数苞片组成，呈覆瓦状排列，苞片披针形或条形，苞片及花梗表面被白色茸毛，舌状花 1 列，黄色，多卷曲，先端 3 齿裂；管状花多数，棕黄色，先端 5 齿裂；子房顶端有多数白色冠毛，体轻，易散碎。气微，味微苦
野菊花	为菊科植物野菊 *Ghrysanthemum indicum* L. 的干燥头状花序	苦、辛，微寒。清热解毒，泻火平肝。用于疔疮痈肿，目赤肿痛，头痛眩晕	类球形，棕黄色。总苞由 4~5 层苞片组成，外层苞片卵形或条形，外表面中部灰绿色或浅棕色，通常被白毛；内层苞片长椭圆形，外表面无毛。舌状花 1 轮，黄色至棕黄色，皱缩卷曲；管状花多数，深黄色。体轻。气芳香，味苦

重点小结

本项目简要概括了花类天然药物的入药部位及常用的鉴别方法。花类药材的性状鉴别应首先辨明入药部位。因采制、干燥、包装或运输等原因不利观察时，可借助放大镜或解剖镜观察或置水中浸泡完全展开后再用放大镜或解剖镜观察。花类天然药物的显微鉴别最重要的是花粉粒特征的观察。介绍了重点天然药物西红花、红花、丁香、金银花来源、产地、采收加工、性状、化学成分、理化鉴别、功能与主治、用法与用量等；非重点天然药物菊花、款冬花、山银花、辛夷、槐米（槐花）的来源、性状特征等；花类其他天然药物的来源、功效、主要性状特征。花类天然药物鉴别时应掌握鉴别要点，并理解记忆，如西红花柱头入药，线形，三分枝，暗红色，无油润光泽，水试时可见橙黄色成直线下降，并逐渐扩散，水被染成黄色，无沉淀；红花为不带子房的管状花，表面红黄色或红色；丁香呈研棒状，气芳香浓烈，味辛辣、有麻舌感；金银花呈棒状，上粗下细，表面黄白色或绿白色（久贮色渐深），密被短柔毛；款冬花的"连三朵"等。有些花类药材名称或性状相似，可以通过比较来记忆，如西红花与红花、金银花与山银花等。

目标检测

一、选择题

（一）A 型题（单项选择题）

1. 西红花的药用部位是（　　）。
   A. 柱头　　　　　　B. 花粉粒　　　　　　C. 花柱　　　　　　D. 雄蕊

2. 金银花的药用部位是（　　）。
   A. 花序　　　　　　B. 盛开的花朵　　　　C. 花蕾　　　　　　D. 花粉

3. "密银花"主产于（　　）。
   A. 河北　　　　　　B. 山东　　　　　　　C. 河南　　　　　　D. 湖北

4. 正品金银花的原植物为忍冬科植物（　　）。
   A. 红腺忍冬　　　　B. 山银花　　　　　　C. 毛花柱忍冬　　　D. 忍冬

5. 红花的药用部位是（　　）。
   A. 头状花序　　　　　　　　　　　　　　　B. 不带子房的管状花
   C. 雄蕊　　　　　　　　　　　　　　　　　D. 舌状花

6. 红花的采收期是（　　）。
   A. 花黄时　　　　　　　　　　　　　　　　B. 花红时
   C. 花冠由黄变红时　　　　　　　　　　　　D. 花冠由红变黄时

7. 浸入水中，呈橙黄色直线下降，逐渐扩散，水被染成黄色的药材是（　　）。
   A. 茜草　　　　　　B. 西红花　　　　　　C. 大黄　　　　　　D. 大血藤

8. 来源于鸢尾科植物的天然药物是（　　）。
   A. 红花　　　　　　B. 西红花　　　　　　C. 辛夷　　　　　　D. 蒲黄

9. 来源于菊科植物的天然药物是（　　）。
   A. 红花　　　　　　B. 西红花　　　　　　C. 辛夷　　　　　　D. 蒲黄

10. 关于金银花的描述，错误的一项是（　　）。
    A. 呈棒状，上粗下细，略弯曲　　　　B. 表面黄白色或绿白色
    C. 多皱缩成条状，花萼长为花冠的2/5　　D. 气清香，味淡、微苦

（二）X 型题（多项选择题）

1. 下列花类药材中，在花蕾期采收的有（　　）。
   A. 槐米　　　　B. 丁香　　　　C. 辛夷　　　　D. 菊花　　　　E. 款冬花

2. 下列对西红花的描述中，正确的是（　　）。
   A. 鸢尾科植物番红花的干燥柱头　　　　　　　B. 呈线形，三分枝
   C. 暗红色，有油润光泽　　　　　　　　　　　D. 气特异，味淡
   E. 取本品浸水中，可见橙黄色成直线下降，并逐渐扩散，水被染成黄色

3. 金银花粉末的显微特征主要是（　　　）。

  A. 腺毛   B. 薄壁非腺毛

  C. 花粉粒黄色，球形，外壁具有细刺状突起

  D. 厚壁非腺毛   E. 花粉粒为单萌发孔

4. 金银花主产于（　　　）。

  A. 河南省   B. 山东省   C. 河北省   D. 湖北省   E. 湖南省

5. 以头状花序入药的药材有（　　　）。

  A. 红花   B. 菊花   C. 款冬花   D. 旋覆花   E. 金银花

二、填空题

1. 菊花按产地和加工方法不同可分为 _____、_____、_____、
_____、_____。

2. 西红花呈_____形、三分枝。_____色，体轻，质_____，无油润光泽。
干燥后质脆易断。气_____，微有刺激性，味_____。

三、简答题

1. 花类中药的性状鉴别包括哪些方面？

2. 简述红花与西红花的来源、主要性状鉴别特征和显微鉴别的区别。

3. 简述金银花的来源与显微鉴别要点。

（赵　华）

项目十六

果实与种子类天然药物

学习目标

知识要求　1. **掌握**　五味子等带△号天然药物的来源，性状、显微、理化鉴别特征。
　　　　　2. **熟悉**　山楂等天然药物的来源、性状鉴别特征；果实种子类天然药物的功能与应用。
　　　　　3. **了解**　果实种子类天然药物的产地、采收、加工。
技能要求　1. 熟练掌握果实和种子类中药的性状鉴别技术。
　　　　　2. 学会五味子等带△号天然药物的显微鉴别及理化鉴别技术。

任务一　果实与种子类天然药物概述

果实与种子是植物体两种不同的器官，商品中药不做严格区分，有的果实和种子一同入药，如五味子、枸杞等；有的以种子入药，如苦杏仁、桃仁等；有的以果实储存，临用时再剥去果皮取出种子入药，如巴豆、砂仁。

果实类中药包括完全成熟或近成熟的果实，少数用幼果。有的用果穗；有的用完整的果实；还有的用果实的某一部分，如果皮、果柄、维管束等单独入药。

种子入药大多采用完整、成熟种子，包括种皮和种仁两部分，如槟榔、苦杏仁等；部分采用种仁，即不带种皮的种子，如肉豆蔻，包括胚乳和胚。也有采用种子的一部分：假种皮，如龙眼肉；种皮，如绿豆衣；胚，如莲子心。

一、性状鉴别

进行果实类天然药物性状鉴别时，先看其为完整的果实还是为果实的某一部分。注意观察其形状、大小、颜色、顶端、基部、表面、质地、破断面及气味等。有的果实类中药带有附属物，如顶端有花柱基，下部有果柄，或有果柄脱落的痕迹；有的带有宿存的花被，如地肤子。如果是完整的果实，应确定果实的类型，如单果、聚合果、聚花果等。观察外形后，还应剖开果皮观察内部的种子，注意其数目和生长的部位（胎座）。

对种子类天然药物性状鉴别时，应注意观察种子的形状、大小、颜色、表面纹理、种脐、合点和种脊的位置及形态、质地、纵横剖面以及气味等。

二、显微鉴别

（一）果实类天然药物的显微鉴别

完整的果实由果皮和种子构成。果皮通常可分为三层，从外向内分别由外果皮、中果皮和内果皮组成。

1. 外果皮　与叶的下表皮相当，通常为一列表皮细胞，外被角质层，有少数气孔。表皮细胞有时附有毛茸，多数为非腺毛，少数为腺毛或者腺鳞，如吴茱萸；有的在表皮细胞间嵌有油细胞，如五味子。

2. 中果皮　与叶肉组织相当，通常由多层薄壁细胞组成，其间散布细小的维管束。中果皮中常有油室、油管、油细胞以及厚壁组织。

3. 内果皮　与叶的上表皮相当，为果实的最内层组织，大多为一列表皮细胞组成。伞形科植物果实的内果皮以 5~8 个狭长的薄壁细胞互相并列为一群，各群以斜角联合呈镶嵌状，称为"镶嵌细胞"。

果实类中药粉末显微鉴别时，应注意观察果皮表皮碎片、中果皮薄壁细胞、纤维、石细胞、结晶、种皮、胚乳等组织碎片。

（二）种子类天然药物的显微鉴别

种子的结构一般由种皮、胚和胚乳三部分组成，种子类天然药物的显微鉴别特征主要在种皮，因为种皮的构造因植物的种类而异，常可找出在鉴别上具有重要意义的特征。

1. 种皮　种子通常只有一层种皮，但有的种子有内、外种皮之分。种皮常由下列一种或数种组织组成。

（1）表皮层　多数种子的种皮表皮细胞由 1 列薄壁细胞组成。有的部分表皮细胞形成非腺毛，如牵牛子；有的全部表皮细胞分化成非腺毛，如番木鳖；有的表皮细胞中散列石细胞，如杏仁、桃仁；也有表皮层全由石细胞组成，如天仙子等。

（2）栅状细胞层　有些种子的表皮下方有栅状细胞层，由 1 列或 2~3 列狭长的细胞排列而成，壁多木化增厚，如决明子；有的内壁和侧壁增厚，而外壁菲薄的，如白芥子。

（3）油细胞层　有的种子的表皮层下有油细胞层，内贮挥发油，如豆蔻、砂仁等。

（4）色素层　具有颜色的种子，除表皮层可含色素物质外，内层细胞或者内种皮细胞中也可含色素物质，如白豆蔻。

（5）石细胞　种子的表皮有时为石细胞，也有表皮的内层几乎全为石细胞，如瓜蒌仁；或内种皮为石细胞层，如豆蔻。

（6）营养层　种子的种皮常有数列贮有淀粉粒的薄壁细胞，为营养层。成熟的种子，淀粉已被消耗，营养层往往成为扁缩颓废的薄层。

2. 胚乳　通常由贮藏大量脂肪油和糊粉粒的薄壁细胞组成，有时细胞中含淀粉粒。大多数种子具有内胚乳。在无胚乳的种子中，也可见到 1~2 列残存的内胚乳细胞。少数种子有发达的外胚乳，或外胚乳成颓废组织残留。

3. 胚　胚是种子中未发育的幼体，包括胚根、胚茎、胚芽及子叶四部分，通常子叶占胚的较大部分，子叶构造与叶大致相似。

胚乳和胚中贮藏的营养物质主要为脂肪油、蛋白质和淀粉粒。种子中的贮藏蛋白质，可能呈非晶形状态，也可能成为具有特殊形状的颗粒——糊粉粒。在植物器官中只有种子含有糊粉粒。因此，糊粉粒是确定种子类粉末药材的主要标志。

种子类中药粉末显微鉴别时，应注意观察种皮碎片、纤维、石细胞，或可能出现的栅栏细胞、杯状细胞、色素细胞、硅质块、分泌细胞等，它们均为鉴别的主要依据。

任务二　常用果实类天然药物

五味子[△] Wuweizi
Schisandrae Chinensis Fructus

【来源】为木兰科植物五味子 *Schisandra chinensis*（Turcz.）Baill. 干燥成熟果实。习称"北五味子"。

【植物形态】落叶木质藤本。叶于幼枝上互生，于老枝的短茎上簇生，叶柄幼时红色；花单性异株，单生或簇生于叶腋，有长柄，下垂；花被片6～9；雄花雄蕊4～6；雌蕊心皮17～40，覆瓦状排列于花托上，花后花托显著延长。聚合果呈穗状，浆果球形，肉质，成熟后深红色。花期5～7月，果期5～11月。

【产地】主产辽宁、黑龙江、吉林等地。

【采收加工】秋季采摘成熟果实，晒干或蒸后晒干，除去果梗及杂质。

【性状鉴别】呈不规则球形或扁球形，直径5～8mm。表面红色、紫红色或暗红色，皱缩，显油润；有的表面呈黑红色或出现"白霜"。果肉柔软，种子1～2，肾形，表面棕黄色，有光泽，种皮薄而脆。果肉气微，味酸；种子破碎后有香气，味辛、微苦。（图16－1）

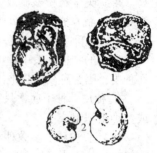

图16－1　五味子药材图
1. 果实　2. 种子

【显微鉴别】横切面　①外果皮为1列方形或长方形细胞，壁稍厚，外被角质层，散有油细胞；中果皮薄壁细胞10余列，含淀粉粒，散有小型外韧型维管束；内果皮为1列小方形薄壁细胞。②种皮最外层为1列径向延长的石细胞，壁厚，纹孔和孔沟细密；其下为数列类圆形、三角形或多角形石细胞，纹孔较大；石细胞层下为数列薄壁细胞，种脊部位有维管束；油细胞层为1列长方形细胞，含棕黄色油滴；再下为3～5列小形细胞；种皮内表皮为1列小细胞，壁稍厚。③胚乳细胞含脂肪油滴及糊粉粒。（图16－2）

粉末　暗紫色。①种皮表皮石细胞表面观呈多角形或长多角形，直径18～50μm，壁厚，孔沟极细密，胞腔内含深棕色物。②种皮内层石细胞多角形、类圆形或不规则形，直径约至83μm，壁稍厚，纹孔较大。③果皮表皮细胞表面观类多角形，垂周壁略呈连珠状增厚，表面有角质线纹；表皮中散有油细胞。④中果皮细胞皱缩，含暗棕色物，并含淀粉粒。（图16－3）

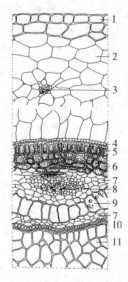

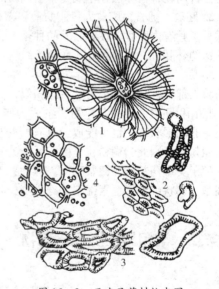

图16－2　五味子（通过种脊部分）横切面图
1. 外果皮　2. 中果皮　3. 维管束　4. 内果皮
5. 种皮外层石细胞　6. 种皮内层石细胞
7. 薄壁细胞　8. 种脊维管束　9. 油细胞
10. 种皮内表皮细胞　11. 胚乳细胞

图16－3　五味子药材粉末图
1. 果皮碎片（示分泌细胞，角质层纹理）
2. 种皮外层石细胞　3. 种皮内层石细胞
4. 胚乳细胞

【化学成分】 主要含有木脂素，果实完全成熟后，种皮中木脂素含量最高。种子含挥发油约2%，果肉含挥发油少量。《中国药典》（2015年版）规定，本品含五味子醇甲（$C_{24}H_{32}O_7$）不得少于0.40%。

【理化鉴别】 取本品粉末1g，加三氯甲烷20ml，加热回流30分钟，滤过，滤液蒸干，残渣加三氯甲烷1ml使溶解，作为供试品溶液。另取五味子对照药材1g，同法制成对照药材溶液。再取五味子甲素对照品，加三氯甲烷制成每1ml含1mg的溶液，作为对照品溶液。照薄层色谱法试验，吸取上述三种溶液各2μl，分别点于同一硅胶GF$_{254}$薄层板上，以石油醚（30℃~60℃）–甲酸乙酯–甲酸（15:5:1）的上层溶液为展开剂，展开，取出，晾干，置紫外光灯（254nm）下检视。供试品色谱中，在与对照药材色谱和对照品色谱相应的位置上，显相同颜色的斑点。

【功能与主治】 酸、甘，温。能收敛固涩，益气生津，补肾宁心。用于久嗽虚喘，梦遗滑精，遗尿尿频，久泻不止，自汗盗汗，津伤口渴，内热消渴，心悸失眠。

【用法与用量】 2~6g。

拓展阅读

南五味子

南五味子为华中五味子 *S. sphenanthra* Rehd. et Wils. 的干燥成熟果实，主产于河南、陕西、甘肃。本品呈圆球形或扁球形，直径4~6mm，表面棕红色至暗棕色，干瘪皱缩，无光泽，果肉常紧贴种子。种子1~2，肾形。气微，味微酸。其性味、功效、用法与北五味子基本相同。

小茴香△Xiaohuixiang
Foeniculi Fructus

【来源】 为伞形科植物茴香 *Foeniculum vulgare* Mill. 的干燥成熟果实。

【植物形态】 多年生草本，全株有粉霜，具强烈香气。茎直立，上部分枝，有棱。叶互生，叶片2~4回羽状分裂，最终裂片线性至丝状；下部叶具长柄，基部呈鞘状，抱茎，上部叶柄一部分或全部呈鞘状。复伞形花序顶生或侧生；无总苞及小总苞；花序梗长4~25cm，伞辐长8~30cm；花小，金黄色，萼齿不显，花瓣5，先端内折；雄蕊5，子房下位，2室。双悬果卵状长椭圆形，黄绿色，每分果有5条隆起的纵棱。花期6~8月，果期8~10月。

【产地】 主产于内蒙古、山西、黑龙江等地。以山西产量最大，内蒙古质量佳。

【采收加工】 秋季果实初熟时采割植株，晒干，打下果实，除去杂质。

【性状鉴别】 小茴香为双悬果，呈圆柱形，有的稍弯曲，长4~8mm，直径1.5~2.5mm。表面黄绿色或淡黄色，两端略尖，顶端残留有黄棕色突起的柱基，基部有时有细小的果梗。分果呈长椭圆形，背面有纵棱5条，接合面平坦而较宽。横切面略呈五边形，背面的四边约等长。有特异香气，味微甜、辛。（图16-4）

【显微鉴别】 分果横切面 ①外果皮为1列扁平细胞，外被角质层。②中果皮纵棱处有维管束，其周围有多数木化网纹细胞；背面纵棱间各有大的椭圆形棕色油管1个，接合面有油管2个，共6个。③内果皮为1列扁平薄壁细胞，细胞长短不一。④种皮细胞扁长，含棕色物。⑤胚乳细胞多角形，含多数糊粉粒，每个糊粉粒中含有细小草酸钙簇晶。（图16-5、图16-6）

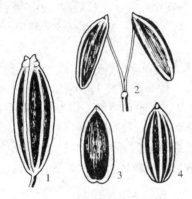

图 16-4　小茴香药材图

1. 果实　2. 双悬果

3. 分果（腹面）4. 分果（背面）

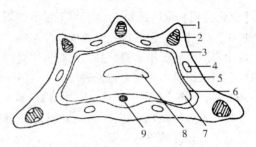

图 16-5　小茴香（分果）横切面简图

1. 外果皮　2. 维管束柱　3. 中果皮　4. 油管

5. 内果皮　6. 种皮　7. 内胚乳

8. 胚　9. 种脊维管束

粉末　黄棕色。①外果皮表皮细胞表面观多角形或类方形，壁稍厚。②气孔不定式，副卫细胞4个。③网纹细胞类长方形或类长圆形，壁稍厚；微木化，有卵圆形或矩圆形网状纹孔。④油管壁碎片黄棕色或深红棕色，完整者宽至250μm，可见多角形分泌细胞痕。⑤内果皮镶嵌层细胞表面观狭长，壁菲薄，常数个细胞为一组，以其长轴相互作不规则方向嵌列。⑥有内胚乳细胞、草酸钙簇晶、木薄壁细胞等。（图16-7）

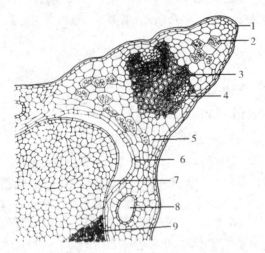

图 16-6　小茴香果实横切面详图

1. 外果皮　2. 网纹细胞　3. 木质部　4. 韧皮部

5. 中果皮　6. 内果皮　7. 种皮

8. 油管碎片　9. 内胚乳细胞

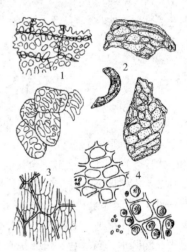

图 16-7　小茴香粉末图

1. 网纹细胞　2. 油管碎片

3. 镶嵌层细胞　4. 内胚乳细胞

【化学成分】果实中含挥发油3%～8%，称茴香油。果实脂肪油中含多种天然抗氧化剂。

【理化鉴别】取本品粉末2g，加乙醚20ml，超声处理10分钟，滤过，滤液挥干，残渣加三氯甲烷1ml使溶解，作为供试品溶液。另取茴香醛对照品，加乙醇制成每1ml含1μl的溶液，作为对照品溶液。照薄层色谱法试验，吸取供试品溶液5μl、对照品溶液1μl，分别点于同一硅胶G薄层板上，以石油醚（60℃～90℃）－乙酸乙酯（17∶2.5）为展开剂，展至8cm，取出，晾干，喷以二硝基苯肼试液。供试品色谱中，在与对照品色谱相应的位置上，显相同的橙红色斑点。

【功能与主治】辛，温。能散寒止痛，理气和胃。用于寒疝腹痛，睾丸偏坠，痛经，小腹冷痛，脘腹胀痛，食少吐泻。

【用法与用量】3～6g。

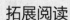

拓展阅读

小茴香的混淆品

同科植物莳萝 *Anethum graveolens* L. 的果实。分果较小而扁平，背棱稍突起，侧棱延展成翅，腹面中央有一棱线。果实亦含挥发油，主要成分为香芹酮、柠檬烯等，不能替代小茴香。

山楂 Shanzha
Crataegi Fructus

【来源】 为蔷薇科植物山里红 *Crataegus pinnatifida* Bge. var. *major* N. E. Br. 或山楂 *C. pinnatifida* Bge. 的干燥成熟果实。习称"北山楂"。

拓展阅读

蔷薇科植物特征

草本或木本。单叶或复叶，多互生，常具托叶。花两性，辐射对称；花托常凸起、平展或下凹；花萼下部与花托愈合成盘状、杯状、坛状、壶状的萼筒；萼片、花瓣多各为5，分离。蓇葖果、瘦果、核果或梨果。分为四个亚科，分别是：绣线菊亚科、蔷薇亚科、苹果亚科（梨亚科）、梅亚科（李亚科）。本科约有124属，3300多种；我国约有51属，1100多种。常用中药有：地榆、桃仁、苦杏仁、山楂、木瓜、乌梅等。

【产地】 主产于山东，产量大，品质佳，销全国并出口。此外，也产于河北、河南、辽宁等地。

【采收加工】秋季果实成熟时采收，切片，干燥。

【性状鉴别】为圆形片，皱缩不平，直径1～2.5cm，厚0.2～0.4cm。外皮红色，具皱纹，有灰白色小斑点。果肉深黄色至浅棕色。中部横切片具5粒浅黄色果核。但核多脱落而中空。有的片上可见短而细的果梗或花萼残迹。气微清香，味酸、微甜。（图16-8）

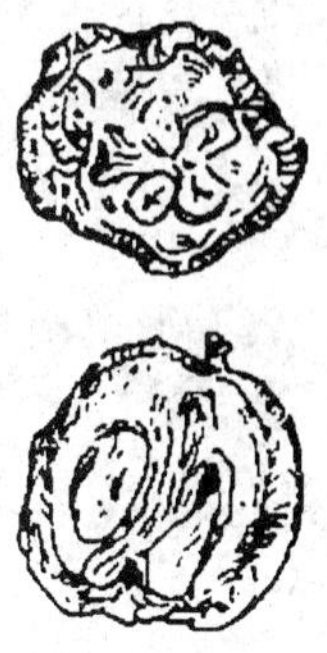

【化学成分】含有机酸类、三萜类成分等，如熊果酸、齐墩果酸、山楂酸、苹果酸、绿原酸。

图16-8 山楂药材图

【功能与主治】酸、甘、微温。能消食健胃，行气散瘀，化浊降脂。用于肉食积滞，胃脘胀满，泻痢腹痛，瘀血经闭，产后瘀阻，心腹刺痛，胸痹心痛，疝气疼痛，高脂血症。

【用法与用量】9～12g。

南山楂

同属植物野山楂 *C. cuneata* Sieb. et Zucc. 的成熟果实入药, 习称 "南山楂", 主产于江苏、浙江、云南等地。 果实较小, 类球形、直径 0.8~1.4cm, 有的压成饼状。 表面棕色直棕红色, 无斑点而具细密皱纹, 质硬, 果肉薄, 气味弱, 味酸、涩。 能行气散瘀, 收敛止泻。

乌梅 Wumei
Mume Fructus

【来源】 为蔷薇科植物梅 *Prunus mume* (Sieb.) Sieb. et Zucc. 的干燥近成熟果实。

【产地】 主产于四川、浙江、福建、广东等省。

【采收加工】 夏季果实近成熟时采收, 低温烘干后闷至色变黑。

【性状鉴别】 呈类球形或扁球形, 直径 1.5~3cm。 表面乌黑色或棕黑色, 皱缩不平, 基部有圆形果梗痕。 果核坚硬, 椭圆形, 棕黄色, 表面有凹点; 种子扁卵形, 淡黄色。 气微, 味极酸。

以个大、核小、柔润、肉厚、不破裂、味极酸者为佳。

【化学成分】 果实含枸橼酸、琥珀酸、齐墩果酸、β-谷甾醇等。 种子含苦杏仁苷、脂肪油等。

【功能与主治】 酸、涩, 平。 能敛肺, 涩肠, 生津, 安蛔。 用于肺虚久咳, 久泻久痢, 虚热消渴, 蛔厥呕吐腹痛。

【用法与用量】 9~12g。

乌梅的混淆品

个别地区以山杏、杏、苦李子等果实加工成与乌梅类似的形状与颜色, 充乌梅入药, 应注意鉴别。 其主要性状的区别是: 杏, 类圆形, 略扁, 灰棕色至黑棕色, 表面皱缩; 果肉与核易分离, 味酸。 果核扁圆形, 黄棕色, 表面较光滑, 边缘厚而有沟。 山杏, 扁圆形, 直径 2.5cm 左右, 棕褐色, 果肉质硬而薄, 不易剥离; 味酸涩。 果核扁圆形, 棕黑色, 表面为细网状, 具有锋利的边缘。 苦李子, 类圆形或椭圆形, 灰黑色至红黑色, 直径 1.5cm 左右, 果肉薄而皱缩, 质硬紧贴果核, 味酸涩。 果核椭圆形, 基部略偏斜, 不对称; 表面可见网状纹理。

木瓜 Mugua
Chaenomelis Fructus

【来源】 为蔷薇科植物贴梗海棠 *Chaenomeles speciosa* (Sweet) Nakai 的干燥近成熟果实。

【产地】 主产于四川、湖北、安徽、浙江等地。 自古以来以安徽宣城木瓜为上品, 现多为栽培品。

【采收加工】　夏、秋二季果实绿黄时采收，置沸水中烫至外皮灰白色，对半纵剖，晒干。

【性状鉴别】　呈长圆形，多纵剖成两半，长4~9cm，宽2~5cm，厚1~2.5cm。外表面紫红色或红棕色，有不规则的深皱纹；剖面边缘向内卷曲，果肉红棕色，中心部分凹陷，棕黄色；种子扁长三角形，多脱落。质坚硬。气微清香，味酸。

【化学成分】　果实含皂苷、黄酮类、鞣质、维生素C和苹果酸、酒石酸、枸橼酸等大量有机酸。

【功能与主治】　酸，温。舒筋活络，和胃化湿。用于湿痹拘挛，腰膝关节酸重疼痛，暑湿吐泻，转筋挛痛，脚气水肿。

【用法与用量】　6~9g。

拓展阅读

木瓜的混淆品

不少地区使用同属植物木瓜（榠楂）*Chaenomeles sinensis* (Thouin)Koehne 的成熟果实，习称"光皮木瓜"。果实长圆形。药材多纵剖为2~4瓣，外表红棕色，光滑无皱或稍粗糙，剖开面较饱满，果肉粗糙，显颗粒性；种子多数密集，扁三角形。气微，果肉微酸涩。果肉横切面可见花托部分皮层占果肉厚度的2/3以上。

补骨脂 Buguzhi
Psoraleae Fructus

【来源】　为豆科植物补骨脂 *Psoralea corylifolia* L. 的干燥成熟果实。

【产地】　除东北、西北地区外，全国各地均产。

【采收加工】　秋季果实成熟时采收果序，晒干，搓出果实，除去杂质。

【性状鉴别】　呈肾形，略扁，长3~5mm，宽2~4mm，厚约1.5mm。表面黑色、黑褐色或灰褐色，具细微网状皱纹。顶端圆钝，有一小突起，凹侧有果梗痕。质硬。果皮薄，与种子不易分离；种子1枚，子叶2，黄白色，有油性。气香，味辛、微苦。(图16-9)

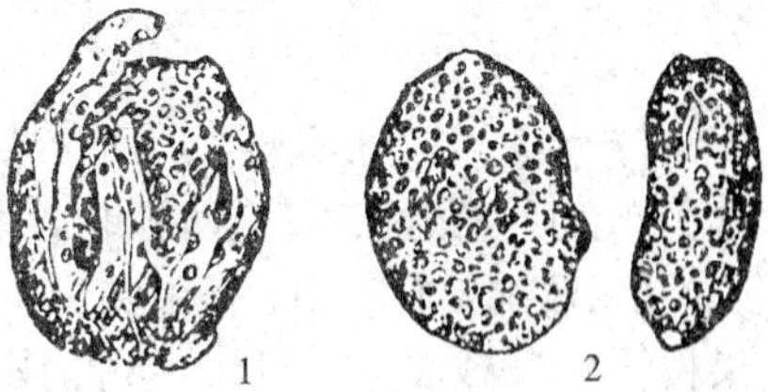

【化学成分】　主要含香豆素衍生物，主要为补骨脂素、补骨脂内脂、异补骨脂素等。

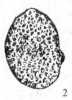

图 16-9　补骨脂药材图
1. 带宿萼的果实　2. 无宿萼的果实

【功能与主治】　辛、苦，温。能温肾助阳，纳气平喘，温脾止泻；外用消风祛斑。用于肾阳不足，阳痿遗精，遗尿尿频，腰膝冷痛，肾虚作喘，五更泄泻；外用治白癜风，斑秃。

【用法与用量】　6~10g。外用20%~30%酊剂涂患处。

山茱萸 Shanzhuyu
Corni Fructus

【来源】　为山茱萸科植物山茱萸 *Cornus officinalis* Sieb. et Zucc. 的干燥成熟果肉。

【产地】　主产于浙江、河南、安徽、陕西、四川等地。浙江产山茱萸为著名的"浙八味"之一。

【采收加工】秋末冬初果皮变红时采收果实，用文火烘或置沸水中略烫后，及时除去果核，干燥。

【性状鉴别】呈不规则的片状或囊状，长1～1.5cm，宽0.5～1cm。表面紫红色至紫黑色，皱缩，有光泽。顶端有的有圆形宿萼痕，基部有果梗痕。质柔软。气微，味酸、涩、微苦。

【化学成分】主要含环烯醚萜苷类，如山茱萸苷、马钱苷、7－脱氢马钱苷等。鞣质类，如山茱萸鞣质。

【功能与主治】酸、涩、微温。能补益肝肾，收涩固脱。用于眩晕耳鸣，腰膝酸痛，阳痿遗精，遗尿尿频，崩漏带下，大汗虚脱，内热消渴。

【用法与用量】6～12g。

吴茱萸 Wuzhuyu
Euodiae Fructus

【来源】 为芸香科植物吴茱萸 *Euodia rutaecarpa*（Juss.）Benth、石虎 *E. rutaecarpa*（Juss.）Bench. var. *officinalis*（Dode）huang 或疏毛吴茱萸 *E. rutaecarpa*（Juss.）Benth. var. *bodinieri*（Dode）Huang 的干燥近成熟果实。

拓展阅读

芸香科植物特征

常绿乔木或灌木。叶常互生；复叶或单身复叶，无托叶。叶或果实上常有透明腺点，含挥发油。花两性，辐射对称；总状、聚伞或圆锥花序。雄蕊与花瓣同数（3～5）或为其倍数；花盘发达；子房上位，心皮2～5或更多，多合生。柑果、蒴果或核果，稀翅果。植物体普遍具油室，果皮中常有橙皮苷结晶。本科约150属，1600多种，全世界分布，我国约有28属150多种。常用中药有：黄柏、陈皮、枳壳、枳实、化橘红、吴茱萸、白鲜皮等。

【产地】主产于贵州、广西、湖南、云南等地。多为栽培。以贵州、广西产量大，湖南常德产者质量最好，销全国各地，并出口。

【采收加工】8～11月果实尚未开裂时，剪下果枝，晒干或低温干燥，除去枝、叶、果梗等杂质。

【性状鉴别】呈球形或略呈五角状扁球形，直径2～5mm。表面暗黄绿色至褐色，粗糙，有多数点状突起或凹下的油点。顶端有五角星状的裂隙，基部残留被有黄色茸毛的果梗。质硬而脆，横切面可见子房5室，每室有淡黄色种子1粒。气芳香浓郁，味辛辣而苦。（图16－10）

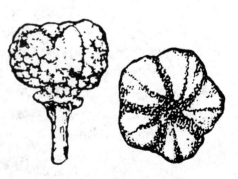

图16－10　吴茱萸药材图

【化学成分】主含：①挥发油，吴茱萸烯、罗勒烯、吴茱萸内酯。②生物碱，吴茱萸碱、吴茱萸次碱等。

【功能与主治】辛、苦，热；有小毒。能散寒止痛，降逆止呕，助阳止泻。用于厥阴头痛，寒疝腹痛，寒湿脚气，经行腹痛，脘腹胀痛，呕吐吞酸，五更泄泻。

【用法与用量】2～5g。外用适量。

枳壳 Zhiqiao

Aurantii Fructus

【来源】为芸香科植物酸橙 *Citrus aurantium* L. 及其栽培变种的干燥未成熟果实。

【产地】主产于四川、江西、湖南、湖北等地。江西新干、清江产称"江枳壳"。

【采收加工】7月果皮尚绿时采收，自中部横切为两半，晒干或低温干燥。

【性状鉴别】呈半球形，直径3～5cm。外果皮棕褐色至褐色，有颗粒状突起，突起的顶端有凹点状油室；有明显的花柱残迹或果梗痕。切面中果皮黄白色，光滑而稍隆起，厚0.4～1.3cm，边缘散有1～2列油室，瓤囊7～12瓣，少数至15瓣，汁囊干缩呈棕色至棕褐色，内藏种子。质坚硬，不易折断。气清香，味苦、微酸。（图16－11）

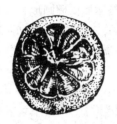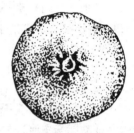

图16－11　枳壳药材图

拓展阅读

枳壳饮片

①枳壳：呈不规则弧状条形薄片。切面外果皮棕褐色至褐色，中果皮黄白色至黄棕色，近外缘有1～2列点状油室，内侧有的有少量紫褐色瓤囊；②麸炒枳壳：形如枳壳片，色较深，偶有焦斑。

【化学成分】主含：①黄酮类，橙皮苷、异橙苷、新橙皮苷等；②挥发油类，辛弗林、*N*－甲基酪胺等。

【功能与主治】苦、辛、酸，微寒。能理气宽中，行滞消胀。用于胸胁气滞，胀满疼痛，食积不化，痰饮内停，脏器下垂。

【用法与用量】3～10g。孕妇慎用。

拓展阅读

枳 实

为芸香科植物酸橙 *Citrus aurantium* L. 及其栽培变种或甜橙 *C. sinensis* Osbeck 的干燥幼果。5～6月收集自落的果实，除去杂质，自中部横切为两半，晒干或低温干燥，较小者直接晒干或低温干燥。本品呈半球形，少数为球形，直径0.5～2.5cm。外果皮黑绿色或棕褐色，具颗粒状突起和皱纹，有明显的花柱残迹或果梗痕。切面中果皮略隆起，厚0.3～1.2cm，黄白色或黄褐色，边缘有1～2列油室，瓤囊棕褐色。质坚硬。气清香，味苦、微酸。能破气消积，化痰散痞。用于积滞内停，痞满胀痛，泻痢后重，大便不通，痰滞气阻，胸痹，结胸，脏器下垂。用量3～10g。

枸杞子 Gouqizi

Lycii Fructus

【来源】 为茄科植物宁夏枸杞 *Lycium barbarum* L. 的干燥成熟果实。

【产地】 主产于宁夏、甘肃、陕西等地，宁夏的中宁和中卫的枸杞子产量大，品质优。

【采收加工】 夏、秋二季果实呈红色时采收，热风烘干，除去果梗，或晾至皮皱后，晒干，除去果梗。

【性状鉴别】 呈类纺锤形或椭圆形，长 6 ~ 20mm，直径 3 ~ 10mm。表面红色或暗红色，顶端有小突起状的花柱痕，基部有白色的果梗痕。果皮柔韧，皱缩；果肉肉质，柔润。种子 20 ~ 50 粒，类肾形，扁而翘，长 1.5 ~ 1.9mm，宽 1 ~ 1.7mm，表面浅黄色或棕黄色。气微，味甜。（彩图 21）

以粒大、肉厚、籽小、色红、味甜者为佳。

【化学成分】 含枸杞多糖、胡萝卜素、维生素、维生素 B_1、维生素 B_2 及等多种氨基酸。

【功能与主治】 甘，平。能滋补肝肾，益精明目。用于虚劳精亏，腰膝酸痛，眩晕耳鸣，阳痿遗精，内热消渴，血虚萎黄，目昏不明。

【用法与用量】 6 ~ 12g。

砂仁 Sharen

Amomi Fructus

【来源】 为姜科植物阳春砂 *Amomum villosum* Lour. 、绿壳砂 *A. villosum* Lour. var. *xanthioides* T. L. Wu et Senjen 或海南砂 *A. longiligulare* T. L. Wu 的干燥成熟果实。

【产地】 阳春砂主产于广东，以阳春、阳江产者最著名。广西亦产，多为栽培。绿壳砂主产于云南南部临沧、文山、景洪等地。海南砂主产于海南等地。

【采收加工】 夏、秋二季果实成熟时采收，晒干或低温干燥。

【性状鉴别】 阳春砂、绿壳砂　呈椭圆形或卵圆形，有不明显的三棱，长 1.5 ~ 2cm，直径 1 ~ 1.5cm。表面棕褐色，密生刺状突起，顶端有花被残基，基部常有果梗。果皮薄而软。种子集结成团，具三钝棱，中有白色隔膜，将种子团分成 3 瓣，每瓣有种子 5 ~ 26 粒。种子为不规则多面体，直径 2 ~ 3mm；表面棕红色或暗褐色，有细皱纹，外被淡棕色膜质假种皮；质硬，胚乳灰白色。气芳香而浓烈，味辛凉、微苦。（图 16 - 12，彩图 22）

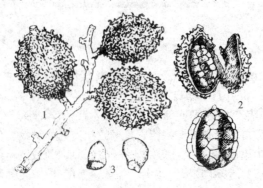

图 16 - 12　砂仁（阳春砂）药材图
1. 果实　2. 种子团　3. 种子

海南砂 呈长椭圆形或卵圆形，有明显的三棱，长 1.5 ~ 2cm，直径 0.8 ~ 1.2cm。表面被片状、分枝的软刺，基部具果梗痕。果皮厚而硬。种子团较小，每瓣有种子 3 ~ 24 粒；种子直径 1.5 ~ 2mm。气味稍淡。

以个大、饱满、坚实、气味浓者为佳。

【化学成分】种子含挥发油 3% 以上，油中主要成分为乙酸龙脑酯、芳樟醇、橙花椒醇、龙脑、樟脑、柠檬烯等。

【功能与主治】辛、温。能化湿开胃，温脾止泻，理气安胎。用于湿浊中阻，脘痞不饥，脾胃虚寒，呕吐泄泻，妊娠恶阻，胎动不安。

【用法与用量】3 ~ 6g，后下。

草果 Caoguo
Tsaoko Fructus

【来源】为姜科植物草果 *Amomum tsao-ko* Crevost et Lemaire 的干燥成熟果实。

【产地】主产于云南、广西、贵州等地。多为栽培。

【采收加工】秋季果实成熟时采收，除去杂质，晒干或低温干燥。

【性状鉴别】果实呈长椭圆形，具三钝棱，长 2 ~ 4cm，直径 1 ~ 2.5cm。表面灰棕色至红棕色，具纵沟及棱线，顶端有圆形突起的柱基，基部有果梗或果梗痕。果皮质坚韧，易纵向撕裂。剥去外皮，中间有黄棕色隔膜，将种子团分成 3 瓣，每瓣有种子多为 8 ~ 11 粒。种子呈圆锥状多面体，直径 5mm；表面红棕色，外被灰白色膜质的假种皮，种脊为一条纵沟，尖端有凹状的种脐；质硬，胚乳灰白色。有特异香气，味辛、微苦。

【化学成分】主含挥发油。

【功能与主治】辛，温。能燥湿温中，截疟除痰。用于寒湿内阻，脘腹胀痛，痞满呕吐，疟疾寒热，瘟疫发热。

【用法与用量】3 ~ 6g。

任务三　常用种子类天然药物

马钱子△Maqianzi
Strychni Semen

案例导入

案例：患者某男，35 岁，因坐骨神经痛到门诊就医。医生为其开了马钱子 3g，调剂员小宋为其抓了临时清炒碾碎后的生马钱子 3g。患者回家服用药粉 1.5g 后，出现头晕、抽搐及呕吐等症状，急送医院抢救，经医生诊断为"马钱子"中毒。

讨论：1. 马钱子的来源是什么？
　　　2. 马钱子中有哪些结构类型的化学成分？
　　　3. 马钱子毒性成分的类型，毒性作用的机制是什么？
　　　4. 如何炮制才可以降低马钱子的毒性？

【来源】 为马钱科植物马钱 *Strychnos nux-vomica* L. 的干燥成熟种子。

【植物形态】 常绿乔木。叶对生，广卵形，全缘，革质；聚伞花序顶生，小花白色筒状；浆果球形，表面光滑；种子 3~5 粒或更多，纽扣状圆板形，密被银色茸毛，种柄生于一面中央。果期 8 月至翌年 1 月。

【产地】 主产印度、缅甸、泰国、斯里兰卡。我国云南等地引种成功。

【采收加工】 冬季采收成熟果实，取出种子，晒干。

【性状鉴别】 呈纽扣状圆板形，常一面隆起，一面稍凹下，直径 1.5~3cm，厚 0.3~0.6cm。表面密被灰棕或灰绿色绢状茸毛，自中间向四周呈辐射状排列，有丝样光泽。边缘稍隆起，较厚，有突起的珠孔，底面中心有突起的圆点状种脐。质坚硬，平行剖面可见淡黄白色胚乳，角质状，子叶心形，叶脉 5~7 条。气微，味极苦。(图 16-13)

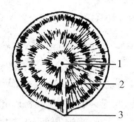
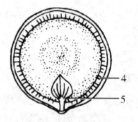

图 16-13 马钱子药材及剖面图
1. 种脐 2. 隆起线纹 3. 珠孔 4. 胚乳 5. 胚

拓展阅读

制马钱子

制马钱子：取净马钱子，照烫法用砂烫至鼓起并显棕褐色或深棕色。本品形如马钱子，两面均膨胀鼓起，边缘较厚。表面棕褐色或深棕色，质坚脆，平行剖面可见棕褐色或深棕色的胚乳。微有香气，味极苦。

【显微鉴别】 粉末灰黄色。非腺毛单细胞，基部膨大似石细胞，壁极厚，多碎断，木化。胚乳细胞多角形，壁厚，内含脂肪油及糊粉粒。(图 16-14)

【化学成分】 主要含吲哚类生物碱，总碱含量 3%~5%，其中士的宁（番木鳖碱）含量约 1.23%，马钱子碱约 1.55%。《中国药典》(2015 年版) 规定，本品按干燥品计算，含士的宁应为 1.20%~2.20%，马钱子碱不得少于 0.80%。

马钱子经炮制后，其中一些生物碱的构型发生了变化，如马钱子碱转化成异马钱子碱、异马钱子碱 N-氧化；番木鳖碱转化成异番木鳖碱 N-氧化物、二羟基三甲基番木鳖碱，从而使马钱子的毒性降低，抗肿瘤细胞生长和抗氧化活性增加。

【理化鉴别】 取马钱子粉末 0.5g，加三氯甲烷-乙醇 (10:1) 混合溶液 5ml 与浓氨试液 0.5ml，密塞，振摇 5 分钟，放置 2 小时，滤过，取滤液作为供试品溶液。另取士

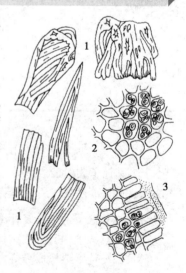

图 16-14 马钱子粉末图
1. 非腺毛 2. 胚乳细胞 3. 色素层

的宁对照品、马钱子碱对照品，加三氯甲烷制成每1ml各含2mg的混合溶液，作为对照品溶液。照薄层色谱法试验，吸取上述两种溶液各10ml，分别点于同一硅胶G薄层板上，以甲苯–丙酮–乙醇–浓氨试液（4:5:0.6:0.4）为展开剂，展开，取出，晾干，喷以稀碘化铋钾试液。供试品色谱中，在与对照品色谱相应的位置上，显相同颜色的斑点。

【功能与主治】 苦，温；有大毒。能通络止痛，散结消肿。用于跌打损伤，骨折肿痛，风湿顽痹，麻木瘫痪，痈疽疮毒，咽喉肿痛。

【用法与用量】 0.3~0.6g，炮制后入丸散用。孕妇禁用；不宜多服、久服及生用；运动员慎用；有毒成分能经皮肤吸收，外用不宜大面积涂敷。

拓展阅读

云南马钱子

云南马钱子：同属植物云南马钱 *Strychnos pierriana* A. W. Hill 种子曾作马钱子药用。其主要特征：稍弯曲不规则扁长圆形，种子表皮茸毛平直或多少扭曲，毛肋常分散。剖面可见子叶卵形，叶脉3条。

苦杏仁△Kuxingren
Armeniacae Semen Amarum

【来源】 为蔷薇科植物山杏 *Prunus armeniaca* L. var. *ansu* Maxim. 、西伯利亚杏 *P. sibirica* L. 、东北杏 *P. mandshurica*（Maxim.）Koehne 或杏 *P. armeniaca* L. 的干燥成熟种子。

【植物形态】 山杏为乔木，高达10m。叶互生，宽卵形或近圆形，长4~4cm，宽3~4cm，先端渐尖，基部阔楔形或截形，叶缘有细锯齿；柄长，近叶基部有2腺体；先叶开花，花单生于短枝顶，无柄；萼筒钟形，带暗红色，5裂，裂片比萼筒稍短，花后反折；花瓣5，白色或淡粉红色；雄蕊多数，比花瓣略短；子房1室，密被短柔毛。核果近球形，果肉薄，种子味苦。花期3~4月，果期4~6月。

西伯利亚杏为小乔木或灌木；叶卵形或近圆形；花小，直径1.5cm，西伯利亚杏3cm；果肉薄，质较干，种子味苦。

东北杏为乔木；叶卵圆形或卵形，先端尾尖，基部圆形，很少近心形，边缘具粗而深的重锯齿，锯齿狭而向上弯曲；花梗长于萼筒，长1cm，无毛；核边缘圆钝，种子味苦。

杏与山杏基本相似，唯叶较大，长5~10cm，宽4~8cm，基部近心形或圆形；果较山杏大，直径3cm或更多。

【产地】 我国大部分地区均产。主产于北方，以内蒙古、吉林、辽宁、河北、陕西产量最大。

【采收加工】 夏季采收成熟果实，除去果肉和核壳，取出种子，晒干。

【性状鉴别】 呈扁心形，长1~1.9cm，宽0.8~1.5cm，厚0.5~0.8cm。表面黄棕色至深棕色，一端尖，另端钝圆，肥厚，左右不对称，尖端一侧有短线形种脐，圆端合点处向上具多数深棕色的脉纹。种皮薄，子叶2，乳白色，富油性。气微，味苦。（图16-15）

以粒大饱满、黄绿色、气味浓者为佳。

【显微鉴别】 种皮表面观 种皮石细胞单个散在或数个相连，黄棕色至棕色，表面观类多角形、类长圆形或贝壳形，直径25~150μm。种皮外表皮细胞浅橙黄色至棕黄色，常与种皮石细胞相连，类圆形，壁常皱缩。

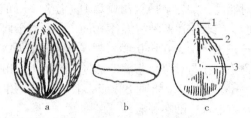

图 16 - 15 苦杏仁药材图

a. 全形 b. 横断面 c. 纵剖面

1. 胚根 2. 胚芽 3. 子叶

种子横切面 ①种皮表皮细胞 1 层，间有近圆形橙黄色石细胞，常单个或 3 ~ 5 个成群，突出表皮外，埋于表皮的部位有大的纹孔。②表皮下为多层薄壁细胞，有小型维管束。③外胚乳为 1 层颓废细胞；内胚乳细胞含糊粉粒及脂肪油。④子叶薄壁细胞亦含糊粉粒及脂肪油。(图 16 - 16)

山杏粉末 黄白色。①种皮石细胞单个散在或数个成群，淡黄色或黄棕色，侧面观大多呈贝壳形、卵圆形或类圆形，底部较宽，18 ~ 60μm，壁厚 3 ~ 5μm，层纹无或少见，孔沟甚密，上部壁厚 5 ~ 10μm，层纹明显，孔沟少；表面观呈类圆形、类多角形，纹孔大而密；②种皮外表皮薄壁细胞黄棕色，多皱缩，细胞界限不清，常与石细胞相连；③子叶细胞含糊粉粒及油滴；较大的糊粉粒中有细小草酸钙簇晶，直径 2 ~ 6μm。此外有内胚乳细胞、螺纹导管等。

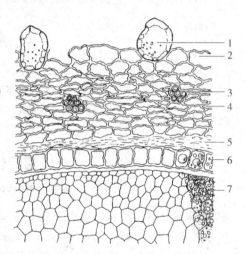

图 16 - 16 杏（种子）横切面图

1. 石细胞 2. 表皮 3. 维管束
4. 薄壁细胞 5. 外胚乳 6. 内胚乳
7. 子叶细胞

【化学成分】 主含苦杏仁苷，另含苦杏仁酶。苦杏仁苷经苦杏仁酶作用或酸水解产生氢氰酸、苯甲醛及葡萄糖。《中国药典》（2015 年版）规定，本品含苦杏仁苷（$C_{20}H_{27}NO_{11}$）不得少于 3.0%。

【理化鉴别】 取山杏粉末 2g，置索氏提取器中，加二氯甲烷适量，加热回流 2 小时，弃去二氯甲烷液，药渣挥干，加甲醇 30ml，加热回流 30 分钟，放冷，滤过，滤液作为供试品溶液。另取苦杏仁苷对照品，加甲醇制成每 1ml 含 2mg 的溶液，作为对照品溶液。照薄层色谱法试验，吸取上述两种溶液各 3ml，分别点于同一硅胶 G 薄层板上，以三氯甲烷 - 乙酸乙酯 - 甲醇 - 水（15:40:22:10）5℃ ~ 10℃放置 12 小时的下层溶液为展开剂，展开，取出，立即用 0.8% 磷钼酸的 15% 硫酸乙醇溶液浸板，在 105℃加热至斑点显色清晰。供试品色谱中，在与对照品色谱相应的位置上，显相同颜色的斑点。

【功能与主治】 苦，微温；有小毒。降气止咳平喘，润肠通便。用于咳嗽气喘，胸满痰多，肠燥便秘。

【用法与用量】 5 ~ 10g，生品入煎剂后下。内服不宜过量，以免中毒。

拓展阅读

甜杏仁、苦杏仁的区别

(1)甜杏仁　杏 *P. armeniaca* L. 的栽培品种。较苦杏仁稍大，味不苦，微甜，含苦杏仁苷约 0.17%，不入药，作副食品用。

(2)苦杏仁　味苦不甜，含苦杏仁苷至少为 3.0%，不作食用。

服用苦杏仁过量易中毒，甚至致死。中毒机制：苦杏仁苷的水解产物氢氰酸与线粒体中的细胞色素氧化酶作用，使酶失活而抑制细胞呼吸。中毒表现：突然晕倒、心悸、头痛、恶心呕吐、惊厥、昏迷、瞳孔放大，抢救药物主要为亚硝酸盐和硫代硫酸钠。

(3)苦杏仁中的苦杏仁苷既是产生药效关键物质，又是引起中毒的关键物质。

桃仁 Taoren
Persicae Semen

【来源】为蔷薇科植物桃 *Prunus persica* (L.) Batsch 或山桃 *P. davidiana* (Carr.) Franch. 的干燥成熟种子。

【产地】全国大部分地区均产，主产于四川、陕西、河北、山东等省。

【采收加工】果实成熟后采收，除去果肉和核壳，取出种子，晒干。

【性状鉴别】桃仁呈扁长卵形，长 1.2～1.8cm，宽 0.8～1.2cm，厚 0.2～0.4cm。表面黄棕色至红棕色，密布颗粒状突起。一端尖，中部膨大，另端钝圆稍偏斜，边缘较薄。尖端一侧有短线形种脐，圆端有颜色略深不甚明显的合点，自合点处散出多数纵向维管束。种皮薄，子叶 2，类白色，富油性。气微，味微苦。(图 16－17)

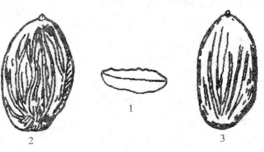

图 16－17　桃仁药材图
1. 横断面　2. 全形　3. 去种皮桃仁

山桃仁呈类卵圆形，较小而肥厚，长约 0.9cm，宽约 0.7cm，厚约 0.5cm。

均以颗粒饱满、均匀、完整者为佳。

【化学成分】含苦杏仁苷，含量约为苦杏仁的 1/2；并含苦杏仁酶、尿囊素酶、乳糖酶、维生素 B_1 及多量脂肪油。

【功能与主治】苦、甘，平。能活血祛瘀，润肠通便，止咳平喘。用于经闭痛经、癥瘕痞块，肺痈肠痈，跌扑损伤，肠燥便秘，咳嗽气喘。

【用法与用量】5～10g，孕妇慎用。

拓展阅读

桃仁的炮制

1. 燁桃仁　取净桃仁，照燁法去皮。用时捣碎。本品呈扁长卵形，长1.2~1.8cm，宽0.8~1.2cm，厚0.2~0.4cm。表面浅黄白色，一端尖，中部膨大，另端钝圆稍偏斜，边缘较薄。子叶2，富油性。气微香，味微苦。

2. 燁山桃仁　呈类卵圆形，较小而肥厚，长约1cm，宽约0.7cm，厚约0.5cm。

3. 炒桃仁　取燁桃仁，照清炒法炒至黄色。用时捣碎。本品呈扁长卵形，长1.2~1.8cm，宽0.8~1.2cm，厚0.2~0.4cm。表面黄色至棕黄色，可见焦斑。一端尖，中部膨大，另端钝圆稍偏斜，边缘较薄。子叶2，富油性。气微香，味微苦。

4. 炒山桃仁　2枚子叶多分离，完整者呈类卵圆形，较小而肥厚。长约1cm，宽约0.7cm，厚约0.5cm。

胖大海 Pangdahai
Sterculiae Lychnophorae Semen

【来源】 为梧桐科植物胖大海 *Sterculia lychnophora* Hance 的干燥成熟种子。

【产地】 主产越南、泰国、印度尼西亚和马来西亚等国，以越南产的品质最佳。

【采收加工】 4~6月果实成熟开裂时，采收种子，晒干用。

【性状鉴别】 呈纺锤形或椭圆形，长2~3cm，直径1~1.5cm。先端钝圆，基部略尖而歪，具浅色的圆形种脐。表面棕色或暗棕色，微有光泽，具不规则的干缩皱纹。外层种皮极薄，质脆，易脱落。中层种皮较厚，黑褐色，质松易碎，遇水膨胀成海绵状。断面可见散在的树脂状小点。内层种皮可与中层种皮剥离，稍革质，内有2片肥厚胚乳，广卵形；子叶2枚，菲薄，紧贴于胚乳内侧，与胚乳等大。气微，味淡，嚼之有黏性。

以个大、坚硬、外皮细、黄棕色、有细皱纹与光泽、不破皮者为佳。

【化学成分】 种皮含聚戊糖及黏液质，黏液质属于果胶酸类。含活性成分胖大海素。

【功能与主治】 甘，寒。能清热润肺，利咽开音，润肠通便。用于肺热声哑，干咳无痰，咽喉干痛，热结便闭，头痛目赤。

【用法与用量】 2~3枚，沸水泡服或煎服。

槟榔 Binglang
Arecae Semen

【来源】 为棕榈科植物槟榔 *Areca catechu* L. 的干燥成熟种子。

【产地】 主产于海南、云南、广东等地。福建、广西、台湾南部亦有栽培。

【采收加工】 春末至秋初采收成熟果实，用水煮后，干燥除去果皮，取出种子，干燥。

【性状鉴别】 呈扁球形或圆锥形，高1.5~3.5cm，底部直径1.5~3cm。表面淡黄棕色或淡红棕色，具稍凹下的网状沟纹，底部中心有圆形凹陷的珠孔，其旁有1明显疤痕状种脐。质坚硬，不易破碎，断面可见棕色种皮与白色胚乳相间的大理石样花纹。气微，味涩、

微苦。（图 16-18）

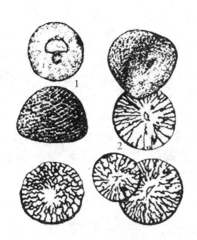

图 16-18 槟榔药材图
1. 药材 2. 饮片

以个大，质坚，体重，断面色鲜艳，无霉变，黑心，虫蛀者为佳。

【化学成分】种子含多种与鞣质结合的生物碱，以槟榔碱含量最高，为其有效成分。

【功能与主治】苦、辛，温。能杀虫，消积，行气，利水，截疟。用于绦虫病，蛔虫病，姜片虫病，虫积腹痛，积滞泻痢，里急后重，水肿脚气，疟疾。

【用法与用量】3~10g；驱绦虫、姜片虫30~60g。

肉豆蔻 Roudoukou

Myristicae Semen

【来源】为肉豆蔻科植物肉豆蔻 Myristica fragrans Houtt. 的干燥种仁。

【产地】主产于马来西亚、印度尼西亚。

【采收加工】冬、春两季果实成熟时采收。

【性状鉴别】呈卵圆形或椭圆形，长2~3cm，直径1.5~2.5cm。表面灰棕色或灰黄色，有时外被白粉（石灰粉末）。全体有浅色纵行沟纹和不规则网状沟纹。种脐位于宽端，呈浅色圆形突起，合点呈暗凹陷。种脊呈纵沟状，连接两端。质坚，断面显棕黄色相杂的大理石花纹，宽端可见干燥皱缩的胚，富油性。气香浓烈，味辛。

以个大、体重、坚实、表面光滑、油足、破开后香气强烈者为佳。

【化学成分】种仁含挥发油5%~15%，油中主要含 α-蒎烯及 d-莰烯共约80%，另含肉豆蔻醚（约4%）。

【功能与主治】辛，温。能温中行气，涩肠止泻。用于脾胃虚寒，久泻不止，脘腹胀痛，食少呕吐。

【用法与用量】3~10g。

草豆蔻 Caodoukou

Alpiniae Katsumadai Semen

【来源】为姜科植物草豆蔻 Alpinia katsumadai Hayata 的干燥近成熟种子。

【产地】主产于河北、福建、辽宁等地。其他各地亦产。均系栽培。

【采收加工】夏、秋二季采收，晒至九成干，或用水略烫，晒至半干，除去果皮，取出种子团，晒干。

【性状鉴别】为类球形的种子团，直径 1.5～2.7cm。表面灰褐色，中间有黄白色的隔膜，将种子团分成 3 瓣，每瓣有种子多数，粘连紧密，种子团略光滑。种子为卵圆状多面体，长 3～5mm，直径约 3mm，外被淡棕色膜质假种皮，种脊为一条纵沟，一端有种脐；质硬，将种子沿种脊纵剖两瓣，纵断面观呈斜心形，种皮沿种脊向内伸入部分约占整个表面积的 1/2；胚乳灰白色。气香，味辛、微苦。

以种子团结实、散子少、种子饱满、气味浓者为佳。

【化学成分】种子含挥发油约 4%，油中主成分为 1,8 - 桉油精、α - 蛇麻烯等。

【功能与主治】辛，温。能燥湿行气，温中止呕。用于寒湿内阻，脘腹胀满冷痛，嗳气呕逆，不思饮食。

【用法与用量】3～6g。

薏苡仁 Yiyiren
Coicis Semen

【来源】为禾本科植物薏苡 Coix lacryma-jobi L. var. mayuen（Roman.）Stapf 的干燥成熟种仁。

【产地】主产于河北、福建、辽宁等地。其他各省亦产。均系栽培。

【采收加工】秋季果实成熟时采割植株，晒干，打下果实，再晒干，除去外壳、黄褐色种皮和杂质，收集种仁。

【性状鉴别】呈宽卵形或长椭圆形，长 4～8mm，宽 3～6mm。表面乳白色，光滑，偶有残存的黄褐色种皮；一端钝圆，另端较宽而微凹，有 1 淡棕色点状种脐；背面圆凸，腹面有 1 条较宽而深的纵沟。质坚实，断面白色，粉性。气微，味微甜。（图 16 - 19，彩图 23）

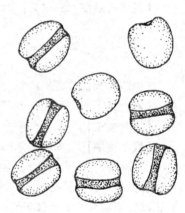

图 16 - 19 薏苡仁药材图

【化学成分】种仁含薏苡仁酯，薏苡素，薏苡多糖 A、薏苡多糖 B、薏苡多糖 C，中性葡聚糖 1～7，酸性多糖及葡聚糖等。

【功能与主治】甘、淡、凉。能利水渗湿，健脾止泻，除痹，排脓，解毒散结。用于水肿，脚气，小便不利，脾虚泄泻，湿痹拘挛，肺痈，肠痈，赘疣，癌肿。

【用法与用量】9～30g。孕妇慎用。

其他果实种子类天然药物简介，见表 16 - 1。

表 16 - 1 其他果实种子类天然药物简介

品名	来源	功效	主要性状特征
王不留行	为石竹科植物麦蓝菜 Vaccaria segetalis（Neck.）Garcke 的干燥成熟种子	苦，平。活血通经，下乳消肿，利尿通淋	呈球形，直径约 2mm。表面黑色，少数红棕色，略有光泽，有细密颗粒状突起，一侧有 1 凹陷的纵沟。质硬。胚乳白色，胚弯曲成环，子叶 2。气微，味微涩、苦

品名	来源	功效	主要性状特征
马兜铃	为马兜铃科植物北马兜铃 Aristolochia contorta Bge. 或马兜铃 A. debilis Sieb. et Zucc. 的干燥成熟果实	苦，微寒。清肺降气，止咳平喘，清肠消痔	呈卵圆形。表面黄绿色、灰绿色或棕褐色，有纵棱线12条，由棱线分出多数横向平行的细脉纹。顶端平钝，基部有细长果梗。果皮轻而脆，易裂为6瓣，果梗也分裂为6条。果皮内表面平滑而带光泽，有较密的横向脉纹。果实分6室，每室种子多数，平叠整齐排列。种子扁平而薄，钝三角形或扇形，边缘有翅，淡棕色。气特异，味微苦
葶苈子	为十字花科植物播娘蒿 Descurainia sophia (L.) Webb. ex Prantl. 或独行菜 Lepidium apetalum Willd. 的干燥成熟种子。前者习称"南葶苈子"，后者习称"北葶苈子"	辛、苦，大寒。泻肺平喘，行水消肿	**南葶苈子** 呈长圆形略扁。表面棕色或红棕色，微有光泽，具纵沟2条，其中1条较明显。一端钝圆，另端凹入或较平截，种脐类白色，位于凹入端或平截处。气微，味微辛、苦，略带黏性 **北葶苈子** 呈扁卵形。一端钝圆，另端尖而微凹，种脐位于凹入端。味微辛辣，黏性较强
芥子	为十字花科植物白芥 Sinapis alba L. 或芥 Brassica juncea (L.) Czern. et Coss. 的干燥成熟种子。前者习称"白芥子"，后者习称"黄芥子"	辛，温。温肺豁痰利气，散结通络止痛	**白芥子** 呈球形。表面灰白色至淡黄色，具细微的网纹，有明显的点状种脐。种皮薄而脆，破开后内有白色折叠的子叶，有油性。气微，味辛辣。 **黄芥子** 较小。表面黄色至棕黄色，少数呈暗红棕色。研碎后加水浸湿，则产生辛烈的特异臭气
决明子	为豆科植物决明 Cassia obtusifolia L. 或小决明 C. tora L. 的干燥成熟种子	甘、苦、咸，微寒。清热明目，润肠通便	**决明** 略呈菱方形或短圆柱形，两端平行倾斜。表面绿棕色或暗棕色，平滑有光泽。一端较平坦，另端斜尖，背腹面各有1条突起的棱线，棱线两侧各有1条斜向对称而色较浅的线形凹纹。质坚硬，不易破碎。种皮薄，子叶2，黄色，呈"S"形折曲并重叠。气微，味微苦 **小决明** 呈短圆柱形，较小。表面棱线两侧各有1片宽广的浅黄棕色带
陈皮	为芸香科植物橘 Citrus reticulate Blanco 及其栽培变种的干燥成熟果皮。药材分为"陈皮"和"广陈皮"	苦、辛，温。理气健脾，燥湿化痰	**陈皮** 常剥成数瓣，基部相连，有的呈不规则的片状。外表面橙红色或红棕色，有细皱纹和凹下的点状油室，内表面浅黄白色，粗糙，附黄白色或黄棕色筋络状维管束。质稍硬而脆。气香，味辛、苦 **广陈皮** 常3瓣相连，形状整齐，厚度均匀，约1mm。点状油室较大，对光照视，透明清晰。质较柔软

品名	来源	功效	主要性状特征
化橘红	为芸香科植物化州柚 *Citrus grandis* 'Tomentosa' 或柚 *C. grandis* (L.) Osbeck 的未成熟或近成熟的干燥外层果皮。前者习称"毛橘红"，后者习称"光七爪""光五爪"	辛、苦，温。理气宽中，燥湿化痰	**化州柚** 呈对折的七角或展平的五角星状，单片呈柳叶形。外表面黄绿色，密布茸毛，有皱纹及小油室；内表面黄白色或淡黄棕色，有脉络纹。质脆，易折断，断面不整齐，外缘有1列不整齐的下凹的油室，内侧稍柔而有弹性。气芳香，味苦、微辛 **柚** 外表面黄绿色至黄棕色，无毛
连翘	为木犀科植物连翘 *Forsythia suspensa* (Thunb.) Vahl 的干燥果实	苦，微寒。清热解毒，消肿散结，疏散风热	呈长卵形至卵形，稍扁。表面有不规则的纵皱纹和多数突起的小斑点，两面各有1条明显的纵沟。顶端锐尖，基部有小果梗或已脱落。青翘多不开裂，表面绿褐色，突起的灰白色小斑点较少；质硬；种子多数，黄绿色，细长，一侧有翅。老翘自顶端开裂或裂成两瓣，表面黄棕色或红棕色，内表面多为浅黄棕色，平滑，具一纵隔；质脆；种子棕色，多已脱落。气微香，味苦
紫苏子	为唇形科植物紫苏 *Perilla frutescens* (L.) Britt. 的干燥成熟果实	辛，温。降气化痰，止咳平喘，润肠通便	呈卵圆形或类球形。表面灰棕色或灰褐色，有微隆起的暗紫色网纹，基部稍尖，有灰白色点状果梗痕。果皮薄而脆，易压碎。种子黄白色，种皮膜质，子叶2，类白色，有油性。压碎有香气，味微辛
酸枣仁	为鼠李科植物酸枣 *Ziziphus jujuba* Mill. var. spinosa (Bunge) Hu ex H. F. Chou 的干燥成熟种子	甘、酸，平。养心补肝，宁心安神，敛汗，生津	呈扁圆形或扁椭圆形。表面紫红色或紫褐色，平滑有光泽，有的有裂纹。有的两面均呈圆隆状突起；有的一面较平坦，中间有1条隆起的纵线纹；另一面稍突起。一端凹陷，可见线形种脐；另端有细小突起的合点。种皮较脆，胚乳白色，子叶2，浅黄色，富油性。气微，味淡
牛蒡子	为菊科植物牛蒡 *Arctium lappa* L. 的干燥成熟果实	辛、苦，寒。疏散风热，宣肺透疹，解毒利咽	呈长倒卵形，略扁，微弯曲。灰褐色，带紫黑色斑点，有数条纵棱，通常中间1~2条较明显。顶端钝圆，稍宽，顶面有圆环，中间具点状花柱残迹；基部略窄，着生面色较淡。果皮较硬，子叶2，淡黄白色，富油性。气微，味苦后微辛而稍麻舌

品名	来源	功效	主要性状特征
牵牛子	为旋花科植物裂叶牵牛 *Pharbitis nil*（L.）Choisy 或圆叶牵牛 *P. purpurea*（L.）Voigt 的干燥成熟种子	苦、寒；毒。泻水通便，消痰涤饮，杀虫攻积	似橘瓣状。表面灰黑色或淡黄白色，背面有一条浅纵沟，腹面棱线的下端有一点状种脐，微凹。质硬，横切面可见淡黄色或黄绿色皱缩折叠的子叶。微显油性。气微，味辛、苦，有麻感
栀子	为茜草科植物栀子 *Gardenia jasminoides* Ellis 的干燥成熟果实	苦，寒。泻火除烦，清热利湿，凉血解毒；外用消肿止痛	呈长卵圆形或椭圆形。表面红黄色或棕红色，具6条翅状纵棱，棱间常有1条明显的纵脉纹，并有分枝。顶端残存萼片，基部稍尖，有残留果梗。果皮薄而脆，略有光泽；表面色较浅，有光泽，具2~3条隆起的假隔膜。种子多数，扁卵圆形，集结成团，深红色或红黄色，表面密具细小疣状突起。气微，味微酸而苦
车前子	为车前科植物车前 *Plantago asiatica* L. 或平车前 *P. depressa* Willd. 的干燥成熟种子	甘，寒。清热利尿通淋，渗湿止泻，明目，祛痰	呈椭圆形、不规则长圆形或三角状长圆形，略扁。面黄棕色至黑褐色，有细皱纹，一面有灰白色凹点状种脐。质硬。气微，味淡
菟丝子	为旋花科植物南方菟丝子 *Cuscuta australis* R. Br. 或菟丝子 *C. chinensis* Lam. 的干燥成熟种子	辛、甘、平。补益肝肾，固精缩尿，安胎，明目，止泻；外用消风祛斑	呈类球形。表面灰棕色至棕褐色，粗糙，种脐线形或扁圆形。质坚实，不易以指甲压碎。气微，味淡
芡实	为睡莲科植物芡 *Euryale ferox* Salisb. 的干燥成熟种仁	甘、涩、平。益肾固精，补脾止泻，除湿止带	呈类球形，多为破粒。表面有棕红色或红褐色内种皮，一端黄白色，约占全体1/3，有凹点状的种脐痕，除去内种皮显白色。质较硬，断面白色，粉性。气微，味淡
巴豆	为大戟科植物巴豆 *Croton tiglium* L. 的干燥成熟果实	辛，热；有大毒。外用蚀疮	呈卵圆形，一般具三棱。表面灰黄色或稍深，粗糙，有纵线6条，顶端平截，基部有果梗痕。破开果壳，可见3室，每室含种子1粒。种子呈略扁的椭圆形，表面棕色或灰棕色，一端有小点状的种脐和种阜的疤痕，另端有微凹的合点，其间有隆起的种脊；外种皮薄而脆，内种皮呈白色薄膜，种仁黄白色，油质。气微，味辛辣

续表

品名	来源	功效	主要性状特征
女贞子	为木犀科植物女贞 *Ligustrum lucidum* Ait. 的干燥成熟果实	甘、苦、凉。滋补肝肾，明目乌发	呈卵形、椭圆形或肾形。表面黑紫色或灰黑色，皱缩不平，基部有果梗痕或具宿萼及短梗。体轻。外果皮薄，中果皮较松软，易剥离，内果皮木质，黄棕色，具纵棱，破开后种子通常为1粒，肾形，紫黑色，油性。气微，味甘、微苦涩
沙苑子	为豆科植物扁茎黄芪 *Astragalus complanatus* R. Br. 的干燥成熟种子	甘、温。补肾助阳，固精缩尿，养肝明目	略呈肾形而稍扁。表面光滑，褐绿色或灰褐色，边缘一侧微凹处具圆形种脐。质坚硬，不易破碎。子叶2，淡黄色，胚根弯曲，长约1mm。气微，味淡，嚼之有豆腥味
白果	为银杏科植物银杏 *Ginkgo biloba* L. 的干燥成熟种子	甘、苦、涩、平；有毒。敛肺定喘，止带缩尿	略呈椭圆形，一端稍尖，另端钝。表面黄白色或淡棕黄色，平滑，具2~3条棱线。中种皮（壳）骨质，坚硬。内种皮膜质，种仁宽卵球形或椭圆形，一端淡棕色，另一端金黄色，横断面外层黄色，胶质样，内层淡黄色或淡绿色，粉性，中间有空隙。气微，味甘、微苦
豆蔻	为姜科植物白豆蔻 *Amomum kravanh* Pierre ex Gagnep 或爪哇白豆蔻 *A. compactum* Soland ex Maton 的干燥成熟果实。按产地不同分为"原豆蔻"和"印尼白蔻"	辛、温。化湿行气，温中止呕，开胃消食	**原豆蔻** 呈类球形。表面黄白色至淡黄棕色，有3条较深的纵向槽纹，顶端有突起的柱基，基部有凹下的果柄痕，两端均具浅棕色绒毛。果皮体轻，质脆，易纵向裂开，内分3室，每室含种子约10粒；种子呈不规则多面体，背面略隆起，表面暗棕色，有皱纹，并被有残留的假种皮。气芳香，味辛凉略似樟脑 **印尼白蔻** 个略小。表面黄白色，有的微显紫棕色。果皮较薄，种子瘦瘪。气味较弱
红豆蔻	为姜科植物大高良姜 *Alpinia galanga* Willd. 的干燥成熟果实	性温，味辛。燥湿散寒、醒脾消食	呈长球形，中部略细。表面红棕色至暗红色略皱缩，顶端残留黄白色管状宿萼，基部有果梗痕。果皮薄，易破碎。3室，每室种子2粒；种子扁圆形或三角形，黑棕色或红棕色，外被红棕色膜质假种皮，胚乳灰白色。气香，味辛辣
益智	为姜科植物益智 *Alpixiia oxyphylla* Miq. 的干燥成熟果实	辛、温。暖肾固精缩尿，温脾止泻摄唾	呈椭圆形，两端略尖。表面棕色或灰棕色，有纵向凹凸不平的突起棱线13~20条，顶端有花被残基，基部常残存果梗。果皮薄而稍韧，与种子紧贴，种子集结成团，中有隔膜将种子团分为3瓣，每瓣有种子6~11粒。种子呈不规则的扁圆形，略有钝棱，表面灰褐色或灰黄色，外被淡棕色膜质的假种皮；质硬，胚乳白色。有特异香气，味辛、微苦

重点小结

　　果实与种子是植物体两种不同的器官，果实入药通常采用完全成熟或近成熟的果实，少数采用幼果。完整的果实由果皮和种子构成。果皮通常可分为三层，从外向内分别由外果皮、中果皮和内果皮组成。种子的结构一般由种皮、胚和胚乳三部分组成，种子类中药的显微鉴别特征主要在种皮。糊粉粒是确定种子类粉末药材的主要标志。掌握五味子等天然药物的来源、性状鉴别特征。注意比较五味子与南五味子、桃仁与苦杏仁、枳壳与枳实、槟榔与肉豆蔻的鉴别。

　　显微鉴别方面，注意五味子种皮的石细胞、小茴香的油管、镶嵌细胞、糊粉粒等，马钱子的非腺毛特征，苦杏仁种皮表皮的石细胞等。

目标检测

选择题

（一）A 型题（单项选择题）

1. 五味子的主产地是（　　）。
　　A. 广东、广西、云南　　　B. 四川、贵州　　　C. 新疆、青海　　　D. 吉林、辽宁、黑龙江

2. 下列具有"白霜"的药材是（　　）。
　　A. 五味子　　　　　　　B. 砂仁　　　　　　C. 草果　　　　　　D. 苦杏仁

3. 主要成分为士的宁（番木鳖碱）的药材是（　　）。
　　A. 乌梅　　　　　　　　B. 马钱子　　　　　C. 枳壳　　　　　　D. 小茴香

4. 果实分果呈长椭圆形，背面有纵棱 5 条，接合面平坦而较宽的药材为（　　）。
　　A. 吴茱萸　　　　　　　B. 山楂　　　　　　C. 小茴香　　　　　D. 木瓜

5. 吴茱萸来源于（　　）。
　　A. 吴茱萸科蒴果　　　　B. 山茱萸科核果　　C. 芸香科蓇葖果　　D. 木犀科蒴果

（二）X 型题（多项选择题）

1. 药用部位为果实的药材有（　　）。
　　A. 补骨脂　　　B. 五味子　　　C. 枸杞子　　　D. 小茴香　　　E. 砂仁

2. 药用部位为种子的药材有（　　）。
　　A. 桃仁　　　　B. 胖大海　　　C. 肉豆蔻　　　D. 苦杏仁　　　E. 五味子

3. 含皂苷及鞣质的药材有（　　）。
　　A. 山楂　　　　B. 马钱子　　　C. 木瓜　　　　D. 苦杏仁　　　E. 小茴香

4. 为蔷薇科植物的药材有（　　）。
　　A. 草豆蔻　　　B. 木瓜　　　　C. 苦杏仁　　　D. 山楂　　　　E. 补骨脂

5. 主含挥发油的药材是（　　）。
　　A. 吴茱萸　　　B. 木瓜　　　　C. 山楂　　　　D. 白豆蔻　　　E. 砂仁

（王小庆）

项目十七

全草类天然药物

项目十七

学习目标

知识要求　**1. 掌握**　麻黄等带△号天然药物的来源、性状、显微、理化鉴别特征。

　　　　　2. 熟悉　肉苁蓉等天然药物的来源和性状特征；全草类天然药物的功能与应用。

　　　　　3. 了解　全草类天然药物的产地、采收、加工。

技能要求　1. 熟练掌握全草类天然药物的性状鉴别技术。

　　　　　2. 学会麻黄等带△号天然药物的显微鉴别及理化鉴别技术；会运用工具书和所学知识鉴别未学习过的全草类药材。

任务一　全草类天然药物概述

全草类天然药物，是指用草本植物的全体或其地上部分入药。大多数为地上部分的茎叶，如仙鹤草、薄荷等；少数部分是带有花或果实的地上部分，如谷精草、荆芥草等；亦有带根及带根茎的全株，如伸筋草、车前草等；或是植物的草质茎，如麻黄、石斛等；均列入全草类天然药物。

一、性状鉴别

全草类天然药物的鉴别，应按其所包括的器官，如根、茎、叶、花、果实、种子等分别进行观察，观察草本茎时，一般按茎的形状、粗细、颜色、表面特征、叶序、花序、横断面、气、味等顺序进行。需注意的是，由于全草类天然药物主要是由草本植物地上部分或全株干燥而成，因此，进行原植物鉴别更为重要，原植物的特征一般反映了药材的性状特征。此外，全草类天然药物的叶大多干缩、破碎，鉴别过程中，如有完整的叶、花，可在清水中湿润后展平进行观察。

二、显微鉴别

全草类天然药物多数为双子叶植物，少数为单子叶植物。观察时首先应根据维管束类型及排列方式来区别双子叶植物或单子叶植物。

1. 双子叶植物草质茎横切面的显微鉴别　从外向内依次为表皮、皮层和维管柱三部分。表皮多由一列扁平长方形、排列整齐、无细胞间隙的细胞组成，常有角质层、气孔、毛茸、蜡被等附属物。皮层主要由排列疏松的薄壁细胞组成，靠近表皮部分的细胞常具叶绿体，故嫩茎呈绿色，有时分化为厚角组织，分布在棱角处或呈环排列。维管柱占较大比例，维管束多为无限外韧型，呈环状排列，束间距离较大；髓部较大，髓射线较宽，有时髓破裂碎成空洞。观察时应注意薄壁组织中有无纤维、石细胞、分泌组织、结晶体等特征。

2. 单子叶植物草质茎横切面的显微鉴别　最外层为表皮，向内是基本薄壁组织，其中散生多数有限外韧型维管束，无皮层、髓和髓射线之分。观察时应注意厚壁组织、结晶体和分泌组织等特征。

3. 全草类天然药物粉末的显微鉴别 全草类中药粉末显微鉴别时，一般注意观察茎叶的表皮细胞、气孔、毛茸、叶肉组织、碳酸钙或草酸钙结晶、花粉粒等特征；带有根及根茎者还应注意淀粉粒、导管和厚壁组织等特征。

任务二 常用全草类天然药物

麻黄[△]Mahuang

Ephedrae Herba

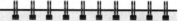

案例导入

案例：一位新上岗不久的中药调剂员接到患者的处方上写有"麻黄"这味中药，发现店中暂无麻黄，就用"麻黄根"来代替。

讨论：1. "麻黄"与"麻黄根"是同一种中药吗？
2. "麻黄"与"麻黄根"的药用部位与功效有何不同？

【**来源**】 为麻黄科植物草麻黄 *Ephedra sinica* Stapf、中麻黄 *E. intermedia* Schrenk et C. A. Mey. 或木贼麻黄 *E. equisetina* Bge. 的干燥草质茎。

【**植物形态**】 **草麻黄** 为草本状小灌木，高 20～40cm；木质茎短小，匍匐状，草质茎绿色，长圆柱形，直立。小枝圆，对生或轮生，节间长 2.5～6cm，直径约 2mm。叶膜质鞘状。雌雄异株。雄球花多成复穗状，常具总梗，苞片通常 4 对，雄蕊 7～8，花丝合生，稀先端稍分离；雌球花单生于枝顶，苞片 4～5 对，上面一对苞片内有雌花 2 朵，雌球花成熟时肉质红色。花期 5 月，种子 7 月成熟。（图 17－1）

中麻黄 直立灌木，高 1m 以上。草质茎分枝多，节间长 2～6cm。雄球花常数个密生于节上，呈团状；雌球花 2～3 生于茎节上，仅先端一轮苞片生有 2～3 雌花。

木贼麻黄 直立灌木，高达 1m。草质茎分枝多，黄绿色，节间长 1.5～3cm。雌花序常成对着生于节上，苞片内有雌花 1 朵。

【**产地**】 主产于内蒙古、山西、陕西、宁夏等地。

【**采收加工**】 秋季采割绿色的草质茎，晒干。

【**性状鉴别**】 **草麻黄** 呈细长圆柱形，少分枝，直径 1～2mm。有的带少量棕色木质茎。表面淡绿色至黄绿色，有细纵脊线，触之微有粗糙感。节明显，节间长 2～6cm。节上有膜质鳞叶，长 3～4mm；裂片 2（稀 3），锐三角形，先端灰白色，反曲，基部联合成筒状，红棕色。体轻，质脆，易折断，断面略呈纤维性，周边绿黄色，髓部红棕色（习称"玫瑰心"），近圆形。气微香，味涩、微苦。

中麻黄 多分枝，直径 1.5～3mm，有粗糙感。节间长 2～6cm。节上膜质鳞叶长 2～3mm，裂片 3（稀 2），先端锐尖。断面髓部呈三角状圆形。

木贼麻黄 较多分枝，直径 1～1.5mm，无粗糙感。节间长 1.5～3cm。膜质鳞叶长 1～

2mm；裂片2（稀3），上部为短三角形，灰白色，先端多不反曲，基部棕红色至棕黑色。

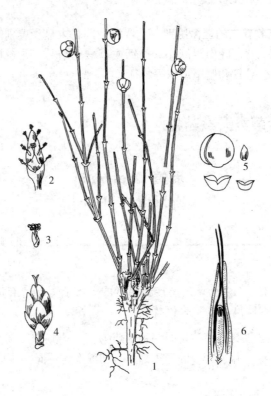

图17－1　草麻黄
1. 雌株　2，3. 雄球花　4. 雌球花　5. 种子及苞片　6. 胚珠纵切

均以干燥、茎粗、淡绿色、内心充实、味苦涩者为佳。

拓展阅读

麻黄饮片

1. 麻黄　呈圆柱形的段。表面淡黄绿色至黄绿色，粗糙，有细纵脊线，节上有细小鳞叶。切面中心显红黄色。气微香，味涩、微苦。

2. 蜜麻黄　形如麻黄段。表面深黄色，微有光泽，略具黏性。有蜜香气，味甜。

【显微鉴别】横切面　草麻黄　①表皮细胞外被厚的角质层；脊线较密，有蜡质疣状突起，两脊线间有下陷气孔。②下皮纤维束位于脊线处，壁厚，非木化皮层较宽，纤维成束散在。③中柱鞘纤维束新月形。④维管束外韧型，8～10个。⑤形成层环类圆形。⑥木质部呈三角状。⑦髓部薄壁细胞含棕色块；偶有环髓纤维。⑧表皮细胞外壁、皮层薄壁细胞及纤维均有多数微小草酸钙砂晶或方晶。（图17－2）

中麻黄　维管束12～15个。形成层环类三角形。环髓纤维成束或单个散在。

木贼麻黄　维管束8～10个。形成层环类圆形。无环髓纤维。

草麻黄粉末　棕色或绿色。①表皮组织碎片甚多，细胞呈类长方形，含颗粒状细小晶体；气孔特异，内陷，保卫细胞侧面观呈哑铃形或电话听筒形；角质层极厚，呈脊状突起，常破碎呈不规则条块状。②纤维多而壁厚，狭长，胞腔狭小，常不明显，木化或非木化，壁上附有众多细小的砂晶和方晶。③髓部薄壁细胞木化或非木化，常含棕色或红棕色物质，形状不规则。④导管分子端壁具麻黄式穿孔板。（图17-3）

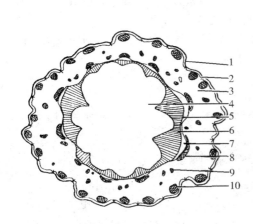

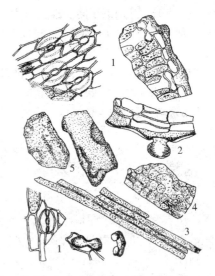

图17-2 草麻黄（茎）横切面简图
1. 表皮　2. 气孔　3. 皮层　4. 髓　5. 形成层
6. 木质部　7. 韧皮部　8. 中柱鞘纤维
9. 皮层纤维　10. 下皮纤维

图17-3 草麻黄（茎）粉末图
1. 表皮细胞及气孔　2. 角质层突起部分
3. 嵌晶纤维　4. 皮层薄壁细胞
5. 棕色块

【化学成分】主含生物碱，如麻黄碱和伪麻黄碱，生物碱主要存在于草质茎节间的髓部。《中国药典》（2015年版）规定，本品按干燥品计算，含盐酸麻黄碱（$C_{10}H_{15}NO \cdot HCl$）和盐酸伪麻黄碱（$C_{10}H_{15}NO \cdot HCl$）的总量不得少于0.80%。

拓展阅读

麻黄素

麻黄素有拟肾上腺素作用及中枢兴奋作用，长期服用可引起病态嗜好和耐受性，我国已列入管制药品。通过改造麻黄碱的化学结构而获得冰毒（即甲基苯丙胺，又称去氧麻黄素）。冰毒是国际上滥用最严重的中枢兴奋剂之一，我国已把冰毒纳入一类精神药品进行严格管制。另外，由于其兴奋作用，运动员在竞赛期间，不能服用麻黄来治疗风寒感冒，否则，兴奋剂检测为阳性，按服用违禁药品处理。

【理化鉴别】（1）药材纵剖面置紫外光灯下观察，边缘显亮白色荧光，中心显亮棕色荧光。

（2）取本品粉末0.2g，加水5ml与稀盐酸1~2滴，煮沸2~3分钟，滤过。滤液置分液漏斗中，加氨试液数滴使呈碱性，再加三氯甲烷5ml，振摇提取。分取三氯甲烷液，置二支试管中，一管加氨制氯化铜试液与二硫化碳各5滴，振摇，静置，三氯甲烷层显深黄色；另一管为空白，以三氯甲烷5滴代替二硫化碳5滴，振摇后三氯甲烷层无色或显微黄色。

（3）取本品粉末 1g，加浓氨试液数滴，再加三氯甲烷 10ml，加热回流 1 小时，滤过，滤液蒸干，残渣加甲醇 2ml 充分振摇，滤过，滤液作为供试品溶液。另取盐酸麻黄碱对照品，加甲醇制成每 1ml 含 1mg 的溶液，作为对照品溶液。照薄层色谱法试验，吸取上述两种溶液各 5μl，分别点于同一硅胶 G 薄层板上，以三氯甲烷 – 甲醇 – 浓氨试液（20∶5∶0.5）为展开剂，展开，取出，晾干，喷以茚三酮试液，在 105℃加热至斑点显色清晰。供试品色谱中，在与对照品色谱相应的位置上，显相同的红色斑点。

【功能与主治】辛、微苦，温。能发汗散寒，宣肺平喘，利水消肿。用于风寒感冒，胸闷喘咳，风水浮肿。蜜麻黄润肺止咳。多用于表证已解，气喘咳嗽。

【用法与用量】2～10g。

拓展阅读

麻黄根

为麻黄科植物草麻黄 *Ephedra sinica* Stapf 或中麻黄 *E. intermedia* Schrenk et C. A. Mey. 的干燥根和根茎。秋末采挖，除去残茎、须根和泥沙，干燥。本品呈圆柱形，略弯曲，长 8~25cm，直径 0.5~1.5cm。表面红棕色或灰棕色，有纵皱纹和支根痕。外皮粗糙，易成片状剥落。根茎具节，节间长 0.7~2cm，表面有横长突起的皮孔。体轻，质硬而脆，断面皮部黄白色，木部淡黄色或黄色，射线放射状，中心有髓。气微，味微苦。不含麻黄碱类成分。性平，味甘、涩。能固表止汗。用于自汗，盗汗。

石斛△Shihu
Dendrobii Caulis

【来源】为兰科植物金钗石斛 *Dendrobium nobile* Lindl、鼓槌石斛 *D. chrysotoxum* Lindl. 或流苏石斛 *D. fimbriatum* Hook. 的栽培品及其同属植物近似种的新鲜或干燥茎。

【植物形态】金钗石斛　为多年生附生草本。茎丛生，直立，上部稍回折状，略扁，基部收窄而圆，高 30～50cm，具槽纹，多节。叶近革质，长圆形或矩圆形，先端偏斜状凹缺，叶鞘抱茎。总状花序生于上部节上，基部被鞘状苞片 1 对，有花 1~4 朵，具卵状苞片；花大，下垂，直径可达 8cm，白色，先端带浅紫色或淡红色，唇瓣卵圆形，边缘微波状，基部有一深紫色斑块，两侧有紫色条纹。蒴果。花期 5～8 月。（图 17 –4）

鼓槌石斛　茎直立，肉质，纺锤形，具 2～5 节间；叶互生，革质，长圆形，长达 19cm，宽 2～3.5cm，先端急尖而有钩转。总状花序近茎顶端叶腋发出，花 5～8 朵，花瓣金黄色，唇瓣金黄色，中央有一深红色斑块。花期 3～5 月。

流苏石斛　茎粗壮，斜立或下垂，圆柱形，肉质；叶互生，革质，长圆形或长圆状披针形，长 8～15cm，宽 2～

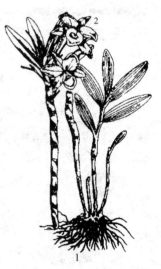

图 17 –4　金钗石斛
1. 植株　2. 花

3.5cm，先端急尖，有时稍2裂；花序生于老茎节间，有花6~12朵，花瓣黄色，唇瓣黄色，中央部分有一深紫色斑块，边缘流苏状。花期4~6月。

【产地】主产于广西、贵州、广东、云南、四川等地。

【采收加工】全年均可采收，鲜用者除去根和泥沙；干用者采收后，除去杂质，用开水略烫或烘软，再边搓边烘晒，至叶鞘搓净，干燥。

【性状鉴别】**鲜石斛** 呈圆柱形或扁圆柱形，长约30cm，直径0.4~1.2cm。表面黄绿色，光滑或有纵纹，节明显，色较深，节上有膜质叶鞘。肉质多汁，易折断。气微，味微苦而回甜，嚼之有黏性。

金钗石斛 呈扁圆柱形，长20~40cm，直径0.4~0.6cm，节间长2.5~3cm。表面金黄色或黄中带绿色，有深纵沟。质硬而脆，断面较平坦而疏松。气微，味苦。

鼓槌石斛 呈粗纺锤形，中部直径1~3cm，具3~7节。表面光滑，金黄色，有明显凸起的棱。质轻而松脆，断面海绵状。气微，味淡，嚼之有黏性。

流苏石斛 呈长圆柱形，长20~150cm，直径0.4~1.2cm，节明显，节间长2~6cm。表面黄色至暗黄色，有深纵槽。质疏松，断面平坦或呈纤维性。味淡或微苦，嚼之有黏性。

干品以色金黄、有光泽、质柔韧者为佳。

【显微鉴别】**横切面** **金钗石斛** ①表皮细胞1列，扁平，外被鲜黄色角质层。②基本组织细胞大小较悬殊，有壁孔，散在多数外韧型维管束，排成7~8圈。③维管束外侧纤维束新月形或半圆形，其外侧薄壁细胞有的含类圆形硅质块，木质部有1~3个导管直径较大。④含草酸钙针晶细胞多见于维管束旁。（图17-5、图17-6）

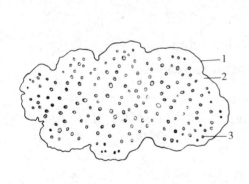

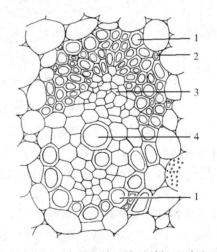

图17-5　金钗石斛（茎）横切面简图
1. 表皮　2. 基本薄壁组织　3. 维管束

图17-6　金钗石斛（茎）横切面详图
（示维管束构造）
1. 纤维　2. 硅质块　3. 韧皮部　4. 导管

鼓槌石斛 ①表皮细胞扁平，外壁及侧壁增厚，胞腔狭长形；角质层淡黄色。②基本组织细胞大小差异较显著。③多数外韧型维管束略排成10~12圈。④木质部导管大小近似。⑤有的可见含草酸钙针晶束细胞。

流苏石斛 ①表皮细胞扁圆形或类方形，壁增厚或不增厚。②基本组织细胞大小相近或有差异，散列多数外韧型维管束，略排成数圈。③维管束外侧纤维束新月形或呈帽状，其外缘小细胞有的含硅质块；内侧纤维束无或有，有的内外侧纤维束连接成鞘。④有的薄壁细胞中含草酸钙针晶束和淀粉粒。

粉末 灰绿色或灰黄色。①角质层碎片黄色；表皮细胞表面观呈长多角形或类多角形，垂周壁连珠状增厚。②束鞘纤维成束或离散，长梭形或细长，壁较厚，纹孔稀少，周围具排成纵行的含硅质块的小细胞。③木纤维细长，末端尖或钝圆，壁稍厚。④网纹导管、梯纹导管或具缘纹孔导管直径 12～50μm。⑤草酸钙针晶成束或散在。

【化学成分】 金钗石斛主含生物碱 0.3%～0.8%，主要为石斛碱、石斛次碱、6-羟基石斛碱、石斛醚碱等。此外，尚含有黏液质、多糖等。

【功能与主治】 甘，微寒。能益胃生津，滋阴清热。用于热病津伤，口干烦渴，胃阴不足，食少干呕，病后虚热不退，阴虚火旺，骨蒸劳热，目暗不明，筋骨痿软。

【用法与用量】 6～12g；鲜品 15～30g。

拓展阅读

常见伪品

1. **有瓜石斛** 兰科植物流苏金石斛(有瓜石斛)*Ephemerantha fimbriata*(Bl.) Hunt et Sumnerh. 的干燥全草。产于广东、广西、云南、贵州等地。根状茎匍匐状，茎呈假单轴分枝，表面金黄色，每一分枝顶端膨大而呈压扁状纺锤形的假鳞茎（习称"瓜"）。

2. **石仙桃** 为兰科石仙桃属植物石仙桃 *Pholidota chinensis* Lindl. 的干燥全草。产于广东、广西等地。根状茎粗壮，圆柱形，每节之下有残留的根，节上生假鳞茎，略呈长圆柱形，肉质而干瘪，有纵皱纹。

铁皮石斛 Tiepishihu
Dendrobii Officinalis Caulis

【来源】 为兰科植物铁皮石斛 *Dendrobium officinale* Kimura et Migo 的干燥茎。

【采收加工】 11 月至翌年 3 月采收，除去杂质，剪去部分须根，边加热边扭成螺旋形或弹簧状，烘干；或切成段，干燥或低温烘干，前者习称"铁皮枫斗"（耳环石斛）；后者习称"铁皮石斛"。

【性状鉴别】铁皮枫斗 本品呈螺旋形或弹簧状，通常为 2～6 个旋纹，拉直后长 3.5～8cm，直径 0.2～0.4cm。表面黄绿色或略带金黄色，有细纵皱纹，节明显，节上有时可见残留的灰白色叶鞘；一端可见茎基部留下的短须根。质坚实，易折断，断面平坦，灰白色至灰绿色，略角质状。气微，味淡，嚼之有黏性。

铁皮石斛 本品呈圆柱形的段，长短不等。

【显微鉴别】横切面 ①表皮细胞 1 列，扁平，外壁及侧壁稍增厚、微木化，外被黄色角质层，有的外层可见无色的薄壁细胞组成的叶鞘层；②基本薄壁组织细胞多角形，大小相似，其间散在多数维管束，略排成 4～5 圈，维管束外韧型，外围排列有厚壁的纤维束，有的外侧小型薄壁细胞中含有硅质块；③含草酸钙针晶束的黏液细胞多见于近表皮处。

【化学成分】 本品按干燥品计算，含甘露糖（$C_6H_{12}O_6$）应为 13.0%～38.0%。

【功能与主治】 甘，微寒。能益胃生津，滋阴清热。用于热病津伤，口干烦渴，胃阴不足，食少干呕，病后虚热不退，阴虚火旺，骨蒸劳热，目暗不明，筋骨痿软。

【用法与用量】6~12g。

青蒿[△]Qinghao

Artemisiae Annuae Herba

【来源】为菊科植物黄花蒿 *Artemisia annua* L. 的干燥地上部分。

【植物形态】为一年生草本，高可达 1.5m，全株有强烈气味。茎直立，具纵棱，多分枝，光滑无毛。中部叶卵形，三回羽状深裂，小裂片线形，两面被短柔毛。头状花序多数，黄色，球形，细小，直径约2mm，排成总状，总苞球形，总苞片2~3层，无毛，小花均为管状花，黄色。雌花较少，围于外层，雌蕊1，柱头2裂，内为两性花，花冠长约1mm，雄蕊5，聚药雄蕊。瘦果椭圆形。花期7~10月，果期9~11月。(图17-7)

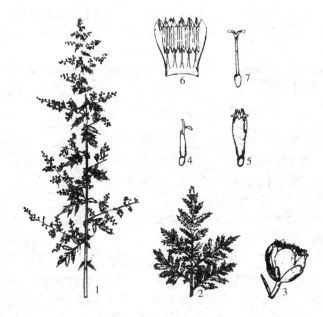

图 17-7　黄花蒿
1. 植株上部　2. 叶　3. 头状花序　4. 雌花　5. 两性花　6. 两性花的展开示雄蕊　7. 两性花的雌蕊

【产地】主产湖北、湖南、浙江、江苏等地。全国各地均有分布。

【采收加工】秋季花盛开时割取地上部分，除去老茎，阴干。

【性状鉴别】茎呈圆柱形，上部多分枝，长30~80cm，直径0.2~0.6cm；表面黄绿色或棕黄色，具纵棱线；质略硬，易折断，断面中部有髓。叶互生，暗绿色或棕绿色，卷缩易碎，完整者展平后为三回羽状深裂，裂片和小裂片矩圆形或长椭圆形，两面被短毛。气香特异，味微苦。均以色绿、叶多、香气浓者为佳。

【显微鉴别】叶片表面观　①上下表皮细胞垂周壁波状弯曲，脉脊上的表皮细胞呈窄长方形；②气孔不定式；③表面布满非腺毛和腺毛；④非腺毛于中脉附近多见，为丁字形毛，柄由3~8个细胞组成，单列，基部柄细胞较大，单个臂细胞呈丁字形着生，两臂不等长；⑤腺毛椭圆形，无柄，由两个半圆形分泌细胞相对排列，常充满淡黄色挥发油。(图17-8)

叶片上部中脉横切面　①上下表皮可见气孔、丁字形毛及2~3个细胞、单列的腺毛；②上下表皮内方均有栅栏组织；③维管束位于基本组织的中心。(图17-9)

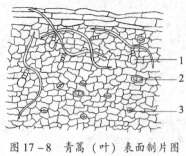

图 17-8 青蒿（叶）表面制片图
1. 丁字形毛 2. 腺毛 3. 气孔

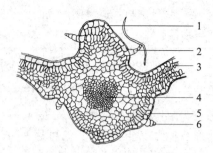

图 17-9 黄花蒿叶横切面详图
1. 下表皮细胞 2. "丁"字形毛柄部 3. 栅栏组织
4. 维管束 5. 下表皮细胞 6. 腺毛

【化学成分】含多种倍半萜内酯，为抗疟有效成分青蒿素及青蒿甲素、青蒿乙素、青蒿丙素等，并含 0.3% ~ 0.6% 挥发油。油中主要为莰烯、异青蒿酮、丁香烯等。

拓展阅读

青蒿素类药物简介

由带疟原虫的蚊子传播的疟疾是世界上最严重的传染病之一。每年大约有2亿人被感染，100多万人丧命。目前治疗疟疾最有效药物是我国科学家在20世纪70年代研制的青蒿素，已被世界卫生组织批准为世界范围内治疗疟疾药物，被视为救治非洲百万疟疾患者的灵丹妙药。

青蒿素化学结构独特，对恶性疟和多种抗性株治疗具有高效、速效、无抗药性、安全等特点，病人容易接受，但由于青蒿素不溶于水，在油中溶解度也不大，其剂型仅为栓剂，生物利用度低，影响了疗效发挥。从20世纪80年代开始，对其结构进行修饰后成功研制出了双氢青蒿素、蒿甲醚、青蒿琥酯，具有疗效更高、复发率低的特点。1986年青蒿素获得我国Ⅰ类新药证书，双氢青蒿素、蒿甲醚、青蒿琥酯也获Ⅰ类新药证书。蒿甲醚、青蒿琥酯用于口服和注射，双氢青蒿素用于口服和栓剂。此外，还研制出了复方双氢青蒿素和复方蒿甲醚。

【理化鉴别】取本品粉末3g，加石油醚（60℃~90℃）50ml，加热回流1小时，滤过，滤液蒸干，残渣加正己烷30ml使溶解，用20%乙腈溶液振摇提取3次，每次10ml，合并乙腈液，蒸干，残渣加乙醇0.5ml使溶解，作为供试品溶液。另取青蒿素对照品，加乙醇制成每1ml含1mg的溶液，作为对照品溶液。照薄层色谱法试验，吸取上述两种溶液各5μl，分别点于同一硅胶G薄层板上，以石油醚（60℃~90℃）–乙醚（4:5）为展开剂，展开，取出，晾干，喷以2%香草醛的10%硫酸乙醇溶液，在105℃加热至斑点显色清晰，置紫外光灯（365nm）下检视。供试品色谱中，在与对照品色谱相应的位置上，显相同颜色的荧光斑点。

【功能与主治】苦、辛，寒。能清虚热，除骨蒸，解暑热，截疟，退黄。用于温邪伤阴，夜热早凉，阴虚发热，骨蒸劳热，暑邪发热，疟疾寒热，湿热黄疸。

【用法与用量】6~12g，入煎剂宜后下。

茵陈 Yinchen
Artemisiae Scopariae Herba

【来源】 为菊科植物滨蒿 *Artemisia scoparia* Waldst. et Kit. 或茵陈蒿 *A. capillaris* Thunb. 的干燥地上部分。

【产地】 滨蒿主产于东北及河北、山东等地，茵陈蒿主产于陕西、山西、安徽等地。

【采收加工】 春季幼苗高 6～10cm 时采收或秋季花蕾长成至花初开时采割，除去杂质和老茎，晒干。春季采收的习称"绵茵陈"，秋季采割的称"花茵陈"。

【性状鉴别】 **绵茵陈** 多卷曲成团状，灰白色或灰绿色，全体密被白色茸毛，绵软如绒。茎细小，长 1.5～2.5cm，直径 0.1～0.2cm，除去表面白色茸毛后可见明显纵纹；质脆，易折断。叶具柄；展平后叶片呈一至三回羽状分裂，叶片长 1～3cm，宽约 1cm；小裂片卵形或稍呈倒披针形、条形，先端锐尖。气清香，味微苦。

花茵陈 茎呈圆柱形，多分枝，长 30～100cm，直径 2～8mm；表面淡紫色或紫色，有纵条纹，被短柔毛；体轻，质脆，断面类白色。叶密集，或多脱落；下部叶二至三回羽状深裂，裂片条形或细条形，两面密被白色柔毛；茎生叶一至二回羽状全裂，基部抱茎，裂片细丝状。头状花序卵形，多数集成圆锥状，长 1.2～1.5mm，直径 1～1.2mm，有短梗；总苞片 3～4 层，卵形，苞片 3 裂；外层雌花 6～10 个，可多达 15 个，内层两性花 2～10 个。瘦果长圆形，黄棕色。气芳香，味微苦。

以质嫩、绵软、色灰白、叶多、香气浓者为佳。

【化学成分】 含有具有利胆作用的有效成分蒿属香豆素，还含有挥发油等成分。《中国药典》（2015 年版）规定：按干燥品计算，绵茵陈含绿原酸（$C_{16}H_{18}O_9$）不得少于 0.50%。花茵陈含滨蒿内酯（$C_{11}H_{10}O_4$）不得少于 0.20%。

【功能与主治】 苦、辛，微寒。能清利湿热，利胆退黄。用于黄疸尿少，湿温暑湿，湿疮瘙痒。

【用法与用量】 6～15g。外用适量，煎汤熏洗。

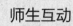

师生互动

花茵陈与绵茵陈有哪些主要区别?

穿心莲△ Chuanxinlian
Andrographis Herba

【来源】 为爵床科植物穿心莲 *Andrographis paniculata*（Burm. f.）Nees 的干燥地上部分。

【产地】 主要栽培于广东、广西、福建等地。

【采收加工】 秋初茎叶茂盛时采割，晒干。

【植物形态】 一年生草本。茎四方形，高 50～80cm，多对生分枝，节膨大。叶对生，叶柄短，叶卵状披针形至披针形，纸质，长 4～8cm，宽 1～2.5cm。圆锥花序顶生和腋生；花淡紫色，二唇形，花萼 5 深裂，外被腺毛；花冠唇瓣向外反卷，外面有毛，下唇 3 裂，内面有紫色花斑；雄蕊 2，子房上位，2 室。蒴果长椭圆形，橄榄状；种子多数。花期 5～9

月，果期 7～10 月。（图17－10）

【性状鉴别】 茎呈方柱形，多分枝，长 50～70cm，节稍膨大；质脆，易折断。单叶对生，叶柄短或近无柄；叶片皱缩、易碎，完整者展平后呈披针形或卵状披针形，长 3～12cm，宽 2～5cm，先端渐尖，基部楔形下延，全缘或波状；上表面绿色，下表面灰绿色，两面光滑。气微，味极苦。以色绿、叶多、味极苦者为佳。《中国药典》（2015 年版）规定，叶不得少于 30%。

【显微鉴别】 叶横切面 ①上表皮细胞类方形或长方形，下表皮细胞较小，上、下表皮均有含圆形、长椭圆形或棒状钟乳体的晶细胞；并有腺鳞，有的可见非腺毛。②栅栏组织为 1～2 列细胞，贯穿于主脉上方；海绵组织排列疏松。③主脉维管束外韧型，呈凹槽状，木质部上方亦有晶细胞。（图 17－11）

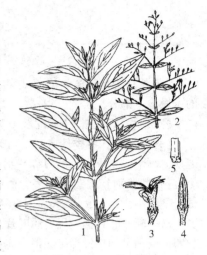

图 17－10 穿心莲
1. 叶枝 2. 花枝 3. 花
4. 果实 5. 茎

叶表面观 ①上下表皮均有增大的晶细胞，内含大型螺状钟乳体，直径约至 36μm，长约至 180μm，较大端有脐样点痕，层纹波状。②下表皮气孔密布，直轴式，副卫细胞大小悬殊，也有不定式。腺鳞头部扁球形，4、6（8）细胞，直径至 40μm，柄极短。③非腺毛圆锥形 1～4 细胞，长约至 160μm，基部直径约至 40μm，表面有角质纹理。（图 17－12）

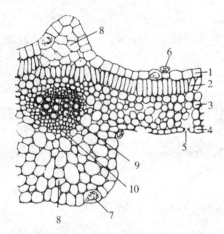

图 17－11 穿心莲（叶）横切面图
1. 上表皮细胞 2. 栅栏组织 3. 海绵组织
4. 下表皮细胞 5. 气孔 6. 腺鳞 7. 钟乳体
8. 厚角组织 9. 木质部导管 10. 韧皮部

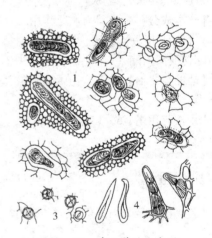

图 17－12 穿心莲叶粉末图
1. 晶细胞 2. 气孔 3. 腺鳞 4. 非腺毛

【化学成分】 含二萜类内酯：主为穿心莲内酯，为抗菌和抗钩端螺旋体的有效成分。《中国药典》（2015 年版）规定，按干燥品计算，含穿心莲内酯（$C_{20}H_{30}O_5$）和脱水穿心莲内酯（$C_{20}H_{28}O_4$）的总量不得少于 0.80%。

【理化鉴别】 取穿心莲对照药材 0.5g，加乙醇 30ml，超声处理 30 分钟，滤过，滤液浓缩至 5ml，作为对照药材溶液。再取脱水穿心莲内酯对照品、穿心莲内酯对照品，加无水乙醇制成每 1ml 各含 1mg 的混合溶液，作为对照品溶液。照薄层色谱法试验，吸取（含量测定）项下的供试品溶液、上述对照药材溶液各和对照品溶液 4μl，分别点于同一硅胶 GF$_{254}$ 薄层板上，以三氯甲烷 – 乙酸乙酯 – 甲醇（4:3:0.4）为展开剂，展开，取出，晾干，置紫外光灯（254nm）下检视。供试品色谱中，在与对照药材色谱和对照品色谱相应的位置上，分别显相同颜色的斑点；喷以 2% 3,5 – 二硝基苯甲酸乙醇溶液 – 2mol/L 氢氧化钾溶液（1:1）混合溶液（临用配制），立即在日光下检视。供试品色谱中，在与对照药材色谱和对照品色谱相应的位置上，分别显相同颜色的斑点。

【功能与主治】苦，寒。能清热解毒，凉血，消肿。用于感冒发热，咽喉肿痛，口舌生疮，顿咳劳嗽，泄泻痢疾，热淋涩痛，痈肿疮疡，蛇虫咬伤。

【用法与用量】6~9g。外用适量。

薄荷[△]Bohe
Menthae Haplocalycis Herba

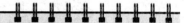

案例导入

案例：某药厂收到一批薄荷，检验员发现该批薄荷茎呈方柱形，有对生分枝；表面紫棕色，棱角处具茸毛；质脆，断面白色，髓部中空。叶对生，有短柄或近无柄；叶片皱缩卷曲，完整者展平后呈长椭圆形或卵形，长 2~7cm，宽 1~3cm，两面均无茸毛。轮伞花序聚生于茎顶及分枝顶端。取其叶的粉末少量，经微量升华得油状物，加硫酸 2 滴及香草醛结晶少量，再加水 1 滴，不显色。

讨论：1. 该批药材是否为薄荷？为什么？
　　　　2. 薄荷的显微和理化鉴别方法有哪些？
　　　　3. 鉴别全草类药材时应注意些什么？

【来源】为唇形科植物薄荷 *Mentha haplocalyx* Briq. 的干燥地上部分。

【植物形态】多年生草本，全株有香气。茎直立，方形，具分枝，被逆生的长柔毛及腺点。单叶对生，叶柄长 2~15mm，叶片长圆形或卵形，长 3~7cm，宽 1~3cm；两面被有疏柔毛及腺点。轮伞花序腋生，花萼钟形，5 齿裂。花冠淡紫色，4 裂，雄蕊 4。小坚果卵球形。花期 7~9 月，果期 10 月。

【产地】主产于江苏（习称"苏薄荷"）、安徽、湖南、江西等地。

【采收加工】7~8 月割取地上部分（头刀薄荷），供提取挥发油用；10~11 月割取，供药用（二刀薄荷）。选晴天，分次采割，晒干或阴干。

【性状鉴别】茎呈方柱形，有对生分枝，长 15~40cm，直径 0.2~0.4cm；表面紫棕色或淡绿色，棱角处具茸毛，节间长 2~5cm；质脆，断面白色，髓部中空。叶对生，有短柄；叶片皱缩卷曲，完整者展平后呈宽披针形、长椭圆形或卵形，长 2~7cm，宽 1~3cm；上表面深绿色，下表面灰绿色，稀被茸毛，有凹点状腺鳞。轮伞花序腋生，花萼钟状，先端 5 齿裂，花冠淡紫色。揉搓后有特殊清凉香气，味辛凉。（图 17-13）

以叶多、色深绿、香气浓者为佳。《中国药典》（2015 年版）规定，叶不得少于 30%。

【显微鉴别】**茎横切面**　①呈四方形，表皮细胞 1 列，长方形，外被角质层，有腺毛和非腺毛。②四棱脊处有十数列厚角细胞，皮层为数列薄壁细胞，细胞间隙大。③内皮层明显，凯氏点清晰可见。④维管束于四角处较发达，于相邻两角间具数个小维管束。⑤韧皮部较窄。形成层成环。⑥木质部于四棱处较发达，由导管、木薄壁细胞及木纤维等组成。⑦髓部薄壁细胞大，中心常有空洞。⑧茎各部细胞内有时亦含针簇状橙皮苷结晶。（图17-14）

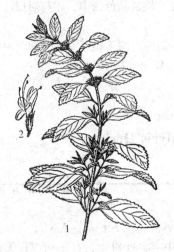

图17-13　薄荷地上部分
1. 花枝　2. 花

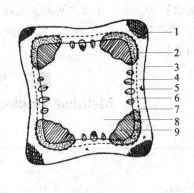

图17-14　薄荷茎横切面简图
1. 厚角组织　2. 韧皮部　3. 表皮
4. 皮层　5. 橙皮苷结晶　6. 形成层
7. 内皮层　8. 髓　9. 木质部

叶横切面　①上表皮细胞长方形，下表皮细胞细小扁平，有气孔；上、下表皮有多数凹陷，内有大型特异的扁球状腺鳞。②栅栏组织为1列细胞，偶有2列；海绵组织为4~5列细胞，叶肉细胞含有针簇状橙皮苷结晶，以栅栏组织为多见。③主脉维管束外韧型，木质部导管常2~6个排列成行。④主脉上下表皮内方有厚角细胞。⑤主脉维管束外韧型。⑥薄壁细胞及导管中有时亦含橙皮苷结晶。（图17-15）

叶粉末　①腺鳞头部8细胞，直径约至90μm，柄单细胞；小腺毛头部及柄部均为单细胞。②非腺毛1~8细胞，常弯曲，壁厚，微具疣突。③下表皮气孔多见，直轴式。（图17-16）

【化学成分】　主含挥发油（称为薄荷油），油中主成分为薄荷醇（薄荷脑），其次为薄荷酮、异薄荷酮。《中国药典》（2015年版）规定，本品含挥发油不得少于0.80%（ml/g）。

【理化鉴别】　（1）取本品叶的粉末少量，经微量升华得油状物，加硫酸2滴及香草醛结晶少量，初显黄色至橙黄色，再加水1滴，即变紫红色。（薄荷醇反应）

（2）取本品粉末0.5g，加石油醚（60℃~90℃）5ml，密塞，振摇数分钟，放置30分钟，滤过，滤液挥至1ml，作为供试品溶液。另取薄荷对照药材0.5g，同法制成对照药材溶液。再取薄荷脑对照品，加石油醚（60℃~90℃）制成每1ml含2mg的溶液，作为对照品溶液。照薄层色谱法试验，吸取供试品溶液10~20μl、对照药材溶液和对照品溶液各10μl，分别点于同一硅胶G薄层板上，以甲苯-乙酸乙酯（19∶1）为展开剂，展开，取出，晾干，喷以香草醛硫酸试液-乙醇（1∶4）的混合溶液，在100℃加热至斑点显色清晰。供试品色谱中，在与对照药材色谱和对照品色谱相应的位置上，显相同颜色的斑点。

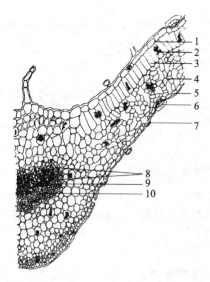

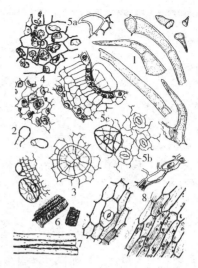

图 17-15 薄荷茎横切面简图

1. 上表皮 2. 橙皮苷结晶 3. 栅栏组织
4. 海绵组织 5. 下表皮 6. 腺鳞 7. 气孔
8. 厚角组织 9. 木质部 10. 韧皮部

图 17-16 薄荷粉末图

1. 非腺毛 2. 小腺毛 3. 腺鳞 4. 橙皮苷结晶
5. 叶片碎片（5a. 上表皮细胞 5b. 下表皮细胞
5c. 断面观）6. 导管 7. 木纤维 8. 茎表皮细胞

【功能与主治】辛，凉。能疏散风热，清利头目，利咽，透疹，疏肝行气。用于风热感冒，风温初起，头痛，目赤，喉痹，口疮，风疹，麻疹，胸胁胀闷。

【用法与用量】3~6g，煎剂宜后下。

拓展阅读

薄荷油

1. 薄荷油 为唇形科植物薄荷 *Mentha haplocalyx* Briq. 新鲜茎叶中提取的挥发油。取薄荷的新鲜茎和叶，经水蒸气蒸馏得挥发油，为无色或淡黄色的澄清液体，冷却后凝结成固体。具有强烈的薄荷香气，味辛凉。相对密度为（25℃）0.899~0.909。久存则颜色逐渐变深，变黏。本品性凉味辛，无毒。为芳香药、调味药及祛风药。用于头痛、晕车、晕船、反胃、胃肠气胀等，涂布或内服。

2. 薄荷商品中常混有留兰香，其叶有短柄或近无柄；轮伞花序聚生于茎顶及分枝顶端；薄壁细胞中不含橙皮苷结晶；挥发油中含有藏茴香酮，不含薄荷脑，不能代替薄荷入药。

荆芥 Jingjie
Schizonepetae Herba

【来源】为唇形科植物荆芥 *Schizonepeta tenuifolia* Briq. 的干燥地上部分。

唇形科植物特征

草本，多含挥发油而有香气。茎方柱形。单叶对生。常由腋生聚伞花序构成轮伞花序，常再集成穗状、总状、圆锥状或头状花序；花两性，两侧对称；花萼5裂，常二唇形，宿存；花冠5裂，二唇形，少为单唇形；雄蕊4，2强，贴生于花冠管上，花药2室，或仅2枚；子房上位，2心皮，通常4深裂形成假4室，每室有1胚珠，花柱常基底着生。四枚小坚果。气孔直轴式。本科植物约220属3500种，我国有99属800余种。来源于唇形科的常用中药材有：黄芩、丹参、荆芥、薄荷、紫苏、香薷、夏枯草、半枝莲、筋骨草、活血丹、益母草、泽兰、广藿香等。

【产地】主产于江苏、浙江、河南、河北等地。多为栽培。

【采收加工】夏、秋二季花开到顶、穗绿时采割，除去杂质，晒干。

【性状鉴别】药材茎呈方柱形，上部有分枝，长50～80cm，直径0.2～0.4cm；表面淡黄绿色或淡紫红色，被短柔毛；体轻，质脆，断面类白色。叶对生，多已脱落，叶片3～5羽状分裂，裂片细长。穗状轮伞花序顶生，长2～9cm，直径约0.7cm。花冠多脱落，宿萼钟状，先端5齿裂，淡棕色或黄绿色，被短柔毛；小坚果棕黑色。气芳香，味微涩而辛凉。(图17–17)

以色淡黄绿、穗长而密、香气浓者为佳。

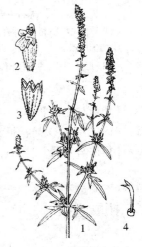

图17–17 荆芥地上部分
1. 花枝 2. 花 3. 花萼
4. 雌蕊

【化学成分】全草含挥发油，油中主要成分为右旋薄荷酮、消旋薄荷酮等。《中国药典》(2015年版) 规定，本品含挥发油不得少于0.60% (ml/g)，含胡薄荷酮 ($C_{10}H_{16}O$) 不得少于0.020%。

【功能与主治】辛，微温。能解表散风，透疹，消疮。用于感冒、头痛、麻疹、风疹、疮疡初起。

【用法与用量】5～10g。

荆芥饮片

1. 荆芥 呈不规则的段。茎呈方柱形，表面淡黄绿色或淡紫红色，被短柔毛。切面类白色。叶多已脱落。穗状轮伞花序。气芳香，味微涩而辛凉。

2. 炒荆芥 形如荆芥段。表面焦黄色，茎切面淡黄色，气味较弱。

3. 荆芥炭 呈不规则段，长5mm。全体黑褐色。茎方柱形，体轻，质脆，断面焦褐色。叶对生，多已脱落。花冠多脱落，宿萼钟状。略具焦香气，味苦而辛。

4. 荆芥穗　穗状轮伞花序呈圆柱形，长 3 ~15cm，直径约 7mm。花冠多脱落，宿萼黄绿色，钟形，质脆易碎，内有棕黑色小坚果。气芳香，味微涩而辛凉。

5. 荆芥穗炭　为不规则的段，长约 15mm。表面黑褐色。花冠多脱落，宿萼钟状，先端 5 齿裂，黑褐色。小坚果棕黑色。具焦香气，味苦而辛。

广藿香 Guanghuoxiang
Pogostemonis Herba

【来源】为唇形科植物广藿香 *Pogostemon cablin*（Blanco）Benth. 的干燥地上部分。

【产地】主产于广东、海南；大量栽培。药材分别称为石牌广藿香及海南广藿香。传统认为广东石牌产的广藿香质量最优。

【采收加工】枝叶茂盛时采割，日晒夜闷，反复至干。

【性状鉴别】茎略呈方柱形，多分枝，枝条稍曲折，长 30 ~ 60cm，直径 0.2 ~ 0.7cm；表面被柔毛；质脆，易折断，断面中部有髓；老茎类圆柱形，直径 1 ~ 1.2cm，被灰褐色栓皮。叶对生，皱缩成团，展平后叶片呈卵形或椭圆形，长 4 ~ 9cm，宽 3 ~ 7cm；两面均被灰白色绒毛；先端短尖或钝圆，基部楔形或钝圆，边缘具大小不规则的钝齿；叶柄细，长 2 ~ 5cm，被柔毛。气香特异，味微苦。（图 17 – 18）

以茎叶粗壮、不带须根、香气浓郁者为佳。《中国药典》（2015 年版）规定，叶不得少于 20%。

【化学成分】全草含挥发油，油中主要成分为百秋李醇。主要抗真菌成分为广藿香酮。《中国药典》（2015 年版）规定，本品按干燥品计算，含百秋李醇（$C_{15}H_{26}O$）不得少于 0.10%。

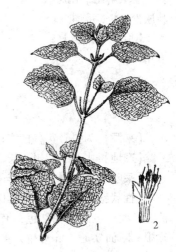

图 17 – 18　广藿香
1. 地上部分　2. 花冠及雄蕊

【功能与主治】辛，微温。能芳香化浊，和中止呕，发表解暑。用于湿浊中阻，脘痞呕吐，暑湿表证，湿温初起，发热倦怠，胸闷不舒，寒湿闭暑，腹痛吐泻，鼻渊头痛。

【用法与用量】3 ~ 10g。

益母草 Yimucao
Leonuri Herba

【来源】为唇形科植物益母草 *Leonurus japonicus* Houtt. 的新鲜或干燥地上部分。

【产地】全国各地都有野生或栽培。

【采收加工】鲜品春季幼苗期至初夏花前期采割；干品夏季茎叶茂盛、花未开或初开时采割，晒干，或切段晒干。

【性状鉴别】鲜益母草　幼苗期无茎，基生叶圆心形，5 ~ 9 浅裂，每裂片有 2 ~ 3 钝齿。花前期茎呈方柱形，上部多分枝，四面凹下成纵沟，长 30 ~ 60cm，直径 0.2 ~ 0.5cm；表面青绿色；质鲜嫩，断面中部有髓。叶交互对生，有柄；叶片青绿色，质鲜嫩，揉之有汁；下部茎生叶掌状3裂，上部叶羽状深裂或浅裂成3片，裂片全缘或具少数锯齿。气微，味微苦。(图17-19)

干益母草 茎表面灰绿色或黄绿色；体轻，质韧，断面中部有髓。叶片灰绿色，多皱缩、破碎，易脱落。轮伞花序腋生，小花淡紫色，花萼筒状，花冠二唇形。切段者长约2cm。

以质嫩、叶多、色灰绿者为佳；质老、枯黄、无叶者不可供药用。

【化学成分】 含益母草碱、水苏碱等生物碱。《中国药典》(2015年版) 规定，本品按干燥品计算，含盐酸益母草碱($C_{14}H_{21}O_5N_3 \cdot HCl$)不得少于0.050%。

【功能与主治】 苦、辛，微寒。能活血调经，利尿消肿，清热解毒。用于月经不调，痛经经闭，恶露不尽，水肿尿少，疮疡肿毒。

【用法与用量】 9~30g；鲜品12~40g。注意：孕妇慎用。

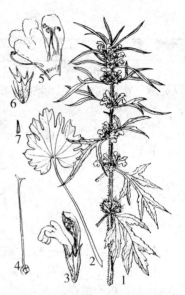

图17-19 益母草
1. 花枝 2. 基生叶 3. 花
4. 雌蕊 5. 花冠展开 (示雄蕊)
6. 宿存花萼 7. 小坚果

金钱草 Jinqiancao
Lysimachiae Herba

【来源】 为报春花科植物过路黄 *Lysimachia christinae* Hance 的干燥全草。

【产地】 主产于四川，长江流域及山西、陕西、云南、贵州等地亦产。

【采收加工】 夏、秋二季采收，除去杂质，晒干。

【性状鉴别】 常缠结成团，无毛或被疏柔毛。茎扭曲，表面棕色或暗棕红色，有纵纹，下部茎节上有时具须根，断面实心。叶对生，多皱缩，展平后呈宽卵形或心形，长1~4cm，宽1~5cm，基部微凹，全缘；上表面灰绿色或棕褐色，下表面色较浅，主脉明显突起，用水浸后，对光透视可见黑色或褐色条纹；叶柄长1~4cm。有的带花，花黄色，单生叶腋，具长梗。蒴果球形。气微，味淡。(图17-20)

【化学成分】 ①黄酮类，如槲皮素、槲皮素-3-O-葡萄糖苷、山柰素等；②酚性成分；③甾醇等。《中国药典》(2015年版) 规定，本品按干燥品计算，含槲皮素($C_{15}H_{10}O_7$) 和山柰素($C_{15}H_{10}O_6$) 的总量不得少于0.10%。

【功能与主治】 甘、咸，微寒。能利湿退黄，利尿通淋，解毒消肿。用于湿热黄疸，胆胀胁痛，石淋，热淋，小便涩痛，痈肿疔疮，蛇虫咬伤。

【用法与用量】 15~60g。

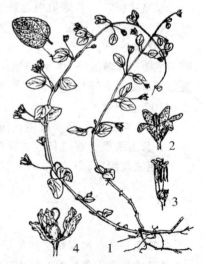

图17-20 金钱草药材图
1. 植株下部 2. 花
3. 雄蕊和雌蕊 4. 未成熟果实

拓展阅读

金钱草的混淆品

金钱草的混淆品有：①同属植物聚花过路黄 *Lysimachia congestiflora* Hemsl. 的干燥全草，产于四川，常混杂于金钱草商品中。其主要特征是茎叶均被白色长柔毛，叶主脉侧脉均明显。叶片卵形至宽卵形，有红色或黑色颗粒状的腺点，花通常2~8朵聚生于茎端的叶腋，成密集状。在当地民间用作祛风清热、化痰止咳等。②同属植物点腺过路黄 *L. hemsleyana* Maxim. 的干燥全草，与过路黄近似，唯枝端延伸呈细长鞭状，叶片具淡黄色或橘红色颗粒状的腺点。

槲寄生 Hujisheng
Visci Herba

【来源】为桑寄生科植物槲寄生 *Viscum coloratum*（Komar.）Nakai 的干燥带叶茎枝。

【产地】主产于东北、华北各地。陕西、甘肃亦产。

【采收加工】冬季至次春采割，除去粗茎，切段，干燥，或蒸后干燥。

【性状鉴别】茎枝呈圆柱形，2~5叉状分枝，长约30cm，直径0.3~1cm；表面黄绿色、金黄色或黄棕色，有纵皱纹；节膨大，节上有分枝或枝痕；体轻，质脆，易折断，断面不平坦，皮部黄色，木部色较浅，射线放射状，髓部常偏向一边。叶对生于枝梢，易脱落，无柄；叶片呈长椭圆状披针形，长2~7cm，宽0.5~1.5cm；先端钝圆，基部楔形，全缘；表面黄绿色，有细皱纹，主脉5出，中间3条明显；革质。气微，味微苦，嚼之有黏性。（图17-21）

【化学成分】含齐墩果酸、黄酮类化合物（黄槲寄生苷A、黄槲寄生苷B、高黄槲寄生苷B）等。《中国药典》（2015年版）规定，药材含紫丁香苷（$C_{17}H_{24}O_9$）不得少于0.040%。

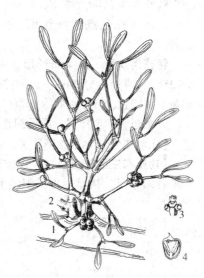

图17-21 槲寄生
1. 寄生 2. 着果的植物
3. 雌花 4. 种子纵剖

【功能与主治】苦，平。能祛风湿，补肝肾，强筋骨，安胎元。用于风湿痹痛，腰膝酸软，筋骨无力，崩漏经多，妊娠漏血，胎动不安，头晕目眩。

【用法与用量】9~15g。

桑寄生 Sangjisheng
Taxilli Herba

【来源】为桑寄生科植物桑寄生 *Taxillus chinensis*（DC.）Danser 的干燥带叶茎枝。

【采收加工】冬季至次春采割，除去粗茎，切段，干燥，或蒸后干燥。

【性状鉴别】茎枝呈圆柱形，长3~4cm，直径0.2~1cm；表面红褐色或灰褐色，具细纵纹，并有多数细小突起的棕色皮孔，嫩枝有的可见棕褐色茸毛；质坚硬，断面不整齐，皮部红棕色，木部色较浅。叶多卷曲，具短柄；叶片展平后呈卵形或椭圆形，长 3～8cm，宽 2～5cm；表面黄褐色，幼叶被细茸毛，先端钝圆，基部圆形或宽楔形，全缘；革质。气微，味涩。

【化学成分】含槲皮素、广寄生苷等。

【功能与主治】苦、甘，平。能祛风湿，补肝肾，强筋骨，安胎元。用于风湿痹痛，腰膝酸软，筋骨无力，崩漏经多，妊娠漏血，胎动不安，头晕目眩。

【用法与用量】9～15g。

肉苁蓉 Roucongrong
Cistanches Herba

【来源】为列当科植物肉苁蓉 *Cistanche deserticola* Y. C. Ma 或管花肉苁蓉 *C. tubulosa* (Schenk) Wight 的干燥带鳞叶的肉质茎。

【采收加工】春季苗刚出土时或秋季冻土之前采挖，除去茎尖。切段，晒干。

【性状鉴别】**肉苁蓉** 呈扁圆柱形，稍弯曲，长 3～15cm，直径 2～8cm。表面棕褐色或灰棕色，密被覆瓦状排列的肉质鳞叶，通常鳞叶先端已断。体重，质硬，微有柔性，不易折断，断面棕褐色，有淡棕色点状维管束，排列成波状环纹。气微，味甜、微苦。

管花肉苁蓉 呈类纺锤形、扁纺锤形或扁柱形，稍弯曲，长 5～25cm，直径2.5～9cm。表面棕褐色至黑褐色。断面颗粒状，灰棕色至灰褐色，散生点状维管束。（图 17-22）

以条粗壮、色棕褐、质柔润者为佳。

【化学成分】含苯乙基苷类，如肉苁蓉苷、松果菊苷等。

【功能与主治】甘、咸，温。能补肾阳，益精血，润肠通便。用于肾阳不足，精血亏虚，阳痿不孕，腰膝酸软，筋骨无力，肠燥便秘。

【用法与用量】6～10g。

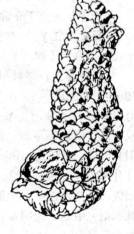

图 17-22　肉苁蓉药材图

锁阳 Suoyang
Cynomorii Herba

【来源】为锁阳科植物锁阳 *Cynomorium songaricum* Rupr. 的干燥肉质茎。

【产地】主产于内蒙古、宁夏、甘肃、新疆等地。

【采收加工】春季采挖，除去花序，切段，晒干。

【性状鉴别】呈扁圆柱形，微弯曲，长 5～15cm，直径 1.5～5cm。表面棕色或棕褐色，粗糙，具明显纵沟和不规则凹陷，有的残存三角形的黑棕色鳞片。体重，质硬，难折断，断面浅棕色或棕褐色，有黄色三角状维管束。气微，味甘而涩。

以条粗壮、色红棕、体重、断面肉质者为佳。

【化学成分】含三萜类成分，如锁阳萜、熊果酸等。

【功能与主治】甘，温。能补肾阳，益精血，润肠通便。用于肾阳不足，精血亏虚，腰膝痿软，阳痿滑精，肠燥便秘。

【用法与用量】5～10g。

其他全草类天然药物简介，见表 17-1。

表 17-1 其他全草类天然药物简介

品名	来源	功效	主要性状特征
伸筋草	为石松科植物石松 Lycopodium japonicum Thunb. 的干燥全草	微苦、辛，温。祛风除湿，舒筋活络	匍匐茎呈细圆柱形，略弯曲。其下有黄白色细根；直立茎作二叉状分枝。叶密生茎上，螺旋状排列，皱缩弯曲，线形或针形，黄绿色至淡黄棕色，无毛，先端芒状，全缘，易碎断。质柔软，断面皮部浅黄色，木部类白色。气微，味淡
淡竹叶	为禾本科植物淡叶 Lophatherum gracile Brongn. 的干燥茎叶	甘、淡，寒。清热泻火，除烦止渴，利尿通淋	茎呈圆柱形，有节，表面淡黄绿色，断面中空。叶鞘开裂。叶片披针形，有的皱缩卷曲；表面浅绿色或黄绿色。叶脉平行，具横行小脉，形成长方形的网格状，下表面尤为明显。体轻，质柔韧。气微，味淡
鱼腥草	为三白草科植物蕺菜 Houttuynia cordata Thunb. 的新鲜全草或干燥地上部分	辛，微寒。清热解毒，消痈排脓，利尿通淋	**鲜鱼腥草** 茎呈圆柱形；上部绿色或紫红色，下部白色，节明显，下部节上生有须根，无毛或被疏毛。叶互生，叶片心形；先端渐尖，全缘；上表面绿色，密生腺点，下表面常紫红色；叶柄细长，基部与托叶合生成鞘状。穗状花序顶生。具鱼腥气，味涩 **干鱼腥草** 茎呈扁圆柱形，扭曲，表面黄棕色，具纵棱数条；质脆，易折断。叶片卷折皱缩，展平后呈心形，上表面暗黄绿色至暗棕色，下表面灰绿色或灰棕色。穗状花序黄棕色
紫花地丁	菫菜科植物紫花地丁 Viola yedoensis Makino 的干燥全草	苦、辛，寒。清热解毒，凉血消肿	多皱缩成团。主根长圆锥形；淡黄棕色，有细纵皱纹。叶基生，灰绿色，展平后叶片呈披针形或卵状披针形；先端钝，基部截形或稍心形，边缘具钝锯齿，两面有毛；叶柄细，上部具明显狭翅。花茎纤细；花瓣5，紫菫色或淡棕色；花距细管状。蒴果椭圆形或3裂，种子多数，淡棕色。气微，味微苦而稍黏
广金钱草	豆科植物广金钱草 Desmodium styracifolium (Osb.) Merr. 的干燥地上部分	甘、淡，凉。利湿退黄，利尿通淋	茎呈圆柱形；密被黄色伸展的短柔毛；质稍脆，断面中部有髓。叶互生，小叶1或3，圆形或矩圆形；先端微凹，基部心形或钝圆，全缘；上表面黄绿色或灰绿色，无毛，下表面具灰白色紧贴的绒毛，侧脉羽状，托叶1对，披针形。气微香，味微甘

续表

品名	来源	功效	主要性状特征
半边莲	桔梗科植物半边莲 *Lobelia chinensis* Lour. 的干燥全草	辛，平。清热解毒，利尿消肿	常缠结成团。根茎极短；表面淡棕黄色，平滑或有细纵纹．根细小，黄色，侧生纤细须根。茎细长，有分枝，灰绿色，节明显，有的可见附生的细根。叶互生，无柄，叶片多皱缩，绿褐色，展平后叶片呈狭披针形，边缘具疏而浅的齿或全缘。花梗细长，花小，单生于叶腋，花冠基部筒状，上部5裂，偏向一边，浅紫红色，花冠筒内有白色茸毛。气微特异，味微甘而辛
半枝莲	为唇形科植物半枝莲 *Scutellaria barbata* D. Don 的干燥全草	辛、苦，寒。清热解毒，化瘀利尿	无毛或花轴上疏被毛。根纤细。茎丛生，较细，方柱形；表面暗紫色或棕绿色。叶对生，有短柄；叶片多皱缩，展平后呈三角状卵形或披针形；先端钝，基部宽楔形，全缘或有少数不明显的钝齿；上表面暗绿色，下表面灰绿色。花单生于茎枝上部叶腋，花萼裂片钝或较圆；花冠二唇形，棕黄色或浅蓝紫色，被毛。果实扁球形，浅棕色。气微，味微苦
泽兰	唇形科植物毛叶地瓜儿苗 *Lycopus lucidus* Turcz. var. *hirtus* Regel 的干燥地上部分	苦、辛，微温。活血调经，祛瘀消痈，利水消肿	茎呈方柱形，少分枝，四面均有浅纵沟；表面黄绿色或带紫色，节处紫色明显，有白色茸毛；质脆，断面黄白色，髓部中空。叶对生，有短柄或近无柄；叶片多皱缩，展平后呈披针形或长圆形；上表面黑绿色或暗绿色，下表面灰绿色，密具腺点，两面均有短毛；先端尖，基部渐狭，边缘有锯齿。轮伞花序腋生，花冠多脱落，苞片和花萼宿存，小包片披针形，有缘毛，花萼钟形，5齿。气微，味淡
连钱草	唇形科植物活血丹 *Glechoma longituha* (Nakai) Kupr. 的干燥地上部分	辛、微苦，微寒。利湿通淋，清热解毒，散瘀消肿	疏被短柔毛。茎呈方柱形，细而扭曲；表面黄绿色或紫红色，节上有不定根；质脆，易折断，断面常中空。叶对生，叶片多皱缩，展平后呈肾形或近心形，灰绿色或绿褐色，边缘具圆齿；叶柄纤细。轮伞花序腋生，花冠二唇形。搓之气芳香，味微苦

续表

品名	来源	功效	主要性状特征
佩兰	菊科植物佩兰 *Eupatorium fortunei* Turcz. 的干燥地上部分	辛，平。芳香化湿，醒脾开胃，发表解暑	茎呈圆柱形；表面黄棕色或黄绿色，有的带紫色，有明显的节和纵棱线；质脆，断面髓部白色或中空。叶对生，有柄，叶片多皱缩、破碎，绿褐色；完整叶片3裂或不分裂，分裂者中间裂片较大，展平后呈披针形或长圆状披针形，基部狭窄，边缘有锯齿；不分裂者展平后呈卵圆形、卵状披针形或椭圆形。气芳香，味微苦
蒲公英	菊科植物蒲公英 *Taraxacum mongolicum* Hand.-Mazz.、碱地蒲公英 *T. borealisinense* Kitam. 或同属数种植物的干燥全草	苦、甘，寒。清热解毒，消肿散结，利尿通淋	呈皱缩卷曲的团块。根呈圆锥状，多弯曲；表面棕褐色，抽皱；根头部有棕褐色或黄白色的茸毛，有的已脱落。叶基生，多皱缩破碎，完整叶片呈倒披针形，绿褐色或暗灰绿色，先端尖或钝，边缘浅裂或羽状分裂，基部渐狭，下延呈柄状，下表面主脉明显。花茎1至数条，每条顶生头状花序，总苞片多层，内面一层较长，花冠黄褐色或淡黄白色。有的可见多数具白色冠毛的长椭圆形瘦果。气微，味微苦

重点小结

全草类天然药物多数为双子叶植物，少数为单子叶植物。原植物的特征一般反映了药材的性状特征，因此进行原植物鉴别十分重要。要注意同科属天然药物之间异同点的比较，如同为唇形科植物的薄荷与荆芥、益母草、广藿香等，茎呈方柱形，单叶对生，常由腋生聚伞花序构成轮伞花序；同为菊科植物的青蒿、佩兰、茵陈等。

双子叶植物草质茎横切面从外向内依次为表皮、皮层和维管柱三部分。单子叶植物草质茎横切面最外层为表皮，向内是基本薄壁组织，其中散生多数有限外韧型维管束。

显微鉴别方面，麻黄的气孔特异、内陷、保卫细胞侧面观呈哑铃形或电话听筒形，青蒿可见气孔、丁字形毛及2~3细胞、单列的腺毛，穿心莲的晶细胞内含大型螺状钟乳体，薄荷叶肉细胞含有针簇状橙皮苷结晶。

目标检测

一、选择题

A 型题（单项选择题）

1. 中药麻黄的药用部位是（   ）。

   A. 全草　　　　　B. 地上部分　　　　C. 根茎　　　　D. 草质茎

2. 气孔内陷，保卫细胞侧面观呈哑铃形或电话听筒状的药材是（　　　）。

   A. 薄荷　　　　　B. 青蒿　　　　　C. 麻黄　　　　D. 穿心莲

3. 粉末镜检可见嵌晶纤维的药材是（　　　）。

   A. 穿心莲　　　　B. 甘草　　　　　C. 薄荷　　　　D. 麻黄

4. 薄荷的气孔类型为（　　　）。

   A. 平轴式　　　　B. 直轴式　　　　C. 不等式　　　　D. 环式

5. 茎方形，四面凹下成沟，轮伞花序，花萼宿存，顶端刺状，气微。此药材是（　　　）。

   A. 荆芥　　　　　B. 穿心莲　　　　C. 广藿香　　　　D. 益母草

6. 组织中含碳酸钙结晶（钟乳体）的药材是（　　　）。

   A. 穿心莲　　　　B. 薄荷　　　　　C. 麻黄　　　　D. 青蒿

二、简答题

1. 简述麻黄的来源、有效成分及外观质量标准。

2. 简述肉苁蓉来源及药材断面鉴别特征。

3. 绘出薄荷茎横切面简图，简述薄荷叶粉末显微鉴别特征。

4. 简述金钱草的来源及主要性状鉴别特征。

（祖炬雄）

项目十八

其他类天然药物

学习目标

知识要求　1. **掌握**　乳香的来源、性状、理化鉴别特征。
　　　　　2. **熟悉**　没药等天然药物的来源、性状鉴别特征；其他类天然药物的功能与应用。
　　　　　3. **了解**　其他类天然药物的产地、采收、加工等。
技能要求　1. 熟练掌握其他类天然药物的性状鉴别技术。
　　　　　2. 学会乳香等天然药物的理化鉴别技术。

任务一　其他类天然药物概述

其他类天然药物是指本教材其他各项目中未收载的天然药物，包括：①树脂类，如乳香、血竭等；②以植物体的某一部分或间接使用植物的某些制品为原料，经过不同的加工处理所得到的产品，如芦荟等；③植物器官因昆虫的寄生而形成的虫瘿，如五倍子；④植物体分泌或渗出的非树脂类混合物，如天竺黄。

树脂类是从植物体内得到的一类正常代谢产物或割伤后的分泌产物。树脂是由树脂烃、树脂酸、高级醇及酯等多种成分所组成的混合物，是由植物体内的挥发油成分如萜类，经过复杂的化学变化形成的，因此，树脂和挥发油常并存于植物的树脂道或分泌细胞中。树脂不溶于水，也不吸水膨胀；能全部或部分溶于碱性溶液中，加酸酸化后，又复沉淀；易溶于醇、乙醚、三氯甲烷等大多数有机溶剂中；加热软化而后熔融，冷却后又变硬。燃烧时发出黑烟及明亮的火焰。

树脂中常混有挥发油、树胶及游离的芳香酸等成分。树胶属于碳水化合物，为多糖类。能溶于水或吸水膨胀，或能在水中成为混悬液，不溶于有机溶剂。加热至最后则焦炭化而分解，发出焦糖样臭气，无一定的熔点。

本类天然药物一般采用性状鉴别法。理化鉴别也常用，尤其对一些树脂、加工品，如血竭、青黛等，可依据其主要成分或有效成分的性质进行定性鉴别和质量评价。

任务二　常用其他类天然药物

<h1 style="text-align:center">乳香[△]Ruxiang
Olibanum</h1>

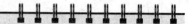

案例导入

案例：某药厂购进了一批"乳香"，质检员发现该批"乳香"颗粒小而圆，直径3～8mm，表面有光泽，半透明，质脆，断面透明，有玻璃样光泽。气微芳香，味苦。加水研磨不形成乳状液。

讨论：1. 该批药材是否是乳香？

　　　2. 乳香的主要鉴别特征有哪些？

【来源】为橄榄科植物乳香树 *Boswellia carterii* Birdw. 及同属植物 *B. bhaw-dajiana* Birdw. 树皮渗出的树脂。分为索马里乳香和埃塞俄比亚乳香，每种乳香又分为乳香珠和原乳香。

【植物形态】矮小灌木，高4～5m。树干粗壮，树皮光滑。奇数羽状复叶互生，小叶15～21片，基部者最小，向上渐大，小叶片长卵形，基部最小向上渐大，边缘有不规则的圆锯齿。花小，排列成稀疏的总状花序，淡黄色。核果倒卵形，长约1cm，具三棱，钝头，果皮肉质肥厚，每室具种子1粒。

【产地】主要产于红海沿岸的索马里、埃塞俄比亚及阿拉伯半岛南部。土耳其、利比亚、苏丹、埃及也产。我国广西有栽培。

【采收加工】春、秋两季均可采收，以春季为盛产期。乳香树干的树皮有离生树脂道，采收时，将树皮自下而上割伤，开狭沟，使树脂自伤口渗出流入沟中，数天后凝结成硬块，即可采集。也有落地者，可收集入药，但因其黏附泥土杂质，质量较差。

【性状鉴别】呈长卵形滴乳状、类圆形颗粒或黏合成大小不等的不规则块状物。大者长达2cm（乳香珠）或5cm（原乳香）。表面黄白色，半透明，被有黄白色粉末，久存则颜色加深。质脆，遇热软化。破碎面有玻璃样或蜡样光泽。具特异香气，味微苦。（彩图24）

以颗粒状、半透明、色淡黄、气芳香、无杂质者为佳。

【化学成分】含树脂60%～70%，树胶27%～35%，挥发油3%～8%。树脂中主含α-乳香酸、β-乳香酸，α-香树脂酮等；树胶中主含多聚糖及西黄芪胶黏素、苦味质等；挥发油中主含α-蒎烯、α-水芹烯、二戊烯等。

【理化鉴别】（1）本品燃烧时显油性，冒黑烟，有香气（不应有松香气）。加水研磨成白色或黄白色乳状液。

（2）取药材0.05g，置小蒸发皿中，加入苯酚-四氯化碳（1:5）液1滴，即显褐色或紫色。

【功能与主治】辛、苦，温。能活血定痛，消肿生肌。用于胸痹心痛，胃脘疼痛，痛经经闭，产后瘀阻，癥瘕腹痛，风湿痹痛，筋脉拘挛，跌打损伤，痈肿疮疡。

【用法与用量】煎汤或入丸、散，3～5g；外用适量，研末调敷。注意：孕妇及胃弱者慎用。

没药 Moyao
Myrrha

【来源】为橄榄科植物地丁树 *Commiphora myrrha* Engl. 或哈地丁树 *C. molmol* Engl. 的干燥树脂。分为天然没药和胶质没药。

【产地】主产于非洲东北部的索马里、埃塞俄比亚、阿拉伯半岛南部及印度等地。以索马里所产质量最佳。

【采收加工】于11月至次年2月将树刺伤，树脂自然由树皮裂缝处或伤口渗出（没药树受伤后，韧皮部的离生树脂道附近的细胞被破坏，形成大型溶生树脂道，内含油胶树脂。）树脂初流时为淡白色，在空气中渐变为红棕色硬块，采收时除去杂质。

【性状鉴别】天然没药呈不规则颗粒性团块，大小不等，大者直径长达6cm以上。表面黄棕色或红棕色，近半透明部分呈棕黑色，被有黄色粉尘。质坚脆，破碎面不整齐，无光泽。有特异香气，味苦而微辛。（彩图25）

胶质没药呈不规则块状和颗粒，多黏结成大小不等的团块，大者直径长达6cm以上，表面棕黄色至棕褐色，不透明，质坚实或疏松，有特异香气，味苦而有黏性。以块大、半透明、色红棕、微黏手、香气浓郁而持久者为佳。

师生互动

观察没药与乳香药材，比较它们有哪些主要区别？

【化学成分】含树脂25%~35%，树胶57%~61%，挥发油7%~17%等。

【理化鉴别】（1）取本品加水研磨形成黄棕色乳状液。粉末遇硝酸呈紫色。

（2）取本品粉末0.1g，加乙醚3ml，振摇，滤过，滤液置蒸发皿中，挥尽乙醚，残留的黄色液体滴加硝酸，显褐紫色。（检查挥发油）

（3）取本品粉末少量，加香草醛试液数滴，天然没药立即显红色，继而变为红紫色，胶质没药立即显紫红色，继而变为蓝紫色。

【功能与主治】辛、苦，平。能散瘀定痛，消肿生肌。用于胸痹心痛，胃脘疼痛，痛经经闭，产后瘀阻，癥瘕腹痛，风湿痹痛，跌打损伤，痈肿疮疡。

【用法与用量】3~5g，炮制去油，多入丸散用。孕妇及胃弱者慎用。

血竭 Xuejie
Draconis Sanguis

【来源】为棕榈科植物麒麟竭 *Daemonorops draco* Bl. 果实渗出的树脂经加工制成。

【产地】主产于印度尼西亚、印度及马来西亚等地。我国广东、海南、台湾等地也有种植。

【采收加工】采集成熟果实，晒干，加贝壳同入笼中强力振摇，红色树脂块即脱落，筛去杂质，用布包起，入热水中使软化成团，取出放凉，称"原装血竭"。原装血竭经加入达玛树脂等辅料加工炼制，称"加工血竭"。常见商品有手牌、皇冠牌等，均在底部印有金色商标。

【性状鉴别】略呈类圆四方形或方砖形，表面暗红，有光泽，附有因摩擦而成的红粉。质硬而脆，破碎面红色，研粉为砖红色。气微，味淡。在水中不溶，在热水中软化。（图18-1）

以外色黑似铁、研粉红如血、火烧呛鼻、有苯甲酸样香气者为佳。

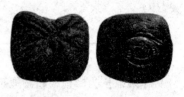

图 18-1　血竭药材图

【化学成分】主要为血竭红素、血竭素等成分。《中国药典》（2015 年版）规定，本品含血竭素（$C_{17}H_{14}O_3$）不得少于 1.0%。

【理化鉴别】（1）取本品粉末，置白纸上，用火隔纸烘烤即熔化，但无扩散的油迹，对光照视呈鲜艳的红色。以火燃烧则产生呛鼻的烟气。

（2）取本品粉末 0.1g，置具塞试管中，加石油醚（60℃～90℃）10ml，振摇数分钟，滤过，取滤液 5ml，置另一试管中，加新配制的 0.5% 醋酸铜溶液 5ml，振摇后，静置分层，石油醚层不得显绿色。（检查松香）

【功能与主治】甘、咸，平。活血定痛，化瘀止血，生肌敛疮。用于跌打损伤，心腹瘀痛，外伤出血，疮疡不敛。

【用法与用量】研末，1～2g，或入丸剂。外用研末撒或入膏药用。

拓展阅读

血竭及其他

原中华人民共和国卫生部进口药材标准(1986 年)规定，血竭可采用薄层色谱法与标准品、标准药材对照，在相同位置应显有血竭素、黄烷醇及血竭红素的斑点。 如用分光光度法测定，在 270nm ±1nm 波长处应有最大吸收。

国产血竭为百合科植物海南龙血树 *Dracaena cambodiana* Pierre ex Gagnep. 的含脂木质部提取而得的树脂。 主要产于云南，呈现不规则块状，大小不一，精制者呈片状，表面呈紫色，有光泽，局部有红色粉末黏附，质硬，易碎，断面平滑，有玻璃样光泽，味微涩，嚼之有黏牙感。

伪品血竭常用松香、黄泥和红铁粉等混合而成。 外表和血竭相似，主要区别如下：表面暗红，用小刀刮之会有白色粉痕，质地稍软，研磨粉末成粉红色，用水浸泡呈现红色，用火燃烧会冒浓黑色的烟，有明显的松香气味。

青黛 Qingdai
Indigo Naturalis

【来源】为爵床科植物马蓝 *Baphicacanthus cusia* （Nees）Bremek. 、蓼科植物蓼蓝 *Polygonum tinctorium* Ait. 或十字花科植物菘蓝 *Isatis indigotica* Fort. 的叶或茎叶经加工制得的干燥粉末、团块或颗粒。

【产地】主产于福建、云南、江苏、安徽、四川、广东、河南等地。

【采收加工】夏、秋季割取茎叶，置大缸或木桶中，加入清水，浸泡至叶腐烂，茎脱皮时，捞去茎枝叶渣，每 50kg 茎叶加入 4～5kg 石灰搅拌，待浸液由乌绿色变为紫红色时，捞取液面的蓝色泡沫状物，晒干即得。

【性状鉴别】为深蓝色的粉末，体轻，易飞扬；或呈不规则多孔性的团块、颗粒，用手搓捻即成细末。微有草腥气，味淡。

以蓝色均匀、体轻能浮于水面、火烧产生紫红色烟雾时间长者为佳。

【化学成分】马蓝制成的青黛含靛玉红、靛蓝、异靛蓝等。蓼蓝制成的青黛尚含靛苷、菘蓝苷、色氨酮等。菘蓝制成的青黛尚含靛红等。《中国药典》（2015年版）规定，本品按干燥品计算，含靛蓝（$C_{16}H_{10}N_2O_2$）不得少于2.0%。含靛玉红（$C_{16}H_{10}N_2O_2$）不得少于0.13%。

【理化鉴别】（1）取本品少量，用微火灼烧，有紫红色的烟雾产生。

（2）取本品少量，滴加硝酸，产生气泡并显棕红色或黄棕色。

【功能与主治】咸，寒。能清热解毒，凉血消斑，泻火定惊。用于温毒发斑，血热吐衄，胸痛咳血，口疮，痄腮，喉痹，小儿惊痫。

【用法与用量】1~3g，宜入丸散用。外用适量。

师生互动

点燃少量青黛药材，观察有什么现象发生？

五倍子 Wubeizi
Galla Chinensis

【来源】为漆树科植物盐肤木 *Rhus chinensis* Mill.、青麸杨 *R. potaninii* Maxim. 或红麸杨 *R. punjabensis* Stew. var. *sinica*（Diels）Rehd. et Wils. 叶上的虫瘿，主要由五倍子蚜 *Melaphis chinensis*（Bell）Baker 寄生而形成。

【产地】产于四川、云南、贵州、福建、湖北等地。

【采收加工】秋季采摘，置沸水中略煮或蒸至表面呈灰色，杀死蚜虫，取出，干燥。按外形不同，分为"肚倍"和"角倍"。

【性状鉴别】**肚倍** 呈长圆形或纺锤形囊状，长2.5~9cm，直径1.5~4cm。表面灰褐色或灰棕色，微有柔毛。质硬而脆，易破碎，断面角质样，有光泽，壁厚0.2~0.3cm，内壁平滑，有黑褐色死蚜虫及灰色粉状排泄物。气特异，味涩。（图18-2）

角倍 呈菱形，具不规则的角状分枝，柔毛较明显，壁较薄。

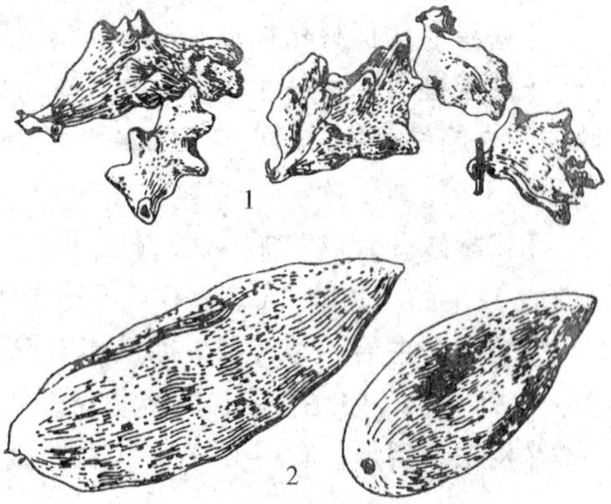

以个大、完整、色灰褐、壁厚者为佳。

图18-2 五倍子药材图
1. 角倍 2. 肚倍

【化学成分】含五倍子鞣质60%~70%。另含没食子酸2%~4%等。

【功能与主治】酸、涩，寒。能敛肺降火，涩肠止泻，敛汗，止血，收湿敛疮。用于肺虚久咳，肺热痰嗽，久泻久痢，自汗盗汗，消渴，便血痔血，外伤出血，痈肿疮毒，皮肤湿烂。

【用法与用量】3～6g。外用适量。

冰片（合成龙脑）Bingpian
Borneolum Syntheticum

【来源】为以樟脑、松节油等为原料加工合成的结晶状物。又称为"合成龙脑"或"机制冰片"。

【采收加工】用自松节油蒸馏得到的蒎烯，加接触剂偏硼酸，与无水草酸作用，生成龙脑草酸酯，再以氢氧化钠加热水解为粗龙脑，然后用汽油重结晶精制，即得。

【性状鉴别】为无色透明或白色半透明的片状松脆结晶；气清香，味辛、凉；具挥发性，点燃发生浓烟，并有带光的火焰。熔点为205℃～210℃。本品在乙醇、三氯甲烷或乙醚中易溶，在水中几乎不溶。

以片大而薄、色洁白、质松脆、清香气浓者为佳。

【化学成分】本品含龙脑（$C_{10}H_{18}O$）不得少于55.0%。含樟脑（$C_{10}H_{16}O$）不得过0.50%。

【理化鉴别】（1）取本品10mg，加乙醇数滴使溶解，加新制的1%香草醛硫酸溶液1～2滴，即显紫色。

（2）取本品3g，加硝酸10ml，即产生红棕色的气体，待气体产生停止后，加水20ml，振摇，滤过，滤渣用水洗净后，有樟脑臭。

【功能与主治】辛、苦，微寒。能开窍醒神，清热止痛。用于热病神昏、惊厥，中风痰厥，气郁暴厥，中恶昏迷，胸痹心痛，目赤，口疮，咽喉肿痛，耳道流脓。

【用法与用量】0.15～0.3g，入丸散用。外用研粉点敷患处。孕妇慎用。

天然冰片（右旋龙脑）Tianranbingpian
Borneolum

【来源】为樟科植物樟 *Cinnamomum camphora*（L.）Presl 的新鲜枝、叶经提取加工制成。

【性状鉴别】为白色结晶性粉末或片状结晶。气清香，味辛、凉。具挥发性，点燃时有浓烟，火焰呈黄色。熔点应为204℃～209℃。本品在乙醇、三氯甲烷或乙醚中易溶，在水中几乎不溶。

【化学成分】含右旋龙脑（$C_{10}H_{18}O$）不得少于96.0%。含樟脑（$C_{10}H_{16}O$）不得过0.50%。本品含龙脑（$C_{10}H_{18}O$）不得少于55.0%。

【功能与主治】辛、苦，凉。能开窍醒神，清热止痛。用于热病神昏、惊厥，中风痰厥，气郁暴厥，中恶昏迷，胸痹心痛，目赤，口疮，咽喉肿痛，耳道流脓。

【用法与用量】0.3～0.9g，入丸散服。外用适量，研粉点敷患处。孕妇慎用。

艾片（左旋龙脑）Aipian
l – Borneolum

【来源】为菊科植物艾纳香 *Blumea balsamifera*（L.）DC. 的新鲜叶经提取加工制成的结晶。

【性状鉴别】为白色半透明片状、块状或颗粒状结晶，质稍硬而脆，手捻不易碎。具清香气，味辛、凉，具挥发性，点燃时有黑烟，火焰呈黄色，无残迹遗留。熔点为201℃～205℃。

本品在乙醇、三氯甲烷或乙醚中易溶，在水中几乎不溶。

【化学成分】含左旋龙脑以龙脑（$C_{10}H_{18}O$）计，不得少于85.0%。含异龙脑（$C_{10}H_{18}O$）不得过3.0%。

【功能与主治】辛、苦，微寒。能开窍醒神，清热止痛。用于热病神昏、痉厥，中风痰厥，气郁暴厥，中恶昏迷，目赤，口疮，咽喉肿痛，耳道流脓。

【用法与用量】0.15~0.3g，入丸散用。外用研粉点敷患处。孕妇慎用。

其他天然药物简介见表18-1。

表18-1 其他天然药物简介

品名	来源	功效	主要性状特征
阿魏	伞形科植物新疆阿魏 *Ferula sinkiangensis* K. M. Shen 或阜康阿魏 *F. fukanensis* K. M. Shen 的树脂	苦、辛，温。能消积，化癥，散痞，杀虫。多入丸散和外用膏药	本品呈不规则的块状和脂膏状。颜色深浅不一，表面蜡黄色至棕黄色。块状者体轻，质地似蜡，断面稍有孔隙；新鲜切面颜色较浅，放置后色渐深。脂膏状者黏稠，灰白色。具强烈而持久的蒜样特异臭气，味辛辣，嚼之有灼烧感
苏合香	金缕梅科植物苏合香树 *Liquidimibar orientalis* Mill. 的树干渗出的香树脂经加工精制而成	辛，温。能开窍，辟秽，止痛。用量0.3~1g，宜入丸散服	为半流动性的浓稠液体。棕黄色或暗棕色，半透明。质黏稠。气芳香。本品在90%乙醇、二硫化碳、三氯甲烷或冰醋酸中溶解，在乙醚中微溶
安息香	安息香科植物白花树 *Styrax tonkinensis* (Pierre) Craib ex Hart. 的干燥树脂	辛、苦，平。能开窍醒神，行气活血，止痛。用量0.6~1.5g，多入丸散用	为不规则的小块，稍扁平，常黏结成团块。表面橙黄色，具蜡样光泽（自然出脂）；或为不规则的圆柱状、扁平块状。表面灰白色至淡黄白色（人工割脂）。质脆，易碎，断面平坦，白色，放置后逐渐变为淡黄棕色至红棕色。加热则软化熔融。气芳香，味微辛，嚼之有沙粒感
儿茶	豆科植物儿茶 *Acacia catechu* (L. f.) Willd. 的去皮枝、干的干燥煎膏	苦、涩，微寒。能活血止痛，止血生肌，收湿敛疮，清肺化痰	呈方形或不规则块状，大小不一。表面棕褐色或黑褐色，光滑而稍有光泽。质硬，易碎，断面不整齐，具光泽，有细孔，遇潮有黏性。气微，味涩、苦，略回甜
天竺黄	禾本科植物青皮竹 *Bambusa textilis* McClure 或华思劳竹 *chizostachyum chinense* Rendle 等秆内的分泌液干燥后的块状物	甘，寒。能清热豁痰，凉心定惊	为不规则的片块或颗粒，大小不一。表面灰蓝色、灰黄色或灰白色，有的洁白色，半透明，略带光泽。体轻，质硬而脆，易破碎，吸湿性强。气微，味淡
芦荟	百合科植物库拉索芦荟 *Aloe barbadensis* Miller、好望角芦荟 *A. ferox* Miller 或其他同属近缘植物叶的汁液浓缩干燥物	苦，寒。能泻下通便，清肝泻火，杀虫疗疳	**库拉索芦荟** 呈不规则块状，常破裂为多角形，大小不一。表面呈暗红褐色或深褐色，无光泽。体轻，质硬，不易破碎，断面粗糙或显麻纹。富吸湿性。有特殊臭气，味极苦 **好望角芦荟** 表面呈暗褐色，略显绿色，有光泽。体轻，质松，易碎，断面玻璃样而有层纹

重点小结

　　其他类天然药物多采用性状鉴别法和理化鉴别法。树脂类中药注意比较乳香与没药的鉴别点。注意血竭的性状、理化鉴别特征，以外色黑似铁、研粉红如血、火烧呛鼻、有苯甲酸样香气者为佳。注意青黛、冰片的性状，理化鉴别特征。冰片、天然冰片、艾片的成分分别为龙脑、右旋龙脑、左旋龙脑。五倍子分为"肚倍"和"角倍"。

目标检测

一、选择题

A 型题（单项选择题）

1. 取乳香粉末少许，加水研磨，能形成（　　）乳状液。

　　A. 红色　　　　　　B. 紫色　　　　　　C. 棕红色　　　　　　D. 白色或黄白色

2. 没药粉末遇硝酸显（　　）。

　　A. 蓝色　　　　　　B. 紫色　　　　　　C. 棕红色　　　　　　D. 棕色

3. 血竭颗粒置白纸上，用火烘烤熔化，无扩散的油迹，对光照视显（　　）。

　　A. 铁黑色　　　　　B. 暗红色　　　　　C. 黄白色　　　　　　D. 鲜艳的血红色

4. 火烧能产生紫红色烟雾的药材是（　　）。

　　A. 血竭　　　　　　B. 乳香　　　　　　C. 海金沙　　　　　　D. 青黛

5. 五倍子的药用部位是（　　）。

　　A. 花粉粒　　　　　B. 煎膏　　　　　　C. 虫瘿　　　　　　　D. 孢子

6. 冰片的主要成分是（　　）。

　　A. 左旋龙脑　　　　B. 右旋龙脑　　　　C. 消旋龙脑　　　　　D. 樟脑

7. 青黛的主要成分是（　　）。

　　A. 靛蓝、靛玉红　　B. 靛红、靛苷　　　C. 异靛蓝、菘蓝苷　　D. 菘蓝苷、青黛酮

8. 《中国药典》（2015 年版）规定，青黛中靛蓝含量不得少于（　　）。

　　A. 1.0%　　　　　　B. 2.0%　　　　　　C. 3.0%　　　　　　　D. 4.0%

二、简答题

1. 如何从性状特征方面区别乳香与没药？
2. 优质血竭应具备哪些特征？如何鉴别血竭中掺有松香？

（祖炬雄）

项目十九

动物类天然药物

学习目标

知识要求　**1. 掌握**　鹿茸等带△号天然药物的来源、性状、显微特征、理化鉴别特征。

　　　　　2. 熟悉　蕲蛇等天然药物的来源、性状鉴别特征；动物类天然药物的功能与应用。

　　　　　3. 了解　动物类天然药物的产地、采收、加工等。

技能要求　1. 熟练掌握鹿茸、羚羊角、牛黄、麝香等药材性状鉴别技术。

　　　　　2. 学会鹿茸、羚羊角、牛黄、麝香等药材显微和理化鉴别技术。

任务一　动物类天然药物概述

动物类天然药物是指药用部位为动物的整体或动物体的某一部分、动物体的生理或病理产物、动物体的加工品等一类天然药物。

动物类天然药物在我国历史悠久。战国时期《山海经》中就有关于麝、鹿、犀、熊、牛等药用动物的记载。《神农本草经》载有动物类天然药物 65 种，《新修本草》载有 128 种，《本草纲目》载有 461 种，《本草纲目拾遗》又补充 160 种动物类天然药物。《中国药典》（2015 年版）共收载动物类天然药物 46 种。

随着科学技术的进步，动物类天然药物的研究与科学技术相融合。近几年动物类天然药物在化学成分和药理作用等方面研究取得很大进步，拓宽了动物类天然药物的应用范围。同时，动物驯化、养殖和动物类天然药物的取用技术上取得的进步，缓解了临床用药的紧张情况，如鹿的驯化、人工养麝和活体取香等。

一、动物类天然药物的分类

（一）按照自然分类系统分类

动物的分类等级与植物界相同，分为界、门、纲、目、科、属、种。这些等级之间也有亚门、亚纲、亚目、亚科、亚属和亚种。动物的分类同时还要根据动物细胞的分化、胚层的形成、体腔的有无、对称的形式、体节的分化、骨骼的性质、附肢的特点及器官系统的发生、发展等基本特征进行划分。目前可供药用的动物多分属以下几个门。

1. 脊索动物门　在动物进化系统中脊索动物门是最高等的类群，主要特征是有脊索，它是位于背部的一条支持身体纵轴的棒状结构。低等脊索动物终生具有脊索或类似脊索的构造；高等脊索动物只在胚胎时期出现脊索，成体时即由脊柱所取代。中枢神经系统呈管状，位于脊索的背面；脊椎动物的神经管分化为脑和脊髓两部分，如梅花鹿、蛤蚧、乌梢蛇等。

2. 节肢动物门　身体具体节，通常分为头部、胸部、腹部三部分，附肢常分节，体外被几丁质外骨骼，生长发育过程需蜕皮，肌肉为横纹肌，消化系统完整。体腔为混合腔，循环系统为开放式，用鳃、气管、肺呼吸。水生或陆生，如东亚钳蝎、蚕等。

3. 软体动物门 身体柔软，不分节，由头、足、内脏团三部分组成。外套膜和贝壳的形成是软体动物的显著特征，如乌贼、牡蛎。

4. 环节动物门 体呈圆柱形或扁平形，由相似的环节组成，两侧对称，如蚯蚓、水蛭等。

5. 棘皮动物门 幼体呈两侧对称，成体呈辐射对称；骨骼由中胚层产生，并向体表突出成棘；体腔发达，体腔的一部分演化为独有的水管系统，另一部分形成围血系统，如海参、海星。

（二）按药用部位分类

按药用部位可将动物类天然药物分类如下：①动物的全体，如海龙、海马、全蝎、蜈蚣、土鳖虫、水蛭、地龙、红娘子、青娘子等；②除去内脏的干燥动物体，如蛤蚧、蕲蛇、金钱白花蛇、乌梢蛇等；③角、甲、贝壳类，如羚羊角、鹿角、穿山甲、龟甲、石决明、珍珠母、牡蛎、海螵蛸等；④脏器类，如鸡内金、哈蟆油、海狗肾、鹿鞭等；⑤生理病理产物，如麝香、蜂蜜、蟾酥、牛黄、珍珠、蝉蜕、蛇蜕、蚕砂、五灵脂、僵蚕等；⑥动物某一部分的加工品，如阿胶、龟甲胶、鹿角胶、鳖甲胶、血余炭等。

本教材收载的动物类天然药物按照自然分类系统方法分类。

二、动物类天然药物的鉴别

1. 来源鉴别 应用动物分类知识和解剖学知识对动物类天然药物的来源进行鉴别，确定其品种。

2. 性状鉴别 动物类天然药物不同于其他天然药物，有其特殊性，鉴别要注意观察其专属的特征，如形态、颜色、表面特征、气味等。可通过观、摸、嗅、尝、试（水试、火试）等方法鉴别生药。如牛黄（水试法）水液可使指甲染黄，习称"挂甲"；麝香仁（火试法）可撒于炽热坩埚中灼烧，初则迸裂，随即熔化膨胀起泡，油点似珠，香气浓烈，灰化后呈白色灰烬，无毛、肉焦臭，无火焰或火星。

3. 显微鉴别 对于动物类天然药物，尤其是贵重或破碎的药材，除性状鉴别外，常用显微特征鉴别其真伪。根据不同鉴别对象制作显微片，包括粉末片、动物的组织切片和磨片等。

4. 理化鉴别 光谱法、色谱法、差热分析技术、X射线衍射法及DNA分子标记技术的发展为动物类天然药物的鉴别提供了重要的技术手段，使动物类天然药物的鉴别更加准确。

任务二 常用动物类天然药物

鹿茸△Lurong
Cervi Cornu Pantotrichum

案例导入

案例：王大爷去市场买东西，听到有人高喊："鹿茸便宜了，泡酒喝能强身健骨，壮肾阳。"他就凑过去看热闹，摊主再次向他说鹿茸的多种功效，王大爷觉得价格也不贵就买了一些回去泡酒。王大爷的孙子小明是某卫生学院药剂班的学生，回家看到爷爷泡的酒便问："爷爷您这酒里泡的是什么呀？酒都浑浊了。"王大爷说："这是泡的鹿茸。"小明仔细观察剩下的药材，发现"所谓的鹿茸"是假的，是用动物毛皮包裹动物骨胶等仿制的。

讨论：1. 鹿茸属于贵重药材，一般的销售渠道是什么？

　　　2. 如何辨别动物类中药的真伪？

【来源】为鹿科动物梅花鹿 Cervus nippon Temminck 或马鹿 C. elaphus Linnaeus 的雄鹿未骨化密生茸毛的幼角。前者习称"花鹿茸"，后者习称"马鹿茸"。

【产地】花鹿茸主产于吉林、辽宁、河北、四川等地。马鹿茸主产于黑龙江、吉林、内蒙古、新疆、青海、四川及甘肃等地，东北产者习称"东马鹿茸"，品质优；西北产者习称"西马鹿茸"，质较次。梅花鹿多人工饲养，马鹿多野生，现亦有人工饲养。

【采收加工】鹿的生长期约为 20 年，以 3 ~ 6 年所生的茸最佳。分为锯茸和砍茸两种方法。

锯茸　锯茸一般从 3 龄鹿开始，二杠茸（具一分枝）每年可采收 2 次，第 1 次在清明后，即脱盘后 45 ~ 50 天（头茬茸），锯后 50 ~ 60 天（立秋前后）采第二次（二茬茸）。三岔茸则每年采收 1 次，约在 7 月下旬。锯下的茸排血，然后晾干或烘干。

砍茸　将鹿头砍下，再将茸连脑盖骨锯下，刮净残肉，绷紧脑皮，进行烫煮，晾干等加工。此方法仅适用于老鹿、病鹿及伤残鹿。

【性状鉴别】

1. 花鹿茸　呈圆柱状分枝，具一个分枝者习称"二杠"，主枝习称"大挺"，长 17 ~ 20cm，锯口直径 4 ~ 5cm，离锯口约 1cm 处分出的侧枝，习称"门庄"，长 9 ~ 15cm，直径较大挺略细。外皮红棕色或棕色，多光润，表面密生红黄色或棕黄色细茸毛，上端较密，下端较疏；分岔间具 1 条灰黑色筋脉，皮茸紧贴。锯口黄白色，外围无骨质，中部密布细孔。具两个分枝者，习称"三岔"，大挺长 23 ~ 33cm，直径较二杠细，略呈弓形，微扁，枝端略尖，下部多有纵棱筋及突起疙瘩；皮红黄色，茸毛较稀而粗。体轻。气微腥，味微咸。（图 19 - 1，彩图 26）

二茬茸与头茬茸相似，但大挺长而不圆或下粗上细，下部有纵棱筋。皮灰黄色，茸毛较粗糙，锯口外围多已骨化。体较重。无腥气。

2. 马鹿茸　较花鹿茸粗大，分枝较多，侧枝一个者习称"单门"，两个者习称"莲花"，三个者习称"三岔"，四个者习称"四岔"或更多。按产地分为"东马鹿茸"和"西马鹿茸"。

东马鹿茸　"单门"大挺长 25 ~ 27cm，直径约 3cm。外皮灰黑色，茸毛灰褐色或灰黄色，锯口面外皮较厚，灰黑色，中部密布细孔，质嫩；"莲花"大挺长可达 33cm，下部有棱筋，锯口面蜂窝状小孔稍大；"三岔"皮色深，质较老；"四岔"茸毛粗而稀，大挺下部具棱筋及疙瘩，分枝顶端多无毛，习称"捻头"。

西马鹿茸　大挺多不圆，顶端圆扁不一，长 30 ~ 100cm。表面有棱，多抽缩干瘪，分枝较长且弯曲，茸毛粗长，灰色或黑灰色。锯口色较深，常见骨质。气腥臭，味咸。

均以茸形粗壮、饱满、皮毛完整、质嫩、油润、无骨棱者为佳。

马鹿茸片　有"血片""蜡片""粉片""老角片"之分。

【显微鉴别】粉末

梅花鹿茸 淡黄色。毛茸多碎断，棕黄色，毛干中部直径13～50μm，表面为扁平细胞覆瓦状排列，细胞的游离缘指向毛尖，呈短刺状突起，毛根部呈类球形膨大，常与毛囊相连；表皮角质层淡黄色，表面颗粒状，凹凸不平，茸毛脱落后的毛窝呈圆洞状；骨碎片淡黄色，不规则形，表面有明显纵纹理及细密点痕，骨陷窝呈类圆形、椭圆形或梭形，边缘骨小管隐约可见放射状沟纹，断面可见大的圆形孔洞，边缘凹凸不平；

马鹿茸 棕黄色。毛棕黄色，毛干中部直径通常8～21μm，毛根基部连同毛囊多呈长圆形或棒状膨大；骨碎片淡棕色，不规则，骨陷窝多呈类圆多角形，表面纵纹理不明显有极密点痕，边缘骨小管隐约可见。(图19－2)

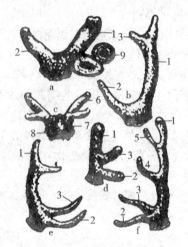

图19－1　鹿茸药材外形图

a. 花鹿茸（二杠）和鹿茸片　b. 花鹿茸（三岔）

c. 梅花鹿砍茸　d. 马鹿茸（莲花）

e. 马鹿茸（三岔）　f. 马鹿茸（四岔）

1. 主枝　2. 第一侧枝　3. 第二侧枝　4. 第三侧枝

5. 第四侧枝　6. 鹿茸　7. 脑盖骨

8. 眉棱骨　9. 鹿茸片

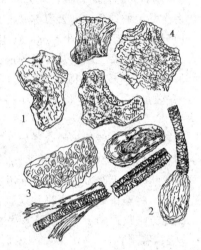

图19－2　鹿茸（花鹿茸）粉末图

1. 表皮角质层　2. 毛茸　3. 未骨化骨组织碎片

4. 骨碎片　5. 角化梭形细胞

【化学成分】主要含雌酮、雌二醇、前列腺素等激素类；精胺、精脒等多胺类物质；溶血磷脂酰胆碱、磷脂酰肌醇、神经鞘磷脂等磷脂类；甘氨酸、谷氨酸、脯氨酸等氨基酸类化合物。

【理化鉴别】（1）取本品粉末0.1g，加水4ml，加热15分钟，放冷，滤过，取滤液1ml，加茚三酮试液3滴，摇匀，加热煮沸数分钟，显蓝紫色；另取滤液1ml，加10%氢氧化钠溶液2滴，摇匀，滴加0.5%硫酸铜溶液，显蓝紫色。

（2）取本品粉末0.4g，加70%乙醇5ml，超声处理15分钟，滤过，取滤液作为供试品溶液。另取鹿茸对照药材0.4g，同法制成对照药材溶液。再取甘氨酸对照品，加70%乙醇制成每1ml含2mg的溶液，作为对照品溶液。照薄层色谱法试验，吸取供试品溶液和对照药材溶液各8μl、对照品溶液1μl，分别点于同一硅胶G薄层板上，以正丁醇－冰醋酸－水（3:1:1）为展开剂，展开，取出，晾干，喷以2%茚三酮丙酮溶液，在105℃加热至斑点显色清晰。供试品色谱中，在与对照药材色谱相应的位置上，显相同颜色的主斑点；在与对照品色谱相应的位置上，显相同颜色的斑点。

【功能与主治】甘、咸，温。能壮肾阳，益精血，强筋骨，调冲任，托疮毒。用于肾阳不足，精血亏虚，阳痿滑精，宫冷不孕，羸瘦，神疲，畏寒，眩晕，耳鸣，耳聋，腰脊冷痛，筋骨痿软，崩漏带下，阴疽不敛。

【用法与用量】1~2g，研末冲服。

拓展阅读

鹿茸伪品

鹿茸是一种珍贵的药材，由于货源短缺，价格昂贵，一些不法商贩用其他动物的皮毛替代鹿茸皮，以鲜皮绷在似鹿茸的木模型上，待成型后取下向皮内灌注骨胶汁、沥青等物，凝固后而成；或将骨化鹿茸、鹿皮掺和蛋清液压制而成为伪品；有的也将黄牛骨加工染血后伪充。

羚羊角△Lingyangjiao
Saigae Tataricae Cornu

【来源】为牛科动物赛加羚羊 *Saiga tatarica* Linnaeus 的角。

【产地】主产于俄罗斯，新疆北部边境地区亦产。

【采收加工】猎取后锯取其角，晒干。

【性状鉴别】呈长圆锥形，略呈弓形弯曲，长 15~33cm；类白色或黄白色，基部稍呈青灰色。嫩枝对光透视有"血丝"或紫黑色斑纹，光润如玉，无裂纹，老枝则有细纵裂纹。除尖端部分外，有 10~16 个隆起环脊（习称"水波纹"），间距约 2cm，用手握之，四指正好嵌入凹处。角的基部横截面圆形，直径 3~4cm，内有坚硬质重的角柱，习称"骨塞"，骨塞长约占全角的 1/2 或 1/3，表面有突起的纵棱与其外面角鞘内的凹沟紧密嵌合，从横断面观，其结合部呈锯齿状。除去"骨塞"后，角的下半段成空洞，全角呈半透明，对光透视，上半段中央有一条隐约可辨的细孔道直通角尖，习称"通天眼"。质坚硬。气微，味淡。（图 19-3，彩图 27）

以质量嫩、色白、光润、内含红色斑纹、无裂纹者为佳。质老、色黄白、有裂纹者质次。

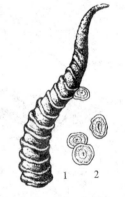

图 19-3　羚羊角药材
及饮片图
1. 药材　2. 饮片

【显微鉴别】横切面　可见组织构造呈波浪状起伏。角顶部组织波浪起伏最为明显，在峰部往往有束存在，束多呈三角形；角中部稍呈波浪状，束多呈双凸透镜形；角基部波浪形不明显，束呈椭圆形至类圆形。髓腔的大小不一，长径 10~50（80）μm，以角基部的髓腔最大。束的皮层细胞呈扁棱形，3~5 层。束间距离较宽广，充满着近等径性多边形、长菱形或狭长形的基本角质细胞。皮层细胞或基本角质细胞均显无色透明，其中不含或仅含少量细小浅灰色色素颗粒，细胞中央往往可见一个折光性强的圆粒或线状物。

【化学成分】含角蛋白、磷酸钙、不溶性无机盐以及酪氨酸、丙氨酸、苯丙氨酸等 17 种氨基酸，并含卵磷脂、脑磷脂、神经鞘磷脂、磷脂酰丝氨酸、磷脂酰肌醇 5 种磷脂类等成分。

【理化鉴别】取羚羊角粗粉的三氯甲烷提取液，水浴蒸去溶剂，残渣以少量冰醋酸溶解，再加入醋酐 – 浓硫酸（19∶1）试液数滴，显红色，渐变为蓝色至墨绿色。

【功能与主治】咸，寒。能平肝息风，清肝明目，散血解毒。用于肝风内动，惊痫抽搐，妊娠子痫，高热痉厥，癫痫发狂，头痛眩晕，目赤翳障，温毒发斑，痈肿疮毒。

【用法与用量】1～3g，宜另煎2小时以上；磨汁或研粉服，每次0.3～0.6g。

牛黄[△]Niuhuang
Bovis Calculus

【来源】为牛科动物牛 *Bos taurus domesticus* Gmelin 干燥的胆结石。

【产地】全国各地均产。产于西北及河南的称西牛黄，产于华北的称京牛黄，产于东北的称东牛黄，产于江浙的称苏牛黄，产于广西、广东的称广牛黄。

【采收加工】宰牛时，如发现有牛黄，即滤去胆汁，将牛黄取出，除去外部薄膜，阴干。

【性状鉴别】多呈卵形、类球形、三角形或四方形，大小不一，直径0.6～3(4.5)cm，少数呈管状或碎片。表面黄红色至棕黄色，有的表面挂有一层黑色光亮的薄膜，习称"乌金衣"，有的粗糙，具疣状突起，有的具龟裂纹。体轻，质酥脆，易分层剥落，断面金黄色，可见细密的同心层纹，有的夹有白心。气清香，味苦而后甘，有清凉感，嚼之易碎，不黏牙。（图19－4）

以表面光泽细腻，质轻松脆，断面层纹清晰而细腻者为佳。

【显微鉴别】取粉末少许，用水合氯醛试液装片，不加热，置显微镜下观察：不规则团块由多数黄棕色或棕红色小颗粒集成，稍放置，色素迅速溶解，并显鲜明金黄色，久置后变绿色。（图19－5）

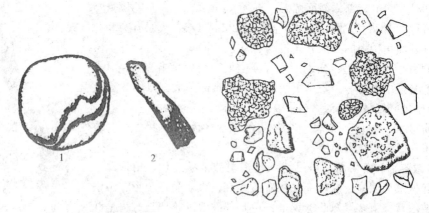

图19－4 牛黄药材图
1. 胆黄 2. 管黄

图19－5 牛黄粉末图

【化学成分】含有胆红素、胆汁酸、去氧胆酸、胆汁酸盐、胆甾醇、麦角甾醇等。《中国药典》（2015年版）规定，本品按干燥品计算，含胆酸($C_{24}H_{40}O_5$)不得少于4.0%。含胆红素($C_{33}H_{36}N_4O_6$)不得少于25.0%。

【理化鉴别】（1）取本品少量，加清水调和，涂于指甲上，能将指甲染成黄色，习称"挂甲"。

（2）取本品粉末10mg，加三氯甲烷20ml，超声处理30分钟，滤过，滤液蒸干，残渣加乙醇1ml使溶解，作为供试品溶液。另取胆酸对照品、脱氧胆酸对照品，加乙醇制成每1ml各含2mg的混合溶液，作为对照品溶液。照薄层色谱法试验，吸取上述两种溶液各2μl，分别点于同一硅胶G薄层板上，以异辛烷-乙酸乙酯-冰醋酸（15:7:5）为展开剂，展开，取出，晾干，喷以10%硫酸乙醇溶液，在105℃加热至斑点显色清晰，置紫外光灯（365nm）下检视。供试品色谱中，在与对照品色谱相应的位置上，显相同颜色的荧光斑点。

（3）取本品粉末10mg，加三氯甲烷-冰醋酸（4:1）混合溶液5ml，超声处理5分钟，滤过，取滤液作为供试品溶液。另取胆红素对照品，加三氯甲烷-冰醋酸（4:1）混合溶液制成每1ml含0.5mg的溶液，作为对照品溶液。照薄层色谱法试验，吸取上述两种溶液各5μl，分别点于同一硅胶G薄层板上，以环己烷-乙酸乙酯-甲醇-冰醋酸（10:3:0.1:0.1）为展开剂，展开，取出，晾干。供试品色谱中，在与对照品色谱相应的位置上，显相同颜色的斑点。

【功能与主治】甘，凉。能清心，豁痰，开窍，凉肝，息风，解毒。用于热病神昏，中风痰迷，惊痫抽搐，癫痫发狂，咽喉肿痛，口舌生疮，痈肿疔疮。

【用法与用量】0.15~0.35g，多入丸散用。外用适量，研末敷患处。

拓展阅读

人工牛黄

人工牛黄是参照天然牛黄的已知成分配制而成。多呈黄色疏松粉末，也有不规则球形或块状，质轻，味苦而微甜，入口无清凉感，水溶液亦能"挂甲"。人工牛黄与天然牛黄临床疗效类同，均有清热解毒、化痰定惊和抗菌作用。

麝香△Shexiang
Moschus

【来源】为鹿科动物林麝 *Moschus berezovskii* Flerov、马麝 *M. sifanicus* Przewalski 或原麝 *M. moschiferus* Linnaeus 成熟雄体香囊中的干燥分泌物。

【产地】主产于西藏、四川及云南，陕西、甘肃、青海、新疆、内蒙古及东北亦产。现已进行家养繁殖，活体取香。

【采收加工】野麝多在冬季至次春猎取，猎获后，割取香囊，阴干，习称"毛壳麝香"；剖开香囊，除去囊壳，习称"麝香仁"。家麝直接从其香囊中取出麝香仁，阴干或用干燥器密闭干燥。

【性状鉴别】**毛壳麝香** 为扁圆形或类椭圆形的囊状体，直径3~7cm，厚2~4cm。开口面的皮革质，棕褐色，略平，密生白色或灰棕色短毛，从两侧围绕中心排列，中间有1小囊孔。另一面为棕褐色略带紫的皮膜，微皱缩，偶显肌肉纤维，略有弹性，剖开后可见中层皮膜呈棕褐色或灰褐色，半透明，内层皮膜呈棕色，内含颗粒状、粉末状的麝香仁和少量细毛及脱落的内层皮膜（习称"银皮"）。（图19-6）

以饱满、皮薄、仁多、捏之有弹性、香气浓烈者为佳。

麝香仁 野生者质软，油润，疏松；其中不规则圆球形或颗粒状者习称"当门子"，表面多呈紫黑色，油润光亮，微有麻纹，断面深棕色或黄棕色；粉末状者多呈棕褐色或黄棕色，并有少量脱落的内层皮膜和细毛。饲养者呈颗粒状、短条形或不规则的团块；表面不平，紫黑色或深棕色，显油性，微有光泽，并有少量毛和脱落的内层皮膜。气香浓烈而特异，味微辣、微苦带咸。

以当门子多、颗粒色紫黑、粉末色棕褐、质柔润、香气浓烈者为佳。

【显微鉴别】麝香仁粉末 棕褐色或黄棕色。为无数不定形颗粒状物集成的半透明或透明团块，淡黄色或淡棕色；团块中包埋或散在有方形、柱状、八面体或不规则的晶体；并可见圆形油滴，偶见毛及内皮层膜组织。(图19-7)

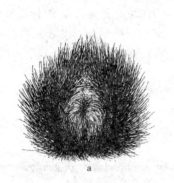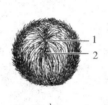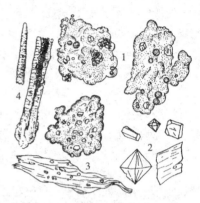

图19-6 麝香药材图
a. 未修边剪毛 b. 已修边剪毛
1. 囊孔 2. 尿道口

图19-7 麝香仁粉末图
1. 分泌物团块 2. 晶体
3. 表皮组织碎片 4. 麝毛

【化学成分】 麝香主要芳香成分为麝香酮，同时还含少量的降麝香酮。多种雄甾烷衍生物、蛋白质、肽类等成分。本品按干燥品计算，含麝香酮（$C_{16}H_{30}O$）不得少于2.0%。

【理化鉴别】 (1) 取毛壳麝香用特制槽针从囊孔插入，转动槽针，提取麝香仁，立即检视，槽内的麝香仁应有逐渐膨胀高出槽面的现象，习称"冒槽"。麝香仁油润，颗粒疏松，无锐角，香气浓烈。不应有纤维等异物或异常气味。

(2) 取麝香仁粉末少量，置手掌中，加水润湿，用手搓之能成团，再用手指轻揉即散，不应粘手、染手、顶指或结块。

(3) 取麝香仁少量，撒于炽热的坩埚中灼烧，初则迸裂，随即融化膨胀起泡似珠，香气浓烈四溢，应无毛、肉焦臭，无火焰或火星出现。灰化后，残渣呈白色或灰白色。

【功能与主治】 辛，温。能开窍醒神，活血通经，消肿止痛。用于热病神昏，中风痰厥，气郁暴厥，中恶昏迷，经闭，癥瘕，难产死胎，胸痹心痛，心腹暴痛，跌扑伤痛，痹痛麻木，痈肿瘰疬，咽喉肿痛。

【用法与用量】 0.03~0.1g，多入丸散用。外用适量。

拓展阅读

活麝取香

活麝取香是在人工饲养条件下进行的，是目前普遍采用快速取香法，即将麝直接固定在抓麝者的腿上，略剪去覆盖着香囊口的毛，乙醇消毒，用挖勺伸入囊内徐徐转动，再向外抽出，挖出麝香。取香后，除去杂质，放在干燥器内，干后，置棕色密闭的小玻璃器里保存，防止受潮发霉。

金钱白花蛇[△]Jinqianbaihuashe
Bungarus Parvus

【来源】为眼镜蛇科动物银环蛇 *Bungarus multicinctus* Blyth 的幼蛇干燥体。

【产地】主产于浙江、江西、福建、台湾、湖北、湖南、广东、海南、广西、四川、贵州、云南等地。

【采收加工】夏、秋二季捕捉，剖开腹部，除去内脏，擦净血迹，用乙醇浸泡处理后，盘成圆形，用竹签固定，干燥。

【性状鉴别】呈圆盘状，盘径 3～6cm，蛇体直径 0.2～0.4cm。头盘在中间，尾细，常纳口内，口腔内上颌骨前端有毒沟牙 1 对，鼻间鳞 2 片，无颊鳞，上下唇鳞通常各为 7 片。背部黑色或灰黑色，有白色环纹 45～58 个，黑白相间，白环纹在背部宽 1～2 行鳞片，向腹面渐增宽，黑环纹宽 3～5 行鳞片，背正中明显突起一条脊棱，脊鳞扩大呈六角形，背鳞细密，通身 15 行，尾下鳞单行。气微腥，味微咸。（图 19－8、图 19－9）

以头尾齐全、肉色黄白、盘径小者为佳。

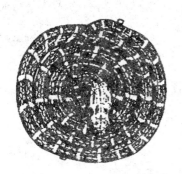

图 19－8　金钱白花蛇药材图

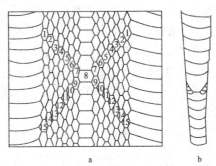

图 19－9　金钱白花蛇躯干鳞片与尾下鳞
a. 躯干鳞片　b. 尾下鳞

【显微鉴别】粉末　浅黄色。① 鳞片碎片表面具有极细密的点状突起及纵列的短点纹，有的碎片具有小孔。②电镜下：鳞片表面刺状突起大小均匀，排列整齐，背鳞表面具有网眼状纹饰。③在整个鳞片的近游离端 1/3 处有 1 列横向排列的圆形小孔 3～6 个。④骨碎片透明，骨质纹理明显，疏密不一，骨陷窝以椭圆形多，尚有圆形或不规则形，骨小管不明显。

【化学成分】蛇体含蛋白质、脂肪、氨基酸等成分。头部毒腺中含有强烈的神经毒性，并含溶血成分，被咬伤中毒后，常麻痹而死。

【功能与主治】甘、咸，温；有毒。祛风，通络，止痉。用于风湿顽痹，麻木拘挛，中风口眼㖞斜，半身不遂，抽搐痉挛，破伤风，麻风疥癣。

【用法与用量】2～5g。研粉吞服 1～1.5g。

拓展阅读

银环蛇的毒性

银环蛇毒为剧烈的神经毒，当被银环蛇咬伤时，局部仅有麻木感，一旦神经症状发作，严重者引起呼吸麻痹，若抢救不当往往引起死亡。典型的神经毒症状是咬伤部位不痛、不痒、不红肿，数小时后病发时即神志不清，全身瘫痪，呼吸困难，最后呼吸麻痹致死。

蕲蛇 Qishe
Agkistrodon

【来源】为蝰科动物五步蛇 *Agkistrodon acutus*（Guenther）的干燥体。

【产地】主产于浙江、江西、福建、广东、广西、湖南、湖北等地。

【采收加工】多于夏、秋二季捕捉，剖开蛇腹，除去内脏，洗净，用竹片撑开腹部，盘成圆盘状，干燥后拆除竹片。

【性状鉴别】卷呈圆盘状，盘径 17～34cm，体长可达 2m。头在中间稍向上，呈三角形而扁平，吻端向上，习称"翘鼻头"。上腭有管状毒牙，中空尖锐。背部两侧各有黑褐色与浅棕色组成的"V"形斑纹 17～25 个，其"V"形的两上端在背中线上相接，习称"方胜纹"，有的左右不相接，呈交错排列。腹部撑开或不撑开，灰白色，鳞片较大，有黑色类圆形的斑点，习称"连珠斑"；腹内壁呈黄白色，脊椎骨的棘突较高，呈刀片状上突，前后椎体下突基本同形，多为弯刀状，向后倾斜，尖端明显超过椎体后隆面。尾部骤细，末端有三角形深灰色的角质鳞片 1 枚。气腥，味微咸。（图 19-10）

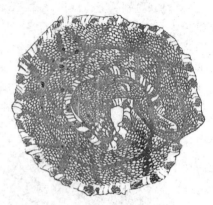

图 19-10　蕲蛇药材图

以头尾齐全、条大、花纹明显、内壁洁净者为佳。

【化学成分】蛇体含蛋白质、脂肪、氨基酸等成分。头部毒腺中含大量出血性毒素、少量神经性毒素、微量溶血成分及促血液凝固成分。

【功能与主治】甘、咸，温；有毒。能祛风，通络，止痉。用于风湿顽痹，麻木拘挛，中风口眼歪斜，半身不遂，抽搐痉挛，破伤风，麻风疥癣。

【用法与用量】3～9g；研末吞服，一次 1～1.5g，一日 2～3 次。

珍珠 Zhenzhu
Margarita

【来源】为珍珠贝科动物马氏珍珠贝 *Pteria martensii*（Dunker）、蚌科动物三角帆蚌 *Hyriopsis cumingii*（Lea）或褶纹冠蚌 *Cristaria plicata*（Leach）等双壳类动物受刺激形成的珍珠。

【产地】海产的天然珍珠主产广东、台湾；淡水养殖的珍珠主产黑龙江、安徽、江苏及上海等地。

【采收加工】天然珍珠，全年可采，以 12 月为多。从海中捞起珠蚌，剖取珍珠，洗净即可。人工养殖的无核珍珠，在接种后养殖一年以上，即可采收，但以养殖 2 年采收的珍珠质量较佳。采收的适宜时间为秋末，因河蚌分泌珍珠质主要是 4～11 月。自动物体内取出，洗净，干燥。

【性状鉴别】呈类球形、长圆形、卵圆形或棒形，直径 1.5～8mm。表面类白色、浅粉红色、浅黄绿色或浅蓝色，半透明，光滑或微有凹凸，具特有的彩色光泽。质坚硬，破碎面显层纹。气微，味淡。（图 19-11）

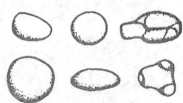

图 19-11　珍珠药材图

以纯净、质坚、有彩光者为佳。

【化学成分】主含碳酸钙、壳角蛋白和少量的卟啉及色素等。

【功能与主治】甘、咸，寒。安神定惊，明目消翳，解毒生肌，润肤祛斑。用于惊悸失眠，惊风癫痫，目赤翳障，疮疡不敛，皮肤色斑。

【用法与用量】0.1～0.3g，多入丸散用。外用适量。

全蝎 Quanxie
Scorpio

【来源】为钳蝎科动物东亚钳蝎 *Buthus martensii* Karsch 的干燥体。

【产地】全国各地均有分布，以长江以北地区为多。主产河南、山东、湖北、安徽等地。

【采收加工】春末至秋初捕捉，除去泥沙，置沸水或沸盐水中，煮至全身僵硬，捞出，置通风处，阴干。

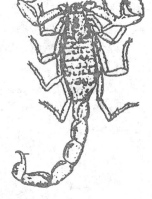

【性状鉴别】头胸部与前腹部呈扁平长椭圆形，后腹部呈尾状，皱缩弯曲，完整者体长约6cm。头胸部呈绿褐色，前面有1对短小的螯肢及1对较长大的钳状脚须，形似蟹螯，背面覆有梯形背甲，腹面有足4对，均为7节，末端各具2爪钩；前腹部由7节组成，第7节色深，背甲上有5条隆脊线。背面绿褐色，后腹部棕黄色，6节，节上均有纵沟，末节有锐钩状毒刺，毒刺下方无距。气微腥，味咸。（图19-12）

以身干完整、色黄、盐霜少、腹中少杂物者为佳。

【化学成分】含蝎毒，系一种类似蛇毒神经毒的蛋白质。

图19-12 全蝎药材图

【功能与主治】辛，平；有毒。能息风镇痉，通络止痛，攻毒散结。用于肝风内动，痉挛抽搐，小儿惊风，中风口㖞，半身不遂，破伤风，风湿顽痹，偏正头痛，疮疡，瘰疬。

【用法与用量】3～6g。

蜂蜜 Fengmi
Mel

【来源】为蜜蜂科昆虫中华蜜蜂 *Apis cerana* Fabricius 或意大利蜂 *A. mellifera* Linnaeus 所酿的蜜。

【产地】我国大部分地区均有养殖。

【采收加工】春至秋季采收，滤过。

【性状鉴别】为半透明、带光泽、浓稠的液体，白色至淡黄色或橘黄色至黄褐色，放久或遇冷渐有白色颗粒状结晶析出。气芳香，味极甜。

以稠如凝脂、味甜而纯正，无异臭杂质者为佳。

【化学成分】主要含果糖和葡萄糖。因蜂种、蜜源、环境等不同，其化学组成不同。本品含果糖（$C_6H_{12}O_6$）和葡萄糖（$C_6H_{12}O_6$）的总量不得少于60.0%，果糖与葡萄糖含量比值不得小于1.0。

【理化鉴别】按《中国药典》（2015年版，四部）相对密度测定法项下的韦氏比重秤法测定，相对密度应在1.349以上。

【功能与主治】甘，平。能补中，润燥，止痛，解毒。用于脘腹虚痛，肺燥干咳，肠燥便秘，解乌头类药毒；外治疮疡不敛，水火烫伤。外用生肌敛疮。

【用法与用量】15~30g。

蟾酥 Chansu
Bufonis Venenum

【来源】为蟾蜍科动物中华大蟾蜍 *Bufo bufo gargarizans* Cantor 或黑眶蟾蜍 *B. melanostictus* Schneider 的干燥分泌物。

【产地】主产于河北、山东、四川、湖南、江苏、浙江等地。

【采收加工】多于夏、秋二季捕捉蟾蜍，洗净，挤取耳后腺及皮肤腺的白色浆液，加工，干燥。

【性状鉴别】呈扁圆形团块状或片状。棕褐色或红棕色。团块状者质坚，不易折断，断面棕褐色，角质状，微有光泽；片状者质脆，易碎，断面红棕色，半透明。气微腥，味初甜而后有持久的麻辣感，粉末嗅之作嚏。

以色红棕、断面角质状、半透明、有光泽者为佳。

【显微鉴别】粉末　淡棕色。①用甘油水装片，在显微镜下观察呈半透明、不规则形碎块；②用水合氯醛液装片，并加热，则碎块透明并渐溶化；③用浓硫酸装片，则显橙黄色或橙红色，碎块四周逐渐溶解缩小，呈透明类圆形小块，显龟裂斑纹，放置后，渐溶解消失。（图19–13）

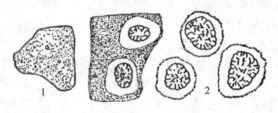

图19–13　蟾酥粉末图
1. 甘油水装片　2. 浓硫酸装片

【化学成分】主要有蟾酥碱、蟾酥甲碱等生物碱；蟾酥毒基类强心甾类化合物；此外，尚有肾上腺素、甾醇类、氨基酸及微量元素等。本品按干燥品计算，含华蟾酥毒基（$C_{26}H_{34}O_6$）和脂蟾毒配基（$C_{24}H_{32}O_4$）的总量不得少于6.0%。

【理化鉴别】（1）本品断面沾水，即呈乳白色隆起。

（2）取本品粉末0.1g，加甲醇5ml，浸泡1小时，滤过，滤液加对二甲氨基苯甲醛固体少量，滴加硫酸数滴，即显蓝紫色。

（3）取本品粉末0.1g，加三氯甲烷5ml，浸泡1小时，滤过，滤液蒸干，残渣加醋酐少量使溶解，滴加硫酸，初显蓝紫色，渐变为蓝绿色。

【功能与主治】辛，温；有毒。能解毒，止痛，开窍醒神。用于痈疽疔疮，咽喉肿痛，中暑神昏，痧胀腹痛吐泻。

【用法与用量】0.015~0.03g，多入丸散用。外用适量。

海马 Haima
Hippocampus

【来源】为海龙科动物线纹海马 *Hippocampus kelloggi* Jordan et Snyder、刺海马 *H. histrix*

Kaup、大海马 *H. kuda* Bleeker 、三斑海马 *H. trimaculatus* Leach 或小海马（海蛆）*H. japonicus* Kaup 的干燥体。

【产地】主产于广东、福建、台湾、山东等地沿海，亦有人工养殖。

【采收加工】夏、秋二季捕捞，洗净，晒干；或除去皮膜及内脏，晒干。

【性状鉴别】**线纹海马**　呈扁长形而弯曲，体长约30cm。表面黄白色。头略似马头，有冠状突起，具管状长吻，口小，无牙，两眼深陷。躯干部七棱形，尾部四棱形，渐细卷曲，体上有瓦楞形的节纹并具短棘。体轻，骨质，坚硬。气微腥，味微咸。　（图19－14）

刺海马　体长 15～20cm。头部及体上环节间的棘细而尖。

大海马　体长 20～30cm。黑褐色。

三斑海马　体侧背部第 1、4、7 节的短棘基部各有 1 黑斑。

小海马（海蛆）　体形小，长 7～10cm。黑褐色。节纹和短棘均较细小。

均以体大、头尾齐全、坚实、洁净者为佳。

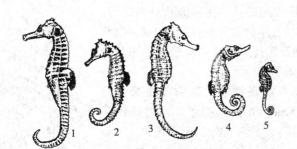

图 19－14　海马药材图
1. 线纹海马　2. 刺海马　3. 大海马　4. 三斑海马　5. 小海马

【化学成分】含有蛋白质、多种氨基酸、黄色素、红色素和脂肪等成分。

【功能与主治】甘，咸，温。能温肾壮阳，散结消肿。用于阳痿，遗尿，肾虚作喘，癥瘕积聚，跌扑损伤；外治痈肿疔疮。

【用法与用量】3～9g。外用适量，研末敷患处。

海龙 Hailong

Syngnathus

【来源】为海龙科动物刁海龙 *Solenognathus hardwickii*（Gray）、拟海龙 *S. biaculeatus*（Bloch）或尖海龙 *S. acus* Linnaeus 的干燥体。

【产地】刁海龙主产广东。拟海龙主产福建、广东。尖海龙主产山东。

【采收加工】多于夏、秋二季捕捞，刁海龙、拟海龙除去皮膜，洗净，晒干；尖海龙直接洗净，晒干。

【性状鉴别】**刁海龙**　体狭长侧扁，全长 30～50cm。表面黄白色或灰褐色。头部具管状长吻，口小，无牙，两眼圆而深陷，头部与体轴略呈钝角。躯干部宽3cm，五棱形，尾部前方六棱形，后方渐细，四棱形，尾端卷曲。背棱两侧各有 1 列灰黑色斑点状色带。全体被以具花纹的骨环及细横纹，各骨环内有突起粒状棘。胸鳍短宽，背鳍较长，有的不明显，无尾鳍。骨质，坚硬。气微腥，味微咸。

拟海龙　体长平扁，躯干部略呈四棱形，全长 20～22cm。表面灰黄色。头部常与体轴成一直线。

尖海龙 体细长，呈鞭状，全长 10～30cm，未去皮膜。表面黄褐色。有的腹面可见育儿囊，有尾鳍。质较脆弱，易撕裂。

均以体大、坚实、头尾齐全者为佳。

【**功能与主治**】甘、咸，温。能温肾壮阳，散结消肿。用于肾阳不足，阳痿遗精，癥瘕积聚，瘰疬痰核，跌扑损伤；外治痈肿疔疮。

【**用法与用量**】3～9g。外用适量，研末敷患处。

哈蟆油 Hamayou
Ranae Oviductus

【**来源**】 为蛙科动物中国林蛙 *Rana temporaria chensinensis* David 雌蛙的输卵管，经采制干燥而得。

【**产地**】主产于吉林、黑龙江、辽宁等地。

【**采收加工**】选肥大的雌蛙，用麻绳从口部穿起，挂于露天风干。干燥后，用热水浸润，立即捞起，放麻袋中闷一夜，次日剖开腹皮，将输卵管轻轻取出，去净卵子及其内脏，置通风处阴干。

【**性状鉴别**】呈不规则块状，弯曲而重叠，长1.5～2cm，厚1.5～5mm。表面黄白色，呈脂肪样光泽，偶有带灰白色薄膜状干皮。摸之有滑腻感，在温水中浸泡体积可膨胀。气腥，味微甘，嚼之有黏滑感。（图 19－15）

以色黄白、有脂肪样光泽、片大肥厚、无皮膜者为佳。

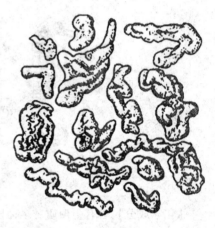

图 19－15 哈蟆油药材图

【**化学成分**】大部分为蛋白质，脂肪仅 4% 左右，糖类约 10% 以及维生素 A、维生素 B、维生素 C 及多种激素。

【**功能与主治**】甘、咸，平。能补肾益精，养阴润肺。用于病后体弱，神疲乏力，心悸失眠，盗汗，痨嗽咯血。

【**用法与用量**】5～15g，用水浸泡，炖服，或作丸剂服。

蛤蚧 Gejie
Gecko

【**来源**】为壁虎科动物蛤蚧 *Gekko gecko* Linnaeus 的干燥体。

【**产地**】主产于福建、台湾、广东、广西、云南等地。

【**采收加工**】全年均可捕捉，除去内脏，拭净，用竹片撑开，使全体扁平顺直，低温干燥。

【**性状鉴别**】呈扁片状，头颈部及躯干部长 9～18cm，头颈部约占 1/3，腹背部宽 6～11cm，尾长 6～12cm。头略呈扁三角状，两眼多凹陷成窟窿，口内有细齿，生于颚的边缘，无异型大齿。吻部半圆形，吻鳞不切鼻孔，与鼻鳞相连，上鼻鳞左右各 1 片，上唇鳞 12～14 对，下唇鳞（包括颏鳞）21 片。腹背部呈椭圆形，腹薄。背部呈灰黑色或银灰色，有黄白色、灰绿色或橙红色斑点散在或密集成不显著的斑纹，脊椎骨及两侧肋骨突起。四足均具5趾；趾间仅具蹼迹，足趾底有吸盘。尾细而坚实，微现骨节，与背部颜色相同，有6~7个明显的银灰色环带，有的再生尾较原生尾短，且银灰色环带不明显。全身密被圆形或多角形微有光泽的细鳞，气腥，味微咸。（图19-16）

以体长、肥壮、尾粗而长、无破碎者为佳。

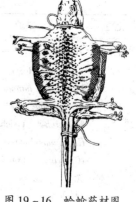

【化学成分】 含有肌肽、胆碱、肉毒碱、鸟嘌呤、蛋白质、胆甾醇、氨基酸等。

【功能与主治】 咸，平。能补肺益肾，纳气定喘，助阳益精。用于肺肾不足，虚喘气促，劳嗽咯血，阳痿，遗精。

【用法与用量】 3~6g，多入丸散或酒剂。

其他动物类天然药物简介，见表19-1。

图19-16 蛤蚧药材图

表19-1 其他动物类天然药物简介

品名	来源	功效	主要性状特征
水蛭	为水蛭科动物蚂蟥 *Whitmania pigra* Whitman、水蛭 *Hirudo nipponica* Whitman 或柳叶蚂蟥 *Whitmania acranulata* Whitman 的干燥全体	咸、苦，平；有小毒。破血通经，逐瘀消癥	**蚂蟥** 呈扁平纺锤形，有多数环节。背部黑褐色或黑棕色，稍隆起，用水浸后，可见黑色斑点排成5条纵纹；腹面平坦，棕黄色。两侧棕黄色，前端略尖，后端钝圆，两端各具1吸盘，前吸盘不显著，后吸盘较大。质脆，易折断，断面胶质状。气微腥 **水蛭** 扁长圆柱形，体多弯曲扭转 **柳叶蚂蟥** 狭长而扁
地龙	为钜蚓科动物参环毛蚓 *Pheretima aspergillum*（E. Perrier）、通俗环毛蚓 *P. vulgaris* Chen、威廉环毛蚓 *P. guillelmi*（Michaelsen）或栉盲环毛蚓 *P. pectinifera* Michaelsen 的干燥体	咸，寒。清热定惊，通络，平喘，利尿	**广地龙** 呈长条状薄片，弯曲，边缘略卷，长15~20cm，宽1~2cm。全体具环节，背部棕褐色至紫灰色，腹部浅黄棕色；第14~16环节为生殖带，习称"白颈"，较光亮。体前端稍尖，尾端钝圆，刚毛圈粗糙而硬，色稍浅。雄生殖孔在第18环节腹侧刚毛圈一小孔突上，外缘有数环绕的浅皮褶，内侧刚毛圈隆起，前面两边有横排（一排或二排）小乳突，每边10~20个不等。受精囊孔2对，位于7/8至8/9环节间一椭圆形突起上，约占节周5/11。体轻，略呈革质，不易折断。气腥，味微咸 **沪地龙** 全体具环节，背部棕褐色至黄褐色，腹部浅黄棕色；第14~16环节为生殖带，较光亮。第18环节有一对雄生殖孔。通俗环毛蚓的雄交配腔能全部翻出，呈花菜状或阴茎状；威廉环毛蚓的雄交配腔孔呈纵向裂缝状；栉盲环毛蚓的雄生殖孔内侧有1或多个小乳突。受精囊孔3对，在6/7至8/9环节间

品名	来源	功效	主要性状特征
石决明	为鲍科动物杂色鲍 *Haliotis diversicolor* Reeve、皱纹盘鲍 *H. discus hannai* Ino、羊鲍 *H. ovina* Gmelin、澳洲鲍 *H. ruber*（Leach）、耳鲍 *H. asinina* Linnaeus 或白鲍 *H. laevigata*（Donovan）的贝壳	咸，寒。平肝潜阳，清肝明目	**杂色鲍** 呈长卵圆形，内面观略呈耳形。表面暗红色，有多数不规则的螺肋和细密生长线，螺旋部小，体螺部大，从螺旋部顶处开始向右排列有 20 余个疣状突起，末端 6～9 个开孔，孔口与壳面平。内面光滑，具珍珠样彩色光泽。壳较厚，质坚硬，不易破碎。无臭，味微咸 **皱纹盘鲍** 呈长椭圆形。表面灰棕色，有多数粗糙而不规则的皱纹，生长线明显，常有苔藓类或石灰虫等附着物，末端 4～5 个开孔，孔口突出壳面，壳较薄 **羊鲍** 近圆形。壳顶位于近中部而高于壳面，螺旋部与体螺部各占 1/2，从螺旋部边缘有 2 行整齐的突起，尤以上部较为明显，末端 4～5 个开孔，呈管状 **澳洲鲍** 呈扁平卵圆形。表面砖红色，螺旋部约为壳面的 1/2，螺肋和生长线呈波状隆起，疣状突起 30 余个，末端 7～9 个开孔，孔口突出壳面 **耳鲍** 狭长，略扭曲，呈耳状。表面光滑，具翠绿色、紫色及褐色等多种颜色形成的斑纹，螺旋部小，体螺部大，末端 5～7 个开孔，孔口与壳平，多为椭圆形，壳薄，质较脆 **白鲍** 呈卵圆形。表面砖红色，光滑，壳顶高于壳面，生长线颇为明显，螺旋部约为壳面的 1/3，疣状突起 30 余个，末端 9 个开孔，孔口与壳平
牡蛎	为牡蛎科动物长牡蛎 *Ostrea gigas* Thunberg、大连湾牡蛎 *O. talienwhanensis* Crosse 或近江牡蛎 *O. rivularis* Gould 的贝壳	咸，微寒。重镇安神，潜阳补阴，软坚散结	**长牡蛎** 呈长片状，背腹缘几平行。右壳较小，鳞片坚厚，层状或层纹状排列。壳外面平坦或具数个凹陷，淡紫色、灰白色或黄褐色；内面瓷白色，壳顶二侧无小齿。左壳凹陷深，鳞片较右壳粗大，壳顶附着面小。质硬，断面层状，洁白。气微，味微咸 **大连湾牡蛎** 呈类三角形，背腹缘呈八字形。右壳外面淡黄色，具疏松的同心鳞片，鳞片起伏成波浪状，内面白色。左壳同心鳞片坚厚，自壳顶部放射肋数个，明显，内面凹下呈盒状，铰合面小 **近江牡蛎** 呈圆形、卵圆形或三角形等。右壳外面稍不平，有灰、紫、棕、黄等色，环生同心鳞片，幼体者鳞片薄而脆，多年生长后鳞片层层相叠，内面白色，边缘有的淡紫色

品名	来源	功效	主要性状特征
海螵蛸	为乌贼科动物无针乌贼 *Sepiella maindroni* de Rochebrune 或金乌贼 *Sepia esculenta* Hoyle 的干燥内壳	咸、涩，温。收敛止血，涩精止带，制酸止痛，收湿敛疮	**无针乌贼**　呈扁长椭圆形，中间厚，边缘薄。背面有磁白色脊状隆起，两侧略显微红色，有不甚明显的细小疣点；腹面白色，自尾端到中部有细密波状横层纹；角质缘半透明，尾部较宽平，无骨针。体轻，质松，易折断，断面粉质，显疏松层纹。气微腥，味微咸 **金乌贼**　背面疣点明显，略呈层状排列；腹面的细密波状横层纹占全体大部分，中间有纵向浅槽；尾部角质缘渐宽，向腹面翘起，末端有 1 骨针，多已断落
桑螵蛸	为螳螂科昆虫大刀螂 *Tenodera sinensis* Saussure、小刀螂 *Statilia maculata*（Thunberg）或巨斧螳螂 *Hierodula patellifera*（Serville）的干燥卵鞘	甘、咸，平。固精缩尿，补肾助阳	**团螵蛸**　略呈圆柱形或半圆形，由多层膜状薄片叠成。表面浅黄褐色，上面带状隆起不明显，底面平坦或有凹沟。体轻，质松而韧，横断面可见外层为海绵状，内层为许多放射状排列的小室，室内各有一细小椭圆形卵，深棕色，有光泽。气微腥，味淡或微咸 **长螵蛸**　略呈长条形，一端较细。表面灰黄色，上面带状隆起明显，带的两侧各有一条暗棕色浅沟和斜向纹理。质硬而脆 **黑螵蛸**　略呈平行四边形。表面灰褐色，上面带状隆起明显，两侧有斜向纹理，近尾端微向上翘。质硬而韧
蜈蚣	为蜈蚣科动物少棘巨蜈蚣 *Scolopendra subspinipes mutilans* L. Koch 的干燥体	辛，温；有毒。息风镇痉，通络止痛，攻毒散结	呈扁平长条形。由头部和躯干部组成，全体共 22 个环节。头部暗红色或红褐色，略有光泽，有头板覆盖，头板近圆形，前端稍突出，两侧贴有颚肢一对，前端两侧有触角一对。躯干部第一背板与头板同色，其余 20 个背板为棕绿色或墨绿色，具光泽，自第四背板至第二十背板上常有两条纵沟线；腹部淡黄色或棕黄色，皱缩；自第二节起，每节两侧有步足一对；步足黄色或红褐色，偶有黄白色，呈弯钩形，最末一对步足尾状，故又称尾足，易脱落。质脆，断面有裂隙。气微腥，有特殊刺鼻的臭气，味辛、微咸
斑蝥	为芜菁科昆虫南方大斑蝥 *Mylabris phalerata* Pallas 或黄黑小斑蝥 *M. cichorii* Linnaeus 的干燥体	辛，热；有大毒。破血逐瘀，散结消癥，攻毒蚀疮	**南方大斑蝥**　呈长圆形。头及口器向下垂，有较大的复眼及触角各 1 对，触角多已脱落。背部具革质鞘翅 1 对，黑色，有 3 条黄色或棕黄色的横纹；鞘翅下面有棕褐色薄膜状透明的内翅 2 片。胸腹部乌黑色，胸部有足 3 对。有特殊的臭气 **黄黑小斑蝥**　体型较小，长 1~1.5cm

品名	来源	功效	主要性状特征
僵蚕	为蚕蛾科昆虫家蚕 *Bombyx mori* Linnaeus 4~5 龄的幼虫感染（或人工接种）白僵菌 *Beauveria bassiana* (Bals.) Vuillant 而致死的幼虫干燥体	咸、辛，平。息风止痉，祛风止痛，化痰散结	略呈圆柱形，多弯曲皱缩。表面灰黄色，被有白色粉霜状的气生菌丝和分生孢子。头部较圆，足8对，体节明显，尾部略呈二分歧状。质硬而脆，易折断，断面平坦，外层白色，中间有亮棕色或亮黑色的丝腺环4个。气微腥。味微咸
龟甲	为龟科动物乌龟 *Chinemys reevesii* (Gray) 的背甲及腹甲	咸、甘，微寒。滋阴潜阳，益肾强骨，养血补心，固经止崩	背甲及腹甲由甲桥相连，背甲稍长于腹甲，与腹甲常分离。背甲呈长椭圆形拱状；外表面棕褐色或黑褐色，脊棱3条；颈盾1块，前窄后宽；椎盾5块，第1椎盾长大于宽或近相等，第2~4椎盾宽大于长；肋盾两侧对称，各4块；缘盾每侧11块；臀盾2块。腹甲呈板片状，近长方椭圆形，长6.4~21cm，宽5.5~17cm；外表面淡黄棕色至棕黑色，盾片12块，每块常具紫褐色放射状纹理，腹盾、胸盾和股盾中缝均长，喉盾、肛盾次之，肱盾中缝最短；内表面黄白色至灰白色，有的略带血迹或残肉，除净后可见骨板9块，呈锯齿状嵌接；前端钝圆或平截，后端具三角形缺刻，两侧残存呈翼状向斜上方弯曲的甲桥。质坚硬。气微腥，味微咸
鳖甲	为鳖科动物鳖 *Trionyx sinensis* Wiegmann 的背甲	咸，微寒。滋阴潜阳，退热除蒸，软坚散结	呈椭圆形或卵圆形，背面隆起。外表面黑褐色或墨绿色，略有光泽，具细网状皱纹及灰黄色或灰白色斑点，中间有一条纵棱，两侧各有左右对称的横凹纹8条，外皮脱落后，可见锯齿状嵌接缝。内表面类白色，中部有突起的脊椎骨，颈骨向内卷曲，两侧各有肋骨8条，伸出边缘。质坚硬。气微腥，味淡
穿山甲	为鲮鲤科动物穿山甲 *Manis pentadactyla* Linnaeus 的鳞甲	咸，微寒。活血消癥，通经下乳，消肿排脓，搜风通络	呈扇面形、三角形、菱形或盾形的扁平片状或半折合状，中间较厚，边缘较薄，大小不一，长宽各为0.7~5cm。外表面黑褐色或黄褐色，有光泽，宽端有数十条排列整齐的纵纹及数条横线纹；窄端光滑。内表面色较浅，中部有一条明显突起的弓形横向棱线，其下方有数条与棱线相平行的细纹。角质，半透明，坚韧而有弹性，不易折断。气微腥，味淡

续表

品名	来源	功效	主要性状特征
乌梢蛇	为游蛇科动物乌梢蛇 *Zaocys dhumnades*（Cantor）的干燥体	甘，平。祛风，通络，止痉	呈圆盘状，盘径约16cm。表面黑褐色或绿黑色，密被菱形鳞片；背鳞行数成双，背中央2~4行鳞片强烈起棱，形成两条纵贯全体的黑线。头盘在中间，扁圆形，眼大而下凹陷，有光泽。上唇鳞8枚，第4、5枚入眶，颊鳞1枚，眼前下鳞1枚，较小，眼后鳞2枚。脊部高耸成屋脊状。腹部剖开边缘向内卷曲，脊肌肉厚，黄白色或淡棕色，可见排列整齐的肋骨。尾部渐细而长。尾下鳞双行。剥皮者仅留头尾之皮鳞，中段较光滑。气腥，味淡
阿胶	为马科动物驴 *Equus asinus* L. 的干燥皮或鲜皮经煎煮、浓缩制成的固体胶	甘，平。补血滋阴，润燥，止血	呈长方形块、方形块或丁状，棕色至黑褐色，有光泽。质硬而脆，断面光亮，碎片对光照视呈棕色半透明状。气微，味微甘

 重点小结

　　动物类天然药物来源于动物体或动物体的某一部分，按照自然分类系统分类，分为脊索动物门、节肢动物门、软体动物门、环节动物门、棘皮动物门；按药用部位分类，分为动物的全体、除去内脏的干燥动物体、角、甲、贝壳类、脏器类、生理病理产物、动物某一部分的加工品。动物类天然药物的鉴别有来源鉴别、性状鉴别、显微鉴别、理化鉴别。

　　动物类天然药物鉴别时应抓住药物的鉴别要点区别记忆。如花鹿茸的"二杠""大挺""门庄""三岔"；马鹿茸"单门""莲花"；羚羊角的"骨塞""通天眼""水波纹"；牛黄的"乌金衣"；麝香的"银皮"；蕲蛇的"V"形斑；海马"瓦楞身"等。

目标检测

一、选择题

（一）A 型题（单项选择题）

1. 麝香是雄麝香囊中的（　　）。
   A. 病理产物　　　　　B. 分泌物　　　　　C. 排泄物　　　　　D. 营养物
2. 鹿茸为鹿科动物梅花鹿或马鹿的（　　）。
   A. 未骨化密生茸毛的幼角　　　　　B. 雄鹿锯茸后翌年春季脱落的角基
   C. 已骨化的角　　　　　D. 鹿角熬制的胶块
3. "通天眼"是（　　）。
   A. 羚羊角角尖的开孔

    B. 羚羊角上半段内有细孔，开孔于角尖

    C. 羚羊角上半段部分内有细孔道直通角尖

    D. 羚羊角内有细孔道，从基部直通角尖

4. 牛黄表面挂有一层黑色光亮的薄膜，习称（　　）。

    A. 乌金衣　　　　　　B. 当门子　　　　　　C. 银皮　　　　　　D. 云皮

（二）X 型题（多项选择题）

1. 牛黄的功效是（　　）。

    A. 清热解毒　　B. 清心豁痰　　C. 定惊安神　　D. 息风止痉　　E. 活血通经

2. 药用部位是动物的干燥全体的药材有（　　）。

    A. 鹿茸　　　　　B. 麝香　　　　　C. 全蝎　　　　　D. 斑蝥　　　　　E. 蛤蚧

二、填空题

1. 马鹿茸一个侧枝习称_____，两个习称_____，三个习称_____，四个习称_____。

2. 牛黄加清水调和，涂于指甲上，能将指甲染成黄色，习称_____。

3. 羚羊角用手握之，四指正好嵌入凹处，习称_____，角基部内有坚硬质重的角柱，习称_____，角上半段中央有一条隐约可辨的细孔道直通角尖，习称_____。

三、简答题

1. 简述麝香粉末的显微鉴别和理化鉴别特征。

2. 简述"当门子""剑脊""方胜纹"是哪些药材的特征？

3. 简述牛黄的性状鉴别特征。

（王金凤）

项目二十

矿物类天然药物

学习目标

知识要求　**1. 掌握**　石膏、雄黄等天然药物的来源，性状、理化鉴别特征。
　　　　　2. 熟悉　自然铜等天然药物的来源、性状特征；矿物类天然药物的功能与应用。
　　　　　3. 了解　矿物类天然药物的产地、采收、加工。
技能要求　1. 熟练掌握矿物类天然药物的性状鉴别方法。
　　　　　2. 学会石膏、朱砂的理化鉴别方法。

任务一　矿物类天然药物概述

　　矿物类天然药物是由地质作用形成的天然单质或化合物，包括自然界采集的天然药物（如朱砂、石膏、炉甘石等）；以矿物为原料的加工品（如轻粉、芒硝等）；动物或动物骨骼化石（如龙骨、琥珀等）。

一、矿物的性质

　　矿物除少数是自然元素外，多含无机化合物，大部分是固体，少数是液体（如水银）。每一种矿物有一定的形态和物理、化学性质，利用这些性质的不同，可对其进行鉴定。

　　1. 结晶形状　自然界的矿物是以晶体和非晶体的两种形式存在，且绝大部分为晶体。

　　晶体是由组成物质的质点作有规律的排列，反之为非晶体。由晶体组成的矿物具有固定的结晶形状。除少数单晶体外，常以许多单晶体聚集而成的集合体形式存在。集合体的形态多样，如粒状、块状、晶簇状、放射状、纤维状等。通过结晶形状及 X 射线衍射手段，可以准确地辨认不同的晶体。

　　2. 结晶习性　有些矿物类为含水化合物。含水矿物中，水在矿物中存在的形式直接影响到矿物的性质。矿物中的水，按其存在形式分为两大类：一是以水分子（H_2O）形式存在的结晶水，如石膏（$CaSO_4 \cdot 2H_2O$）、胆矾（$CuSO_4 \cdot 5H_2O$）；另一种为以 H^+、OH^- 等离子形式参加矿物的晶格构造，如滑石$[Mg_3(Si_4O_{10})(OH)_2]$。各种含水矿物的失水温度因水的存在形式不同而不同。可利用此性质对其进行鉴定。

　　3. 透明度　矿物透光能力的大小称为透明度。通常将矿物磨至 0.03mm 标准厚度时比较其透明度，分为三类：①透明矿物，即大部分光线可通过，透过它可以清楚地看到另外一物体，如石英、云母；②半透明矿物，即只能通过一部分光线，隔着它不能看清另一物体，如辰砂、雄黄；③不透明矿物，即光线几乎完全不能通过，如赭石、滑石等。除少数为不透明者外，绝大多数属透明矿物。

　　4. 颜色　矿物的颜色，主要是矿物对光线中不同波长的光波均匀吸收或选择吸收所表现的性质。根据其颜色发生原因的不同，一般分为三类。

（1）本色　由矿物的成分和内部构造所决定的颜色，如石膏的白色，辰砂的朱红色。

（2）外色　由混入的有色物质、气泡等包裹体所引起。外色的深浅，与带色杂质的量和分散的程度有关，如紫石英等。

（3）假色　某些矿物中，有时可见变彩现象，这是由于投射光受晶体内部裂缝面、解理面及表面氧化膜的反射所引起入射光波的干涉作用而产生的颜色，如云母等。

矿物在白色毛瓷板上划过留下的颜色线条称为"条痕"，矿物粉末的颜色称为条痕色。条痕色比矿物的表面颜色更为固定，更能反映矿物的本色，因而更具有鉴定意义。有些矿物条痕色与表面颜色相同，如朱砂；有些矿物条痕色与表面颜色不同，如自然铜（黄铁矿）表面为铜黄色而其条痕色为黑色。磁石和赭石两者表面均为灰黑色，不易区分，但磁石的条痕色为黑色，赭石的条痕色为樱红色。

对矿物的颜色进行描述时须注意以矿物的新鲜面为准，且排除外来的带色杂质的干扰。

5. 光泽　矿物表面对投射光线的反射能力称为光泽。反射能力的强弱即为光泽的强度。矿物的光泽由强至弱可以分为：金属光泽（如自然铜等）、半金属光泽（如磁石）、金刚光泽（如朱砂等）、玻璃光泽（如硼砂）等。另外，某些矿物的断口或集合体表面不平滑，并有细微的裂隙或小孔等，引起光的干涉和衍射，则可形成特殊的光泽，如珍珠光泽（云母等）、绢丝光泽（石膏等）、油脂光泽（硫黄等）。

6. 硬度　矿物抵抗某种外力机械作用特别是刻划作用的强度，称为硬度。鉴别矿物硬度所用的标准为摩斯硬度计，矿物的硬度一般采用相对硬度表示，可分为10级。在实际鉴别工作中，常用四级法来测定矿物的硬度，即与矿物药材样品相互刻划，使样品受损的最低硬度等级或双方都受损的硬度为该样品的硬度。指甲可刻划，相当于2.5级；铜钥匙可刻划，相当于3级左右；小刀可刻划，相当于5.5级；石英或钢锉可刻划，相当于7级。

7. 力学性质　①脆性：指矿物容易被击破或压碎的性质，如自然铜、方解石等。②延展性：指矿物能被压成薄片或拉成细丝的性质，如铜、银等。③弹性：指矿物在外力作用下可变形，除去外力后，在弹性限度范围内，能恢复原状的性质，如云母等。

8. 磁性　指矿物可以被磁铁或电磁铁吸引或其本身能吸引金属铁的性质，如磁石（磁铁矿）等。这种性质与矿物所含的磁性元素铁、钴、锰、镍、铬等有关。

9. 相对密度　在4℃时矿物与同体积的水的重量比。各种矿物的相对密度在一定条件下为一常数，有鉴定意义。如石膏的相对密度为2.3。

10. 解理、断口　矿物受力后沿一定结晶方向裂开成光滑平面的性质称为解理，所裂成的平面称为解理面。解理是某些结晶物质特有的性质，其形成和晶体的构造类型有关。如云母可极完全解理；方解石能完全解理；石英无解理。矿物受力后不能沿一定结晶方向断裂，而是形成不规则的断裂面称为断口。断口形状有：平坦状（如软滑石等）、锯齿状（如铜等）、贝壳状（如胆矾等）、参差状（断口粗糙不平，如青礞石等）。

11. 气味　有些矿物具有特殊的气味，尤其是受到锤击、加热或湿润时较为明显。如雄黄灼烧有砷的蒜臭气，胆矾具涩味等。

12. 其他　少数矿物药材具有吸水的能力，可以黏舌，如龙骨、龙齿等。有的有滑腻感，如滑石等。

二、矿物类天然药物的分类

矿物在矿物学上的分类方法有多种，但通常依据矿物所含主要成分的阴离子或阳离子的种类进行分类。

1. 按阳离子分类　朱砂、轻粉、红粉等为汞化合物类；磁石、自然铜、赭石等为铁化合物类；石膏、钟乳石、寒水石等为钙化合物类；雌黄、雄黄、信石等为砷化合物类；白矾、赤石脂等为铝化合物类；胆矾、铜绿等为铜化合物类；芒硝、硼砂、大青盐等为钠化合物类；滑石为镁化合物类等。矿物类药材从药学的观点看，是以阳离子为分类依据，因为阳离子通常对药效起重要的作用。

2. 按阴离子分类　朱砂、雄黄、自然铜等为硫化合物类；石膏、芒硝、白矾为硫酸盐类；磁石、赭石、信石等为氧化物类。《中国药典》（2015 年版）对矿物药采用阴离子分类，将阴离子种类分为"类"，"类"以下为"族"，即化学组成类似、晶体结构类型相同的种类，"族"以下是"种"。种是矿物分类的基本单元，也是对矿物进行具体阐述的基本单位。

三、矿物类天然药物的鉴别

矿物类天然药物的鉴别，一般采用以下方法。

1. 性状鉴别　外形明显的矿物类药材，应首先根据矿物的一般性质进行鉴别，除对矿物的形状、大小、颜色、质地、气味等进行鉴别外，还应注意对其硬度、条痕色、相对密度、透明度、解理、断口、有无磁性等的检查。

2. 显微鉴别　外形无明显特征或细小颗粒状，特别是粉末状的矿物类可在显微镜下观察形状、颜色等。有些矿物药材可将其研成细粉，再用显微镜观察其形状、颜色。矿物类药材的透明度可分为透明、半透明和不透明矿物，透明的非金属矿物常使用透射偏光显微镜研究其晶型、解理和化学性质；不透明与半透明的矿物可用反射偏光显微镜观察形态、光学性质和测试某些必要的物理常数。使用这两种显微镜，均要求先将矿物磨成 0.03mm 的薄片，才能进行观察。

3. 理化鉴别　利用物理和化学分析方法，对矿物药所含主要化学成分进行定性和定量分析，以鉴定矿物类药品品质的优良度。对外形和粉末无明显特征的药材或剧毒的矿物类药材，如玄明粉、信石等，进行物理和化学分析尤为重要。

任务二　常用矿物类天然药物

石膏[△] Shigao
Gypsum Fibrosum

【来源】　为硫酸盐类矿物硬石膏族石膏，主含含水硫酸钙（$CaSO_4 \cdot 2H_2O$）。

【产地】　主产于湖北省应城。

【采收加工】　采挖后，除去杂石及泥沙。

【性状鉴别】　本品为纤维状的集合体，呈长块状、板块状或不规则块状。白色、灰白色或淡黄色，有的半透明。体重，质软，纵断面具绢丝样光泽。气微，味淡。（图20－1）

以块大、色白、半透明、纵断面如绢丝者为佳。

【化学成分】　《中国药典》（2015 年版）规定，本品含含水硫酸钙（$CaSO_4 \cdot 2H_2O$）不得少于 95.0%。

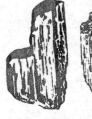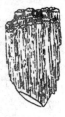

图 20－1　石膏药材图

【理化鉴别】　（1）取本品一小块（约 2g），置具有小孔软木塞的试管内，灼烧，管壁有水生成，小块变为不透明体。

（2）取本品粉末 0.2g，加稀盐酸 10ml，加热使溶解，溶液显钙盐与硫酸盐的鉴别反应。

【功能与主治】甘、辛，大寒。清热泻火，除烦止渴。用于外感热病，高热烦渴，肺热喘咳，胃火亢盛，头痛，牙痛。

【用法与用量】15~60g，先煎。

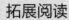

拓展阅读

煅石膏

石膏的炮制品，为石膏经明煅而成。本品为白色的粉末或酥松块状物，表面透出微红色的光泽，不透明。体较轻，质软，易碎，捏之成粉。气微，味淡。收湿，生肌，敛疮，止血。外治溃疡不敛，湿疹瘙痒，水火烫伤，外伤出血。也可用于制作模具、模型和临床上常用的绷带，适用于骨伤科患者骨折后肢体的固定、畸形矫正等。

雄黄[△] Xionghuang
Realgar

【来源】为硫化物类矿物雄黄族雄黄，主含二硫化二砷（As$_2$S$_2$）。

【产地】主产于湖南、湖北、贵州、云南、四川等地。

【采收加工】采挖后，除去杂质。

【性状鉴别】本品为块状或粒状集合体，呈不规则块状。深红色或橙红色，条痕淡橘红色，晶面有金刚石样光泽。质脆，易碎，断面具树脂样光泽。微有特异的臭气，味淡。精矿粉为粉末状或粉末集合体，质松脆，手捏即成粉，橙黄色，无光泽。

以色红、块大、质松脆、有光泽者为佳。

拓展阅读

雄黄的毒性

雄黄是含砷的氧化物，服用后容易引起中毒，须先检验后再应用。雄黄遇热可发生氧化反应，产生剧毒的三氧化二砷（俗称砒霜），故忌火煅。内服宜慎；不可久用；孕妇禁用。

【化学成分】《中国药典》（2015 年版）规定，本品含砷量以二硫化二砷（As$_2$S$_2$）计，不得少于 90.0%。

【理化鉴别】（1）取本品粉末 10mg，加水润湿后，加氯酸钾饱和的硝酸溶液 2ml，溶解后，加氯化钡试液，生成大量白色沉淀。放置后，倾出上层酸液，再加水 2ml，振摇，沉淀不溶解。

（2）取本品粉末 0.2g，置坩埚内，加热熔融，产生白色或黄白色火焰，伴有白色浓烟。取玻片覆盖后，有白色冷凝物，刮取少量，置试管内加水煮沸使溶解，必要时滤过，溶液加硫化氢试液数滴，即显黄色，加稀盐酸后生成黄色絮状沉淀，再加碳酸铵试液，沉淀复溶解。

【功能与主治】辛，温；有毒。解毒杀虫，燥湿祛痰，截疟。用于痈肿疔疮，蛇虫咬伤，虫积腹痛，惊痫，疟疾。

【用法与用量】0.05~0.1g，入丸散用。外用适量，熏涂患处。

拓展阅读

明雄黄与雌黄

1. 明雄黄　呈块状，色鲜红、半透明、有光泽、质地松脆者，为熟透的雄黄，习称"明雄黄""雄黄精"，品质佳但产量低。

2. 雌黄　同一矿点中，常有两种以上的矿物共生在一起。雌黄常与雄黄共生，主含(As_2S_3)。性状与雄黄相似，区别点在于雌黄全体及条痕均呈柠檬黄色，能溶于碳酸铵溶液中（雄黄难溶）。雌黄在我国古代也作为一种颜料。古人用黄纸写字，写错了，用雌黄涂抹后改写，故后来用"信口雌黄"比喻不顾事实，随意批评或随口乱说。

朱砂 Zhusha
Cinnabaris

案例导入

案例： 1972年，长沙马王堆汉墓出土了我国已知画面最大且保存最完整、艺术性最强的彩绘帛画，其中有不少花纹就是用朱砂绘制而成的。这些织物虽在地下埋藏2000多年，但织物的色泽依然鲜艳无比。

西周时代把朱砂磨成红色粉末，涂嵌在甲骨文的刻痕中以示醒目，称为"涂朱甲骨"。

讨论： 1. 朱砂在我国古代，为什么可以用作织物的染制、作画，且可保存千年？
　　　2. 朱砂的性状鉴别要点有哪些？

【来源】为硫化物类矿物辰砂族辰砂，主含硫化汞（HgS）。

【产地】主产于贵州、湖南、四川等地。

【采收加工】采挖后，选取纯净者，用磁铁吸净含铁的杂质，再用水淘去杂石和泥沙。

【性状鉴别】本品为粒状或块状集合体，呈颗粒状或块片状。鲜红色或暗红色，条痕红色至褐红色，具光泽。体重，质脆，片状者易破碎，粉末状者有闪烁的光泽。气微，味淡。其中呈细小颗粒或粉末状，色红明亮，有闪烁光泽，触之不染手者，习称"朱宝砂"；呈不规则板片状、斜方形或长条形，大小厚薄不一，边缘不整齐，色红而鲜艳，光亮如镜面而微透明，质较松脆而易碎者，习称"镜面砂"；块状较大，方圆形或多角形，色发暗或呈灰褐色，质重而坚，不易碎者，习称"豆瓣砂"。

以色鲜红、有光泽、体重、质脆者为佳。

【化学成分】《中国药典》（2015年版）规定，本品含硫化汞（HgS）不得少于96.0%，朱砂粉含硫化汞（HgS）不得少于98.0%。

【理化鉴别】（1）取本品粉末，用盐酸湿润后，在光洁的铜片上摩擦，铜片表面显银白色光泽，加热烘烤后，银白色即消失。

（2）取本品粉末2g，加盐酸－硝酸（3:1）的混合溶液2ml使溶解，蒸干，加水2ml使溶解，滤过，滤液显汞盐与硫酸盐的鉴别反应。

【功能与主治】甘，微寒；有毒。清心镇惊，安神，明目，解毒。用于心悸易惊，失眠多梦，癫痫发狂，小儿惊风，视物昏花，口疮，喉痹，疮疡肿毒。

【用法与用量】0.1~0.5g，多入丸散服，不宜入煎剂。外用适量。

自然铜 Zirantong
Pyritum

【来源】为硫化物类矿物黄铁矿族黄铁矿，主含二硫化铁（FeS_2）。

【产地】主产于四川、广东、云南、江苏等地。

【采收加工】采挖后，除去杂石。

【性状鉴别】本品晶型多为立方体，集合体呈致密块状。表面亮淡黄色，有金属光泽；有的黄棕色或棕褐色，无金属光泽。具条纹，条痕绿黑色或棕红色。体重，质坚硬或稍脆，易砸碎，断面黄白色，有金属光泽；或断面棕褐色，可见银白色亮星。（图20-2）

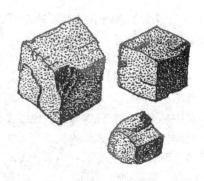

图20-2　自然铜药材图

以块整齐、色黄而光亮、断面有金属光泽者为佳。

【化学成分】本品主含二硫化铁（FeS_2），亦常含砷、锑、铜、钴、镍等杂质。

【功能与主治】辛，平。散瘀止痛，续筋接骨。用于跌打损伤，筋骨折伤，瘀肿疼痛。

【用法与用量】3~9g，多入丸散服，若入煎剂宜先煎。外用适量。

师生互动

1. 请同学们总结含硫的矿物类天然药物有哪些?
2. 请同学们总结含铁的矿物类天然药物有哪些?

赭石 Zheshi
Haematitum

【来源】为氧化物类矿物刚玉族赤铁矿，主含三氧化二铁（Fe_2O_3）。

【产地】主产于山西、河北、山东、广东、江苏、四川、河南、湖南等地。

【采收加工】采挖后，除去杂石。

【性状鉴别】本品为鲕状、豆状、肾状集合体，多呈不规则的扁平块状。暗棕红色或灰黑色，条痕樱红色或红棕色，有的有金属光泽。一面多有圆形的突起，习称"钉头"；另一面与突起相对应处有同样大小的凹窝。体重，质硬，砸碎后断面显层叠状。气微，味淡。（图20-3）

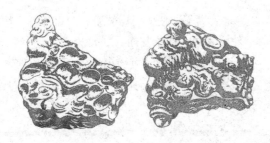

图20-3 赭石药材图

以色棕红、断面层次明显、有"钉头"、无杂石者为佳。

【化学成分】本品主含三氧化二铁（Fe_2O_3），其次为中等量的硅酸、铝化物及少量的镁、锰、碳酸钙及黏土等。《中国药典》（2015年版）规定，本品含铁（Fe）不得少于45.0%

【功能与主治】苦，寒。平肝潜阳，重镇降逆，凉血止血。用于眩晕耳鸣，呕吐，噫气，呃逆，喘息，吐血，衄血，崩漏下血。

【用法与用量】9~30g，先煎。孕妇慎用。

滑石 Huashi
Talcum

【来源】为硅酸盐类矿物滑石族滑石，主含含水硅酸镁 [$Mg_3(Si_4O_{10})(OH)_2$]。

【产地】主产于山东、江苏、陕西、辽宁、福建、浙江、广东、广西、河北等地。

【采收加工】采挖后，除去泥沙和杂石。

【性状鉴别】本品多为块状集合体。呈不规则的块状。白色、黄白色或淡蓝灰色，有蜡样光泽。质软，细腻，手摸有滑润感，无吸湿性。置水中不崩散。气微，味淡。以色白、滑润者为佳。

【化学成分】《中国药典》（2015年版）规定，滑石粉含硅酸镁[$Mg_3(Si_4O_{10})(OH)_2$]，不得少于88.0%。

【功能与主治】甘、淡，寒。利尿通淋，清热解暑；外用祛湿敛疮。用于热淋，石淋，尿热涩痛，暑湿烦渴，湿热水泻；外治湿疹，湿疮，痱子。

【用法与用量】10～20g，先煎。外用适量。

芒硝 Mangxiao
Natrii Sulfas

【来源】为硫酸盐类矿物芒硝族芒硝，经加工精制而成的结晶体。主含含水硫酸钠（$Na_2SO_4 \cdot 10H_2O$）。

【产地】全国大部分地区均有生产。多产于海边碱土地区，矿泉、潮湿的山洞中及盐场附近。

【采收加工】取天然产的不纯芒硝（俗称"土硝"或"皮硝"），加水溶解、放置，使杂质沉淀、滤过，滤液加热浓缩，放冷后析出结晶，即为芒硝。

【性状鉴别】本品为棱柱状、长方形或不规则块状及粒状。无色透明或类白色半透明。质脆，易碎，断面呈玻璃样光泽。气微，味咸。以无色、透明、呈结晶状者为佳。

【化学成分】《中国药典》（2015年版）规定，本品按干燥品计算，含硫酸钠（Na_2SO_4）不得少于99.0%。

【功能与主治】咸、苦，寒。泻下通便，润燥软坚，清火消肿。用于实热积滞，腹满胀痛，大便燥结，肠痈肿痛；外治乳痈，痔疮肿痛。

【用法与用量】6～12g，一般不入煎剂，待汤剂煎得后，溶入汤液中服用。外用适量。孕妇慎用；不宜与硫黄、三棱同用。

【贮藏】密闭，在30℃以下保存，防风化。

拓展阅读

玄明粉

为芒硝经风化干燥制得。主含硫酸钠（Na_2SO_4）。本品为白色粉末。气微，味咸。有引湿性。《中国药典》（2015年版）规定，按干燥品计算，本品含硫酸钠（Na_2SO_4）不得少于99.0%。冰硼散为冰片、朱砂、硼砂（煅）、玄明粉四味中药制得，清热解毒，消肿止痛。用于热毒蕴结所致的咽喉疼痛、牙龈肿痛、口舌生疮。用时可吹敷患处。

其他矿物类天然药物简介，见表20-1。

表20-1　其他矿物类天然药物简介

品名	来源	功效	主要性状特征
红粉	为红氧化汞（HgO）	辛，热；有大毒。拔毒，除脓，去腐，生肌	为橙红色片状或粉状结晶，片状的一面光滑略具光泽，另一面较粗糙。粉末橙色。质硬，性脆；遇光颜色逐渐变深。气微

品名	来源	功效	主要性状特征
轻粉	为氯化亚汞（Hg_2Cl_2）	辛，寒；有毒。外用杀虫，攻毒，敛疮；内服祛痰消积，逐水通便	为白色有光泽的鳞片状或雪花状结晶，或结晶性粉末；遇光颜色缓缓变暗。气微
磁石	为氧化物类矿物尖晶石族磁铁矿，主含四氧化三铁（Fe_3O_4）	咸，寒。镇惊安神，平肝潜阳，聪耳明目，纳气平喘	为块状集合体，呈不规则块状，或略带方形，多具棱角。灰黑色或棕褐色，条痕黑色，具金属光泽。体重，质坚硬，断面不整齐。具磁性。有土腥气，味淡
赤石脂	为硅酸盐类矿物多水高岭石族多水高岭石，主含四水合硅酸铝 [$Al_4(Si_4O_{10})(OH)_8 \cdot 4H_2O$]	甘、酸、涩，温。涩肠，止血，生肌敛疮	为块状集合体，呈不规则的块状。粉红色、红色至紫红色，或有红白相间的花纹。质软，易碎，断面有的具蜡样光泽。吸水性强。具黏土气，味淡，嚼之无沙粒感
硫黄	为自然元素类矿物硫族自然硫，采挖后，加热熔化，除去杂质；或用含硫矿物经加工制得	酸，温；有毒。外用解毒杀虫疗疮；内服补火助阳通便	呈不规则块状。黄色或略呈绿黄色。表面不平坦，呈脂肪光泽，常有多数小孔。用手握紧置于耳旁，可闻轻微的爆裂声。体轻，质松，易碎，断面常呈针状结晶形。有特异的臭气，味淡
炉甘石	为碳酸盐类矿物方解石族菱锌矿，主含碳酸锌（$ZnCO_3$）	甘，平。解毒明目退翳，收湿止痒敛疮	为块状集合体，呈不规则的块状。灰白色或淡红色，表面粉性，无光泽，凹凸不平，多孔，似蜂窝状。体轻，易碎。气微，味微涩

📊 重点小结

本项目对矿物的基本性质、分类方法及鉴别方法进行了简要概括。其中矿物的条痕色较具鉴别意义。介绍了重点天然药物石膏、雄黄的来源、产地、采收加工、性状、化学成分、理化鉴别、功能与主治、用法与用量等；非重点天然药物朱砂、自然铜、赭石、滑石、芒硝等的来源、性状特征等；其他矿物类天然药物的来源、功效、主要性状特征。矿物类天然药物鉴别时应掌握鉴别要点，理解记忆，如石膏体重、质软，用指甲可刻划，纵断面具有绢丝样光泽；赭石的"钉头"；雄黄晶面有金刚石样光泽，断面具树脂样光泽等。有些矿物类药材性状相似，应注意区别，如芒硝与石膏。

目标检测

一、选择题

（一）A 型题（单项选择题）

1. 朱砂的条痕色是（   ）。

    A. 黑色   B. 红色   C. 黄色   D. 蓝色

2. 具绢丝样光泽的矿物药是（   ）。

    A. 雄黄   B. 朱砂   C. 赭石   D. 石膏

3. 晶面具金刚样光泽的是（   ）。

    A. 炉甘石   B. 白矾   C. 雄黄   D. 硫黄

4. 含含水硫酸钙（$CaSO_4 \cdot 2H_2O$）的药材是（   ）。

    A. 芒硝   B. 石膏   C. 雄黄   D. 自然铜

5. 燃烧时有大蒜样臭气的是（   ）。

    A. 阿魏   B. 雄黄   C. 雌黄   D. 朱砂

（二）X 型题（多项选择题）

1. 关于石膏的性状描述，正确的是（   ）。

    A. 纤维状的集合体   B. 体重，质坚硬

    C. 纵断面具绢丝样光泽   D. 纵断面具玻璃样光泽

    E. 气微，味淡

2. 朱砂的性状鉴别特征有（   ）。

    A. 鲜红色或暗红色   B. 条痕红色或褐红色

    C. 触之手染成红色   D. 体重质脆

    E. 有特异蒜臭气

3. 属于有毒的矿物类药物的是（   ）。

    A. 朱砂   B. 石膏   C. 雄黄   D. 赭石   E. 滑石

4. 下列含汞的天然药物有（   ）。

    A. 雄黄   B. 朱砂   C. 红粉   D. 轻粉   E. 磁石

5. 条痕色与矿物药材表面颜色基本相同的是（   ）。

    A. 自然铜   B. 雄黄   C. 芒硝   D. 石膏   E. 滑石

二、简答题

1. 如何利用理化方法鉴别朱砂？

2. 石膏的性状鉴别要点是什么？

（赵   华）

实 训 指 导

一、天然药物鉴别实训须知

（一）实训前的准备要求

1. 根据实训安排，预习与当次实训相关的内容，并阅读指定的参考文献，要求弄懂实验原理和方法；

2. 对于需同时进行的多项实训，事先安排好先后次序，以便合理利用实训时间；

3. 准备好各种自备的实训用品，如铅笔、白色橡皮擦、直尺、报告纸、实训教程、理论教材等。

（二）实训中的操作要求

1. 遵守实训室规章制度，保持安静；

2. 实训时，应使观察和思考结合起来，做到手、眼、脑三者并用；

3. 合理安排自己的实训时间，注意力应当集中在主要的问题上，不要花过多时间去钻研细小的次要问题，一时解决不了的次要问题，可在课外解决；

4. 实训开始前，应当注意听教师讲解，并做必要的记录；

5. 在实训过程中，应当随时观察所得现象，测量数据，现象及结论等写在报告纸上，应当养成能随时作出准确、清楚、整齐的记录而不需要重抄的良好习惯；

6. 实训桌面上和地面上应随时保持整洁，非实训必需物品一律不许放在桌面或桌架上；

7. 酒精灯用后，应及时熄灭。实验过程中，女生不得披散长发，应注意安全；

8. 光学显微镜和紫外光灯使用后，及时将灯光调暗或关闭电源；

9. 仪器、试剂要轻拿轻放，不得随意损坏；

10. 纸屑、废纸应置纸篓内，不得乱丢在地上，纸篓内不得倒入液体。

（三）实训完毕时的要求

1. 按照规定的时间交实验实训报告；

2. 把实训用品收拾干净，仪器、试剂遵循从哪里来回哪里去的原则，放在指定位置，擦净桌面；

3. 实训完毕后，值日生负责清扫实验室地面，清理桌面及完成指定的工作，并负责检查水源、电源是否关好，离开实验实训室前应关好门窗。

（四）实训报告的注意事项

1. 保持纸上整洁，不得乱涂乱画；

2. 文图（实物照片）必须清楚，布局合理，须用铅笔书写。

二、性状鉴别技能操作规范

（一）常用仪器、用具与试剂准备

1. 仪器　计算机、投影仪、数码照相机、双筒解剖镜、托盘天平、紫外光灯（365nm和254nm）、放大镜（10×以上）等。

2. 用具 采样器（镊子等）、样品盛装容器（如白瓷盘等）、剪刀、刷子、锥子、解剖针、烧杯、培养皿、试管、酒精灯、铁架台、石棉网、白瓷板、滤纸、玻璃板、玻璃棒、直尺或卷尺、游标卡尺、螺旋测微尺、筛子、一次性薄膜手套及口罩、白色工作服等。

3. 试剂 氢氧化钾、乙醇或甲醇、硫酸试液、浓硫酸试液、间苯三酚试液、碘试液等。

（二）取样

按药材和饮片取样法的规定进行。

（三）鉴别内容与方法

性状鉴定内容包括性状观察和杂质检查。

1. 性状观察 一般包括看性状、量大小、看色泽、看表面、验质地、看断面（包括折断面和切断面）、嗅气、尝味、水试、火试特征等。针对不同的药材或饮片，对鉴定的内容应各有侧重，需采用不同的方法。观察性状的总原则是先整体后局部，局部则先上后下、先外后内。

2. 杂质检查

（1）检查方法 ①取规定量的供试品，摊开，用肉眼或放大镜（5~10倍）观察，将杂质拣出；如其中有可以筛分的杂质，可通过适当孔径的筛，将杂质分出；②将各类杂质分别称重，计算其在供试品中的含量（%）。

（2）注意事项 ①药材混存的杂质如与正品相似，难以从外观上鉴别时，可称取适量，进行显微、化学或物理鉴别试验，证明其为杂质后，计入杂质重量中；②杂质检查所用的供试品量，除另有规定外，按药材和饮片的取样法称取。

（四）记录和撰写鉴定报告

检验记录应至少包括检验目的、鉴定项目及方法、试验数据及结果等主要部分。在实验过程中的所有数据、现象及结果均应据实详细记录，不得任意涂改。

鉴定报告一般包括鉴定的依据、试验内容、结果、结论及处理意见。

（五）清场

填写仪器使用记录等相关文件，仪器、用具归档；清洁鉴定用具及鉴定场所。

三、显微鉴别技能操作规范

（一）常用仪器、用具与试剂准备

1. 仪器 光学显微镜等。

2. 用具 放大镜、刀片、解剖刀、镊子、剪子、解剖针、载玻片、盖玻片、培养皿或小烧杯、酒精灯、铁三脚架、石棉网、试管、试管架、滴管、滴瓶、玻璃棒等；毛笔、铅笔、擦镜纸、滤纸、火柴、标签等。

3. 试剂 水合氯醛（透化剂）试液、稀甘油（封藏剂）、甘油醋酸试液（观察淀粉粒专用）、苏丹Ⅲ试液、钌红试液、间苯三酚试液、碘化钾碘试液、硝铬酸试液、α-萘酚试液、硝酸汞试液、氯化锌碘试液、甘油乙醇试液、氢氧化钠试液、氢氧化钾试液、稀盐酸试液等。

（二）取样

按规定要求取样。

（三）鉴别内容与方法

显微鉴别根据提供的材料和要求的不同，其鉴定所使用的方法不同。观察前要根据各品种鉴定的规定和要求制片。常用的制片方法包括横切片或纵切片制片、粉末制片、表面制片、解离组织制片、花粉粒与孢子制片、磨片制片等6种，其中横切片或纵切片制片和粉末制片是常用的两种。

（四）横切片（或纵切片）制片方法

1. 药材的预处理　对不同的药材预处理方法不同。①对质地软硬适中的样品可直接进行切片；②对质地坚硬的则需软化处理后切片。软化的方法可采用放在吸湿器中闷润，或在水中浸软或煮软；③对过于柔软的样品，可将其浸入70%～90%乙醇中约20分钟，待样品变硬些再切片；④对细小、柔软而薄的药材，如种子或叶片，不便直接手持切片，可用胡萝卜、土豆等夹持物；⑤新鲜样品则直接切片或浸入石蜡中，使样品外面包上一层石蜡再切片。

2. 切片　实验室常用徒手切片法。切片时，一手拇指示指夹持样品，中指托着样品的底部，使样品略高出示指和拇指，肘关节应固定，使样品的切面保持水平，另一手持刀片，刀口向内并使刀刃自左前方向右后切削，即可切得薄片（10～20μm）。注意要用整个手臂向后拉（手腕不用力），切片的动作要敏捷，材料要一次切下。操作时，样品的切面和刀刃须经常加水或稀乙醇保持湿润，防止切片粘在刀片上。切好的切片用毛笔蘸水轻轻从刀片上推入盛有水或稀乙醇的培养皿中。

3. 装片　选取平整的薄片置载玻片上，根据观察对象的不同，滴加甘油醋酸试液、水合氯醛试液或其他合适的试液1～2滴，盖上玻片，即可在显微镜下观察。如需透化，则在切片上滴加水合氯醛试液1～2滴，加热透化后放冷，加稀甘油试液1～2滴，盖片即可置显微镜下观察。

（五）粉末片制片方法

1. 粉末的制备　取干燥药材（饮片），磨或锉成细粉（过四号筛），装瓶，贴上标签。

2. 制片

（1）粉末透化片的制作　用解剖针或牙签挑取样品粉末少许，置干净的载玻片中央，滴加水合氯醛试液1～2滴，用针或牙签搅匀，在酒精灯上距外焰1～2cm处往返摆动加热，必要时可搅拌，直至切片上有溶液残留但载玻片倾斜不流动即可。透化后放冷，加稀甘油试液1～2滴，盖片、清洁后即可置显微镜下观察。

（2）注意事项　制片时，所取粉末量不宜过多或过少，过多会导致显微特征重叠、轮廓不清。过少则会导致部分特征观察不到，显微特征不全面；透化的次数和时间要根据不同入药部位的药材粉末而有所不同，一般2～3次；透化加热时，温度不宜过高，以防水合氯醛试液沸腾，使组织内带入气泡，影响观察；加热时应将载玻片不断移动以，免受热不均而炸裂；冬季室温较低时，透化后可不待完全放冷即滴加稀甘油试液盖片观察，以防水合氯醛结晶析出，妨碍观察；粉末如用水或稀甘油不经透化直接装片时，可先加少量乙醇使其湿润，以免或减少气泡产生；装片用的试液如易挥发，装片后应立即观察，如用水装片时，可滴加少许封藏剂甘油，以延长保存时间。

（六）观察记录

观察记录要同步进行，边观察边记录，记录包括图形记录（即绘图）和文字记录（即显微特征描述），记录要详细、清晰、明确、真实。

1. 组织切片

（1）观察　用显微镜观察时，遵循由外至内的顺序进行。先观察组织排列次序、细胞特征、内含物类型及分布情况，再重点观察保护组织、维管束类型，由此判断该药材切片是单子叶植物或双子叶植物或蕨类植物，是地下部分或地上部分，还是根或根茎。

（2）绘图

绘图分类：分组织详图和组织简图。组织详图是对照显微镜中物像的形式，逐一将结构绘出，得到的图叫详图。组织简图是用线条或点代表植物的组织或特殊的细胞，这样得到的图叫简图。绘图时可绘整图或图面的 1/2 或 1/4 均可，并按要求加图注。一般在绘简图时，讲究整体性及全面性，将各个部位的轮廓绘出；但在绘详图时，则选取最具代表性的显微特征，并且这些特征应占画面的主要部分。

绘图原则：均应由外至内的次序进行，一般特征应绘制简图，有鉴别意义的特征须绘制详图。必要时，应利用显微镜绘图器或显微摄影装置绘制详图或提供显微照片，并注明放大倍数或加比例尺。

绘图要求：图形应具有高度的科学性。形态要准确，比例要正确，要具有真实感、立体感和美感；图面要力求整洁，铅笔要保持尖锐，尽量少用橡皮；绘图大小要适宜，位置偏左，右边留着注图；绘图的线条要光滑、匀称，点点要大小一致；绘图要完善，字体用正楷，大小均匀，不能潦草。图注线用直尺画出，间隔要均匀，且一般向右引出，图注部分接近时可用折线，但图注线不得交叉，图注要尽可能排列整齐；绘图完成后在图纸的上方适当写明实训名称、班级、姓名、时间，在图的下方注明图片名称及放大倍数。

显微描述：用由外至内的顺序进行，层层描述组织、细胞特征、内含物的类型和分布状况。对有鉴别意义的特征须详细地描述。

2. 粉末片

（1）观察　观察每张粉末片时，应自左上至右下，呈"之"字形扫描，逐渐移动装片，全面观察目的物。

（2）绘图

总的要求：布局合理，线条流畅，点要均匀，按要求加图注。

绘图步骤：绘图前认真观察标本，依据实物作图，切记抄书或凭空想象；用 2B 铅笔轻轻将图轮廓画出，作为草图要掌握好比例和位置；在草图的基础上绘详图。详图线条要流畅，点要均匀，点线不要重复描绘；按要求加图注，图在上，图注在下。

（3）显微描述　先记录饮片粉末的色泽、气味，然后边观察、边记录。通常按先多数后少数的顺序描述特征，重点描述有鉴别意义的组织、细胞及内含物。

（七）撰写鉴定报告

记录本次鉴定样品的来源、产地、鉴定经过、鉴定依据、鉴定结论、鉴定日期及鉴定人，并留下足够的样品。

（八）清场

填写仪器使用记录等相关文件，仪器、用具归档；清洁鉴定用具及鉴定场所。

四、理化鉴别技能操作规范

随着现代分析仪器迅速发展，新的分析方法和手段不断出现，理化鉴别已成为鉴别中药真伪优劣必不可少的重要环节。特别对不同科属来源的中药与同名异物的中药，由于所含化学成分类型不同，采用理化鉴别是一种简单、快速、有效的方法，常包括以下几种。

1. 化学定性反应　是利用中药的某些化学成分能与某些试剂产生特殊的颜色反应或沉淀反应来鉴别。大多数情况是将药材中的某类成分提取出来置试管中，加适当的试剂使产生沉淀或颜色变化进行定性。也可将适当的试剂直接加到药材表面、切片或粉末上，观察呈现的颜色，以了解某成分存在的部位。还可将药材提取液滴于白瓷板、滤纸或薄层板上，加试剂观察其颜色反应，加以定性。

2. 微量升华　是利用中药所含的某些化学成分，在一定温度下能升华的性质，获得升华物，在显微镜下观察其形状、颜色以及化学反应作为鉴别特征的一种方法。

操作方法：准备干净且干燥的载玻片 5 片左右并编好序号待用。取金属片（与载玻片大小相当），放在有圆孔（直径约 2cm）的石棉网上，在金属片上放一高约 0.8cm、内孔约 1.5cm 的金属圈，对准石棉网的圆孔，圈内放适量（约 0.5cm 厚）药材粉末，圈上平放准备好的载玻片一片。石棉网置于铁三脚架上，下放酒精灯，使酒精灯的外焰对准石棉网的圆孔。点燃酒精灯徐徐加热，待载玻片上凝集到升华物后，将载玻片取下反转后待观察或试验，马上换另一张载玻片盖在金属圈上。每隔一定时间收集到一定升华物后按顺序更换载玻片，至粉末开始变焦直至变黑，无升华物产生，去火放冷。按温度由低到高的顺序，在显微镜下观察收集到的升华物的颜色、结晶形态或滴加相应试剂观察化学反应进行定性鉴别。

3. 荧光分析 是利用中药中所含的某些化学成分，在自然光或一定波长（常用 365nm 和 254nm）的紫外光下能产生不同颜色荧光的性质进行鉴别。通常可直接取中药饮片、粉末或其浸出液，在紫外光灯下观察荧光反应。

（蒋 桃）

实训一 植物的形态观察

一、实训目标

1. 掌握根、茎、叶的形态特征及其类型，花的组成及花冠的类型；果实和种子的结构及类型。

2. 能根据植物主要形态特征，区分变态根与变态茎、单叶与复叶、有限花序与无限花序、真果与假果、有胚乳种子与无胚乳种子等。

二、仪器与试剂

放大镜、解剖镜、解剖盘、解剖针、剪刀、镊子、培养皿、吸水纸等。

三、实验材料

1. 根类材料 人参、蒲公英、葱、龙胆；胡萝卜、圆白萝卜、甘草、何首乌、爬山虎、吊兰、桑寄生、玉米、浮萍等。

2. 茎类材料 三年生木本植物（核桃、吴茱萸、杨属等）带侧枝的枝条；荸荠、忍冬、栝楼、络石、连钱草、马齿苋；姜、黄精、藕、马铃薯、百合、泽泻、延胡索、浙贝母；山药或黄独的珠芽、仙人掌、皂荚、钩藤、丝瓜藤等。

3. 叶类材料 桃的茎枝；芭蕉、菖蒲、棕榈、车前草、银杏、蓖麻；枇杷叶、桑叶、肉桂、刺槐、象牙红、南天竹等植物的叶；垂柳、玉竹、小叶女贞、夹竹桃、银杏等植物的茎枝；菝葜、百合、三角梅、猪笼草等植物的茎枝。

4. 花类材料 油菜花、南瓜的雄花和雌花；桃花、菊花、豌豆花、红花、牵牛花、金银花、水仙花、风铃草、枸杞花、芍药花、百合花、丁香花；槐花、柳、天南星花、无花果、向日葵等。

5. 果实类材料 葡萄、杏或桃、柑橘、黄瓜、苹果或梨、枸杞；四季豆或扁豆、槭树、向日葵、马兜铃、小茴香、玉米、射干、板栗；金樱子、五味子、八角茴香；凤梨、桑葚、无花果等植物的果实。

6. 种子类材料 小麦或蓖麻子、杏仁、菜豆或白扁豆、白果等。

以上材料根据各学校实际情况准备，尽可能使用新鲜材料，也可选用药材或腊叶标本等。

四、实验内容

（一）根的观察

1. 根系类型

（1）直根系　观察人参、蒲公英的根系，辨别出主根、侧根、纤维根。

（2）须根系　观察葱、龙胆的根系，辨别根系中有无主根和侧根的区分。

2. 变态根类型　观察胡萝卜、圆白萝卜、甘草、何首乌、爬山虎、吊兰、桑寄生、玉米、浮萍等植物的根的形态特征，辨别出其变态根类型。

（二）茎的观察

1. 茎的形态　观察三年生木本植物（核桃、吴茱萸、杨树等）带侧枝的枝条，找出节和节间、顶芽和腋芽、皮孔等特征。

2. 茎的类型　观察荸荠、忍冬、栝楼、络石、连钱草、马齿苋等植物的茎的形态特征，辨别出其茎的类型。

3. 变态茎类型

（1）地下茎变态类型　观察姜、黄精、藕、马铃薯、百合、泽泻、延胡索、浙贝母的形态特征，辨别出其变态茎的类型。

（2）地上茎变态类型　观察山药或黄独的珠芽、仙人掌、皂荚、钩藤、丝瓜藤的形态特征，辨别出其变态茎的类型。

（三）叶的观察

1. 叶的组成　观察桃叶的结构，辨别出叶片、叶柄和托叶。

2. 脉序类型　观察芭蕉、菖蒲、棕榈、车前草、银杏、蓖麻等植物叶片脉序，辨别出其脉序类型。

3. 叶的类型　观察枇杷叶、桑叶、肉桂、刺槐、象牙红、南天竹等植物叶的形态，辨别出单叶和复叶。

4. 叶序类型　观察垂柳、玉竹、小叶女贞、夹竹桃、银杏等植物的茎枝上叶的排列方式，辨别出其叶序类型。

5. 变态叶类型　观察刺槐、菝葜、百合、三角梅、猪笼草等植物的叶的形态，辨别出其变态叶类型。

（四）花的观察

1. 花的组成　解剖油菜花、南瓜的雄花和雌花。用解剖针和镊子轻轻地分别由上向下或从外向里逐层剥离，按顺序将各部分平放在培养皿中。注意观察花梗的长短；花托的形态；萼片数目、是否连合；花瓣的数目、着生状况、分离或联合、属于哪种类型的花冠；雄蕊的数目、排列的轮数、着生部位和雄蕊的类型；子房的位置，花柱、柱头的数目，再用刀片将子房横切，在放大镜或解剖镜下观察其胎座的类型。

2. 花冠的类型　观察桃花、菊花、豌豆花、红花、牵牛花、金银花、水仙花、风铃草、枸杞花、芍药花、百合花、丁香花等植物的花冠形态，辨别出其花冠的类型。

3. 花序的类型　观察槐花、柳、天南星花、无花果、向日葵等植物的花序，辨别出其花序的类型。

（五）果实的观察

1. 单果的组成

（1）肉质果的观察　观察葡萄、杏或桃、柑橘、黄瓜、苹果或梨、枸杞的果实形态，辨别出果实的类型。注意其三层果皮有无明显的界限，质地、子房室数和胎座类型，区分真果和假果。

（2）干果的观察　观察四季豆或扁豆、槭树、向日葵、马兜铃、小茴香、玉米、射干、板栗的果实形态，辨别出果实的类型。注意其成熟后是否开裂？开裂的方式等。

2. 聚合果的观察　观察金樱子、五味子、八角茴香的果实形态，辨别出其聚合果的类型。

3. 聚花果的观察　观察凤梨、桑葚、无花果的果实形态，辨别出其聚花果的类型。

（六）种子的观察

1. 种皮的特征　使用放大镜观察小麦或蓖麻子、杏仁、菜豆或白扁豆的外部形态，辨别出其种皮上的种脐、种孔、种脊、合点、种阜等特征的有无、位置等。

2. 有胚乳种子　剥去小麦或蓖麻子的种皮，可见到肥厚的胚乳，用刀片将胚乳切开，用放大镜观察子叶、胚根、胚芽和胚轴的形态。

3. 无胚乳种子　菜豆或白扁豆提前用水泡胀，剥去种皮，可见两片肥厚的子叶，分开子叶，观察胚轴、胚芽、胚根的形态。

五、作业与思考

1. 完成上述实训内容，对各类材料进行正确区分及完整记录。

2. 区别根与茎的外形特征，比较块根与块茎、根与根状茎的区别点。

3. 如何区分单叶与复叶？

4. 任绘一种植物的花，注明花的组成部分。

5. 什么叫真果？什么叫假果？

6. 白果是果实，还是种子？

（胡娟娟）

实训二　光学显微镜的使用及植物细胞的观察

一、实训目标

1. 会正确使用光学显微镜；

2. 会用表面制片法制作临时标本片；

3. 能用光学显微镜观察植物细胞的基本结构，并绘出细胞结构图；

4. 了解光学显微镜的基本构造。

二、仪器与试剂

1. 仪器　光学显微镜、双面刀片、镊子、解剖针、载玻片、盖玻片、小烧杯、培养皿、玻璃棒、铅笔、擦镜纸、滤纸、吸水纸等。

2. 试剂　水合氯醛试液、稀甘油、蒸馏水、碘化钾碘试液等。

三、实训材料

洋葱。

四、实训内容

（一）认识光学显微镜的构造

光学显微镜分机械和光学两部分。

1. 机械部分 包括镜底座（固定和支撑镜体）、镜臂（取放或移动时手握的部位）、镜筒（连接镜臂与转换器，是光线的通道）、转换器（用于安装不同放大倍数的物镜）、载物台（装载标本片的平台）、标本移动钮（前后左右移动载物台及标本）、粗调焦旋钮（上下快速调整物镜与载物台之间的距离）、细调焦旋钮（上下细微调整物镜与载物台之间的距离）、电源开关（控制光源）、光亮调节钮（调整光源强度）等。

2. 光学部分 包括目镜（一般用10×）、物镜（一般用低倍镜4×、10×，高倍镜40×）、聚光器（控制进入物镜的光照强度）、光源（分日光和灯光，现多采用装在底座内的内置光源）等。

（二）学习光学显微镜的使用

1. 准备 一手握镜臂，一手托镜座，使镜体保持垂直，轻放在实验台偏左距台边约10cm处（视具体情况而定）。检查镜体各部位是否完好。检查镜头是否有脏物，若有，则可用干净的擦镜纸擦净。

2. 对光 插上电源，打开电源开关。先将低倍镜镜头转至载物台中央，正对通光孔。用左眼接近目镜观察，右眼保持睁开并注意显微镜周边视野。用手调节反光镜和聚光器或光亮调节钮，使镜内光亮适宜、明亮。

3. 放玻片 将制作好的装片（有被观察物的那一面朝上）放置载物台中央，用压片夹固定装片，移动标本片移动钮，使被观察的部分对准物镜。

4. 低倍物镜的使用 向外旋转粗调焦旋钮，用眼从侧面注视，使载物台缓慢上升直至物镜接近标本片或上升到最高位置。再用眼睛接近目镜观察，同时向内旋转粗调焦旋钮，使载物台缓慢下降直至视野内有清晰的图像。再转动细调焦旋钮，将被观察对象物像调至最清晰。

5. 高倍物镜的使用 在低倍镜下调至最清晰后，移动标本片移动钮，将要放大观察的部分移至视野中央。转动物镜转换器，使高倍镜转至载物台正中央。再缓慢旋转细调焦旋钮，直至物象最清晰。高倍镜观察时，一般要提高光源光照强度。

6. 收镜、还原 观察完毕后，先旋转粗调焦旋钮，降低载物台，取下玻片。清洁显微镜载物台等机械部位。用擦镜纸分别擦拭物镜和目镜等光学部位。还原显微镜各部分，将物镜转成"八"字形，避免正对通光孔。同时把聚光镜降下，以免物镜和聚光镜发生碰撞危险。将显微镜放回原处，罩上防尘罩。

注意事项：显微镜是精密仪器，必须按操作程序使用；用高倍镜观察时，不得旋转粗调焦旋钮，避免损坏镜头和玻片；必须轻拿轻放，不随意移动，避免碰撞，防止震动；临时装片必须盖上盖玻片，用吸水纸清洁干净后再观察；不得随意拆卸或调换显微镜的零部件。

（三）认识植物细胞的基本构造

1. 洋葱内表皮细胞临时装片的制作 取洋葱鳞叶1片，左手持鳞叶，使其内侧朝上，右手持尖嘴镊子撕取洋葱内表皮一块，用刀片将其切成约4mm²大小的方块备用。取干净的载玻片1张，在其中央滴加蒸馏水1滴，用镊子夹取已切好的洋葱内表皮置水面上，使其充分展平。用镊子夹住盖玻片的一边，使其另一边接触水滴，呈45°角缓慢放下盖玻片（注意不要产生气泡）。用吸水纸吸去盖玻片四周溢出的水液即可。

2. 洋葱内表皮细胞结构的观察 将临时制作好的表面水装片，置显微镜下，先用低倍镜观察，可见洋葱内表皮为一层排列紧密的长方形细胞。取下装片，从盖玻片的一侧滴加碘化钾碘试液1~2滴，同时用吸水纸在盖玻片的另一侧吸去多余的碘化钾碘试液。放置几分钟染色后置显微镜下观察。先低倍镜后高倍镜，可观察到洋葱内表皮细胞的细胞壁被染成黄色，细胞核被染成黄褐色，细胞质被染成淡黄色，液泡位于细胞的中央。

五、作业与思考

1. 光学显微镜一般由哪几部分组成？各有什么作用？
2. 光学显微镜使用的基本步骤是什么？
3. 绘制洋葱鳞叶内表皮细胞的基本结构图，并标注其细胞壁、细胞质、液泡、细胞核等。

实训三 藻类、菌类、地衣类及蕨类天然药物的鉴别

一、实训目标

1. 能识别并会描述冬虫夏草等藻类、菌类、地衣类天然药物的性状鉴别点；
2. 能识别并会描述绵马贯众等蕨类天然药物的性状鉴别点；
3. 能对猪苓、茯苓进行显微鉴别，会进行显微描绘和描述；
4. 能对猪苓、茯苓进行理化鉴别，并记录其结果。

二、仪器与试剂

1. 仪器 显微镜、紫外光灯、刀片、镊子、解剖针、载玻片、盖玻片、小烧杯、酒精灯、石棉网、陶瓷板、铁三脚架、小药匙、玻璃棒、铅笔、擦镜纸、吸水纸等。

2. 试剂 水合氯醛试液、稀甘油、蒸馏水、碘化钾碘试液、稀盐酸、氢氧化钠溶液。

三、实训材料

1. 药材或饮片 冬虫夏草、茯苓、猪苓、灵芝、海藻、马勃、松萝、绵马贯众、狗脊、骨碎补、海金沙等。

2. 粉末 猪苓、茯苓，并随机编1、2号。

四、实训内容

（一）性状鉴别

1. 取以上药材或饮片样品，观察其形状、大小、色泽、表面、质地、断面、气味等性状鉴别点；

2. 重点观察冬虫夏草、茯苓、猪苓、灵芝、绵马贯众、狗脊、海金沙的性状鉴别特征；

3. 特别关注冬虫夏草、绵马贯众、海金沙的伪品鉴别。

（二）显微鉴别

粉末鉴别 分别取1、2号粉末少许，分别用水合氯醛试液装片和蒸馏水装片。

（1）茯苓粉末 观察粉末颜色并体验粉末气味。观察和描述分枝状团块、颗粒状团块、无色菌丝、棕色菌丝。

（2）猪苓粉末 观察粉末颜色并体验粉末气味。观察和描述菌丝团块、无色菌丝、棕色菌丝、草酸钙结晶等。

（三）理化鉴别

1. 茯苓粉末 取本品粉末少量，加碘化钾碘试液1滴，观察有何颜色变化。

2. 猪苓粉末 取本品粉末1g，加稀盐酸10ml，水浴煮沸15分钟，搅拌，有何变化。另取粉末少量，加氢氧化钠溶液（取1g氢氧化钠用蒸馏水溶解并稀释到5ml）适量，搅拌，有何现象。

五、作业与思考

1. 写出冬虫夏草、茯苓、猪苓、灵芝、绵马贯众、狗脊、海金沙的性状鉴别要点。
2. 写出1、2号粉末对应的粉末名称并绘制出其粉末显微特征图或附上其照片。
3. 记录茯苓、猪苓的理化鉴定结果。

📝 实训四　单子叶植物根及根茎类天然药物的鉴别

一、实训目标

1. 能识别并描述麦冬等单子叶植物根及根茎类天然药物的性状鉴别要点；
2. 能对麦冬、半夏进行显微鉴别，会进行显微描绘和描述。

二、仪器与试剂

1. 仪器　显微镜、刀片、镊子、剪子、解剖针、载玻片、盖玻片、培养皿（或小烧杯）、酒精灯、铁三脚架、玻璃棒、毛笔、铅笔、擦镜纸、吸水纸等。

2. 试剂　水合氯醛试液、稀甘油、蒸馏水、甘油醋酸试液等。

三、实训材料

1. 药材或饮片　麦冬、天冬、川贝母、浙贝母、黄精、玉竹、天麻、半夏、天南星、山药、莪术、郁金、藜芦、香附、百部、重楼、知母、射干、石菖蒲、姜黄、片姜黄、高良姜、干姜、仙茅、白及等。

2. 组织切片　麦冬块根横切片。

3. 粉末　半夏。

4. 药材　新鲜麦冬或已预处理好的麦冬。

四、实训内容

（一）性状鉴别

1. 取以上药材或饮片样品，观察其形状、大小、色泽、表面、质地、断面、气味等性状鉴别点；

2. 重点观察麦冬、川贝母、浙贝母、黄精、天麻、半夏、天南星、山药、莪术、郁金、重楼、白及的性状鉴别特征；

3. 特别关注麦冬、川贝母、天麻、半夏、山药、重楼的伪品鉴别。

（二）显微鉴别

1. 麦冬横切片的制作和观察　取新鲜麦冬或已预处理好的麦冬，按"徒手制片法"操作。观察时，自外向内观察和描述表皮、皮层、内皮层、韧皮部、木质部及各处细胞、纤维、草酸钙晶体等特征。

2. 半夏粉末鉴别　取半夏粉末少许，用水合氯醛试液加热透化再加稀甘油制片或用甘油醋酸试液直接装片（观察淀粉粒）。先观察粉末颜色并体验粉末气味，再观察和描述淀粉粒、草酸钙针晶束、导管等特征。

五、作业与思考

1. 写出麦冬、川贝母、浙贝母、黄精、天麻、半夏、天南星、山药、莪术、郁金、重楼、白及的性状鉴别要点。

2. 绘制麦冬的横切面简图。

3. 写出1、2号粉末对应的粉末名称并绘制出其粉末显微特征图或附上其照片。

实训五　双子叶植物根及根茎类天然药物的鉴别（一）

一、实训目标

1. 能识别并会描述附子等双子叶植物根及根茎类天然药物的性状鉴别要点；

2. 能对甘草、人参、党参进行显微鉴别，会进行显微描绘和描述。

二、仪器与试剂

1. 仪器　显微镜、刀片、镊子、剪子、解剖针、载玻片、盖玻片、培养皿或小烧杯、酒精灯、铁三脚架、玻璃棒、毛笔、铅笔、擦镜纸、吸水纸等。

2. 试剂　水合氯醛试液、稀甘油、蒸馏水、甘油醋酸试液等。

三、实训材料

1. 药材或饮片　附子、川乌、草乌、黄连、白芍、赤芍、板蓝根、甘草、黄芪、人参、红参、三七、当归、独活、白芷、柴胡、防风、北沙参、川芎、龙胆、紫草、丹参、黄芩、地黄、玄参、桔梗、党参、南沙参等。

2. 组织切片　甘草、人参、党参根横切片。

3. 粉末　甘草、人参、党参，随机编1、2、3号。

四、实训内容

（一）性状鉴别

1. 取以上药材或饮片样品，观察其形状、大小、色泽、表面、质地、断面、气味等性状鉴别点；

2. 重点观察附子、川乌、草乌、黄连、白芍、赤芍、板蓝根、甘草、黄芪、人参、三七、当归、白芷、柴胡、防风、北沙参、川芎、龙胆、紫草、丹参、黄芩、地黄、玄参、桔梗、党参、南沙参的性状鉴别特征；

3. 特别关注附子、人参、三七、当归、防风的伪品鉴别；

4. 对比观察川乌（制）与草乌（制）、当归与独活、北柴胡与南柴胡、北沙参与桔梗、龙胆与细辛、丹参与茜草、熟地黄与熟黄精、桔梗与人参等性状鉴别点。

（二）显微鉴别

1. 横切面鉴别　取甘草、人参、党参根横切片，置显微镜下观察。

（1）甘草根横切片　自外向内观察和描述木栓层、栓内层、石细胞、裂隙、韧皮部、形成层、木质部及各处细胞及纤维、导管、晶体、射线等特征。

（2）人参根横切片　自外向内观察和描述木栓层、韧皮部、裂隙、树脂道、形成层、木质部及各处细胞及纤维、导管、晶体、射线等特征。

（3）党参根横切片　自外向内观察和描述木栓层、木栓形成层、筛管、形成层、木质部、导管等特征。

2. 粉末鉴别　分别取1、2、3号粉末少许，用水合氯醛试液加热透化再加稀甘油制片或用甘油醋酸试液直接装片（观察淀粉粒）。

（1）甘草粉末　先观察粉末颜色并体验粉末气味。再观察和描述晶纤维，草酸钙结晶、导管的类型、木栓细胞、射线细胞、淀粉粒的特征。

（2）人参粉末　先观察粉末颜色并体验粉末气味。再观察和描述树脂道、草酸钙簇晶、木栓细胞、导管的类型、淀粉粒的特征。

（3）党参粉末　先观察粉末颜色并体验粉末气味。再观察和描述木栓细胞、石细胞、乳管、菊糖、导管的类型、淀粉粒的特征。

五、作业与思考

1. 写出川乌、草乌、黄连、白芍、赤芍、板蓝根、甘草、黄芪、人参、三七、当归、白芷、柴胡、防风、北沙参、川芎、龙胆、紫草、丹参、黄芩、地黄、玄参、桔梗、党参、南沙参的性状鉴别要点。

2. 绘制甘草、人参、党参的横切面简图。

3. 写出 1、2、3 号粉末对应的粉末名称并绘制出其粉末显微特征图或附上其照片。

实训六　双子叶植物根及根茎类天然药物的鉴别（二）

一、实训目标

1. 能识别并会描述白术等双子叶植物根及根茎类天然药物的性状鉴别要点；

2. 能对大黄、黄连进行显微鉴别，会进行显微描绘和描述；

3. 能对大黄、黄连进行理化鉴别，会记录其结果。

二、仪器与试剂

1. 仪器　显微镜、紫外光灯、刀片、镊子、剪子、解剖针、载玻片、盖玻片、培养皿或小烧杯、酒精灯、石棉网、金属圈（微量升华用）、铁三脚架、小药匙、玻璃棒、铅笔、擦镜纸、吸水纸等。

2. 试剂　水合氯醛试液、稀甘油、蒸馏水、45% 乙醇、95% 乙醇、30% 硝酸、稀盐酸、氢氧化钠溶液。

三、实训材料

1. 药材或饮片　白术、苍术、木香、延胡索、细辛、大黄、何首乌、牛膝、川牛膝、升麻、商陆、拳参、太子参、银柴胡、威灵仙、防己、苦参、葛根、粉葛、红芪、远志、羌活、藁本、前胡、胡黄连、茜草、巴戟天、红景天、白薇、白前、续断、漏芦、川木香、天花粉等。

2. 组织切片　大黄、黄连根茎横切片。

3. 粉末　大黄、黄连，随机编 1、2 号。

四、实训内容

（一）性状鉴别

1. 取以上药材或饮片样品，观察其形状、大小、色泽、表面、质地、断面、气味等性状鉴别点；

2. 重点观察白术、苍术、木香、延胡索、细辛、大黄、何首乌、牛膝、川牛膝、商陆、太子参、银柴胡、防己、苦参、葛根、粉葛、远志、羌活、巴戟天、续断、天花粉的性状鉴别点；

3. 特别关注大黄、何首乌、巴戟天的伪品鉴别；

4. 对比观察茅苍术与北苍术、木香与川木香、何首乌与白首乌、牛膝与川牛膝、防己与木防己、粉葛与白茯苓、续断与百部、天花粉与防己、山药等性状鉴别点。

（二）显微鉴别

1. 横切面鉴别　分别取大黄、黄连根茎横切面永久切片，置显微镜下观察。

（1）大黄根茎横切片　自外向内观察和描述木栓层、皮层、韧皮部、形成层、木质部、髓及各处细胞、晶体、射线等特征。

（2）黄连根茎横切片　自外向内观察和描述木栓层、皮层、韧皮部、形成层、木质部、髓部及各处细胞、纤维、石细胞等特征。

2. 粉末鉴别　分别取 1、2 号粉末少许，用水合氯醛试液加热透化再加稀甘油制片或直接取粉末加蒸馏水装片。

（1）大黄粉末　观察粉末颜色并体验粉末气味。观察和描述草酸钙簇晶、导管的类型、淀粉粒、纤维等特征。

（2）黄连粉末　观察粉末颜色并体验粉末气味。观察和描述石细胞、纤维类型、木薄壁细胞、鳞叶表皮细胞、草酸钙结晶、导管类型等特征。

（三）理化鉴别

1. 微量升华　大黄微量升华：取粉末适量，按"微量升华法"操作。观察升华物有何颜色及形态；升华物加氢氧化钠溶液有何现象。

2. 荧光检查

（1）大黄　粉末的甲醇浸出液点于滤纸上，45% 乙醇展开，取出晾干 10 分钟，置紫外光灯（365nm）下检视，有何荧光现象。

（2）黄连　饮片置紫外光灯下检视，有何荧光现象？

（四）化学定性

黄连：取黄连粉末或横切片，加 95% 乙醇 1～2 滴及 30% 硝酸 1 滴，加盖玻片放置片刻，镜检，有何现象？

五、作业与思考

1. 写出白术、苍术、木香、延胡索、细辛、大黄、何首乌、牛膝、川牛膝、商陆、太子参、银柴胡、防己、苦参、葛根、粉葛、远志、羌活、巴戟天、续断、天花粉的性状鉴别要点。

2. 写出 1、2 号粉末对应的粉末名称并绘制出其粉末显微特征图或附上其照片。

3. 写出黄连和大黄的理化鉴定结果。

实训七　茎木及皮类天然药物的鉴别

一、实训目标

1. 能识别并会描述沉香等茎木类天然药物的性状鉴别要点；

2. 能识别并会描述肉桂等皮类天然药物的性状鉴别要点；

3. 能对肉桂、黄柏进行显微鉴定，会进行显微描绘和描述；

4. 会用紫外光灯对黄柏进行真伪鉴别；

5. 会用水试对秦皮进行质量鉴定。

二、仪器与试剂

1. 仪器　显微镜、紫外光灯、刀片、镊子、解剖针、载玻片、盖玻片、小烧杯、酒精灯、石棉网、金属圈（微量升华用）、铁三脚架、小药匙、玻璃棒、铅笔、擦镜纸、吸水纸等。

2. 试剂　水合氯醛试液、稀甘油、蒸馏水、热水等。

三、实训材料

1. 药材或饮片　沉香、降香、苏木、鸡血藤、大血藤、川木通、通草、钩藤、木通、海风藤、青风藤、首乌藤、桑枝、桂枝、肉桂、黄柏、关黄柏、厚朴、杜仲、牡丹皮、五加皮、香加皮、桑白皮、白鲜皮、地骨皮、合欢皮、秦皮等。

2. 组织横切片 黄柏皮横切面永久切片。

3. 粉末 黄柏、肉桂，随机编1、2号。

四、实训内容

（一）性状鉴别

1. 取以上药材或饮片样品，观察其形状、大小、色泽、表面、质地、断面、气味等性状鉴别点；

2. 重点观察沉香、苏木、鸡血藤、大血藤、川木通、通草、钩藤的性状鉴别点；特别关注沉香、川木通、钩藤的伪品鉴别；对比观察大血藤与鸡血藤、川木通与木通、通草与小通草、海风藤与青风藤、桑枝与桂枝的性状鉴别点；

3. 重点观察肉桂、黄柏、关黄柏、厚朴、杜仲、牡丹皮的性状鉴别点；对比观察五加皮、香加皮、地骨皮的性状鉴别点。

（二）显微鉴别

1. 黄柏横切面鉴 取黄柏皮横切面永久切片，置显微镜下，自外向内观察和描述木栓层、木栓形成层、皮层、韧皮部、形成层各处细胞及纤维、晶体、射线等特征。

2. 粉末鉴别 分别取1、2号粉末少许，用水合氯醛试液加热透化再加稀甘油装片或直接取粉末加蒸馏水装片。

（1）黄柏粉末 观察粉末颜色并体验粉末气味。观察和描述石细胞形状、纤维类型、黏液细胞、草酸钙方晶、晶纤维类型、淀粉粒等特征。

（2）肉桂粉末 观察粉末颜色并体验粉末气味。观察和描述石细胞形状、纤维类型、油细胞、木栓细胞、草酸钙针晶等特征。

（三）理化鉴别

1. 取药材黄柏，以其横断面置紫外光灯（365nm）下观察，有何荧光现象？

2. 取秦皮适量加热水浸泡30分钟，取水浸液在日光下观察有何荧光现象？

五、作业与思考

1. 写出沉香、苏木、鸡血藤、大血藤、川木通、通草、钩藤、肉桂、黄柏、关黄柏、厚朴、杜仲、牡丹皮的性状鉴别要点。

2. 绘制黄柏横切面简图。

3. 写出1、2号粉末对应的粉末名称并绘制出其粉末显微特征图或附上其照片。

4. 记录黄柏、秦皮的理化鉴别结果。

实训八　叶类及花类天然药物的鉴别

一、实训目标

1. 能识别并会描述番泻叶等叶类天然药物的性状鉴别要点；

2. 能识别并会描述西红花等花类天然药物的性状鉴别要点；

3. 能对番泻叶、红花进行显微鉴别，会进行显微描绘和描述；

4. 能对番泻叶、红花进行理化鉴别，会记录其结果。

二、仪器与试剂

1. 仪器 显微镜、紫外光灯、刀片、镊子、解剖针、载玻片、盖玻片、小烧杯、酒精灯、陶瓷板、铁三脚架、小药匙、玻璃棒、铅笔、擦镜纸、吸水纸等。

2. 试剂 水合氯醛试液、稀甘油、蒸馏水、稀盐酸、氢氧化钠溶液、醋酸、10%碳酸钠溶液等。

三、实训材料

1. 药材或饮片 番泻叶、大青叶、艾叶、枇杷叶、淫羊藿、石韦、侧柏叶、银杏叶、蓼大青叶、桑叶、紫苏叶、罗布麻叶、西红花、红花、菊花、款冬花、丁香、金银花、山银花、辛夷、槐米（槐花）、松花粉、蒲黄、洋金花、芫花、密蒙花、旋覆花、野菊花等。

2. 组织切片 番泻叶横切面永久切片。

3. 粉末 番泻叶、红花随机编1、2号。

四、实训内容

（一）性状鉴别

1. 取以上药材或饮片样品，观察其形状、大小、色泽、表面、质地、断面、气味等性状鉴别点；

2. 重点观察番泻叶、大青叶、枇杷叶、淫羊藿、石韦、银杏叶、蓼大青叶、桑叶的性状鉴别点；对比大青叶与蓼大青叶、桑叶的性状鉴别点；

3. 特别关注番泻叶、西红花、蒲黄、洋金花的伪品鉴别；

4. 对比西红花与红花、金银花与山银花、松花粉与蒲黄、旋覆花与野菊花的性状鉴别点。

（二）显微鉴别

1. 番泻叶横切面鉴别 取番泻叶横切面永久切片，置显微镜下，自外向内观察和描述表皮、叶肉、主脉维管束及各处细胞、纤维、晶体等特征。

2. 粉末鉴别 分别取1、2号粉末少许，用水合氯醛试液加热透化，再加稀甘油装片。

（1）番泻叶粉末 观察粉末颜色并体验粉末气味。观察和描述晶纤维、表皮细胞、叶肉组织、非腺毛、气孔类型、草酸钙结晶等特征。

（2）红花粉末 观察粉末颜色并体验粉末气味。观察和描述花粉粒、分泌管、花冠裂片、花柱表皮细胞、草酸钙结晶等特征。

（三）理化鉴别

1. 番泻叶鉴别 取少量粉末置陶瓷板上，加氢氧化钠溶液后观察有何颜色变化。

2. 红花鉴别 取药材少许放水中，观察水的颜色变化及红花本身的变化情况。滤过，残渣加10%碳酸钠溶液8ml，浸渍，滤过。滤液加醋酸使之变成酸性，观察滤液有何变化。

五、作业与思考

1. 写出番泻叶、大青叶、枇杷叶、淫羊藿、石韦、银杏叶、蓼大青叶、桑叶、西红花、红花、菊花、款冬花、丁香、金银花、山银花、松花粉、蒲黄、洋金花的性状鉴别要点。

2. 绘制番泻叶横切面简图。

3. 写出1、2号粉末对应的粉末名称并绘制出其粉末显微特征图或附上其照片。

4. 记录番泻叶、红花的理化鉴别结果。

实训九 果实与种子类天然药物的鉴别

一、实训目标

1. 能识别并会描述五味子等果实种子类天然药物的性状鉴别点；

2. 能对五味子、小茴香进行显微鉴别，会进行显微描绘和描述。

二、仪器与试剂

1. 仪器 显微镜、镊子、解剖针、载玻片、盖玻片、酒精灯、铅笔、擦镜纸、吸水纸等。

2. 试剂 水合氯醛试液、稀甘油、蒸馏水等。

三、实验材料

1. 药材或饮片 五味子、小茴香、山楂、乌梅、木瓜、补骨脂、山茱萸、吴茱萸、枳壳（枳实）、枸杞子、砂仁、草果、马钱子、苦杏仁、桃仁、胖大海、槟榔、肉豆蔻、草豆蔻、薏苡仁、王不留行、马兜铃、葶苈子、芥子、槐角、决明子、枳实、陈皮、香橼、化橘红、连翘、紫苏子、酸枣仁、牛蒡子、牵牛子、栀子、车前子、菟丝子、芡实、葫芦巴、巴豆、女贞子、沙苑子、白果、豆蔻、红豆蔻、益智等。

2. 组织切片 小茴香分果横切面永久切片。

3. 粉末 五味子、小茴香，随机编1、2号。

四、实训内容

（一）性状鉴别

1. 取以上药材或饮片样品，观察其形状、大小、色泽、表面、质地、断面、气味等性状鉴别点；

2. 重点观察五味子、小茴香、山楂、乌梅、木瓜、补骨脂、山茱萸、吴茱萸、枳壳（枳实）、枸杞子、马钱子、苦杏仁、桃仁、胖大海、槟榔、薏苡仁、王不留行、酸枣仁、牛蒡子、牵牛子、栀子、菟丝子、巴豆的性状鉴别点；

3. 特别关注木瓜、乌梅、枸杞子、苦杏仁、胖大海、酸枣仁、砂仁、栀子的伪品鉴别。

4. 对比观察北五味子与南五味子、苦杏仁与桃仁、山楂与南山楂、肉豆蔻与榧子、紫苏子与菟丝子的性状鉴别要点。

（二）显微鉴别

1. 小茴香分果横切片 取小茴香分果横切面永久切片，置显微镜下，由外向内观察外果皮、中果皮、油管、维管束、内果皮、种皮、内胚乳细胞等特征。

2. 粉末鉴别 分别取1、2号粉末少许，用水合氯醛试液加热透化再加稀甘油装片。

（1）五味子粉末 观察粉末颜色并体验粉末气味。观察和描述种皮表皮石细胞、种皮内层石细胞、果皮表皮细胞、油细胞等特征。

（2）小茴香粉末 观察粉末颜色并体验粉末气味。观察和描述外果皮表皮细胞、气孔、网纹细胞、油管壁碎片、内果皮镶嵌层细胞、内胚乳细胞等特征。

五、作业与思考

1. 写出五味子、小茴香、山楂、乌梅、木瓜、补骨脂、山茱萸、吴茱萸、枳壳（枳实）、枸杞子、马钱子、苦杏仁、桃仁、胖大海、槟榔、薏苡仁、王不留行、酸枣仁、牛蒡子、牵牛子、栀子、菟丝子、巴豆的性状鉴别要点。

2. 绘制小茴香分果横切面简图。

3. 写出1、2号粉末对应的粉末名称并绘制出其粉末显微特征图或附上其照片。

实训十 全草类天然药物的鉴别

一、实训目标

1. 能识别并会描述麻黄等全草类天然药物的性状鉴别要点；

2. 能对麻黄、薄荷进行显微鉴别，会进行显微描绘和描述；

3. 能对麻黄进行理化鉴别，并记录其结果。

二、仪器与试剂

1. 仪器 显微镜、紫外光灯、刀片、镊子、解剖针、载玻片、盖玻片、小烧杯、酒精灯、铅笔、擦镜纸、吸水纸等。

2. 试剂 水合氯醛试液、稀甘油、蒸馏水等。

三、实训材料

1. 药材或饮片 麻黄、石斛、铁皮石斛、金钱草、茵陈、青蒿、穿心莲、薄荷、荆芥、益母草、广藿香、肉苁蓉、锁阳、槲寄生、桑寄生、鱼腥草、紫花地丁、半枝莲、泽兰、刘寄奴、白花蛇舌草、佩兰、蒲公英等。

2. 组织切片 草麻黄、薄荷茎横切面永久切片。

3. 粉末 麻黄、薄荷，随机编1、2号。

四、实训内容

（一）性状鉴别

1. 取以上药材或饮片样品，观察其形状、大小、色泽、表面、质地、断面、气味等性状鉴别点；

2. 重点观察麻黄、石斛、铁皮石斛、金钱草、肉苁蓉、青蒿、穿心莲、薄荷、荆芥、益母草、广藿香、锁阳的性状鉴别点；

3. 对比金钱草与广金钱草、青蒿与佩兰、薄荷与荆芥、槲寄生与桑寄生的性状鉴别点。

（二）显微鉴别

1. 横切面鉴别 取草麻黄、薄荷茎横切面永久切片，置显微镜下观察。

（1）草麻黄茎横切片 自外向内观察表皮细胞、气孔、下皮纤维、皮层、中柱鞘纤维、形成层、木质部、髓部细胞等特征。

（2）薄荷茎横切片 自外向内观察表皮、厚角组织、皮层、内皮层、韧皮部、形成层、木质部、髓部细胞等特征。

2. 粉末鉴别 分别取1、2号粉末少许，用水合氯醛试液加热透化再加稀甘油装片。

（1）麻黄粉末 观察粉末颜色并体验粉末气味。观察和描述表皮细胞、气孔类型、角质层凸起部分、嵌晶纤维、棕色块等特征。

（2）薄荷粉末 观察粉末颜色并体验粉末气味。观察和描述腺鳞、小腺毛、非腺毛、表皮细胞和气孔、橙皮苷结晶等特征。

（三）理化鉴别

取麻黄药材纵剖面置紫外光灯下，观察其边缘及中心的荧光颜色。

五、作业与思考

1. 写出麻黄、石斛、铁皮石斛、金钱草、肉苁蓉、青蒿、穿心莲、薄荷、荆芥、益母草、广藿香、锁阳的性状鉴别要点。

2. 绘制草麻黄、薄荷的横切面简图。

3. 写出1、2号粉末对应的粉末名称并绘制出其粉末显微特征图或附上其照片。

4. 记录麻黄理化鉴别结果。

📝 实训十一　动物类及矿物类天然药物的鉴别

一、实训目标

1. 能识别并会描述鹿茸等动物类天然药物的性状鉴别点；
2. 能识别并会描述石膏等矿物类天然药物的性状鉴别点。

二、仪器与试剂

1. 仪器　显微镜、紫外光灯、坩埚、刀片、镊子、解剖针、载玻片、盖玻片、小烧杯、酒精灯、石棉网、试管、铅笔、擦镜纸、吸水纸等。

2. 试剂　水、水合氯醛试液、稀甘油、三氯甲烷、60% 冰醋酸、硫酸、浓硝酸等。

三、实训材料

1. 动物类药材或饮片　鹿茸、羚羊角、牛黄、麝香、金钱白花蛇、蕲蛇、珍珠、全蝎、蜂蜜、蟾酥、海马、海龙、哈蟆油、蛤蚧、水蛭、地龙、石决明、牡蛎、海螵蛸、桑螵蛸、蜈蚣、斑蝥、僵蚕、龟甲、鳖甲、穿山甲、乌梢蛇、阿胶等。

2. 矿物类药材或饮片　石膏、雄黄（雌黄）、朱砂、自然铜、赭石、滑石、芒硝（玄明粉）、红粉、轻粉、磁石、赤石脂、白矾、硫黄、炉甘石等。

四、实训内容

取以上药材或饮片样品，观察其形状、大小、色泽、表面、质地、断面、气味等性状鉴别点。

（一）动物类天然药物性状鉴别

1. 重点观察鹿茸、羚羊角、牛黄、麝香、金钱白花蛇、蕲蛇、珍珠、全蝎、蟾酥、海马、海龙、哈蟆油、蛤蚧、水蛭、地龙、蜈蚣、斑蝥、穿山甲、阿胶等的性状鉴别点。

2. 特别关注鹿茸、羚羊角、牛黄、麝香、金钱白花蛇、哈蟆油、蛤蚧、穿山甲、阿胶的伪品鉴别。

3. 对比花鹿茸与马鹿茸、国产蛤蚧与进口蛤蚧、石决明（煅）与牡蛎（煅）的性状鉴别点。

（二）矿物类天然药物性状鉴别

重点观察石膏、雄黄、朱砂、自然铜、赭石、滑石、芒硝、磁石、炉甘石的鉴别特征。

五、作业与思考

1. 写出鹿茸、羚羊角、牛黄、麝香、金钱白花蛇、蕲蛇、珍珠、全蝎、蟾酥、海马、海龙、哈蟆油、蛤蚧、水蛭、地龙、蜈蚣、斑蝥、穿山甲、阿胶的性状鉴别要点。

2. 写出石膏、雄黄、朱砂、自然铜、赭石、滑石、芒硝、磁石、炉甘石的性状鉴别要点。

📝 实训十二　天然药物学实训技能综合考核

结合中药验收员、中药调剂员、中药购销员、中药 QC 人员等就业岗位技能要求，天然药物鉴别综合技能主要考核学生对常用天然药物的性状鉴定和显微鉴定的能力，各占 50% 的比重。

一、性状鉴定能力考核

（一）考核要求

要求学生必须在 20 分钟内完成 50 种天然药物的识别，并写出其药名及主要功效，共 50 分。

（二）考前准备

1. 中药准备

（1）分组　从本课程须掌握和熟悉的品种中，根据各类天然药物的比例，分别随机选取一定数目的药材或饮片并分组编号，每组 50 种，共 4 组。

（2）摆放　将各组 50 种药材或饮片（要求足量）放在敞开的瓷盘或塑料盒内，按每 2 种药不少于 1m 的间距呈首尾相接"Z"字形排列的方式摆放在条形桌面上，同时桌面要求留有一定空间供学生现场答卷。

2. 学生分组　学生抽签决定要鉴别的中药组别，并根据抽签的结果将参加考核的学生进行分组，每组的学生数视班级的学生数和考场的面积而定。

3. 教师分组　每组监考教师不少于 2 人。

（三）考试实施

1. 分发空白答卷并说明考核要求及注意事项；

2. 根据每组学生数的多少，安排各学生开始鉴别的位置及移动的路线；

3. 宣布考试开始并维持现场秩序；

4. 宣布考试结束并回收试卷。

（四）成绩评定

每种药 1 分，药名及主要功效分别占 0.5 分；药名错误该种药计 0 分；药名正确，主要功效错误，计 0.5 分。

二、显微鉴定能力考核

（一）考核要求

要求学生在 30 分钟之内完成显微镜的调试、被抽取的未知药粉临时标本片的制作及其显微鉴别特征观察等，共 50 分。

（二）考前准备

1. 仪器、试剂

（1）仪器　显微镜、镊子、解剖针、载玻片、盖玻片、酒精灯、擦镜纸、滤纸等。

（2）试剂　水合氯醛试液、稀甘油、蒸馏水等。

2. 药物分组　从本课程已进行显微鉴别实训的品种中，选取 10 种药材粉末进行分组（根据班级学生数的多少分成一定数量的组别），每组药材粉末随机编 1~10 号，记录各组中各药材粉末的编号。

3. 学生分组　学生抽签决定要鉴别的中药组别，并根据抽签的结果将参加考核的学生进行分组，每组的学生数视班级的学生数和考场的面积定。

4. 教师分组　每组监考教师不少于 2 人，每人负责 8~10 位学生的考核。

（三）考试实施

1. 按抽签的号码领取被鉴别的药材粉末；

2. 分发空白答卷并说明考核要求及注意事项；

3. 宣布考试开始；

4. 粉末临时标本片（透化片）的制作；

5. 显微镜的操作与显微特征的观察；

6. 维持现场秩序，现场对操作进行评分并确认一个主要显微特征；

7. 宣布考试结束并回收试卷。

（四）成绩评定

1. 临时装片（透化片）制作操作正确计 15 分。其中，取粉末及滴加试剂准确、适量计 2 分；透化过程操作正确计 6 分；盖片操作正确计 2 分；外观整洁计 2 分；透化片镜检无明显大气泡和众多小气泡计 3 分。

2. 显微镜使用方法正确计 15 分。其中，取镜、安放、还原方法正确各计 2 分；不同放大倍数物镜的正确转换计 2 分；熟练、灵活使用粗调焦和细调焦旋钮计 2 分；能根据观察需要熟练移动载物台或移动载玻片计 2 分；视野清晰计 3 分。

3. 显微特征的描述与确认正确计 15 分。其中，正确写出被鉴别药材粉末的 3 个主要特征，每个特征计 3 分；现场在显微镜下正确指出一个主要特征计 6 分。

4. 鉴别结果正确计 5 分。

（蒋　桃）

常用名词术语

块根 是由侧根或不定根膨大而成，形状不一，并且其上部没有胚轴和茎的部分，一株植物可以形成多个块根。

根状茎 简称根茎，外形与根相似，常横卧地下，节和节间明显，叶退化成鳞片叶，具腋芽和顶芽，如姜、玉竹、藕等。

块茎 地下茎呈块根，短而膨大，呈不规则块状，但有很短或不明显的节间，节上具芽及细小的膜质鳞叶或早期枯萎脱落，如马铃薯、天麻、半夏等。

球茎 地下茎肉质膨大，呈球状或扁球状，节明显，节间短缩，节上有膜质鳞叶，顶芽及附近的腋芽较为明显，基部常生有不定根，如慈姑、荸荠等。

鳞茎 地下茎缩短呈盘状，称鳞茎盘，其上着生密集的肉质或膜质鳞叶，整体呈球形或扁球形，下部长有须根。

腺毛 是有分泌作用的毛茸，由腺头和腺柄组成。腺头具有分泌功能，由一个或几个分泌细胞组成。

非腺毛 由一至多细胞组成，无头柄之分，顶端长尖斜，不具有分泌功能，只有保护作用。

木质部 是植物的输导组织，负责将根吸收的水分及溶解于水里面的离子往上运输，以供其他器官组织使用，另外还具有支持植物体的作用。木质部由导管、管胞、木纤维和木薄壁组织细胞以及木射线组成。

韧皮部 是植物体内输导养分，并有支持、贮藏等功能的复合组织。由筛管和伴胞、筛分子韧皮纤维和韧皮薄壁细胞等组成。

晶纤维 又叫晶鞘纤维，是指由纤维束和含有草酸钙方晶的薄壁细胞所组成的复合体。

嵌晶纤维 纤维次生壁外层嵌有一些细小的草酸钙方晶和砂晶，如麻黄。

石细胞 常成群或单个分布植物器官中，一般为圆形、椭圆形，还有星状、分枝状等。细胞壁极度增厚且木质化，细胞腔小。

维管束 维管植物（蕨类植物、裸子植物和被子植物）内部具有的输导和支持功能的复合组织，主要由韧皮部和木质部组成，贯穿于整个植物的内部。

道地药材 也叫地道药材，是指那些出自某原产地或主产地的质量优良的著名药材，一般具备以下条件：有最适宜的气候、土壤等生长环境；历史悠久，品种良好，生产及加工技术成熟。

中药饮片 系指将药材通过净制、切制或炮炙，制成一定规格能直接供配方、制剂使用的加工药材。

四大怀药 是指产于河南省的地黄、山药、牛膝、菊花。

四大西北药材 是指产于我国西北地区的当归、黄芪、党参、大黄。

浙八味 是指产于浙江省的白术、杭菊花、玄参、延胡索、白芍、麦冬、温郁金、浙贝母。

性状 指药材的形状、大小、颜色、质地、表面特征、断面特征、气、味等方面。

显微鉴定 是利用显微镜对中药及成方制剂中的药材的组织构造、细胞或内含物等特征进行鉴别的一种方法。

微量升华 利用中药中某些化学成分在一定的温度下能升华的性质，获得升华物，在显微镜下观其形状、颜色以及化学反应来鉴别药材的方法。

子实体 为高等真菌在生殖时期形成有一定形状和结构、能产生孢子的菌丝体，称为子实体，如灵芝。

菌核 是由菌丝紧密交织而成的颜色深、质地坚硬的核状体。菌核的功能主要是抵御不良环境。当环境适宜时，菌核能萌发产生新的营养菌丝或从上面形成新的繁殖体。

疏丝组织 组成菌丝体的菌丝为长形细胞，且菌丝或多或少相互平行排列，这种菌丝组织称为"疏丝组织"。

拟薄壁组织 真菌类的菌丝体断面，其菌丝细胞不呈长形，而为椭圆形或圆形，亦或近于多角形，称为"拟薄壁组织"。

子座 子座是某些高等真菌的子实体下面或周围菌丝组成的紧密组织。也就是说，子座是容纳子实体的褥座，常从菌核上发生，是真菌从营养阶段到繁殖阶段的一种过渡形式。

岗纹 指泽泻块茎表面不规则的横向隆起的环纹，由节和细小突起的须根痕形成。

金包头 指知母药材顶端残留的浅黄色叶柄痕及茎基，似金皮包头。

怀中抱月 指松贝外层两枚鳞叶大小悬殊，大瓣紧抱小瓣，未抱部分呈新月形，习称"怀月抱月"。

虎皮斑 炉贝表面所具有的黄棕色斑点。

鸡眼 指根茎类药材地上茎倒苗脱落之后留下的圆形疤痕，形如鸡眼，如黄精、玉竹。

鹦哥嘴 天麻一端有红棕色至深棕色枯芽苞，习称"鹦哥嘴"或"红小辫"。

肚脐疤 天麻末端有自母麻脱落后留下的圆脐形疤痕，习称"肚脐疤"。

粉性 指药材含有丰富的淀粉，折断时有粉尘飞出，习称"粉性"，如甘草、山药等。

角质 指根、根茎类药材因含大量的淀粉，经蒸、煮后淀粉粒糊化，干燥后呈坚硬、断面呈光亮的半透明状，习称"角质"，如天麻、红参等。

菊花心 指药材断面外围色较淡，中央色较深，呈黄色或深黄色，从中央至外圈有细密的放射状纹理，形如开放的菊花，如甘草、党参等。

金心玉栏 药材横断面皮部白色，中心（木部）黄色或淡黄色，习称"金心玉栏"，亦称"金井玉栏"，如桔梗、黄芪、板蓝根。

筋脉点 根或根茎横断面上存在的黄白色小点（多为散生维管束）。

凤眼圈 指防风药材横断面上皮部为棕色或浅棕色，木部为浅黄色，形成明显的层次，如凤凰眼睛棕黄分明。

蚯蚓头 指防风的根头部具密集的横环纹。

扫帚头 指根类药材顶端有棕丝状或纤维状物（通常是残存的叶基维管束），呈小扫帚状，如防风、禹州漏芦、南柴胡等。

珍珠盘 银柴胡根头部有多数密集的银白色疣状突起的芽苞或茎的残基，习称"珍珠盘"。

珍珠须 指人参（多为山参）长有多数疣状突起的须根。

艼 指人参芦头（根茎）上生长的不定根。

芦头 指根类药材顶端的短小根茎，习称"芦头"，如人参、桔梗等。

芦碗 指人参根茎上的圆形凹陷的茎痕，习称"芦碗"。

珍珠疙瘩 指人参须根上的疣状突起。

铁线纹 指野山参主根上端有细而深的横环纹，习称"铁线纹"。

铜皮铁骨 指三七断面皮部灰绿色，称"铜皮"；木部色较深，质坚硬，与皮部常分离，称"铁骨"。

狮子盘头 指党参根顶端有多数疣状突起的茎痕及芽，膨大突起。

蝴蝶片 指川芎根茎的纵切面成不整齐的片块，形似蝴蝶。

砂眼 银柴胡药材表面的似砂粒样大小的凹孔（有的为须根脱落后的孔）。

过桥 黄连的根茎有的节间较长，细瘦光滑如茎杆的，习称"过桥"或"过江枝"。

云头鹤茎 指白术根下部多向两侧膨大，形似如意，习称"云头"；向上渐细，可见一段较细的木质茎，如仙鹤脖，称"鹤茎"。

起霜 指茅苍术断面放置稍久后，析出白色毛状结晶。

朱砂点 指苍术断面散生的橙黄色或棕红色油点。

星点 指大黄根茎髓部暗红橙色的放射状小点，环列或散在，如星星点缀。由异型维管束所形成。

云锦花纹 指何首乌横断面皮部的异型维管束所形成的云朵状花纹。

罗盘纹 指商陆横切面上数个呈波状凹凸不平的同心性排列的环纹，为异型维管束。

等面叶 指叶的上下表皮内侧均有栅栏细胞分布的叶。

连三朵 款冬花的花序常 2~3 个连生一起，习称"连三朵"。

镶嵌细胞 主要指伞形科植物的果实内果皮，以多个狭长的薄壁细胞互相并列为一群，各群以斜角联合呈镶嵌状，称为"镶嵌细胞"。

假种皮 由珠柄或胎座发育来的结构，并包于种皮之外的部分称假种皮，如龙眼肉和砂仁种子表面呈薄膜状的部分。

金钱环 指香圆花柱残基周围的略呈点状、微突起的圆圈。

错入组织 指少数种子的种皮和外胚乳的折合层或外胚乳不规则地错入内胚乳中所形成的一种组织，如槟榔、肉豆蔻。

玫瑰心 指麻黄药材断面髓部红棕色，习称"玫瑰心"。

龙头凤尾 指耳环石斛的基部微带须根，习称"龙头"，茎末稍细，无剪口，习称"凤尾"。

翘鼻头 蕲蛇头部吻端向上，习称翘鼻头。

方胜纹 蕲蛇背部两侧各有黑褐色与浅棕色组成的"V"形斑纹 17~25 个，其"V"形的两上端在背中线上相接，习称"方胜纹"。

连珠斑 蕲蛇腹部鳞片灰白色，散有黑色类圆形的斑块，习称"连珠斑"。

佛指甲 指蕲蛇尾端的一枚三角形深灰色的角质鳞片。

当门子 麝香仁野生品质柔、油润、疏松，其中呈不规则圆形或颗粒状者称当门子。

白颈 广地龙体部前端第 14~16 环为一条类白色或肉白色的环带（生殖环带），习称"白颈"。土地龙生殖环带多不明显。

二杠 具一侧枝的花鹿茸，习称"二杠"。其主枝习称"大挺"。具两个侧枝花鹿茸，习称"三岔"。

单门、莲花、三岔 仅有一个侧枝的马鹿茸，称为单门；具两个侧枝者习称"莲花"；具三个侧枝者习称"三岔"。

冒槽 取毛壳麝香用特制槽针从囊孔插入，转动槽针，撮取麝香仁，立即检视，槽内的麝香仁逐渐膨胀高出槽面。

乌金衣 牛黄表面挂有一层黑色光亮的薄膜，习称"乌金衣"。

挂甲、透甲 将牛黄用清水调后，涂于指甲上，能将指甲染成黄色，并经久不褪称为

"挂甲"。同时有清凉感透入指甲，称为透甲。

剑脊　乌梢蛇的背部高耸成屋脊状，习称"剑脊"。

羚羊塞　指羚羊角下半段内有骨塞，长圆锥形，与外面的角质层密合，习称"羚羊塞"。

通天眼　羚羊角除去骨塞后，对光透视，上半段中央有一条隐约可辨的细孔道直通角尖。

胶口镜面　僵蚕药材的断面平坦，外层白色，呈粉状，中间棕黑色，有光泽，内有4个亮圈（丝腺环），习称"胶口镜面"。

本色　矿物的成分和内部构造所决定的颜色，如朱砂的朱红色。

外色　矿物由外来的带色杂质、气泡等包裹体所引起的颜色，与矿物本身的成分和构造无关，如紫石英。

假色　指某些矿物中（以及贝壳类药材）有时可见到变彩现象，是由于投射光受晶体内部裂缝面、解理面或表面的氧化膜的反射所引起光波的干涉作用而产生的颜色，如云母、石决明等。

条痕、条痕色　矿物在白色毛瓷板上划过后所留下的粉末痕迹称为条痕，矿物粉末的颜色称为"条痕色"。

解理　矿物受力后沿一定结晶方向裂开成光滑平面的性能称为"解理"，所裂成的平面称为"解理面"。

断口　矿物受力后不沿一定结晶方向断裂，断裂面不规则和不平整，非晶质矿物可产生断口。

钉头　赭石表面有许多圆形乳头状的突起，直径约1cm，习称"钉头"。

天然药物鉴定常用化学试剂及配制

水合氯醛试液 取水合氯醛 50g，加水 15ml 与甘油 10ml 使溶解即得。

甘油乙醇试液 取甘油、稀乙醇各一份，混合即得。

甘油醋酸试液 取甘油、50% 醋酸与水各一份，混合即得。

苏丹Ⅲ试液 取苏丹Ⅲ 0.01g，加 90% 乙醇 5ml 溶解后，加甘油 5ml，摇匀，即得。本液应置棕色的玻璃瓶中保存，在 2 个月内应用。

间苯三酚试液 取间苯三酚 0.5g，加乙醇使溶解成 25ml 即得。本品应置玻璃塞瓶中，在暗处保存。

氢氧化钠试液 取氢氧化钠 4.3g，加水溶解成 100ml 即得。

盐酸羟胺试液 取盐酸羟胺 3.5g，加 60% 乙醇使溶解成 100ml 即得。

氨试液 取浓氨溶液 400ml，加水使成 1000ml 即得。

α – 萘酚试液 取 15% 的 α – 萘酚乙醇溶液 10.5ml，缓缓加硫酸 6.5ml，混匀后再加乙醇 40.5ml 及水 4ml，混匀即得。

香草醛试液 取香草醛 0.1g，加盐酸 10ml 溶解即得。

氢氧化钙试液 取氢氧化钙 3g，置玻璃瓶中，加水 1000ml，密塞，猛力振摇，放置 1 小时即得。用时倾取上清液。

硝铬酸试液 ①取硝酸 10ml，加入 100ml 水中，混匀。②取三氯化铬 10g，加水 100ml 使溶解。用时将两液等量混合，即得。

硝酸汞试液 取黄氧化汞 40g，加硝酸 32ml 与水 15ml 使溶解即得。本液应置玻璃瓶塞中，在暗处保存。

硝酸银试液 可取用硝酸银滴定液（0.1mol/L）。

硫化氢试液 本液为硫化氢的饱和水溶液。本品置棕色瓶中，在暗处保存。本液如无明显的硫化氢臭，或与等容的三氯化铁试液混合时不能生成大量的硫黄沉淀，即不适用。

氯化钙试液 取氯化钙 7.5g，加水使溶解成 100ml 即得。

氯化钠明胶试液 取明胶 1g 与氯化钠 10g，置不超过 60℃的水浴上微热使溶解。本液应临用新制。

氯酸钾试液 本液为氯酸钾的饱和硝酸溶液。

稀乙醇 取乙醇 529ml，加水稀释至 1000ml 即得。本液在 20℃时含 C_2H_5OH 应为 49.5% ~ 50.5%（ml/ml）。

稀甘油 取甘油 33ml，加水稀释使成 100ml，再加樟脑一小块或液化苯酚 1 滴即得。

稀盐酸 取盐酸 234ml，加水稀释至 1000ml 即得。本液含 HCl 应为 9.5% ~ 10.5%。

稀硝酸 取硝酸 105ml，加水稀释至 1000ml 即得。本液含 HNO_3 应为 9.5% ~ 10.5%。

稀硫酸 取硫酸 57ml，加水稀释至 1000ml 即得。本液含 H_2SO_4 应为 9.5% ~ 10.5%。

稀醋酸 取冰醋酸 60ml，加水稀释至 1000ml 即得。

碘化汞钾试液 取二氯化汞 1.36g，加水 60ml 使溶解。另取碘化钾 5g，加水 10ml 使溶解，将二液混合，加水稀释至 100ml 即得。

碘化钾试液 取碘化钾 16.5g，加水使溶解成 100ml 即得。本液应临用新制。

碘化钾碘试液 取碘 0.5g 与碘化钾 1.5g，加水 25ml 使溶解即得。

碘化铋钾试液 取碱式硝酸铋 0.85g，加冰醋酸 10ml 与水 40ml 溶解后，加碘化钾溶液（4→10）20ml，摇匀即得。

改良碘化铋钾试液 取碘化铋钾试液 1ml，加 0.6mol/L。盐酸溶液 2ml，加水至 10ml，即得。

稀碘化铋钾试液 取碱式硝酸铋 0.85g，加冰醋酸 10ml 与水 40ml 溶解后，即得。临用前取 5ml，加碘化钾溶液（4→10）5ml，再加冰醋酸 20ml，用水稀释至 100ml，即得。

碳酸氢钠试液 取碳酸氢钠 5g，加水使溶解成 100ml，即得。

2016 年全国职业院校技能大赛中药鉴定技能赛项比赛试题

（摘自《2016 年全国职业院校技能大赛竞赛项目方案》）

一、赛项名称

中药传统技能赛项之一——中药鉴定技能赛。

二、竞赛内容简介

比赛为个人赛，参赛选手须完成中药性状鉴别、中药真伪鉴别、中药调剂（含审方理论考试）和中药炮制四项比赛任务。中药性状鉴别比赛范围 350 种中药、中药真伪鉴别比赛范围 120 种中药。

三、竞赛试题

竞赛试题由中药性状鉴别操作、中药真伪鉴别操作、中药调剂审方理论考核与中药调剂操作和中药炮制操作五个部分试题组成。中药性状鉴别操作、中药真伪鉴别操作样题如下。

（一）中药性状鉴别

高职组的竞赛考试范围分别为《中国药典》（2015 年版）收载的、临床常用的 350 种中药（见附表 1）。参赛选手对随机抽取的一组（每组 40 味）中药进行鉴别，并在规定时间内写出中药的名称及功效（每药 2.5 分，共 100 分）。比赛时间 13 分钟，时间一到，统一交卷，裁判员现场阅卷、评判。

附表 1　中药性状鉴别品种目录

类　别	品　种
根及根茎类中药 112 种	川乌、附子、白芍、黄连、防己、延胡索、板蓝根、甘草、黄芪、人参、红参、西洋参、三七、白芷、当归、前胡、川芎、防风、柴胡、龙胆、紫草、丹参、黄芩、玄参、地黄、熟地黄、巴戟天、桔梗、党参、木香、白术、苍术、泽泻、半夏、石菖蒲、百部、川贝母、郁金、天麻、虎杖、川牛膝、银柴胡、白头翁、草乌、赤芍、升麻、北豆根、苦参、山豆根、葛根、北沙参、白薇、天花粉、南沙参、紫菀、三棱、天南星、浙贝母、黄精、玉竹、天冬、麦冬、知母、山药、仙茅、莪术、姜黄、远志、拳参、白蔹、独活、羌活、藁本、秦艽、漏芦、香附、高良姜、胡黄连、茜草、续断、射干、干姜、芦根、千年健、粉萆薢、重楼、土茯苓、骨碎补、白附子、乌药、白前、徐长卿、商陆、山慈菇、白及、金果榄、红景天、白茅根、百合、薤白、甘遂、地榆、麻黄根、金荞麦
皮类、茎木类中药 32 种	苏木、钩藤、槲寄生、川木通、降香、通草、大血藤、鸡血藤、忍冬藤、海风藤、青风藤、桂枝、桑枝、牡丹皮、厚朴、肉桂、杜仲、黄柏、白鲜皮、秦皮、香加皮、地骨皮、合欢皮、桑白皮、首乌藤、皂角刺、木通、络石藤、灯心草、竹茹、苦楝皮、五加皮

类 别	品 种
花、叶类中药（27种）	淫羊藿、大青叶、番泻叶、石韦、枇杷叶、紫苏叶、罗布麻叶、桑叶、辛夷、丁香、金银花、款冬花、红花、合欢花、旋覆花、菊花、蒲黄、密蒙花、荷叶、侧柏叶、艾叶、鸡冠花、玫瑰花、野菊花、谷精草、槐花、月季花
果实、种子类中药（82种）	五味子、木瓜、山楂、苦杏仁、决明子、补骨脂、枳壳、吴茱萸、小茴香、山茱萸、连翘、枸杞子、栀子、瓜蒌、槟榔、砂仁、豆蔻、葶苈子、桃仁、火麻仁、郁李仁、乌梅、金樱子、沙苑子、枳实、陈皮、酸枣仁、使君子、蛇床子、菟丝子、牵牛子、夏枯草、鹤虱、王不留行、肉豆蔻、芥子、覆盆子、槐角、马兜铃、地肤子、化橘红、鸦胆子、胡芦巴、白果、柏子仁、女贞子、蔓荆子、韭菜子、牛蒡子、大腹皮、草果、草豆蔻、益智、胡椒、蒺藜、佛手、淡豆豉、胖大海、薏苡仁、青葙子、车前子、莱菔子、紫苏子、青皮、川楝子、千金子、诃子、瓜蒌皮、瓜蒌子、苍耳子、路路通、石榴皮、芡实、锦灯笼、罗汉果、丝瓜络、莲子、白扁豆、木蝴蝶、橘核、木鳖子、青果
全草类中药（37种）	麻黄、金钱草、广藿香、荆芥、车前草、薄荷、穿心莲、青蒿、石斛、伸筋草、木贼、紫花地丁、半枝莲、益母草、泽兰、香薷、肉苁蓉、茵陈、淡竹叶、佩兰、豨莶草、瞿麦、半边莲、锁阳、蒲公英、马齿苋、小蓟、紫苏梗、垂盆草、萹蓄、鱼腥草、仙鹤草、广金钱草、墨旱莲、荆芥穗、马鞭草、地锦草
其他类中药（18种）	茯苓、猪苓、雷丸、灵芝、海藻、乳香、没药、血竭、青黛、儿茶、五倍子、天竺黄、海金沙、芦荟、冰片、昆布、马勃、冬虫夏草
动物药类（30种）	石决明、珍珠、全蝎、土鳖虫、蛤蚧、金钱白花蛇、蕲蛇、乌梢蛇、鹿茸、羚羊角、地龙、水蛭、牡蛎、瓦楞子、蛤壳、僵蚕、龟甲、鳖甲、海马、海螵蛸、蜈蚣、桑螵蛸、鹿角、水牛角、珍珠母、蝉蜕、蜂房、鸡内金、穿山甲、阿胶
矿物药类（12种）	自然铜、滑石、石膏、磁石、赭石、芒硝、玄明粉、白矾、朱砂、赤石脂、青礞石、硫黄

（二）中药真伪鉴别

考试范围分别为120味（见附表2）中药，每组中药中有正品、伪品或劣质品。由参赛选手随机抽取1组（每组20味中药）进行鉴别，按序号分别对检品是正品还是伪劣品进行判断，并在相应栏目下打钩。每药5分，共100分，比赛时间13分钟，时间一到，统一交卷。

附表 2　中药真伪鉴别品种目录

序号	品　种	序号	品　种	序号	品　种
1	人参与伪劣品	2	天麻与伪劣品	3	川贝母与伪劣品
4	大黄与伪劣品	5	黄芪与伪劣品	6	巴戟天与伪劣品
7	柴胡与伪劣品	8	三七与伪劣品	9	何首乌与伪劣品
10	西洋参与伪劣品	11	延胡索与伪劣品	12	山药与伪劣品
13	半夏与伪劣品	14	羌活与伪劣品	15	牛膝与伪劣品
16	黄连与伪劣品	17	黄精与伪劣品	18	木香与伪劣品
19	龙胆与伪劣品	20	当归与伪劣品	21	白术与伪劣品
22	制川乌与伪劣品	23	天花粉与伪劣品	24	玄参与伪劣品
25	附子与伪劣品	26	桔梗与伪劣品	27	葛根与伪劣品
28	防风与伪劣品	29	苍术与伪劣品	30	鸡血藤与伪劣品
31	槲寄生与伪劣品	32	大血藤与伪劣品	33	海风藤与伪劣品
34	川木通与伪劣品	35	苏木与伪劣品	36	皂角刺与伪劣品
37	通草与伪劣品	38	地骨皮与伪劣品	39	牡丹皮与伪劣品
40	厚朴与伪劣品	41	番泻叶与伪劣品	42	蒲黄与伪劣品
43	红花与伪劣品	44	金银花与伪劣品	45	补骨脂与伪劣品
46	酸枣仁与伪劣品	47	小茴香与伪劣品	48	紫苏子与伪劣品
49	蔓荆子与伪劣品	50	胖大海与伪劣品	51	桃仁与伪劣品
52	莱菔子与伪劣品	53	菟丝子与伪劣品	54	女贞子与伪劣品
55	五味子与伪劣品	56	枳实与伪劣品	57	山茱萸与伪劣品
58	车前子与伪劣品	59	连翘与伪劣品	60	吴茱萸与伪劣品
61	乌梅与伪劣品	62	葶苈子与伪劣品	63	槟榔与伪劣品
64	枳壳与伪劣品	65	化橘红与伪劣品	66	麻黄与伪劣品
67	广藿香与伪劣品	68	薄荷与伪劣品	69	石斛与伪劣品
70	泽兰与伪劣品	71	金钱草与伪劣品	72	茯苓与伪劣品
73	猪苓与伪劣品	74	海金沙与伪劣品	75	冬虫夏草与伪劣品
76	青黛与伪劣品	77	乳香与伪劣品	78	羚羊角与伪劣品
79	土鳖虫与伪劣品	80	绵马贯众与伪品	81	白薇与伪劣品
82	威灵仙与伪劣品	83	山豆根与伪劣品	84	银柴胡与伪劣品
85	北沙参与伪劣品	86	麦冬与伪劣品	87	茜草与伪劣品
88	石菖蒲与伪劣品	89	泽泻与伪劣品	90	乌药与伪劣品
91	白及与伪劣品	92	仙茅与伪劣品	93	川牛膝与伪劣品
94	黄柏与伪劣品	95	肉桂与伪劣品	96	秦皮与伪劣品
97	香加皮与伪劣品	98	砂仁与伪劣品	99	沙苑子与伪劣品
100	锁阳与伪劣品	101	雷丸与伪劣品	102	没药与伪劣品
103	冰片与伪劣品	104	芦荟与伪劣品	105	天竺黄与伪劣品
106	蛤蚧与伪劣品	108	僵蚕与伪劣品	107	鳖甲与伪劣品
109	鸡内金与伪劣品	110	蕲蛇与伪劣品	111	石决明与伪劣品
112	全蝎与伪劣品	113	金钱白花蛇与伪劣品	114	珍珠与伪劣品
115	阿胶与伪劣品	116	穿山甲与伪劣品	117	玄明粉与伪劣品
118	升麻与伪劣品	119	西红花与伪劣品	120	鹿茸与伪劣品

四、成绩评定

（一）中药性状鉴别

比赛按组进行，每组8名选手抽签确定竞赛工位，在规定时间内完成中药鉴别，填写《中药性状鉴别评分表》，由现场监考人员交裁判人员现场阅卷评判。

（二）中药真伪鉴别

比赛按组进行，每组8名选手抽签确定竞赛工位，在规定时间内完成中药真伪鉴别，填写《中药真伪鉴别评分表》，由监考人员交裁判人员阅卷打分。

参考文献

［1］国家药典委员会．中华人民共和国药典（一部）［M］．2015 年版．北京：中国医药科技出版社，2015.

［2］国家药典委员会．中华人民共和国药典（四部）［M］．2015 年版．北京：中国医药科技出版社，2015.

［3］堪榜琴，包淑英．中药鉴定技术［M］．2 版．北京：中国医药科技出版社，2013.

［4］康廷国．中药鉴定学［M］．2 版．北京：中国中医药出版社，2012.

［5］李萍．生药学［M］．2 版．北京：中国医药科技出版社，2013.

［6］蔡少青．生药学［M］．北京：人民卫生出版社，2011.

［7］艾继周，邓茂芳．天然药物学［M］．2 版．北京：高等教育出版社，2014.

［8］张浩．药用植物学［M］．6 版．北京：人民卫生出版社，2012.

［9］林美珍，张建海．药用植物学［M］．北京：中国医药科技出版社，2015.

［10］陈育青，李建民．中药鉴定技术［M］．北京：中国医药科技出版社，2015.

［11］董诚明，王丽红．药用植物学［M］．北京：中国医药科技出版社，2016.

［12］张东方，税丕先．生药学［M］．北京：中国医药科技出版社，2016.

［13］姚振生．药用植物学［M］．北京：中国中医药出版社，2007.

［14］赵庆年．天然药物学［M］．南京：江苏凤凰科学技术出版社，2015.

［15］郑小吉．天然药物学基础［M］．北京：人民卫生出版社，2015.

目标检测参考答案

项目一

选择题

A 型题（单项选择题）

1. A　2. B　3. D　4. B　5. A　6. D　7. A

项目二

选择题

A 型题（单项选择题）

1. A　2. B　3. D　4. D　5. A　6. A　7. C　8. B　9. B　10. D

项目三

选择题

（一）A 型题（单项选择题）

1. B　2. C　3. D　4. D　5. C　6. D　7. A　8. D　9. C　10. A

（二）X 型题（多项选择题）

1. ABCE　2. BCD　3. CDE　4. BD　5. CDE

项目四

一、选择题

A 型题（单项选择题）

1. C　2. D　3. A　4. B　5. C　6. C

二、填空题

1. 双名法；拉丁词；属名；种加词。

2. 隐花植物；藻类；菌类；地衣类；苔藓类；蕨类；显花植物。

3. 定距式；平行式；连续平行式；定距式。

项目五

一、选择题

（一）A 型题（单项选择题）

1. A　2. B　3. C　4. A　5. B　6. C　7. D　8. D　9. A　10. B

（二）X 型题（多项选择题）

1. AB　　2. AE　　3. ABCDE　　4. BCE　　5. BDE

二、填空题

1. 晒干；烘干；阴干；50℃ ~60℃。

2. 清洁养护法；防湿养护法；密封贮存法；对抗同贮法。

项目六

一、选择题

（一）A 型题（单项选择题）

1. A　2. B　3. A　4. C　5. A　6. A　7. D　8. A　9. B　10. C　11. D　12. D

（二）X 型题（多项选择题）

1. ABCDE　2. ABCDE　3. ABC　4. ABCE　5. ACD

二、填空题

1. 修制法；水制法；火制法；水火共制法；其他制法。

2. 麸炒；米炒；土炒；砂烫；蛤粉炒；滑石粉炒。

项目七

一、选择题

（一）A 型题（单项选择题）

1. A　2. D　3. B　4. B　5. A　6. A　7. C　8. B　9. D　10. A

（二）X 型题（多项选择题）

1. ABE　2. ABCDE　3. ABCDE　4. ACDE　5. BC

二、填空题

1. 2015、10、5。

2. 三、一。

项目八

一、选择题

（一）A 型题（单项选择题）

1. D　2. B　3. B　4. B

（二）X 型题（多项选择题）

1. AC　2. AB　3. ABCD　4. ABCD　5. ABD　6. AB

二、填空题

1. 真菌；藻。

2. 茯苓个；茯苓块（片）；茯苓皮；茯神。

3. 赤芝；紫芝；子实体。

项目九

选择题

（一）A 型题（单项选择题）

1. A　2. B　3. D　4. B　5. A　6. A　7. B　8. A

（二）X 型题（多项选择题）

1. ACD　2. ABCE

项目十

选择题

A 型题（单项选择题）

1. C　2. C　3. B　4. B　5. B　6. D　7. C　8. B　9. C　10. B

项目十一

选择题

A 型题（单项选择题）

1. D　2. D　3. A4. B　5. B　6. A　7. B　8. D　9. C　10. A

项目十二

一、选择题

（一）A 型题（单项选择题）

1. A　2. B　3. C　4. C　5. A

（二）X 型题（多项选择题）

1. ABC　2. ABE　3. ABCDE

二、填空题

1. 鸡血藤。

2. 大血藤。

项目十三

一、选择题

（一）A 型题（单项选择题）

1. D　2. C　3. C　4. A

（二）X 型题（多项选择题）

1. AB　2. ABCE　3. ACD

二、填空题

1. 细密；银白色；富弹性。

2. 芸香科；黄皮树。

项目十四

一、选择题

（一）A 型题（单项选择题）

1. D　2. C　3. A　4. C

（二）X 型题（多项选择题）

1. ACE　2. ABC

二、填空题

1. 狭叶番泻；尖叶番泻；小叶。

2. 补肾阳；强筋骨；祛风湿。

3. 蔷薇科；枇杷。

项目十五

选择题

（一）A 型题（单项选择题）

1. A　2. C　3. C　4. D　5. B　6. C　7. B　8. B　9. A　10. C

（二）X 型题（多项选择题）

1. ABCE　2. ABE　3. ABCD　4. AB　5. BCD

项目十六

选择题

（一）A 型题（单项选择题）

1. D　2. A　3. B　4. C　5. C

（二）X 型题（多项选择题）

1. ABCDE　2. ABCD　3. AC　4. BCD　5. ADE

项目十七

选择题

A 型题（单项选择题）

1. D　2. C　3. D　4. B　5. D　6. A

项目十八

选择题

A 型题（单项选择题）

1. D　2. B　3. D　4. D　5. C　6. C　7. A　8. B

项目十九

一、选择题

（一）A 型题（单项选择题）

1. B　2. A　3. C　4. A

（二）X 型题（多项选择题）

1. AB　2. CDE

二、填空题

1. 单门；莲花；三盆；四盆。

2. 挂甲。

3. 水波纹；骨塞；通天眼。

项目二十

一、选择题

（一）A 型题（单项选择题）

1. B　2. D　3. C　4. B　5. B

（二）X 型题（多项选择题）

1. ACE　2. ABD　3. AC　4. BCD　5. CDE

教学大纲一

(供药学、药品经营与管理、药品服务与管理专业用)

一、课程任务

天然药物学是高职高专院校药学、药品经营与管理、药品服务与管理等专业的一门重要专业课程。本课程的主要内容是介绍药用植物学基础知识、天然药物的质量保证和常用中药，内容包括植物器官的形态、植物的显微结构、分类等基础知识和常用天然药物的鉴别与实际应用。天然药物学课程的任务是通过本课程的学习，使学生掌握天然药物学的基础理论和基本操作技能，使学生在今后的工作中，能鉴别药材真伪优劣，为药材经营企业和临床合理用药起到安全有效的保障，也为后续课程天然药物化学、药剂学的学习奠定良好的基础。

二、课程目标

（一）知识目标

1. 掌握天然药物学的性质和任务，天然药物的命名法和分类方法。

2. 掌握根、茎、叶、花、果实、种子的主要形态特征；根、茎的次生结构和主要异常结构；细胞后含物的类型以及鉴别特征；保护组织、机械组织、输导组织、分泌组织的主要特征。

3. 掌握天然药物的鉴定依据和方法；各个药材的来源、主要性状、鉴别特征；重点药材的原植物鉴别、显微鉴别、理化鉴别。

4. 熟悉细胞壁的分层和特化；植物组织的分类和维管束的类型；根、茎、叶、花、果实、种子的类型和常见花序的类型；根、茎的初生结构；叶的结构。

5. 了解天然药物的采收、加工、贮藏方法，以及中药炮制基本知识。

6. 了解植物细胞的基本结构；分生组织、薄壁组织的特征；变态根、变态茎、变态叶的类型；花、果实、种子的主要结构特点和其他花序的类型；植物分类系统，植物分类的等级、植物的命名法（双名法）。

7. 了解天然药物的性味、功效、应用。

（二）技能目标

1. 能熟练制作临时显微标本片，会正确使用光学显微镜观察标本片，能准确绘制粉末显微图。

2. 学会天然药物的原植物鉴别、性状鉴别、显微鉴别、理化鉴别等技能。

3. 学会天然药物仓储、养护能力。

4. 学会运用工具书和所学知识鉴别未学习过的药材。

（三）素质目标

1. 树立"诚信""敬业""依法鉴定""质量第一"观念。

2. 培养认真、细致、科学、严谨的工作态度和求真务实的工作作风。

3. 培养合作、探索、创新、创优意识。

4. 养成良好的职业素质和文明的道德行为。

三、教学时间分配

教学内容	理论	实践	合计
一、天然药物的基本知识	2		2
二、植物器官	7	5	12
三、植物的显微结构	6	4	10
四、药用植物分类	1		1
五、天然药物的采收加工与贮藏	3		3
六、中药的炮制	3		3
七、天然药物的鉴定	4	2	6
八、藻类、菌类、地衣类天然药物	1	1	2
九、蕨类天然药物	1	1	2
十、单子叶植物根及根茎类天然药物	4	4	8
十一、双子叶植物根及根茎类天然药物	7	7	14
十二、茎木类天然药物	2	1	3
十三、皮类天然药物	3	2	5
十四、叶类天然药物	2	1	3
十五、花类天然药物	3	2	5
十六、果实与种子类天然药物	4	4	8
十七、全草类天然药物	3	3	6
十八、其他类天然药物	1	1	2
十九、动物类天然药物	5	5	10
二十、矿物类天然药物	2	1	3
合　计	64	44	108

学时数：理论 / 实践 / 合计

四、教学内容与要求

项目	教学内容	教学要求	教学活动建议	理论	实践
一、天然药物的基本知识	（一）天然药物学的基本概念和任务 1. 天然药物学的基本概念 2. 天然药物学的任务 （二）天然药物学的发展简史 1. 古代本草学著作简介 2. 现代天然药物学的发展概况 3. 天然药物学的发展趋势 （三）天然药物的分类与命名 1. 天然药物的分类 2. 天然药物的命名 （四）天然药物的资源 1. 我国天然药物的资源概况 2. 天然药物资源的开发 3. 天然药物资源的保护	掌握 熟悉 熟悉 了解 了解 了解 了解 熟悉 了解 了解	理论讲授 案例 讨论	2	

续表

项目	教学内容	教学要求	教学活动建议	参考学时	
				理论	实践
二、植物器官的形态	（一）根 1. 根和根系的类型 2. 根的变态 （二）茎 1. 茎的外形特征 2. 茎的类型 3. 茎的变态 （三）叶 1. 叶的组成 2. 叶的形态 3. 叶的类型 4. 叶序 5. 叶的变态 （四）花 1. 花的组成 2. 花的类型 3. 花序 （五）果实 1. 果实的组成 2. 果实的类型 （六）种子 1. 种子的组成 2. 种子的形态 3. 种子的类型	熟悉 熟悉 掌握 熟悉 熟悉 掌握 掌握 熟悉 了解 了解 掌握 熟悉 熟悉 掌握 熟悉 熟悉 掌握 熟悉	理论讲授 讨论 示教 多媒体演示	7	
	实训 1　植物的形态观察	熟练掌握	技能实践		5
三、植物的显微结构	（一）植物的细胞 1. 植物细胞的基本构造 2. 细胞后含物 （二）植物的组织 1. 植物组织的类型 2. 维管束及其类型	了解 熟悉 熟悉 熟悉	理论讲授 讨论 示教 多媒体演示	6	
	实训 2　光学显微镜的使用及植物细胞的观察	学会	技能实践		4

续表

项目	教 学 内 容	教学要求	教学活动建议	参考学时	
				理论	实践
四、药用植物分类概述	（一）植物分类等级与命名法 1. 植物分类等级 2. 植物命名法 （二）植物分类系统 1. 概述 2. 裸子植物门的形态特征 3. 被子植物门的形态特征 4. 植物分类检索表	了解 了解 了解 了解 熟悉 了解	理论讲授 讨论 示教 多媒体演示	1	
五、天然药物的采收、加工与贮藏	（一）天然药物的采收与加工 1. 天然药物的采收 2. 天然药物的加工 （二）天然药物的贮藏与保管 1. 贮藏中的变异现象 2. 造成变异的自然因素 3. 贮藏保管方法 4. 贮藏保管的注意事项	了解 掌握 了解 了解 了解 了解	理论讲授 讨论 示教 多媒体演示	3	
六、中药的炮制	（一）中药炮制的目的 1. 降低或消除药物的毒副作用，保证用药安全 2. 增强药物作用，提高临床疗效 3. 改变或缓和药物的性能，适应病情需要 4. 改变或增强药物的作用趋向 5. 改变药物的作用部位或增强对某部位的作用 6. 便于调剂和制剂 7. 洁净药物，便于贮存 8. 矫臭矫味，便于服用 （二）中药炮制的方法 1. 修制法 2. 水制法 3. 火制法 4. 水火共制法 5. 其他制法	熟悉 熟悉 熟悉 熟悉 熟悉 熟悉 熟悉 熟悉 了解 了解 了解 了解 了解	理论讲授 讨论 示教 多媒体演示	3	

项目	教学内容	教学要求	教学活动建议	参考学时	
				理论	实践
七、天然药物的鉴定	（一）天然药物鉴定的依据及程序 1. 天然药物鉴定的依据 2. 天然药物鉴定的一般程序 （二）天然药物的鉴定方法 1. 来源鉴定 2. 性状鉴定 3. 显微鉴定 4. 理化鉴定 （三）天然药物鉴定的新技术和新方法 1. 扫描电子显微镜技术 2. 透射电子显微镜技术 3. 光谱法 4. 中药指纹图谱技术 5. 计算机图像分析技术	掌握 了解 了解 掌握 掌握 熟悉 了解 了解 了解 了解 了解	理论讲授 讨论 示教 多媒体演示	4	
	1. 天然药物鉴定实训须知 2. 性状鉴定技能操作规范 3. 显微鉴定技能操作规范 4. 理化鉴定技能操作规范	学会	技能实践		2
八、藻类、菌类、地衣类天然药物	（一）藻类、菌类、地衣类天然药物概述 1. 藻类天然药物 2. 菌类天然药物 3. 地衣类天然药物 （二）常用藻类、菌类、地衣类天然药物 冬虫夏草△、茯苓△； 猪苓、灵芝； 其他藻类、菌类、地衣类天然药物简介	了解 了解 了解 掌握 熟悉 了解	理论讲授 讨论 示教 多媒体演示	1	
九、蕨类天然药物	（一）蕨类天然药物概述 （二）常用蕨类天然药物 绵马贯众△ 狗脊、骨碎补、海金沙	了解 掌握 熟悉	理论讲授 讨论 多媒体演示	1	
	实训3 藻类、菌类、地衣类及蕨类天然药物的鉴别	学会	技能实践		2

续表

项目	教学内容	教学要求	教学活动建议	参考学时	
				理论	实践
十、单子叶植物根及根茎类天然药物	（一）单子叶植物纲的特征	熟悉	理论讲授 讨论 示教 多媒体演示	4	
	（二）单子叶植物根的构造				
	1. 根尖与根尖分区	了解			
	2. 单子叶植物根的一般构造	掌握			
	（三）单子叶植物根茎的一般构造	了解			
	（四）常用单子叶植物根及根茎类天然药物				
	麦冬△、川贝母△、天麻△、半夏△；	掌握			
	天南星、莪术、郁金、天冬、浙贝母、黄精、玉竹、百部、山药；	熟悉			
	其他单子叶植物根及根茎类天然药物简介	了解			
	实训4 单子叶植物根及根茎类天然药物的鉴别	熟练掌握	技能实践		4
十一、双子叶植物根及根茎类天然药物	（一）双子叶植物纲的特征	熟悉	理论讲授 案例 讨论 示教 多媒体演示	7	
	（二）双子叶植物根的构造				
	1. 根的次生构造的产生	了解			
	2. 双子叶植物根的一般构造	掌握			
	3. 双子叶植物根的异常构造	掌握			
	（三）双子叶植物根茎的构造				
	1. 双子叶植物根状茎的一般构造	熟悉			
	2. 双子叶植物根状茎的异常构造	掌握			
	（四）常用双子叶植物根及根茎类天然药物				
	黄连△、附子△、甘草△、人参△、当归△、黄芩△、地黄△、党参△、白术△、大黄△、何首乌△、牛膝△；	掌握			
	白芍、赤芍、川乌、草乌、板蓝根、黄芪、红参、西洋参、三七、独活、白芷、柴胡、防风、北沙参、川芎、羌活、丹参、龙胆、紫草、玄参、桔梗、南沙参、苍术、木香、延胡索、细辛、川牛膝；	熟悉			
	其他双子叶植物根及根茎类天然药物简介	了解			
	实训5 双子叶植物根及根茎类天然药物的鉴别（一）	熟练掌握	技能实践		3
	实训6 双子叶植物根及根茎类天然药物的鉴别（二）				4

续表

项目	教学内容	教学要求	教学活动建议	参考学时	
				理论	实践
十二、茎木类天然药物	（一）茎木类天然药物概述 1. 茎的内部构造 2. 性状鉴别 3. 显微鉴别 （二）常用茎木类天然药物 沉香△ 降香、苏木、鸡血藤、大血藤、通草、川木通、钩藤	了解 了解 了解 掌握 熟悉	理论讲授 讨论 示教 多媒体演示	2	
十三、皮类天然药物	（一）皮类天然药物概述 1. 性状鉴别 2. 显微鉴别 （二）常用皮类天然药物 肉桂△、黄柏△、厚朴△、牡丹皮△； 关黄柏、杜仲、五加皮、香加皮； 其他皮类天然药物简介	了解 了解 掌握 熟悉 了解	理论讲授 讨论 示教 多媒体演示	3	
	实训7　茎木及皮类天然药物的鉴别	熟练掌握	技能实践		3
十四、叶类天然药物	（一）叶类天然药物概述 1. 叶的组织构造 2. 性状鉴别 3. 显微鉴别 （二）常用叶类天然药物 番泻叶△； 大青叶、艾叶、枇杷叶、淫羊藿 其他叶类天然药物简介	了解 了解 了解 掌握 熟悉 了解	理论讲授 案例 讨论 示教 多媒体演示	2	
十五、花类天然药物	（一）花类天然药物概述 1. 性状鉴别 2. 显微鉴别 （二）常用花类天然药物 西红花△、红花△、丁香△、金银花△； 菊花、款冬花、山银花、辛夷、槐花； 其他皮类天然药物简介	了解 了解 掌握 熟悉 了解	理论讲授 讨论 示教 多媒体演示	3	
	实训8　叶类及花类天然药物的鉴别	学会	技能实践		3

续表

项目	教 学 内 容	教学要求	教学活动建议	参考学时 理论	参考学时 实践
十六、果实与种子类天然药物	（一）果实与种子类天然药物概述 1. 性状鉴别 2. 显微鉴别 （二）常用果实类天然药物 五味子△、小茴香△； 山楂、乌梅、木瓜、补骨脂、山茱萸、吴茱萸、枳壳、枸杞子、砂仁、草果 （三）常用种子类天然药物 马钱子△、苦杏仁△； 桃仁、胖大海、槟榔、肉豆蔻、草豆蔻、薏苡仁； 其他果实与种子类天然药物简介	了解 了解 掌握 熟悉 掌握 熟悉 了解	理论讲授 案例 讨论 示教 多媒体演示	4	
	实训9　果实种子类天然药物的鉴别	熟练掌握	技能实践		4
十七、全草类天然药物	（一）全草类天然药物概述 1. 性状鉴别 2. 显微鉴别 （二）常用全草类天然药物 麻黄△、石斛△、青蒿、穿心莲、薄荷△； 铁皮石斛、茵陈、荆芥、广藿香、益母草、金钱草、槲寄生、桑寄生、肉苁蓉、锁阳； 其他全草类天然药物简介	了解 了解 掌握 熟悉 了解	理论讲授 讨论 示教 多媒体演示	3	
	实训10　全草类天然药物的鉴别	学会	技能实践		3
十八、其他类天然药物	（一）其他类天然药物概述 （二）常用其他类天然药物 乳香△； 没药、血竭、青黛、五倍子、冰片、天然冰片、艾片； 其他天然药物简介	了解 掌握 熟悉 了解	理论讲授 讨论 示教 多媒体演示	1	

续表

项目	教 学 内 容	教学要求	教学活动建议	参考学时 理论	参考学时 实践
十九、动物类天然药物	（一）动物类天然药物概述 1. 动物类天然药物的分类 2. 动物类天然药物的鉴别 （二）常用动物类天然药物 鹿茸△、羚羊角△、牛黄、麝香△、金钱白花蛇△； 蕲蛇、珍珠、全蝎、蜂蜜、蟾酥、海马、海龙、哈蟆油、蛤蚧； 其他动物类天然药物简介	了解 了解 掌握 熟悉 了解	理论讲授 讨论 示教 多媒体演示	5	
	实训11　动物类及矿物类天然药物的鉴别	熟练掌握	技能实践		5
二十、矿物类天然药物	（一）矿物类天然药物概述 1. 矿物的性质 2. 矿物类天然药物的分类 3. 矿物类天然药物的鉴别 （二）常用矿物类天然药物 石膏△、雄黄△ 朱砂、自然铜、赭石、滑石、芒硝； 其他矿物类天然药物简介	了解 熟悉 掌握 掌握 熟悉 了解	理论讲授 讨论 示教 多媒体演示	2	
	实训12　天然药物学实训技能综合考核	学会	技能实践		2

五、教学大纲说明

（一）适应专业及参考学时

本教学大纲主要供高职高专院校药学、药品经营与管理、药品服务与管理等专业教学使用。总学时为108学时。其中理论教学64学时，实训实践教学44学时。各学校可根据具体情况适当增减。

（二）教学要求

1. 理论教学部分具体要求分为三个层次，分别是：①掌握，指对基本概念、基本理论有较深刻的认识，并能综合、灵活地运用，解决所遇到的实际问题，做到学以致用，融会贯通。②熟悉，指能够领会概念的基本含义，并能运用概念解释有关现象和特征。③了解，指对基本概念、基本理论有一定的认识，能够记住所学过的知识要点。

2. 实践教学部分具体要求分为两个层次，分别是：①熟练掌握，指能够熟练运用所学的知识技能，独立进行常用药用植物的辨认和天然药物的鉴别，并能正确写出实验报告。②学会，指在教师的指导下，能够正确地完成天然药物真、伪、优、劣鉴别，并能正确写出实验报告。

（三）教学建议

1. 课程教学应充分体现"以岗位需求为导向，以职业技能的培养为根本"的课程设计思想，注重"教、学、做"的互动。教学活动注重培养学生的综合职业能力，通过理论教学、多媒体课件、教学视频、案例分析、校内实训、企业见习等多种手段，采用递进式的教学过程，使学生能够在学习活动中掌握医药行业所需的职业能力。

2. 在教学中注重对学生多种能力的培养。即观察能力、逻辑思维能力、综合分析能力、实验动手能力、创新能力和团队协作能力等。通过案例引导或项目教学，激发学生的学习兴趣，使学生在案例学习或项目活动中掌握天然药物学。

3. 注意人文精神的渗透和科学素质的培养。通过教学与科研的结合，引导学生掌握科学的思维方式和研究方法，将专业培养与素质教育、知识传授与能力培养有机结合起来，形成全新的具有时代特征的创新型教学模式。

（四）成绩考核

成绩可采用百分制考核。考核方法可采用集中考核与日常考核，知识考核与技能考核相结合的方法。具体可采用：考试、提问、作业、测验、讨论、实验、认药、调查报告、综合评定等多种方法。

（祖炬雄）

教学大纲二

(供药品生产技术专业用)

一、课程任务

《天然药物学》是高职高专院校药品生产技术专业的专业基础课程。本课程的主要内容是介绍药用植物学基础知识、天然药物的质量保证和常用中药，内容包括植物器官的形态、植物的显微结构、分类等基础知识和常用天然药物的鉴别与实际应用。天然药物学课程的任务是通过本课程的学习，使学生掌握天然药物学的基础理论和基本操作技能，使学生在今后的工作中，能鉴别药材真伪优劣，为制药生产企业正确选用药材起到安全有效的保障，也为后续课程天然药物化学、药剂学的学习奠定良好的基础。

二、课程目标

（一）知识目标

1. 掌握天然药物学的性质和任务，天然药物的命名法和分类方法。

2. 掌握根、茎、叶、花、果实、种子的主要形态特征；根、茎的次生结构和主要异常结构；细胞后含物的类型以及鉴别特征；保护组织、机械组织、输导组织、分泌组织的主要特征。

3. 掌握天然药物的鉴定依据和方法；各个药材的来源、主要性状鉴别特征；重点药材的原植物鉴别、显微鉴别、理化鉴别。

4. 熟悉中药炮制基本知识。

5. 了解细胞壁的分层和特化；植物组织的分类和维管束的类型；根、茎、叶、花、果实、种子的类型和常见花序的类型；根、茎的初生结构；叶的结构。

6. 了解植物细胞的基本结构；分生组织、薄壁组织的特征；变态根、变态茎、变态叶的类型；花、果实、种子的主要结构特点和其他花序的类型；植物分类系统，植物分类的等级、植物的命名法（双名法）。

7. 了解天然药物的采收、加工、性味、功效、应用和贮藏方法、。

（二）技能目标

1. 能熟练制作临时显微标本片，会正确使用光学显微镜观察标本片，能准确绘制粉末显微图。

2. 学会天然药物的原植物鉴别、性状鉴别、显微鉴别、理化鉴别等技能。

3. 学会中药炮制技术。

（三）素质目标

1. 树立"诚信""敬业""依法鉴定""质量第一"观念。

2. 培养认真、细致、科学、严谨的工作态度和求真务实的工作作风。

3. 培养合作、探索、创新、创优意识。

4. 养成良好的职业素质和文明的道德行为。

三、教学时间分配

教 学 内 容	学时数		
	理论	实践	合计
一、天然药物的基本知识	1		1
二、植物器官	4	2	6
三、植物的显微结构	4	2	6
四、药用植物分类	1		1
五、天然药物的采收加工与贮藏	2		2
六、中药的炮制	4	2	6
七、天然药物的鉴定	4	1	5
八、藻类、菌类、地衣类天然药物	1	1	2
九、蕨类天然药物	1	1	2
十、单子叶植物根及根茎类天然药物	4	3	7
十一、双子叶植物根及根茎类天然药物	5	3	8
十二、茎木类天然药物	1	1	2
十三、皮类天然药物	1	1	2
十四、叶类天然药物	1	1	2
十五、花类天然药物	2	1	3
十六、果实与种子类天然药物	3	2	5
十七、全草类天然药物	2	2	4
十八、其他类天然药物	1		1
十九、动物类天然药物	3	2	5
二十、矿物类天然药物	1	1	2
合　计	46	26	72

四、教学内容与要求

项目	教学内容	教学要求	教学活动建议	参考学时	
				理论	实践
一、天然药物的基本知识	（一）天然药物学的基本概念和任务 1. 天然药物学的基本概念 2. 天然药物学的任务 （二）天然药物学的发展简史 1. 古代本草学著作简介 2. 现代天然药物学的发展概况 3. 天然药物学的发展趋势 （三）天然药物的分类与命名 1. 天然药物的分类 2. 天然药物的命名 （四）天然药物的资源 1. 我国天然药物的资源概况 2. 天然药物资源的开发 3. 天然药物资源的保护	 掌握 熟悉 熟悉 了解 了解 了解 了解 熟悉 了解 了解	理论讲授 案例 讨论	1	

续表

项目	教 学 内 容	教学要求	教学活动建议	参考学时	
				理论	实践
二、植物器官的形态	（一）根 1. 根和根系的类型 2. 根的变态 （二）茎 1. 茎的外形特征 2. 茎的类型 3. 茎的变态 （三）叶 1. 叶的组成 2. 叶的形态 3. 叶的类型 4. 叶序 5. 叶的变态 （四）花 1. 花的组成 2. 花的类型 3. 花序 （五）果实 1. 果实的组成 2. 果实的类型 （六）种子 1. 种子的组成 2. 种子的形态 3. 种子的类型	掌握 了解 掌握 熟悉 熟悉 了解 了解 了解 了解 了解 熟悉 了解 了解 熟悉 熟悉 熟悉 熟悉 熟悉	理论讲授 讨论 示教 多媒体演示	3	
	实训1　植物的形态观察	熟练掌握	技能实践		2
三、植物的显微结构	（一）植物的细胞 1. 植物细胞的基本构造 2. 细胞后含物 （二）植物的组织 1. 植物组织的类型 2. 维管束及其类型	了解 熟悉 熟悉 熟悉	理论讲授 讨论 示教 多媒体演示	4	
	实训2　光学显微镜的使用及植物细胞的观察	学会	技能实践		2

续表

项目	教 学 内 容	教学要求	教学活动建议	参考学时	
				理论	实践
四、药用植物分类概述	（一）植物分类等级与命名法 1. 植物分类等级 2. 植物命名法 （二）植物分类系统 1. 概述 2. 裸子植物门的形态特征 3. 被子植物门的形态特征 4. 植物分类检索表	了解 了解 了解 了解 熟悉 了解	理论讲授 讨论 示教 多媒体演示	1	
五、天然药物的采收、加工与贮藏	（一）天然药物的采收与加工 1. 天然药物的采收 2. 天然药物的加工 （二）天然药物的贮藏与保管 1. 贮藏中的变异现象 2. 造成变异的自然因素 3. 贮藏保管方法 4. 贮藏保管的注意事项	了解 了解 了解 了解 熟悉 熟悉	理论讲授 讨论 示教 多媒体演示	2	
六、中药的炮制	（一）中药炮制的目的 1. 降低或消除药物的毒副作用，保证用药安全 2. 增强药物作用，提高临床疗效 3. 改变或缓和药物的性能，适应病情需要 4. 改变或增强药物的作用趋向 5. 改变药物的作用部位或增强对某部位的作用 6. 便于调剂和制剂 7. 洁净药物，便于贮存 8. 矫臭矫味，便于服用 （二）中药炮制的方法 1. 修制法 2. 水制法 3. 火制法 4. 水火共制法 5. 其他制法	熟悉 熟悉 熟悉 熟悉 了解 了解 了解 了解 了解 掌握 掌握 了解 了解	理论讲授 讨论 示教 多媒体演示	4	
	中药的炮制	学会	技能实践		2

续表

项目	教 学 内 容	教学要求	教学活动建议	参考学时 理论	参考学时 实践
七、天然药物的鉴定	（一）天然药物鉴定的依据及程序 1. 天然药物鉴定的依据 2. 天然药物鉴定的一般程序 （二）天然药物的鉴定方法 1. 来源鉴定 2. 性状鉴定 3. 显微鉴定 4. 理化鉴定 （三）天然药物鉴定的新技术和新方法 1. 扫描电子显微镜技术 2. 透射电子显微镜技术 3. 光谱法 4. 中药指纹图谱技术 5. 计算机图像分析技术	掌握 了解 了解 掌握 掌握 熟悉 了解 了解 了解 了解 了解	理论讲授 讨论 示教 多媒体演示	4	
	1. 性状鉴定技能操作规范 2. 显微鉴定技能操作规范 3. 理化鉴定技能操作规范	学会	技能实践		1
八、藻类、菌类、地衣类天然药物	（一）藻类、菌类、地衣类天然药物概述 1. 藻类天然药物 2. 菌类天然药物 3. 地衣类天然药物 （二）常用藻类、菌类、地衣类天然药物 冬虫夏草△、茯苓△； 猪苓、灵芝； 其他藻类、菌类、地衣类天然药物简介	了解 了解 了解 掌握 了解 了解	理论讲授 讨论 示教 多媒体演示	1	
九、蕨类天然药物	（一）蕨类天然药物概述 （二）常用蕨类天然药物 绵马贯众△； 狗脊、骨碎补、海金沙	了解 掌握 了解	理论讲授 讨论 多媒体演示	1	
	实训3 藻类、菌类、地衣类及蕨类天然药物的鉴别	学会	技能实践		2

项目	教学内容	教学要求	教学活动建议	参考学时 理论	参考学时 实践
十、单子叶植物根及根茎类天然药物	（一）单子叶植物纲的特征 （二）单子叶植物根的构造 1. 根尖与根尖分区 2. 单子叶植物根的一般构造 （三）单子叶植物根茎的构造 （四）常用单子叶植物根及根茎类天然药物 麦冬△、川贝母△、天麻△、半夏△； 天南星、莪术、郁金、天冬、浙贝母、黄精、玉竹、百部、山药； 其他单子叶植物根及根茎类天然药物简介	了解 了解 了解 了解 掌握 熟悉 了解	理论讲授 讨论 示教 多媒体演示	4	
	实训 4　单子叶植物根及根茎类天然药物的鉴别	熟练掌握	技能实践		3
十一、双子叶植物根及根茎类天然药物	（一）双子叶植物纲的特征 （二）双子叶植物根的构造 1. 根的次生构造的产生 2. 双子叶植物根的一般构造 3. 双子叶植物根的异常构造 （三）双子叶植物根茎的一般构造 1. 双子叶植物根状茎的构造 2. 双子叶植物根状茎的异常构造 （四）常用双子叶植物根及根茎类天然药物 黄连△、附子△、甘草△、人参△、当归△、黄芩△、地黄△、党参△、白术△、大黄△、何首乌△、牛膝△； 白芍、赤芍、川乌、草乌、板蓝根、黄芪、红参、西洋参、三七、独活、白芷、柴胡、防风、北沙参、川芎、羌活、丹参、龙胆、紫草、玄参、桔梗、南沙参、苍术、木香、延胡索、细辛、川牛膝； 其他双子叶植物根及根茎类天然药物简介	了解 了解 了解 了解 了解 了解 掌握 熟悉 了解	理论讲授 案例 讨论 示教 多媒体演示	5	
	实训 5　双子叶植物根及根茎类天然药物的鉴别（一） 实训 6　双子叶植物根及根茎类天然药物的鉴别（二）	熟练掌握	技能实践		2

项目	教学内容	教学要求	教学活动建议	参考学时	
				理论	实践
十二、茎木类天然药物	（一）茎木类天然药物概述 1. 茎的内部构造 2. 性状鉴别 3. 显微鉴别 （二）常用茎木类天然药物 沉香△ 降香、苏木、鸡血藤、大血藤、通草、川木通、钩藤	了解 了解 了解 掌握 熟悉	理论讲授 讨论 示教 多媒体演示	1	
十三、皮类天然药物	（一）皮类天然药物概述 1. 性状鉴别 2. 显微鉴别 （二）常用皮类天然药物 肉桂△、黄柏△、厚朴△、牡丹皮△； 关黄柏、杜仲、五加皮、香加皮； 其他皮类天然药物简介	了解 了解 掌握 熟悉 了解	理论讲授 讨论 示教 多媒体演示	1	
	实训 7　茎木及皮类天然药物的鉴别	熟练掌握	技能实践		2
十四、叶类天然药物	（一）叶类天然药物概述 1. 叶的组织构造 2. 性状鉴别 3. 显微鉴别 （二）常用叶类天然药物 番泻叶△； 大青叶、艾叶、枇杷叶、淫羊藿 其他叶类天然药物简介	了解 了解 了解 掌握 熟悉 了解	理论讲授 案例 讨论 示教 多媒体演示	1	
十五、花类天然药物	（一）花类天然药物概述 1. 性状鉴别 2. 显微鉴别 （二）常用花类天然药物 西红花△、红花△、丁香△、金银花△； 菊花、款冬花、山银花、辛夷、槐花； 其他皮类天然药物简介	了解 了解 掌握 熟悉 了解	理论讲授 讨论 示教 多媒体演示	2	
	实训 8　叶类及花类天然药物的鉴别	学会	技能实践		2

续表

项目	教学内容	教学要求	教学活动建议	参考学时	
				理论	实践
十六、果实与种子类天然药物	（一）果实与种子类天然药物概述 1. 性状鉴别 2. 显微鉴别 （二）常用果实类天然药物 五味子△、小茴香△； 山楂、乌梅、木瓜、补骨脂、山茱萸、吴茱萸、枳壳、枸杞子、砂仁、草果 （三）常用种子类天然药物 马钱子△、苦杏仁△； 桃仁、胖大海、槟榔、肉豆蔻、草豆蔻、薏苡仁； 其他果实与种子类天然药物简介	了解 了解 掌握 熟悉 掌握 熟悉 了解	理论讲授 案例 讨论 示教 多媒体演示	3	
	实训9 果实与种子类天然药物的鉴别	学会	技能实践		2
十七、全草类天然药物	（一）全草类天然药物概述 1. 性状鉴别 2. 显微鉴别 （二）常用全草类天然药物 麻黄△、石斛△、青蒿△、穿心莲△、薄荷△； 铁皮石斛、茵陈、荆芥、广藿香、益母草、金钱草、槲寄生、桑寄生、肉苁蓉、锁阳； 其他全草类天然药物简介	了解 了解 掌握 熟悉 了解	理论讲授 讨论 示教 多媒体演示	2	
	实训10 全草类天然药物的鉴别	学会	技能实践		2
十八、其他类天然药物	（一）其他类天然药物概述 （二）常用其他类天然药物 乳香△； 没药、血竭、青黛、五倍子、冰片、天然冰片、艾片； 其他天然药物简介	了解 掌握 熟悉 了解	理论讲授 讨论 示教 多媒体演示	1	
十九、动物类天然药物	（一）动物类天然药物概述 1. 动物类天然药物的分类 2. 动物类天然药物的鉴别 （二）常用动物类天然药物 鹿茸△、羚羊角△、牛黄△、麝香△、金钱白花蛇△； 蕲蛇、珍珠、全蝎、蜂蜜、蟾酥、海马、海龙、哈蟆油、蛤蚧； 其他动物类天然药物简介	了解 了解 掌握 熟悉 了解	理论讲授 讨论 示教 多媒体演示	3	
	实训11 动物类及矿物类天然药物的鉴别	学会	技能实践		2

续表

项目	教学内容	教学要求	教学活动建议	参考学时	
				理论	实践
二十、矿物类天然药物	（一）矿物类天然药物概述 1. 矿物的性质 2. 矿物类天然药物的分类 3. 矿物类天然药物的鉴别 （二）常用矿物类天然药物 石膏△、雄黄△ 朱砂、自然铜、赭石、滑石、芒硝； 其他矿物类天然药物简介	了解 了解 了解 掌握 熟悉 了解	理论讲授 讨论 示教 多媒体演示	1	
	实训12　天然药物学实训技能综合考核	学会	技能实践		1

五、教学大纲说明

（一）适应专业及参考学时

本教学大纲主要供高职高专院校药品生产技术等专业教学使用。总学时为 72 学时。其中理论教学 46 学时，实训实践教学 26 学时。各学校可根据具体情况适当增减。

（二）教学要求

1. 理论教学部分具体要求分为三个层次，分别是：①掌握，指对基本概念、基本理论有较深刻的认识，并能综合、灵活地运用，解决所遇到的实际问题，做到学以致用，融会贯通。②熟悉，指能够领会概念的基本含义，并能运用概念解释有关现象和特征。③了解，指对基本概念、基本理论有较一定的认识，能够记住所学过的知识要点。

2. 实践教学部分具体要求分为两个层次，分别是：①熟练掌握，指能够熟练运用所学的知识技能，独立进行常用药用植物的辨认和天然药物的鉴别，并能正确写出实验报告。②学会，指在教师的指导下，能够正确地完成天然药物真、伪、优、劣鉴别，并能正确写出实验报告。

（三）教学建议

1. 课程教学应充分体现"以岗位需求为导向，以职业技能的培养为根本"的课程设计思想，注重"教、学、做"的互动。教学活动注重培养学生的综合职业能力，通过理论教学、多媒体课件、教学视频、案例分析、校内实训、企业见习等多种手段，采用递进式的教学过程，使学生能够在学习活动中掌握医药行业所需的职业能力。

2. 在教学中注重对学生多种能力的培养。即观察能力、逻辑思维能力、综合分析能力、实验动手能力、创新能力和团队协作能力等。通过案例引导或项目教学，激发学生的学习兴趣，使学生在案例学习或项目活动中掌握天然药物学。

3. 注意人文精神的渗透和科学素质的培养。通过教学与科研的结合，引导学生掌握科学的思维方式和研究方法，将专业培养与素质教育、知识传授与能力培养有机结合起来，形成全新的具有时代特征的创新型教学模式。

（四）成绩考核

成绩可采用百分制考核。考核方法可采用集中考核与日常考核，知识考核与技能考核相结合的方法。具体可采用：考试、提问、作业、测验、讨论、实验、认药、调查报告、综合评定等多种方法。

（祖炬雄）

部分天然药物彩图

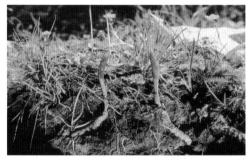

彩图 1　冬虫夏草 - 生境

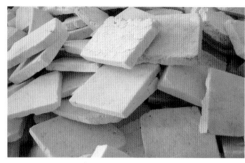

彩图 2　茯苓片

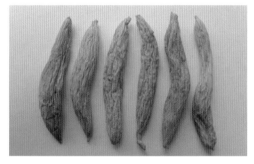

彩图 3　麦冬

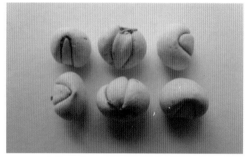

彩图 4　松贝

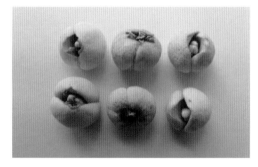

彩图 5　青贝

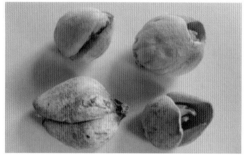

彩图 6　炉贝

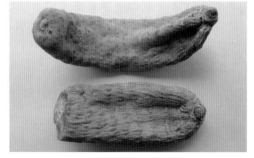

彩图 7　天麻

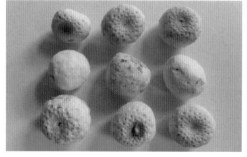

彩图 8　半夏

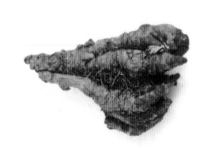

彩图 9　黄连（味连）

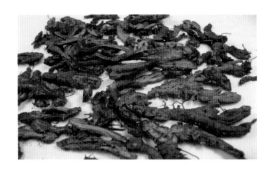

彩图 10　黄连（饮片）

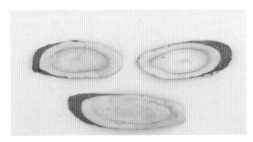

彩图 11　甘草饮片

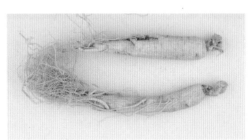

彩图 12　人参

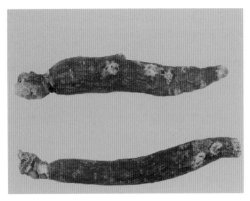

彩图 13　红参

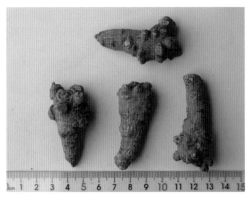

彩图 14　三七

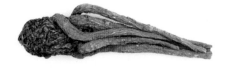

彩图 15　当归

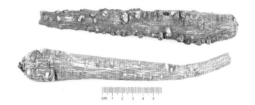

彩图 16　白芷

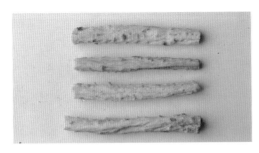

彩图 17　北沙参

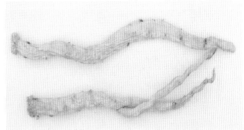

彩图 18　党参

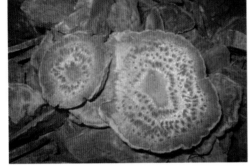

彩图 19　大黄

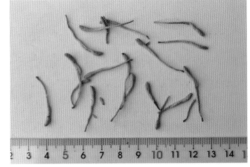

彩图 20　金银花

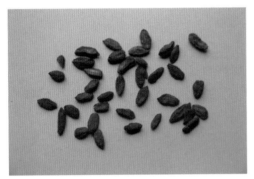

彩图 21　枸杞子

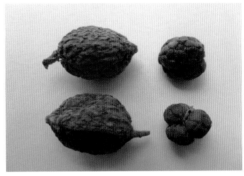

彩图 22　砂仁

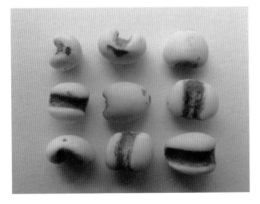

彩图 23　薏苡仁

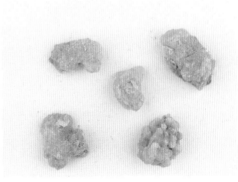

彩图 24　乳香

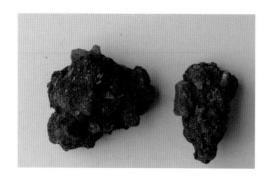

彩图 25　没药

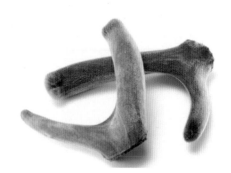

彩图 26　花鹿茸

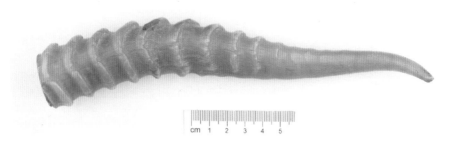

彩图 27　羚羊角

（祖炬雄）